Stefan Andreas, Henrik Watz (Hrsg.)

COPD

Aktuelles und praxisrelevantes Wissen
zur chronisch obstruktiven Lungenerkrankung

Stefan Andreas, Henrik Watz (Hrsg.)

COPD

Aktuelles und praxisrelevantes Wissen
zur chronisch obstruktiven Lungenerkrankung

DE GRUYTER

Herausgeber

Prof. Dr. med. Stefan Andreas
Lungenfachklinik Immenhausen
Robert-Koch-Str. 3
34376 Immenhausen
Leiter Bereich Pneumologie (F&L)
Klinik für Kardiologie und Pneumologie
Universitätsmedizin Göttingen

PD Dr. med. Henrik Watz
Pneumologisches Forschungsinstitut
an der LungenClinic Grosshansdorf
Wöhrendamm 80
22927 Großhansdorf

ISBN: 978-3-11-049568-3
e-ISBN (PDF): 978-3-11-049434-1
e-ISBN (EPUB): 978-3-11-049305-4

Library of Congress Control Number: **2018955056**

Bibliografische Information der Deutschen Nationalbibliothek
Die Deutsche Nationalbibliothek verzeichnet diese Publikation in der Deutschen National-
bibliographie; detaillierte bibliografische Daten sind im Internet über http://dnb.dnb.de abrufbar.

© 2019 Walter de Gruyter GmbH, Berlin/Boston
Umschlagabbildung: Prof. Dr. Stefan Andreas
Satz: L42 AG, Berlin
Druck und Bindung: CPI books GmbH, Leck

www.degruyter.com

Vorwort

Die Weltgesundheitsorganisation WHO listet unter den zehn weltweit häufigsten Todesursachen vier Lungenerkrankungen auf. Jeder fünfte Todesfall geht auf eine Lungenerkrankung oder ihre Folgeerkrankungen zurück. Lungenkarzinom, COPD und pulmonale Infekte stehen an Stelle 2, 4 und 5 der Mortalitätsstatistik (Lancet 2013; 381:997). Bezüglich verlorener Lebensjahre steht die COPD direkt hinter der ischämischen Herzerkrankung und Schlaganfall (Lancet 2017; 390:1151). Dabei ist das Erkrankungsalter bei der COPD niedriger als bei vaskulären Erkrankungen. Bei einem erheblichen Anteil der COPD Patienten ist die Erkrankung nicht diagnostiziert und therapiert.

In Deutschland sind nach dem Weißbuch Lunge 2014 etwa 10 Prozent der Bevölkerung an einer COPD erkrankt, wobei die Prävalenz der Erkrankung mit dem Alter stark zunimmt. Die Kosten für Lungenerkrankungen belaufen sich in den 28 EU-Staaten auf 380 Milliarden Euro jährlich (www.erswhitebook.org). In Deutschland belaufen sich die direkten Kosten pro COPD Patient je nach Schweregrad der Erkrankung auf etwa 4.000 € bis 6.000 € pro Jahr (Weißbuch Lunge 2014). Während die Prävalenz kardiovaskulärer Erkrankungen in den letzten Jahrzehnten regredient ist, nimmt die Prävalenz der COPD unverändert zu, so dass es für die COPD zu einem weiteren Anstieg der Fallzahlen und Kosten kommen wird.

Grundlagenwissenschaftlich beginnen wir erst jetzt häufige pneumologische Erkrankungen zu verstehen. Hieraus ergibt sich eine Vielzahl von therapeutischen Ansätzen, die bereits in klinischen Studien evaluiert werden. In der Pneumologie wie in der Behandlung der COPD stehen uns so neue effektive Behandlungsansätze zur Verfügung. Überdurchschnittlich steigende Impactfaktoren der pneumologischen Journale sind ein weiterer Hinweis auf die positive Entwicklung des Faches.

Die Pneumologie ist mithin klinisch und wissenschaftlich eine der wesentlichen Disziplinen der Inneren Medizin. Aus diesen Gründen wurde das Deutsche Zentrum für Lungenforschung (DZL) als eines von 6 Zentren für Gesundheitsforschung etabliert. Als wesentlicher Schwerpunkt ist im DZL die COPD berücksichtigt.

Trotz dieser und anderer Fortschritte ist die Pneumologie an vielen deutschen Universitätskliniken nicht angemessen vertreten. Während in Europa und den USA in über 80 Prozent eigenständige universitäre Abteilungen etabliert sind, ist dies in Deutschland in lediglich 7 von 34 medizinischen Fakultäten der Fall. Die Pneumologie im deutschsprachigen Raum ist dennoch überaus lebendig und erfolgreich, wovon die Beiträge dieses Buches ein beredtes Zeugnis ablegen.

Auf den ersten Seiten des Buches bekommt der Leser die Möglichkeit klinisch relevante Aspekte der COPD-Pathogenese zu erarbeiten. Neue Therapieverfahren werden in randomisierten klinischen Studien evaluiert und in Metaanalysen bewertet. Um die Ergebnisse unabhängig interpretieren zu können, ist Rüstzeug hilfreich. Ein Kapitel vermittelt entsprechendes praxisrelevantes Wissen.

Die Bereiche Diagnostik, Komorbidität und Exazerbation nehmen einen wichtigen Platz ein. In der Therapie werden u.a. Tabakentwöhnung, körperliche Aktivität,

https://doi.org/10.1515/9783110494341-101

medikamentöse Therapie, nichtinvasive Beatmung und Langzeitsauerstofftherapie ausführlich abgehandelt. Die mannigfachen Therapieansätze zeigen die Komplexität der COPD. Nicht alle Aspekte konnten als eigenes Kapitel den Weg in dieses Buch finden. So ist z. B. das innovative Konzept der *treatable traits* unter Komorbiditäten mitberücksichtigt.

Die Medizin erhält wie andere Bereiche unseres Lebens wichtige externe Impulse. Wir haben kurze Exkurse aus der Forschungsförderung, der Umweltmedizin, der Tabakkontrollpolitik und der Lehre aufgenommen, die die Rahmenbedingungen unseres Handelns beeinflussen.

Wir möchten den ambulant, im Krankenhaus oder in der Forschung arbeitenden Autoren danken, die neben ihren mannigfaltigen Tätigkeiten die einzelnen Kapitel geschrieben und so dieses Buch erst möglich gemacht haben. Hierbei war es uns ein Anliegen, didaktisch gut aufbereitete, praxistaugliche Informationen zu vermitteln. Grafiken, Abbildungen und Tabellen ermöglichen eine rasche Orientierung. Gleichzeitig soll es dem Leser durch Bezug zum Text und wichtige Quellen ermöglicht werden, die wissenschaftliche Belastbarkeit dieser Informationen einzuordnen.

Dieses Buch soll Pneumologen, Internisten, Hausärzten und allen anderen an der COPD und der Pneumologie interessierten Ärzten, Studenten oder anderen im Gesundheitswesen tätigen Personen helfen. Wir würden uns freuen, wenn Ihnen das vorliegende Buch gute Dienste leistet.

Immenhausen/Großhansdorf,   Stefan Andreas & Henrik Watz
im Frühling 2018

Autorenverzeichnis

Prof. Dr. Dr. Robert Bals
Klinik für Innere Medizin V
Universitätsklinikum des Saarlandes
Gebäude 91
66421 Homburg / Saar

Dr. Claudia Bauer
Zentrum für interstitielle und seltene Lungen-
erkrankungen
Thoraxklinik Heidelberg
Röntgenstr. 1
69126 Heidelberg

Dr. Dr. Tobias Böselt
Klinik für Innere Medizin
Baldingerstraße
35043 Marburg

Dr. Jörn Bullwinkel
Deutsches Zentrum für Lungenforschung
LungenClinic Grosshansdorf GmbH
Wöhrendamm 80
22927 Großhansdorf

Dr. med. Nora Drick
Klinik für Pneumologie
Zentrum Innere Medizin
Medizinische Hochschule Hannover
Carl-Neuberg-Str. 1
30625 Hannover

Prof. Dr. med. Ralf Eberhardt
Pneumologie und Beatmungsmedizin
Thoraxklinik am Universitätsklinikum Heidelberg
Röntgenstr. 1
69126 Heidelberg

Dr. med. Sebastian Fähndrich
Klinik für Innere Medizin V
Universitätsklinikum des Saarlandes
Gebäude 91
66421 Homburg / Saar

Prof. Dr. sc. hum. Tim Friede
Institut für Medizinische Statistik
Universitätsmedizin Göttingen
Humboldtallee 32
37073 Göttingen

Prof. Dr. med. Thomas Geiser
Universitätsklinik für Pneumologie
Universitätsspital (Inselspital)
Freiburgstrasse
3010 Bern, Schweiz

Dr. med. Andrea Gerber
Abteilung pädiatrische Pulmonologie,
Allergologie und Mukoviszidosezentrum
Universitätsklinikum für Kinder und Jugend-
medizin Jena
Kochstrasse 2
07745 Jena

Dr. Rainer Glöckl
Schön Klinik Berchtesgadener Land
Malterhöh 1
83471 Schönau am Königssee

Prof. Dr. med. Jens Gottlieb
Klinik für Pneumologie
Zentrum Innere Medizin
Medizinische Hochschule Hannover
Carl-Neuberg-Str. 1
30625 Hannover

PD Dr. med. Timm Greulich
Klinik für Pneumologie
Universitätsklinikum Gießen und
Marburg GmbH
Standort Marburg
Baldingerstraße
35043 Marburg

Prof. Dr. med. Astrid Heutelbeck
Universitätsklinikum Jena (UKJ)
Institut für Arbeits-, Sozial- und
Umweltmedizin
Erlanger Allee 103
07747 Jena

https://doi.org/10.1515/9783110494341-102

Dr. Inga Jarosch
Schön Klinik Berchtesgadener Land
Malterhöh 1
83471 Schönau am Königssee

PD Dr. rer. nat. Rudolf A. Jörres
Institut und Poliklinik für Arbeits-,
Sozial- und Umweltmedizin
Klinikum der Universität München,
LMU München
Ziemssenstraße 1
80336 München

Dr. med. Peter Kardos
Lungenpraxis am Maingau Krankenhaus
Scheffelstraße 33
60318 Frankfurt am Main

Dr. med. Daniel Keil
AG Klinische Psychologie und Psychotherapie
Psychologische Hochschule Berlin (PHB)
Am Köllnischen Park 2
10179 Berlin

Prof. Dr. med. Klaus Kenn
Schön Klinik Berchtesgadener Land
Malterhöh 1
83471 Schönau am Königssee

PD Dr. med. Anne-Marie Kirsten
Pneumologisches Forschungsinstitut
LungenClinic Grosshansdorf
Wöhrendamm 80
22927 Großhansdorf

Prof. Dr. med. Andreas Rembert Koczulla
Klinik für Innere Medizin
Baldingerstraße
35043 Marburg

Prof. Dr. med. Michael Kreuter
Zentrum für interstitielle und seltene Lungen-
erkrankungen
Thoraxklinik Heidelberg
Röntgenstr. 1
69126 Heidelberg

Dr. med. Johannes Laferton
AG Klinische Psychologie und Psychotherapie
Psychologische Hochschule Berlin (PHB)
Am Köllnischen Park 2
10179 Berlin

Prof. Dr. med. Sebastian Ley
Diagnostische und Interventionelle Radiologie
Chirurgisches Klinikum München Süd
Am Isarkanal 30
81379 München

Dr. med. Julia Ley-Zaporozhan
Klinik und Poliklinik für Radiologie
Ludwig-Maximilians Universität München
Lindwurmstrasse 4
80337 München

Prof. Dr. med. Marek Lommatzsch
Abteilung für Pneumologie und Internistische
Intensivmedizin
Zentrum für Innere Medizin
Universität Rostock
Ernst-Heydemann-Str. 6
18057 Rostock

Dr. med. Friederike Magnet
Fakultät für Gesundheit
(Department für Medizin)
Lehrstuhl für Pneumologie
Universität Witten / Herdecke
Ostmerheimer Straße 200
51109 Köln

PD Dr. med. Ute Mons
Deutsches Krebsforschungszentrum
Stabsstelle Krebsprävention und WHO-
Kollaborationszentrum für Tabakkontrolle
Im Neuenheimer Feld 28
69120 Heidelberg

Prof. Dr. med. Horst Olschewski
Universitätsklinik für Innere Medizin
Auenbruggerplatz 15
8036 Graz

PD Dr. med. Sebastian Ott
Universitätsklinik für Pneumologie
Universitätsspital (Inselspital) Bern
Pneumologie St. Claraspital
Postfach 4002 Basel, Schweiz

Prof. Dr. med. Klaus F. Rabe
Deutsches Zentrum für Lungenforschung
LungenClinic Grosshansdorf GmbH
Wöhrendamm 80
22927 Großhansdorf

Prof. Dr. med. Winfried Randerath
Krankenhaus Bethanien
Aufderhöher Straße 169 – 175
42699 Solingen

Prof. Dr. med. Tobias Raupach
Medizindidaktik und Ausbildungsforschung
Abteilung Kardiologie und Pneumologie
Universitätsmedizin Göttingen
Humboldtallee 32
37073 Göttingen

Dr. med. Christian Reinhardt
Lungenfachklinik Immenhausen
Pneumologische Lehrklinik
Universitätsmedizin Göttingen
Robert-Koch-Straße 3
34376 Immenhausen

Dr. med. Achim Rittmeyer
Lungenfachklinik Immenhausen
Pneumologische Lehrklinik
Universitätsmedizin Göttingen
Robert-Koch-Straße 3
34376 Immenhausen

Prof. Dr. med. Gernot Rohde
Universitätsklinikum Frankfurt
Abteilung Pneumologie
Theodor-Stern-Kai 7
60590 Frankfurt am Main

Dr. Katrin Schaller
Deutsches Krebsforschungszentrum
Stabsstelle Krebsprävention und WHO-
Kollaborationszentrum für Tabakkontrolle
Im Neuenheimer Feld 28
69120 Heidelberg

Tessa Schneeberger
Schön Klinik Berchtesgadener Land
Malterhöh 1
83471 Schönau am Königssee

Prof. Dr. med. Richard Schulz
Helios Dr. Horst Schmidt Kliniken
Klinik für Pneumologie
Ludwig Erhard Str. 100
65199 Wiesbaden

PD Dr. med. Marc Spielmanns
Klinik für Innere Medizin
Baldingerstraße
35043 Marburg

Prof. Dr. med. Nikola M. Stenzel
Psychologische Hochschule Berlin
Am Köllnischen Park 2
10179 Berlin

Dr. med. Wolfgang Straff
Umweltbundesamt
Corrensplatz 1
14195 Berlin

Prof. Dr. med. Christian Taube
Universitätsklinikum Essen (AöR)
Hufelandstraße 55
45147 Essen

Prof. Dr. med. Claus Vogelmeier
Klinik für Pneumologie
Universitätsklinikum Gießen und
Marburg GmbH
Standort Marburg
Baldingerstraße
35043 Marburg

Dr. med. Benjamin Waschki
LungenClinic Grosshansdorf
Wöhrendamm 80
22927 Großhansdorf

Prof. Dr. med. Wolfram Windisch
Fakultät für Gesundheit
(Department für Medizin)
Lehrstuhl für Pneumologie
Universität Witten / Herdecke
Ostmerheimer Straße 200
51109 Köln

Dr. med. Bettina Wollschläger
Klinik für Innere Medizin I
Universitätsklinikum Halle (Saale)
Ernst- Grube- Str. 40
06120 Halle

Verzeichnis der Abkürzungen

6-MWT	6-Minuten-Gehtest / *6-minute walk test*
AATM	alpha-1-Antitrypsin Mangel
AECOPD	akute Exazerbation der COPD
ASM	appendikuläre Skelettmuskelmasse
ATS	*American Thoracic Society*
AV	alveoläres Volumen
BHR	bronchiale Überempfindlichkeit / *bronchial hyperreactivity*
BKV	Berufskrankheitenverordnung
BMI	*body mass index*
BP	natriuretisches Peptid
BTVA	bronchoskopische Thermoablation / *bronchoscopic thermo vapour ablation*
CAT	COPD-Assessment-Test
CCQ	*Clinical COPD Questionnaire*
CFTR	*cystic fibrosis transmembrane conductance regulator*
CLE	zentrilobuläres Emphysem
CO	Herzminutenvolumen / *cardiac output*
COPD	chronisch obstruktive Lungenerkrankung / *chronic obstructive pulmonary disease*
CPFE	*combined pulmonary fibrosis and emphysema*
CRP	C-reaktives Protein
CT	Computertomographie
CV	*collateral ventilation*
DGUV	Deutsche Gesetzliche Unfallversicherung
DLCO	Diffusionskapazität für CO
DZL	Deutsches Zentrum für Lungenforschung
EBV	Endobronchialventil
ECMO	extrakorporale Membranoxygenierung
EEA	Europäische Umweltagentur
EELV	endexspiratorisches Volumen
EGFR	*epidermal growth factor receptor*
ELVR	endoskopische Lungenvolumenreduktion
ERS	*European Respiratory Society*
FEV_1	forciertes exspiratorisches Volumen in 1 Sekunde
FFM	fettfreie Masse
FRC	funktionelle Residualkapazität
FVC	forcierte Vitalkapazität
GLI	*Global Lung Initiative*
GOLD	*Global Initiative for Chronic Obstructive Lung Disease*
GWAS	genomweite Assoziationsstudien
Hb	Hämoglobin
HE	Houndsfield Einheiten
HFpEF	Herzinsuffizienz mit erhaltener Ejektionsfraktion / *heart failure with preserved ejection fraction*
HFrEF	Herzinsuffizienz mit erniedrigter systolischer Pumpfunktion / *heart failure with reduced ejection fraction*
HYHA	*New York Heart Association*
IC	Inspiratorischen Kapazität
ICH	*International Conference on Harmonization*

https://doi.org/10.1515/9783110494341-103

ICS	inhalative Kortikosteroide
iNOS	induzierbare NO Synthase
IPAH	idiopathischen PAH (IPAH, früher primäre pulmonale Hypertonie)
ITGV	intrathorakalen Gasvolumens
IVC	inspiratorische Vitalkapazität
KCO	Transferkoeffizient oder Krogh-Index
KHK	koronare Herzerkrankung
KVE	kardiovaskuläre Erkrankungen
LABA	langwirksame beta-2-Agonisten / *long acting beta-agonists*
LAMA	langwirksame muskarinische Acetylcholinrezeptor-Antagonisten / *long acting muscarinic acetylcholinreceptor antagonist*
LAS	*Lung Allocation Scores*
LLN	*lower limit of normal*
LTOT	*long term oxygen therapy*
LTx	Lungentransplantation
LVEF	linksventrikulären Ejektionsfraktion
LVRC	endoskopische Coilimplantation / *lung volume reduction coil*
LVRS	Lungenvolumenreduktionschirurgie / *lung volume reduction surgery*
MCID	minimale, klinisch relevante Differenz / *minimal clinically important difference*
mMRC	*modified Medical Research Council Score*
MTOR	*mechanistic target of rapamycin*
nAchR	nikotinische Acetylcholinrezeptoren
NAVA	*neurally adjusted ventilatory assist*
NIV	nichtinvasive Beatmung
NKLM	Nationaler Kompetenzbasierter Lernzielkatalog Medizin
NREM	*non rapid eye movement*
NSCLC	nicht-kleinzelliges Lungenkarzinom
OSA	obstruktive Schlafapnoe
PAWP	*pulmonary arterial wedge pressure*
pCO$_2$	Kohlendioxidpartialdruck
PEEP	positiver, endexpiratorischer Druck
PH	präkapilläre, pulmonale Hypertonie
pO$_2$	Sauerstoffpartialdruck
PR	pulmonale Rehabilitationsmaßnahme
PVR	*pulmonary vascular resistance*
QIBA	Quantitative Bildgebungsallianz
RADS	*reactive airways dysfunction syndrome*
REM	*rapid eye movement*
RSB	*rapid shallow breathing*
RSV	*respiratoy syncytial virus*
RV	Residualvolumen
SABA	kurzwirksame beta-2-Agonisten / short acting beta-agonists
SAMA	kurzwirksame muskarinische Acetylcholinrezeptor-Antagonisten / *short acting muscarinic acetylcholinreceptor antagonist*
SBAS	schlafbezogene Atmungsstörungen
SCLC	kleinzelliges Lungenkarzinom
SMI	Skelettmuskelmasseindex
STIKO	Ständige Impfkommission
TIMP	*tissue inhibitors of metalloproteinases*

TLC	totale Lungenkapazität
TLVR	*targeted lobe volume reduction*
VATS	videoassistierte Thorakoskopie
VEGF	*vascular endothelial growth factor*

Inhalt

1 Einleitung

1.1 Pathogenese für Kliniker

Sebastian Fähndrich, Robert Bals

1.1.1 Einleitung

Die chronisch obstruktive Lungenerkrankung (*chronic obstructive pulmonary disease* = COPD) ist eine durch inhalative Noxen hervorgerufene chronische Entzündung sowohl der großen als auch der kleinen Atemwege, die durch eine nicht vollständig reversible Atemwegsobstruktion und die Ausbildung eines Emphysems charakterisiert ist. Nicht nur Tabakrauch, sondern auch andere Formen von Verbrennungsprodukten organischer Substanzen, können eine COPD verursachen.

Generell muss bereits hier erwähnt werden, dass die mechanistischen und molekularen Erkenntnisse zur Pathogenese der COPD noch mangelhaft sind. Dieser Umstand und auch die Tatsache, dass viele Krankheitsprozesse bei der COPD nicht umkehrbar sind, mögen dazu beigetragen haben, dass Konzepte zur Pathogenese noch nicht in neue Therapieverfahren breit umgesetzt werden konnten.

1.1.2 Ursachen für die Entstehung der COPD aus der Umwelt

Die Pathogenese der COPD und ihrer Begleiterkrankungen ist komplex (Abb. 1.1). In den meisten Teilen der Welt wird eine COPD vor allem durch Tabakkonsum ausgelöst. Tabakrauch enthält eine Vielzahl toxischer Substanzen, die tiefgreifend in zelluläre Prozesse eingreifen. Das Nikotin im Tabakrauch hat zum einen eine suchterzeugende Wirkung, in dem es an nikotinische Azcetylcholinrezeptoren (nAchR) des Hirns bindet [1]. Präklinische Experimente weisen darauf hin, dass Nikotin per se ein Lungenemphysem auslösen kann [2] bzw. Krebswachstum unterhalten kann [3]. Bei Konsumenten von rauchlosen Nikotinprodukten (zum Beispiel in Schweden Snus) konnte jedoch keine erhöhte Inzidenz von Tumoren außerhalb des Magen-Darm-Traktes gefunden werden [4]. In den letzten Jahren werden zunehmend elektronische Zigaretten bzw. Produkte mit Tabakerwärmung genutzt. Die verfügbaren Daten zeigen, dass auch diese Inhalation ein toxisches Potenzial für die Lunge hat. Naturgemäß gibt es keinerlei Langzeitdaten, um hier das Schädigungspotenzial abzuschätzen [5],[6]. Auch die Exposition mit Feinstaub in der Atmosphäre verursacht chronische Entzündungen. Es ist anzunehmen, dass diese Exposition auch zur Ausbildung eines COPD-ähnlichen Krankheitsbildes beitragen kann, wenngleich hier keine Untersuchungen zu den Erkrankungsmechanismen verfügbar sind. Weiterhin führt die Verbrennung organischen Materials zu einer Rauchentwicklung, die in weiten Teilen der Welt bei entsprechender Exposition eine COPD-ähnliche Lungenerkrankung verursacht [7].

https://doi.org/10.1515/9783110494341-001

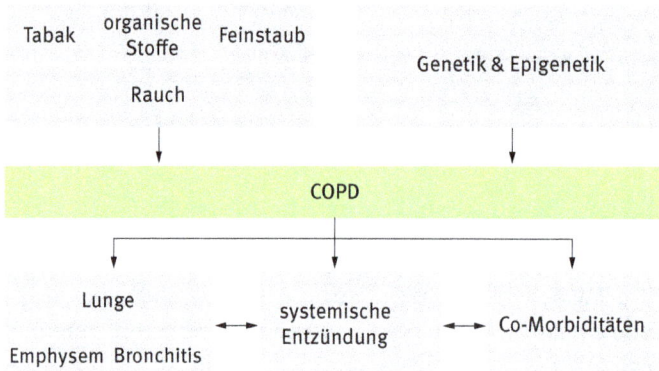

Abb. 1.1: Pathogenese der COPD: Eine COPD entwickelt sich auf dem Boden einer genetischen oder epigenetischen Suszeptibilität im Zusammenspiel mit Umwelteinflüssen. Neben der Entwicklung der eigentlichen Lungenerkrankung kommt es auch zu systemischen Auswirkungen und zum Zusammenspiel mit Komorbiditäten.

Auch intrauterine oder frühkindliche Ereignisse (Infektionen, Exposition mit Schadstoffen) können zu einer Einschränkung der Lungenfunktion bzw. zu einer erhöhten Empfindlichkeit für die Entwicklung einer COPD führen.

1.1.3 Genetische Ursachen der COPD

Die COPD ist genetisch eine heterogene Erkrankung. In vielfältigen Studien gelang es nicht, spezifische Gene zu identifizieren, die das Risiko für eine COPD erhöhen oder einen spezifischen Phänotyp determinieren. Das bekannteste Beispiel für eine genetische Suszeptibilität für eine COPD ist der Alpha-1-Antitrypsin Mangel (AATM) [8],[9]. Hier handelt es sich um eine autosomal kodominant vererbbare Erkrankung, die durch eine Mutation im SERPINA1-Gen zu verminderten Spiegeln des im Blut zirkulierenden AAT führt. Insgesamt sind mehr als hundert Genotypen beschrieben. Die Fehlfaltung des Proteins in Hepatozyten kann zu einer Lebererkrankung (Leberzirrhose) führen. Der Mangel im Blut und im Lungengewebe führt zu einer fehlenden Neutralisierung proteolytischer Enzyme, was dann eine chronische Inflammation und Destruktion des Lungengewebes bewirkt. Diese Entdeckung begründete die Proteasen-Antiproteasen-Hypothese. Fehlgefaltetes AATM-Protein wirkt möglicherweise chemotaktisch für Neutrophile und kann auch so zu einer Entzündung der Lunge beitragen. Das normale Gen wird mit „M" bezeichnet, so dass der Gesunde für diesen Locus die Bezeichnung PiMM (Pi = Proteinaseinhibitor) trägt. Die häufigsten Mutationen sind das „Z" und „S" Allel, der häufigste klinische Typ Pi ZZ. Bei Nullmutationen ist im Serum kein AAT messbar. Die Diagnostik eines AATM erfolgt in den meisten

Fällen initial durch die Bestimmung der Serumkonzentration. Bei pathologischen Werten erfolgt dann eine genetische Untersuchung.

Neben dem AATM wurde auch gezeigt, dass Mutationen der Matrixmetalloproteinase 12 (MMP12) ein erhöhtes Risiko für die Entwicklung einer COPD darstellen [10].

Auch epigenetische Veränderungen sind für die Entwicklung der COPD von ausschlaggebender Bedeutung. Darunter versteht man Veränderungen der Methylierung der DNA sowie die Modifikation der Histone. Diese Veränderungen führen dann zu einer aberranten Expression der betroffenen Gene.

1.1.4 Mechanismen der Krankheitsentstehung

Entzündung

In der Lunge von Patienten mit COPD finden sich erhöhte Konzentrationen an Entzündungsmediatoren bzw. Entzündungszellen. Insgesamt geht man zwar von einer Dominanz der Neutrophilen und der Makrophagen aus, jedoch finden sich in vielen Untersuchungen auch Hinweise auf eine Aktivierung des spezifischen Immunsystems mit einem vermehrten Vorkommen von Lymphfollikeln [11],[12]. Die inhalierten Rauchpartikel, die auch oft mikrobielle Komponenten (Endotoxin) enthalten, setzen eine Entzündung in Gang, bei der unter anderem Epithelzellen, neutrophile Granulozyten und Makrophagen aktiviert werden. So konnten etwa bei Patienten mit COPD im Gegensatz zu Gesunden bis zu 5–10-fach mehr Makrophagen in der bronchoalveolären Lavage gefunden werden [13],[14].

Mit der Infiltration vornehmlich der peripheren Atemwege und des Lungenparenchyms mit Makrophagen und T-Lymphozyten (überwiegend zytotoxische CD8+-T-Zellen) und später auch mit neutrophilen Granulozyten schreitet das sogenannte *airwayremodelling* voran. Die Entzündungs- und Epithelzellen setzen ihrerseits wiederum ein breites Spektrum an chemotaktisch wirkender und zellaktivierender Mediatoren frei, wie beispielsweise Interleukin-8, Leukotrien-B4 (chemotaktisch wirksam für Neutrophile) sowie zellaktivierende Zytokine (u. a. IL-1b, IL-6 und TNF-α). Es muss darauf hingewiesen werden, dass Rauch viele zelluläre Prozesse beeinträchtigt und eher zu einer zellulären Inaktivität führt (siehe auch Seneszenz-Hypothese).

Störung des Proteasen-Antiproteasen Gleichgewichts

Die Entdeckung des AATM war die Grundlage für die Entwicklung der Proteasen-Antiproteasen-Hypothese. Neutrophile Granulozyten und Makrophagen sezernieren eine Vielzahl von Proteinasen. Neutrophile Granulozyten, aber auch zu einem kleineren Anteil Makrophagen sezernieren die Neutrophile Elastase. Diese wirkt durch die Spaltung von Elastin und Inaktivierung von gewebeprotektiven Enzymen (*tissue inhibitors of metalloproteinases*, TIMPs) destruierend. Zwei weitere Elastin-degradierende Serinproteinasen sind Cathepsin G und Proteinase 3, die ebenfalls aus Monozyten und neutrophilen Granulozyten freigesetzt werden. Gewebeprotektive Gegenspieler neutralisieren diese Proteinasen. Hier ist AAT als Antiproteinase das prominenteste Beispiel. Kleinere Moleküle wie SLPI (*secretory leukoprotease inhibitor*) und Elafin (wird von Atemwegsepithelzellen sezerniert) hemmen die Neutrophile Elastase, Cathepsin G (SLPI), die neutrophile Elastase und Proteinase 3 (Elafin). Matrix Metalloproteinasen (MMP) werden unter anderem von Neutrophilen und Alveolarmakrophagen freigesetzt. Erhöhte Konzentrationen der MMP1 (Collagenase) und der MMP9 (Gelatinase B) wurden in der bronchoalveolären Lavage von Patienten mit COPD nachgewiesen. Ein Mangel an *tissue inhibitor of metalloproteinases-3* (TIMP-3) führt im Mausmodell zu einem progredienten Emphysem [15]. Die aus den neutrophilen Granulozyten freigesetzte Neutrophile Elastase hat auch einen starken Einfluss auf Entzündungsprozesse [16],[17],[18]. So stimuliert die Neutrophile Elastase auch die Muzinproduktion: Durch enzymatische Abspaltung des membrangebundenen TGF-α, wird via EGFR (*epidermal growth factor receptor*) die Genexpression des MUC 5AC-Muzin-Gens aktiviert.

Veränderung der Sekrete der Atemwege

Die chronische Entzündung und Exposition mit Rauch führt zu einer Becherzell-Hyperplasie im Epithel und zu einem Wachstum der Drüsen der Atemwege. Dies führt zu einer vermehrten Sekretion von Atemwegssekret, deren makromolekulare Hauptkomponente Mucine sind [19],[20]. Das Sekret ist auch qualitativ verändert, was dazu führt, dass die mukoziliäre Clearance beeinträchtigt ist und Mikroorganismen vermehrt an Zelloberflächen adhärieren können. Interessanterweise führt die Exposition mit Zigarettenrauch zu einer funktionellen Inaktivierung des *Cystic Fibrosis Transmembrane Conductance Regulator* (CFTR), des Ionenkanals, der bei der Mukoviszidose in seiner Funktion gestört ist [21]. Dies hat zur Folge, dass die Abwehr gegenüber Infektionen gestört ist und dass auch der Abtransport der Atemwegssekrete inhibiert ist.

Ungleichgewicht des Oxidantien-Antioxidantien-Systems

Bei der Inhalation von Zigarettenrauch gelangen freie Radikale wie Wasserstoffperoxid und zahlreiche weitere Oxidantien, die durch die Verbrennung entstehen, in die Lunge. Hydrogenperoxid und 8-Isoprotranen wurden bei Patienten mit COPD vermehrt in den Atemkondensaten bei Exazerbationen gemessen [22]. Auch setzen Neutrophile und Makrophagen endogene Sauerstoffradikale frei. Bei der COPD sind aufgrund des Übergewichtes an Oxidantien die Kapazitäten für die Neutralisierung mittels Antioxidantien erschöpft. Wasserstoffperoxid und HOCl sind in der Lage, in niedriger Konzentration eine signifikante Verschlechterung des Zilienschlages und damit eine reduzierte mukoziliäre Clearance der Atemwege zu bewirken [23]. Darüber hinaus führt eine Veränderung des Redoxsystems zu einer Freisetzung proinflammatorischer Mediatoren, zu einer systemischen Entzündung, zu einem chronischen Umbauprozess der Atemwege sowie zu einer Beschleunigung des Entstehens von Komorbiditäten wie Lungenkarzinom und kardiovaskulären Erkrankungen.

Schaden, Reparatur und Fibrose

Die hier beschriebenen Mechanismen (Entzündung, Proteaseaktivierung, Oxidantien, Dysbiose des Mikrobioms, Alterung) führen zu einer andauernden Schädigung von Epithelzellen und anderen Zelltypen. Die daraufhin einsetzenden Reparaturmechanismen können den Schaden nicht vollständig reparieren, sondern führen auch zu einer fehlgeleiteten Regeneration mit einer zunehmenden Fibrosierung und Funktionseinschränkung. Dies findet sich bei der COPD vor allem in den Atemwegen wieder.

Große Atemwege: Als Reaktion auf die durch Rauchpartikel verursachte chronische Entzündung der großen Atemwege entstehen Becherzell- oder Plattenepitheldysplasien mit einer vermehrten Anzahl an hypertrophierten Becherzellen. Die vermehrte Mukussekretion, aber auch die Hypertrophie der glatten Muskulatur und Fibrosierung mit Retraktion der extrazellulären Matrix, tragen hier zur Verengung der Atemwege bei.

Kleine Atemwege: Die Infiltration der Atemwege mit Makrophagen, T-Lymphozyten und neutrophilen Granulozyten ist insbesondere bei den kleinen Atemwegen anzutreffen [24]. Die Surfactant-produzierenden Club-Zellen (früher Clara-Zellen) werden auch hier durch Becherzellen ersetzt, was eine viskösere Zusammensetzung des Bronchialsekretes zur Folge hat. Im Rahmen der chronischen Reparatur (*airway-remodelling*) kommt es zum Verlust elastischer Fasern, was zu einer Verminderung der elastischen Rückstellkraft führt. Hierdurch neigen die kleinen Atemwege zu einem endexspiratorischen Kollaps, wodurch es bei der Exspiration zu einem Zurückbleiben von Atemluft distal der kleinen Atemwege (*trapped air* = gefangene Luft) kommt[24].

Dysbiose des Mikrobioms der Lunge

Patienten mit COPD weisen eine vermehrte Besiedelung und zum Teil auch Infektion der Lunge durch Mikroorganismen auf. Gerade bei akuten Exazerbationen (siehe unten) spielt dies eine besondere Rolle. Es zeigte sich in den letzten Jahren, dass auch bei der stabilen COPD diese mikrobielle Komponente eine wichtige Rolle hat [25],[26]. Die Gesamtheit dieser Mikroorganismen bezeichnet man als Mikrobiota, ihr gesamtes genetisches Material als Mikrobiom. Es zeigte sich, dass Patienten mit COPD ein verändertes Mikrobiom aufweisen[27]. Auch während akuter Exazerbationen kommt es zu typischen Veränderungen des Mikrobioms [28]. Rauchen führt zu einer Inhibition der Abwehrmechanismen der Lunge [29], was wiederum in einer Fehlbesiedelung bzw. Veränderung des Mikrobioms resultiert.

Autoimmun- und Danger-Modell

Die chronische Schädigung führt zur Freisetzung kleiner Molekülfragmente, die entweder als Autoantigen fungieren oder als Signalstoffe einer Zellschädigung zu einer Entzündungsreaktion führen [30],[31]. Dieser autoimmune Mechanismus soll zu einer chronischen Entzündung und zur Gewebedestruktion beitragen und wird nach wie vor diskutiert.

Beschleunigte Alterung

Die COPD weist viele Aspekte eines beschleunigten Alterungsprozesses auf [32],[33]. Auch im Alter kommt es zu einer Veränderung der Aktivität des Immunsystems, die Funktionalität des adaptiven Immunsystems (Lymphozyten) lässt nach, wogegen angeborene Immunmechanismen vermehrt aktiv sind. Auch die gealterte Lunge ist durch ein sogenanntes Altersemphysem charakterisiert, antioxidative Mechanismen sind nicht mehr so leistungsfähig. Es finden sich beim Patienten mit COPD vermehrte Hinweise auf Seneszenz, zum Beispiel die deutliche Verkürzung von Telomeren [34]. Telomere sind nicht kodierende Sequenzen an den Chromosomenenden, die bei der Zellteilung vor dem Verlust kodierender Erbsubstanz schützen. Seneszenz bedeutet unter anderem, dass Zellen nach einer endlichen Zahl an Zellteilungen ihre Teilungsfähigkeit verlieren. Alveolarepithelzellen und Endothelzellen von Patienten mit einer COPD weisen eine verminderte Proliferationsrate auf [35].

Vaskuläre Genese der COPD

Eine Zahl von meist präklinischen Datensätzen weist darauf hin, dass eine Veränderung der Lungengefäße eine wichtige Komponente bei der Entstehung einer COPD ist [36]. Eine verminderte Wirkung des *vascular endothelial growth factors* (VEGF) scheint mit einer Gefäßrarifizierung, gesteigerter Apoptose und der Entstehung eines Lungenemphysem bei der COPD assoziiert zu sein [37].

1.1.5 Pathogenese der Akuten Exazerbation

Exazerbationen spielen beim Fortschreiten der Erkrankung eine wichtige Rolle und werden meistens durch bakterielle oder virale Erreger verursacht. Der *frequent exacerbator* Phänotyp zeichnet sich durch zwei oder mehr Exazerbationen pro Jahr aus. Die bereits oben erwähnte Abwehrschwäche der Lunge und die Veränderung des Mikrobioms sind hier wichtige mechanistische Bauteile. Insgesamt ist es bislang noch nicht gelungen, ein mechanistisches Konzept einer Exazerbation zu generieren. Nichtsdestotrotz stehen neben infektiologischen auch entzündliche Prozesse im Mittelpunkt [38].

1.1.6 Beziehung zu Komorbiditäten

Die COPD ist oft mit anderen Erkrankungen assoziiert, sogenannten Komorbiditäten [39]. Dazu gehören insbesondere kardiovaskuläre Erkrankungen, Diabetes, Depression, Angststörungen, Osteoporose und weitere Erkrankungen, insbesondere des höheren Lebensalters. Diese Erkrankungen treten überzufällig häufig gemeinsam auf. Neben einer gemeinsamen Suszeptibilität bestehen auch gemeinsame Risikofaktoren

(Alter, Zigarettenrauchen). Auch konnte bei diesen Erkrankungen eine systemische Entzündung nachgewiesen werden (erhöhtes CRP, andere Entzündungsmediatoren, Leukozyten), was möglicherweise auf einen mechanistischen Zusammenhang hinweist. Die chronische Entzündung und vermutlich auch die Dysbiose des Mikrobioms führen zu einem deutlich erhöhten Risiko zur Entwicklung eines Lungenkarzinoms.

1.1.7 Zusammenfassung

Die Entwicklung der COPD ist komplex und beschreibt letztendlich die Reaktion der Lunge auf chronische Raucheinwirkung. Die mechanistischen Veränderungen führen zu funktionellen Störungen, wobei heutige Therapieverfahren an allen Ebenen ansetzen (Abb. 1.2). Trotz dieser vielfältigen Therapien ist bislang eine kausale Therapie oder eine Heilung der Erkrankung noch nicht möglich.

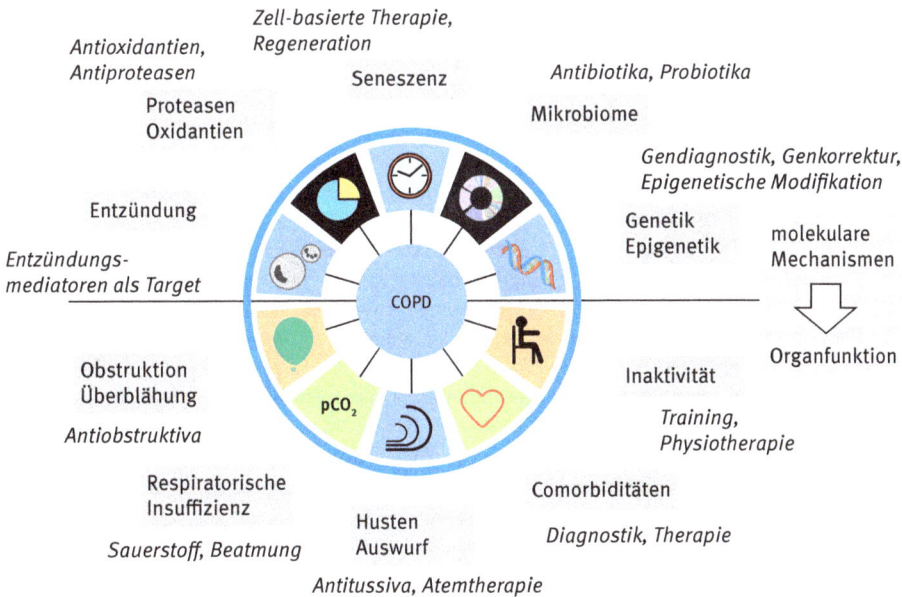

Abb. 1.2: Verschiedenste mechanistische Erklärungsmöglichkeiten wurden entwickelt, um die Pathogenese der COPD zu verstehen. Diese Mechanismen führen zu Veränderungen der Lungenfunktion, die dann auch die Klinik bestimmen. Bisherige und zukünftige Therapiemaßnahmen setzen an diesen mechanistischen und funktionellen Mechanismen an.

Literatur

[1] Filippini P, Cesario A, Fini M, Locatelli F, Rutella S. The Yin and Yang of non-neuronal alpha7-nicotinic receptors in inflammation and autoimmunity. *Curr Drug Targets*. 2012;13(5):644-655.

[2] Garcia-Arcos I, Geraghty P, Baumlin N, et al. Chronic electronic cigarette exposure in mice induces features of COPD in a nicotine-dependent manner. *Thorax*. 2016;71(12):1119-1129.

[3] Hanaki T, Horikoshi Y, Nakaso K, et al. Nicotine enhances the malignant potential of human pancreatic cancer cells via activation of atypical protein kinase C. *Biochimica et biophysica acta*. 2016;1860(11 Pt A):2404-2415.

[4] Foulds J, Ramstrom L, Burke M, Fagerstrom K. Effect of smokeless tobacco (snus) on smoking and public health in Sweden. *Tobacco control*. 2003;12(4):349-359.

[5] Benowitz NL. Emerging nicotine delivery products. Implications for public health. *Annals of the American Thoracic Society*. 2014;11:231-235.

[6] Grana R, Benowitz N, Glantz SA. E-cigarettes: a scientific review. *Circulation*. 2014;129(19):1972-1986.

[7] Salvi SS, Barnes PJ. Chronic obstructive pulmonary disease in non-smokers. *Lancet*. 2009;374(9691):733-743.

[8] Bals R, Köhnlein T. Alpha-1-Antitrypsin Deficiency Thieme, 2010.

[9] Bernhard N, Bals R, Fahndrich S. [Alpha-1-antitrypsin deficiency – an update]. *Dtsch Med Wochenschr*. 2016;141(20):1467-1469.

[10] Hunninghake GM, Cho MH, Tesfaigzi Y, et al. MMP12, lung function, and COPD in high-risk populations. *NEnglJMed*. 2009;361(27):2599-2608.

[11] Hogg JC. Pathophysiology of airflow limitation in chronic obstructive pulmonary disease. *Lancet*. 2004;364(9435):709-721.

[12] Hogg JC, Chu F, Utokaparch S, et al. The nature of small-airway obstruction in chronic obstructive pulmonary disease. *NEnglJ Med*. 2004;350(26):2645-2653.

[13] Barnes PJ. Alveolar macrophages as orchestrators of COPD. *COPD*. 2004;1(1):59-70.

[14] Graff JW, Powers LS, Dickson AM, et al. Cigarette smoking decreases global microRNA expression in human alveolar macrophages. *PloS one*. 2012;7(8):e44066.

[15] Leco KJ, Waterhouse P, Sanchez OH, et al. Spontaneous air space enlargement in the lungs of mice lacking tissue inhibitor of metalloproteinases-3 (TIMP-3). *J Clin Invest*. 2001;108(6):817-829.

[16] Stockley RA. Neutrophils and protease/antiprotease imbalance. *Am J Respir Crit Care Med*. 1999;160(5 Pt 2):49-52.

[17] Wallace AM, Hardigan A, Geraghty P, et al. Protein phosphatase 2A regulates innate immune and proteolytic responses to cigarette smoke exposure in the lung. *Toxicol Sci*. 2012;126(2):589-599.

[18] Hou HH, Cheng SL, Liu HT, et al. Elastase induced lung epithelial cell apoptosis and emphysema through placenta growth factor. *Cell death & disease*. 2013;4:e793.

[19] Rogers DF. Mucus pathophysiology in COPD: differences to asthma, and pharmacotherapy. *Monaldi Arch Chest Dis*. 2000;55(4):324-332.

[20] Roy MG, Livraghi-Butrico A, Fletcher AA, et al. Muc5b is required for airway defence. *Nature*. 2014;505(7483):412-416.

[21] Cantin AM. Cystic Fibrosis Transmembrane Conductance Regulator. Implications in Cystic Fibrosis and Chronic Obstructive Pulmonary Disease. *Annals of the American Thoracic Society*. 2016;13(Suppl 2):150-155.

[22] Montuschi P, Collins JV, Ciabattoni G, et al. Exhaled 8-isoprostane as an in vivo biomarker of lung oxidative stress in patients with COPD and healthy smokers. *AmJRespirCrit Care Med*. 2000;162(3 Pt 1):1175-1177.

[23] MacNee W. Oxidants/antioxidants and COPD. *Chest.* 2000;117(5 Suppl 1):303S-317S.

[24] McDonough JE, Yuan R, Suzuki M, et al. Small-airway obstruction and emphysema in chronic obstructive pulmonary disease. *N Engl J Med.* 2011;365(17):1567-1575.

[25] Sethi S, Murphy TF. Bacterial infection in chronic obstructive pulmonary disease in 2000: a state-of-the-art review. *ClinMicrobiolRev.* 2001;14(2):336-363.

[26] Mammen MJ, Sethi S. COPD and the microbiome. *Respirology.* 2016;21(4):590-599.

[27] Zakharkina T, Heinzel E, Koczulla RA, et al. Analysis of the airway microbiota of healthy individuals and patients with chronic obstructive pulmonary disease by T-RFLP and clone sequencing. *PloS one.* 2013;8(7):e68302.

[28] Huang YJ, Boushey HA. The sputum microbiome in chronic obstructive pulmonary disease exacerbations. *Annals of the American Thoracic Society.* 2015;12:176-180.

[29] Herr C, Beisswenger C, Hess C, et al. Suppression of pulmonary innate host defence in smokers. *Thorax.* 2009;64(2):144-149.

[30] Agusti A, MacNee W, Donaldson K, Cosio M. Hypothesis: does COPD have an autoimmune component? *Thorax.* 2003;58(10):832-834.

[31] Taraseviciene-Stewart L, Douglas IS, Nana-Sinkam PS, et al. Is alveolar destruction and emphysema in chronic obstructive pulmonary disease an immune disease? *ProcAmThoracSoc.* 2006;3(8):687-690.

[32] Ito K, Barnes PJ. COPD as a disease of accelerated lung aging. *Chest.* 2009;135(1):173-180.

[33] Tuder RM, Petrache I. Pathogenesis of chronic obstructive pulmonary disease. *J Clin Invest.* 2012;122(8):2749-2755.

[34] Stanley SE, Chen JJ, Podlevsky JD, et al. Telomerase mutations in smokers with severe emphysema. *J Clin Invest.* 2015;125(2):563-570.

[35] Savale L, Chaouat A, Bastuji-Garin S, et al. Shortened telomeres in circulating leukocytes of patients with chronic obstructive pulmonary disease. *Am J Respir Crit Care Med.* 2009;179(7):566-571.

[36] Seimetz M, Parajuli N, Pichl A, et al. Inducible NOS inhibition reverses tobacco-smoke-induced emphysema and pulmonary hypertension in mice. *Cell.* 2011;147(2):293-305.

[37] Kasahara Y, Tuder RM, Taraseviciene-Stewart L, et al. Inhibition of VEGF receptors causes lung cell apoptosis and emphysema. *JClinInvest.* 2000;106(11):1311-1319.

[38] Bafadhel M, Greening NJ, Harvey-Dunstan TC, et al. Blood eosinophils and outcomes in severe hospitalised exacerbations of COPD. *Chest.* 2016;150(2):320-8.

[39] Divo MJ, Casanova C, Marin JM, et al. COPD comorbidities network. *European Respiratory Journal* 2015: 46: 640-650.

1.2 Klinische Studien und Meta-Analysen

Tim Friede

1.2.1 Einleitung

In der evidenzbasierten Medizin werden Entscheidungen in der klinischen Praxis und in der Organisation der Krankenversorgung gestützt auf zuverlässige Evidenz, die auf klinischen Studien beruht, die gewisse Standards in Bezug auf ihre Planung, Durchführung und Auswertung erfüllen. So wird die Qualität der Evidenz aus kontrollierten Studien höher eingeschätzt als aus unkontrollierten und aus randomisierten Studien höher als aus nicht-randomisierten. Abb. 1.3 gibt eine Übersicht über die Qualitätsbewertung von klinischen Studien in Form der sogenannten Evidenzpyramide. In diesem Kapitel werden wir uns zunächst mit Grundbegriffen klinischer Studien beschäftigen, bevor wir uns systematischen Reviews zuwenden, die an der Spitze der Evidenzpyramide stehen.

1.2.2 Klinische Studien

Unter einer klinischen Studie versteht man ein geplantes Experiment an Menschen mit dem Ziel, eine Therapie bezüglich ihrer Wirksamkeit und Sicherheit zu evaluieren (siehe z. B. [1]). Klinische Studien sind demnach im Allgemeinen prospektiv und werden unter weitgehend kontrollierten Bedingungen durchgeführt. Der Begriff der Behandlung wird hier recht allgemein gebraucht; es kann sich um ein Arzneimittel, eine Device oder auch eine andere Intervention wie z. B. einen chirurgischen Eingriff oder eine Strahlentherapie handeln.

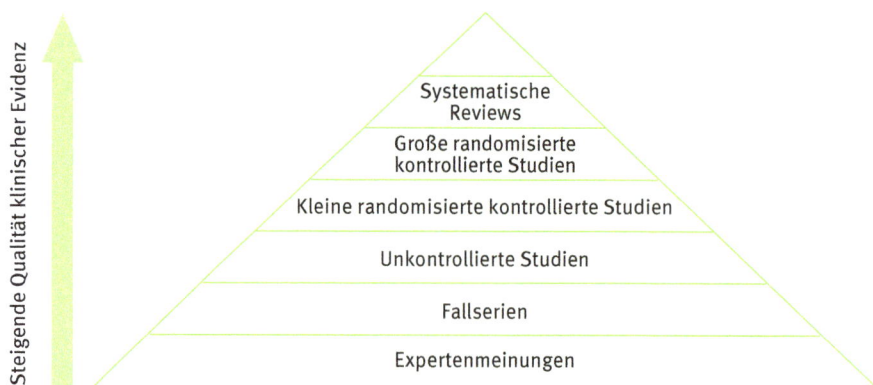

Abb. 1.3: Evidenzpyramide (modifiziert nach https://www.tga.gov.au/book/scientific-indications-what-evidence-do-you-need-support-your-scientific-indication).

Es existieren verschiedene Klassifikationen für klinische Studien. Im Kontext von Arzneimittelprüfungen ist eine Klassifikation der Studien nach der Phase der klinischen Arzneimittelentwicklung gebräuchlich. Während in der Phase I das Hauptaugenmerk auf Aspekten der klinischen Pharmakologie (Pharmakokinetik und Pharmakodynamik) sowie der Bestimmung der maximal tolerierten Dosis liegt, beschäftigen sich Studien der Phase II mit *proof of concept* (Phase IIa) und einer Exploration von Dosis-Wirkungs-Kurven (Phase IIb). Die Phase III besteht üblicherweise aus zwei unabhängigen konfirmatorischen kontrollierten Studien zum Nachweis der Wirksamkeit und Sicherheit des neuen Produkts in Vergleich zu Placebo oder einer Standardtherapie. Klinische Studien, die nach der Zulassung durchgeführt werden, werden als Phase IV Studien bezeichnet.

Ein Grundproblem der klinischen Epidemiologie sind sogenannte Störgrößen (*confounder*) und der Umgang mit ihnen. Nehmen wir an, es sei von Interesse, den Effekt eines Risikoparameters auf eine Erkrankung zu untersuchen. Ein Störfaktor ist dann eine Größe, die sowohl mit dem zu untersuchenden Risikoparameter korreliert ist, wie auch einen Effekt auf die Erkrankung hat. Abb. 1.4 stellt diese Zusammenhänge grafisch dar. Werden ein oder mehrere Störfaktoren ignoriert, wird die Schätzung des Effektes des Risikoparameters auf die Erkrankung verzerrt. Derartige Verzerrungen können zur Unter- oder Überschätzung des interessierenden Effektes führen. Weder die Richtung der Verzerrung noch ihr Ausmaß können einfach abgeschätzt werden. Daher sind mögliche Störfaktoren beim Design und bei der Auswertung einer klinischen Studie zu berücksichtigen. Eine in diesem Zusammenhang wichtige Technik ist die Randomisierung. Mit ihr wollen wir uns im nächsten Abschnitt beschäftigen.

Randomisierte kontrollierte Studien
In diesem Abschnitt wenden wir uns nun randomisierten kontrollierten Studien zu. Bevor wir den Sinn und Zweck der Randomisierung erläutern, wollen wir zunächst kurz auf den Begriff der kontrollierten Studie eingehen. Von einer kontrollierten Stu-

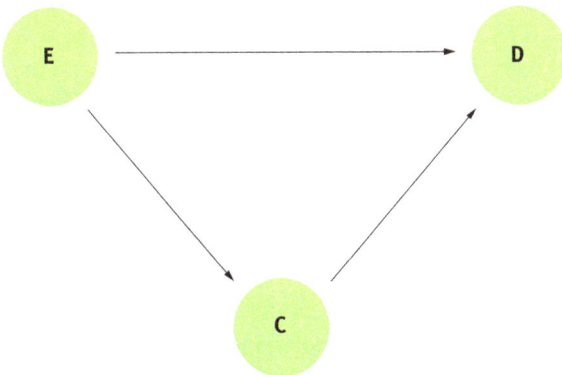

Abb. 1.4: *Confounding.*

die sprechen wir, wenn in der Studie Patienten nicht ausschließlich mit der experimentellen (zu evaluierenden) Therapie behandelt werden, sondern auch Patienten mit einer Referenz- oder Kontrolltherapie behandelt werden. Dies kann entweder in parallelen Behandlungsarmen oder in einer Crossover-Studie geschehen. Im Parallelgruppendesign bekommen einige Patienten die experimentelle und andere die Kontrolltherapie. Im Crossover-Design bekommen Patienten nicht nur eine Therapie, sondern eine Sequenz von Therapien. So können dann Behandlungen in Patienten verglichen werden. Damit sind Crossover-Studien effizienter als Studien mit parallelen Behandlungsarmen, ihre Anwendung ist aber auch an eine Reihe von Voraussetzungen gebunden. In der COPD sind Crossover-Designs in der frühen klinischen Entwicklung durchaus gebräuchlich. Als Beispiel sei hier eine kürzlich publizierte Crossover-Studie genannt, in der der Effekt von Morphin auf Kurzatmigkeit und Ausdauer bei fortgeschrittener COPD getestet wurde [2]. Eine kurze Diskussion zu Crossover-Designs im Kontext von kardiovaskulären Studien findet der Leser in [3].

Das Ziel der Randomisierung ist es, Patienten den verschiedenen Behandlungsgruppen so zuzuordnen, dass sich diese nicht unterscheiden in Bezug auf demographische oder klinische Charakteristiken der Patienten [4]. Man spricht hier auch von Strukturgleichheit der Behandlungsgruppen. Von Randomisierung sprechen wir, wenn die Zuordnung der Patienten zu den Behandlungsgruppen zufällig ist. D. h., dass die Zuordnung eines Patienten zu einer bestimmten Behandlung mit einer gewissen Wahrscheinlichkeit (z. B. 50 % bei zwei Behandlungsgruppen mit 1:1 Allokation) passiert, aber die Zuordnung der Behandlungsgruppenzugehörigkeiten eines einzelnen Patienten dabei nicht vorhersagbar ist [4].

In klinischen Studien werden Randomisierungen typischerweise zentral durchgeführt unter Zuhilfenahme von geeigneten Computerprogrammen. Es gibt eine Reihe von Randomisierungsverfahren, die wir hier nur kurz erläutern können. Die unabhängige zufällige Zuordnung der Behandlung mit vorgegebener Wahrscheinlichkeit, ähnlich wie in einem Münzwurf, wird gewöhnlich als einfache Randomisierung (*simple randomisation*) bezeichnet. Insbesondere bei Studien mit kleinen Fallzahlen ist es nicht ganz unwahrscheinlich, dass so Behandlungsgruppen erzeugt werden, die nicht gleich groß sind. Dieses Problem wird in der sogenannten Blockrandomisierung (*block randomisation*) oder auch eingeschränkten Randomisierung (*restricted randomisation*) umgangen. Das Vorgehen lässt sich am besten an einem Beispiel erläutern. Bei einer Randomisierung im Verhältnis 1:1 zu den Therapiegruppen A und B und einer Blockrandomisierung mit Blöcken der Länge 4 gibt es genau sechs Möglichkeiten zweimal A und zweimal B anzuordnen, nämlich AABB, ABAB, ABBA, BBAA, BABA und BAAB. Eine Randomisierungsliste wird nun erzeugt durch wiederholtes Ziehen mit Zurücklegen aus den sechs Blöcken. Um auch bei relativ kleinen Fallzahlen ausgeglichene Behandlungsgruppen im Hinblick auf wichtige prognostische Faktoren zu erhalten, wird die sogenannte geschichtete oder auch stratifizierte Randomisierung (*stratified randomisation*) angewandt. Hier werden Blockrandomisierungen für die durch die prognostischen Faktoren definierten Strata durchgeführt. So wird z.B. in multizentrischen Studien die Randomisierung üblicherweise nach Zentrum stratifiziert. Eine kurze Übersicht über Randomisierungsverfahren findet sich z. B. bei [5].

Verblindung in randomisierten kontrollierten Studien

Im letzten Abschnitt haben wir die Randomisierung als wichtige Technik bei der Durchführung klinischer Studien kennen gelernt. Hier führen wir nun eine weitere wichtige Methodik ein, nämlich die Verblindung. Ziel der Verblindung ist es, sowohl eine Behandlungs- wie auch eine Beobachtungsgleichheit zwischen allen in die Studie eingeschlossenen Patienten herzustellen. So sollen insbesondere systematische Unterschiede zwischen den Behandlungsgruppen im Umgang mit den Patienten und bei der Erhebung der Endpunkte vermieden werden.

Bei der Verblindung von Behandlungen werden verschiedene Grade unterschieden. Diese sind in Tab. 1.1 zusammengefasst. Eine Studie ohne Verblindung der Behandlung wird *offen* genannt. Manchmal ist eine Verblindung der Behandlung gar nicht oder nur sehr schwer möglich. Dann sollte, wenn möglich, wenigstens die Erhebung der Endpunkte, also die Befundung, verblindet werden (*blind assessment*) und zudem die Randomisierungslisten geheim gehalten werden (*concealment*), so dass nicht bekannt ist, welcher Behandlungsgruppe der nächste Patient zugeordnet wird. Der in Tab. 1.1 als *dreifachblind* bezeichnete Verblindungsgrad ist der Standard für konfirmatorische Studien, die pharmakologische Therapien evaluieren. In Veröffentlichungen werden diese Studien dann häufig aber nicht als dreifachblind, sondern lediglich als doppeltblind bezeichnet. Hier ist der Sprachgebrauch in der Literatur nicht ganz einheitlich.

Tab. 1.1: Stufen der Verblindung in klinischen Studien. Dreifachblind ist der Standard für konfirmatorische Studien, die pharmakologische Therapien evaluieren. In Veröffentlichungen werden diese Studien häufig aber als doppeltblind bezeichnet. Hier ist der Sprachgebrauch in der Literatur nicht einheitlich.

Grad der Verblindung	Patient	Prüfarzt	Studienteam
Offen	✗	✗	✗
Einfach	✓	✗	✗
Doppelt	✓	✓	✗
Dreifach	✓	✓	✓

In Studien zur Evaluation pharmakologischer Interventionen lässt sich in der Regel eine doppelte Verblindung durch den Einsatz eines Placebos herstellen. Wenn z. B. zwei Darreichungsformen wie Tablette und Kapsel des gleichen Wirkstoffs verglichen werden sollen, dann macht man von der sogenannten *double dummy*-Methode gebrauch, um eine Doppelverblindung herzustellen. Hier bekommt dann die eine Behandlungsgruppe die aktive Tablette und die Placebokapsel und die andere Gruppe die aktive Kapsel und die Placebo-Tablette. Da in vielen Indikationen heute schon wirksame und sichere Therapien verfügbar sind, ist ein Vergleich mit Placebo häufig aus ethischen Gründen nicht vertretbar. Wenn der neue Wirkstoff in Kombination mit der Standardtherapie gegeben wird, dann kann eine doppelte Verblindung durch Einsatz eines *add-on placebos* erzielt werden. Diese Technik ist in modernen Therapiestudien in der COPD recht gebräuchlich. Hinweise zur Wahl der Kontrollgruppe findet der Leser z. B. in der entsprechenden Richtlinie der *International Conference on Harmonization* (ICH) [6].

Adaptive Designs für klinische Studien

Die Bestimmung der zu rekrutierenden Anzahl an Patienten, die sogenannte Fallzahlplanung, ist wegen der Konsequenzen für Machbarkeit, benötigte Anzahl an rekrutierenden Zentren, Budget etc. ein wichtiger Schritt in der Planung einer jeden Studie. Eine Übersicht über Methoden der Fallzahlplanung für die gebräuchlichsten Skalen – kontinuierliche und binäre Endpunkte sowie Ereigniszeiten – erklärt an Beispielen aus der kardiovaskulären Forschung findet der Leser in [3].

Zum Beispiel hängt die Fallzahlplanung für eine COPD-Studie mit Exazerbationen als rekurrierendem Endpunkt neben dem Behandlungseffekt (prozentuale Reduktion der Exazerbationsrate) auch von der Rate der Exazerbationen sowie der Heterogenität der individuellen Exazerbationsraten zwischen den Patienten ab. Die Exazerbationsrate ist zeitlichen Trends unterworfen und schwankt zum Teil erheblich von Studie zu Studie [7], was zu Unsicherheiten in der Fallzahlplanung führt. Zudem liegen oft keine oder nur vage Informationen im Hinblick auf die Heterogenität zwischen den Patienten vor, was die Planungsunsicherheit weiter verschärft. In solchen Situationen können adaptive Designs mit verblindeter Fallzahlanpassung die Robustheit der Studie erhöhen. In so genannten *blinded sample size reviews* können Größen wie die Ereignisrate oder die Heterogenität zwischen den Patienten unter Annahme eines Behandlungseffekts von den verblindeten Daten, d. h. ohne Kenntnis der Gruppenzugehörigkeiten, geschätzt werden [8]. Besteht eine Unsicherheit bzgl. der Größen des Behandlungseffektes, so sind gruppensequentielle Designs mit mehreren (Zwischen-) Auswertungen häufig eine effiziente Option [9],[10].

Neben der Fallzahlrekalkulation sind die Behandlungs- oder Dosisauswahl in mehrarmigen Studien oder Subgruppenauswahl die gebräuchlichsten Adaptionen. Die Arbeit von Cuffe et al. [11] gibt eine Reihe von Beispielen, darunter auch eines zur COPD.

1.2.3 Systematische Reviews und Metaanalysen

Im Kapitel 1.2.2 haben wir uns mit grundlegenden Prinzipien klinischer Studien beschäftigt. In diesem Abschnitt wird es nun darum gehen, wie für eine Fragestellung relevante Studien identifiziert werden (systematische Reviews) und wie die Ergebnisse dieser Studien, wenn indiziert, formal zusammengeführt werden können (Metaanalysen).

Schritte eines systematischen Reviews

Die Zusammenfassung der für eine Fragestellung verfügbaren Evidenz wird als systematischer Review bezeichnet; diese kann, muss aber nicht, eine formale Integration der Ergebnisse von verschiedenen Studien beinhalten.

Ein systematischer Review besteht aus mehreren Schritten, die wir im Folgenden kurz beleuchten wollen. Die Fragestellung des systematischen Reviews wird in der Regel unter Anwendung des PICO(S)-Systems formuliert. PICOS steht hier kurz für:

– *P*opulation (Studienpopulation)
– *I*ntervention (Behandlung, aber auch z. B. prognostische Faktoren in Prognosestudien)
– *C*omparison (Kontrollgruppe)
– *O*utcome (Endpunkt)
– *S*tudy design (Studiendesign, z. B. randomisierte kontrollierte Studien)

Hieraus werden Suchstrategien für mindestens zwei Literaturdatenbanken formuliert. Zudem sollte auch mindestens ein Register für klinische Studien (z. B. clinicaltrials.gov) nach relevanten Studien durchsucht werden. Letzteres soll dem Publikationsbias (*publication bias*) entgegenwirken. Unter Publikationsbias versteht man die Verzerrung einer Metaanalyse durch die Tatsache, dass positive Ergebnisse lieber, leichter, hochrangiger und schneller publiziert werden als negative.

Die Beurteilung der Studienqualität wird anhand etablierter Skalen durchgeführt. Insbesondere für die Bewertung von randomisierten kontrollierten Studien existieren einige Instrumente. Während sich in der Vergangenheit das *Oxford Quality Scoring System* (auch bekannt als Jadad-Score) [12] großer Beliebtheit erfreute, ist heute zunehmend das *Cochrane Collaboration's tool for assessing risk of bias* gebräuchlich [13]. Zudem existieren ähnliche Systeme für nicht-randomisierte Studien [14].

Bei der Datenextraktion sollte ein zuvor entworfenes Formblatt verwendet werden. Dies kann in Papierform oder elektronisch, z. B. in Form eines Excel-*Spreadsheets* geschehen. Auch bei diesem Schritt ist die Replikation ein wichtiges Prinzip. Idealerweise wird die Datenextraktion von mindestens zwei Reviewautoren unabhängig voneinander durchgeführt. Manchmal jedoch begnügt man sich mit der Überprüfung der Datenextraktion eines Reviewautors durch einen anderen.

Wenn die Studien zur formalen Kombination der Ergebnisse geeignet sind, wird dies in einer sogenannten Metaanalyse getan. Auf diesen Punkt werden wir im nächsten Abschnitt näher eingehen. Für systematische Reviews gibt es auch etablierte Reporting Standards. Hier sei auf das PRISMA Statement verwiesen (www.prisma-statement.org) [15].

Metaanalysen

Der Begriff Metaanalyse geht zurück auf einen Artikel von Gene Glass, in dem die Metaanalyse definiert wird als *„statistical analysis of a large collection of analysis results from individual studies for the purpose of integrating the findings"* [16]. Bevor wir verschiedene Formen der Metaanalyse betrachten, wollen wir uns kurz der Frage widmen, warum es überhaupt spezieller Methoden zur formalen Integration verschiedener Studien bedarf. Man könnte ja auch auf die Idee kommen, die Daten der verschiedenen Studien einfach zusammenzuführen und diese dann auszuwerten, als ob es sich um Daten einer einzigen Studie handelte. Das Letzteres keine gute Idee ist, wird schnell deutlich bei Betrachtung von Abb. 1.5. In dem Scatterplot sind die Daten von zwei imaginären Studien dargestellt, in denen der Zusammenhang zwischen zwei Variablen X und Y untersucht wurde. Ignoriert man die Studienstruktur, dann würde man schlussfolgern, dass Y mit steigendem X kleiner wird, also X und Y negativ korreliert sind. Das ist erstaunlich, denn die beiden Studien für sich genommen, haben jeweils gezeigt, dass Y mit steigendem X größer wird, also X und Y positiv korreliert sind. Statistiker nennen dieses Phänomen *Simpsons Paradoxon*. Es ist hier offensichtlich, dass Methoden zur Kombination der Studienergebnisse benötigt werden, die die vorliegende Studienstruktur respektieren.

Die gängigste Form der Metaanalyse kombiniert paarweise Gruppenvergleiche, wie sie jeweils aus randomisierten kontrollierten Studien resultieren. Hier wird der kombinierte Behandlungseffekt als gewichtetes Mittel der Behandlungseffekte aus

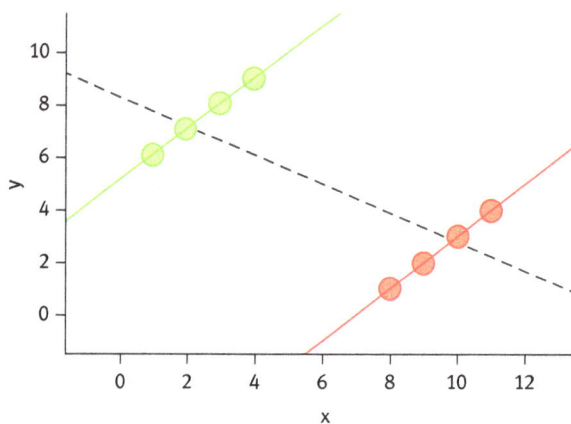

Abb. 1.5:
Simpsons Paradoxon (nach http://en.wikipedia.org/wiki/Simpson%27s_paradox).

den einzelnen Studien (ggf. nach Transformation) berechnet. Der Behandlungseffekt wird hier durch ein geeignetes Maß wie die Mittelwertdifferenz bei kontinuierlichen Endpunkten oder relatives Risiko oder *Odds Ratio* beschrieben. Bei relativen Maßen wie den zuletzt genannten werden die gewichteten Mittel auf der logarithmischen Skala bestimmt. Die Gewichtung wird häufig invers-proportional zur Varianz des Effekts gewählt, so dass präzise (in der Regel große) Studien mehr Gewicht bekommen (*inverse-variance method*).

Ein einfaches statistisches Modell für die Metaanalyse nimmt an, dass die wahren Behandlungseffekte in allen Studien gleich sind und dass die Variation in den beobachteten Effekten in den einzelnen Studien auf Stichprobenvariation zurückzuführen ist. Dieses Modell wird als *fixed effect model* bezeichnet. Empirische Untersuchungen auf Datenbanken von systematischen Reviews wie der Cochrane Library haben gezeigt, dass es eine zusätzliche Variation der Effekte zwischen den Studien gibt [17]. Diese wird als *between-study heterogeneity* bezeichnet. Das sogenannte *random effects model* enthält eine weitere Varianzkomponente, die die Variation des Behandlungseffekts über die verschiedenen Studien modelliert. Eine gängige Annahme ist, dass die wahren Behandlungseffekte der einzelnen Studien aus einer Normalverteilung kommen. Visuell kann die Heterogenität zwischen Studien durch sogenannte *forest plots* untersucht werden, in denen die Behandlungseffekte der einzelnen Studien mit ihren Konfidenzintervallen grafisch dargestellt werden. Auch das oben genannte Problem des Publikationsbias lässt sich grafisch untersuchen. In sogenannten *funnel plots* werden die beobachteten Effekte auf der Abszisse (x-Achse) und die dazugehörigen Standardfehler auf der Ordinaten (y-Achse) abgetragen. Wenn kein Publikationsbias vorliegt, sollte die Grafik (zumindest annähernd) symmetrisch sein.

Andere Formen der Metaanalyse werden zunehmend gebräuchlicher. Prominente Beispiele sind die Metaregression, bei der Kovariablen auf Studienebene modelliert werden (z. B. der Anteil von Rauchern in COPD Studien), um Heterogenität in Behandlungseffekten zu erklären, und die Netzwerkmetaanalyse, die auch indirekte Vergleiche von Therapien erlaubt.

Die meisten Metaanalysen werden auf publizierten Daten durchgeführt, die in der Regel nur in aggregierter Form vorliegen. In der COPD kommt es insbesondere im Hinblick auf Exazerbationen als Endpunkt zu besonderen Herausforderungen, da dieser Endpunkt nicht einheitlich berichtet wird [18]. Begünstigt durch den Trend, mit Manuskripten nun auch vermehrt die Originaldaten zu publizieren, werden aber Metaanalysen auf individuellen Patientendaten (*individual patient data meta-analyses*) häufiger. Diese Form der Metaanalyse hat einige entscheidende Vorteile gegenüber der herkömmlichen Metaanalyse basierend auf aggregierten Daten. Für eine Übersicht verweisen wir auf [19].

1.2.4 Schlussbemerkungen und Ausblicke

In diesem Kapitel haben wir schlaglichtartig einige grundlegende methodische Aspekte der klinischen Forschung betrachtet. Dabei haben wir insbesondere die Bedeutung von doppeltblinden randomisierten klinischen Studien und Metaanalysen von eben diesen herausgestellt. In den Abschnitten zu klinischen Studien und Metaanalysen haben wir jeweils auf aktuelle Trends hingewiesen. Insbesondere adaptive Designs haben zu großen Veränderungen bei der Planung, Durchführung und Auswertung von klinischen Studien in den letzten Jahren geführt. Diese haben häufig einen höheren Effizienzgrad als traditionelle Designs, sind aber nicht ohne Tücken. So ist die Planung in der Regel deutlich aufwendiger und erfordert die Durchführung von Computersimulationen [20].

In der Darstellung hier haben wir uns auf konfirmatorische Studien fokussiert. Aber gerade die frühen klinischen Studien sind ein sehr dynamischer Bereich, den wir hier nicht näher beleuchten konnten. Beispielhaft sei hier auf die Entwicklung von Biomarkern für die frühe klinische Forschung in COPD verwiesen [21].

Literatur

[1] Altman DG. Practical statistics for medical research. Chapman & Hall / CRC, 1990.
[2] Abdallah SJ, Wilkinson-Maitland C, Saad N, et al. Effect of morphine on breathlessness and exercise endurance in advanced COPD: a randomised crossover trial. Eur Respir J. 2017;50:1701235 [https://doi.org/10.1183/13993003.01235-2017].
[3] Friede T. Clinical Trial Design: Statistical Issues. In: ESC Textbook of Cardiovascular Medicine 3 rd edition, 2017.
[4] Altman DG, Bland JM. Treatment allocation in controlled trials: why randomise? BMJ. 1999;318:1209.
[5] Altman DG, Bland JM. How to randomise. BMJ. 1999;319:703-704.
[6] ICH. ICH Topic E 10 Choice of Control Group in Clinical Trials. CPMP/ICH. 2001;364:96.
[7] Andreas S, Röver C, Straube S, Watz H, Friede T. Reduction of COPD exacerbations in placebo groups of clinical trials over the past 15 years – systematic review, meta-analysis and meta-regression. 2018 (in preparation).
[8] Friede T, Schmidli H. Blinded sample size reestimation with negative binomial counts in superiority and non-inferiority trials. Methods of Information in Medicine. 2010;49:618-624.
[9] Mütze T, Glimm E, Schmidli H, Friede T. Group sequential designs for negative binomial outcomes. Statistical Methods in Medical Research. 2018 (in press).
[10] Mütze T, Glimm E, Schmidli H, Friede T. Group sequential designs with robust semiparametric recurrent event models. Statistical Methods in Medical Research. 2018 (in press).
[11] Cuffe RL, Lawrence D, Stone A, Vandemeulebroecke M. When is a seamless study desirable? Case studies from different pharmaceutical sponsors. Pharmaceutical Statistics. 2014;13:229-237.
[12] Jadad AR, Moore RA, Carroll D, et al. Assessing the Quality of Reports of Randomized Clinical Trials: Is Blinding Necessary? Controlled Clinical Trials. 1996;17:1-12.
[13] Higgins JPT, Altman DG, Gøtzsche PC, et al. The Cochrane Collaboration's tool for assessing risk of bias in randomised trials. BMJ. 2011;343:d5928.

[14] Sterne JAC, Hernán MA, Reeves BC, et al. ROBINS-I: a tool for assessing risk of bias in non-randomised studies of interventions. BMJ. 2016;355: i4919. doi: 10.1136/bmj.i4919

[15] Liberati A, Altman DG, Tetzlaff J, et al. The PRISMA Statement for Reporting Systematic Reviews and Meta-Analyses of Studies That Evaluate Health Care Interventions: Explanation and Elaboration. PLoS Med. 2009;6(7): e1000100. doi:10.1371/journal.pmed.1000100

[16] Glass GV. Primary, Secondary and Meta-Analysis of Research. Educational Researcher. 1976;5:3-8.

[17] Turner RM, Davey J, Clarke MJ, Thompson SG, Higgins JPT. Predicting the extent of heterogeneity in meta-analysis, using empirical data from the Cochrane Database of Systematic Reviews. International Journal of Epidemiology. 2012;41:818-827.

[18] Röver C, Andreas S, Friede T. Evidence synthesis for count distributions based on heterogeneous and incomplete aggregated data. Biometrical Journal. 2016;58:170-185.

[19] Riley RD, Lambert PC, Abo-Zaid. Meta-analysis of individual participant data: rationale, conduct, and reporting. BMJ. 2010;340:c221. doi: 10.1136/bmj.c221

[20] Benda N, Branson M, Maurer W, Friede T. Aspects of modernizing drug development using scenario planning and evaluation. Drug Information Journal. 2010;44:299-315.

[21] Woodruff PG. Biomarkers in Chronic Obstructive Pulmonary Disease Clinical Trials. Proc Am Thorac Soc. 2011;8:350-355.

2 Diagnostik

2.1 Anamnese und Symptome

Peter Kardos

2.1.1 Einleitung

Die Erhebung der Anamnese und das Abfragen der Symptomatik sind bei COPD sehr wichtig. Eine exakte Anamnese hilft die Beschwerden von neuen Patienten richtig einzuordnen und den Fokus der Diagnostik gegebenenfalls in Richtung COPD zu richten. Die Symptome bei COPD sind nämlich nicht pathognomonisch, sie können durch ein breites Spektrum von Erkrankungen verursacht werden. An dieser Stelle soll nur auf ein Hauptsymptom – die Dyspnoe – hingewiesen werden. Sie kann durch eine Reihe von kardialen, kardiovaskulären, metabolischen, skelettalen, hämatologischen, neuromuskulären Erkrankungen, aber auch durch Trainingsmangel oder Dekonditionierung verursacht werden.

COPD ist eine Erkrankung der Atemwege und der Alveolen, die durch inhalative Noxen, am häufigsten Rauchen, verursacht wird. Die gleichen Noxen verursachen häufig auch andere, zum Beispiel kardiale oder kardiovaskuläre Erkrankungen. Komorbiditäten sind daher bei COPD die Regel. In einem tertiären Versorgungszentrum in den Niederlanden hatten 97,7 % der dort behandelten COPD Patienten mindestens eine gesicherte Komorbidität [1]. In einer französischen Registerstudie hatten ¾ der nicht selektierten COPD Patienten mindestens eine Komorbidität [2]. Komorbiditäten können ähnliche Beschwerden verursachen, zum Beispiel Atemnot bei Linksherzinsuffizienz (in etwa bei NYHA Stadien 2–3) oder bei einer koronaren Herzkrankheit. Inaktivität, Muskelschwäche und Schlafstörungen können durch die häufige Komorbidität Depression bei COPD eine modifizierende Wirkung auf die COPD Symptome und Beschwerden haben. Die exakte Anamnese kann helfen die geklagten Beschwerden und die gezielt abgefragten Symptome der COPD zuzuordnen oder den Verdacht auf behandlungsbedürftige Komorbiditäten zu lenken.

COPD Patienten neigen dazu ihre Beschwerden zu dissimulieren. Sie haben durch starke Einschränkung der körperlichen Aktivitäten mit den krankheitsbedingten Einschränkungen zu leben, bzw. diese als altersbedingt oder „normal", also nicht des Berichtens Wert einzustufen. So wird ein Raucher nur selten über morgendlichen Husten und Auswurf berichten, wenn nicht danach gefragt wird, weil er das als „normal" erachtet. So bleibt etwa die Hälfte aller COPD Patienten, besonders diejenigen in frühen Stadien unentdeckt. Einige dieser nicht diagnostizierten Patienten suchen in Rahmen von Exazerbationen ambulant Hilfe beim Arzt oder sie werden mit schweren Exazerbationen gleich stationär aufgenommen [3]. Durch Erhebung der Anamnese und spirometrisches Screening lässt sich die Anzahl der diagnostizierten COPD Patienten in einer Population von über 40-Jährigen verdoppeln [4],[5]. Deshalb ist es ge-

https://doi.org/10.1515/9783110494341-002

boten bei über 40 Jahre alten Rauchern, die aus anderen Gründen zum Arzt kommen, nach Husten, Auswurf und Atemnot zu fragen und so ggf. die COPD in frühen Stadien zu diagnostizieren.

Laut einer neueren Review aus dem Jahre 2012 [6] trägt die berufliche Exposition in westlichen Ländern mit 15 % zur Bronchitis und COPD Last bei. Nur durch die Erhebung der Berufsanamnese können solche Expositionen verringert oder beendet werden.

Zur Feststellung des Schweregrades der COPD nach der GOLD Initiative (www.goldcopd.org) entscheiden die Symptome über die Einstufung eines Patienten in die wenig symptomatischen Kategorien A oder C oder die stark symptomatischen Kategorien B bzw. D (s. unten) und damit über die Initialtherapie.

2.1.2 Anamnese

Die Erhebung der Anamnese unterscheidet sich bei neuen Patienten von dem Vorgehen bei bereits diagnostizierten Patienten, die zur Therapiekontrolle oder wegen einer Exazerbation kommen.

Vollständige Anamnese bei der Erstuntersuchung

Bei neuen Patienten soll die Erhebung der Anamnese den Arzt – falls zutreffend – auf den diagnostischen Pfad Richtung COPD lenken und die Beeinträchtigung des Patienten durch die COPD einschätzen. Betroffen sind Patienten jenseits des 40. Lebensjahres. Atemnot in jüngeren Jahren ist in der Regel durch Asthma bedingt. Differenzialdiagnosen müssen in Erwägung gezogen werden, Komorbiditäten sowie laufende Therapien sind abzufragen. Die frühere Anamnese betreffend respiratorischer Erkrankungen ist wichtig. Es werden zwei Gruppen von COPD Patienten unterschieden. Solche, die bereits in der frühen Kindheit oder gar intrauterin schädigenden Einflüssen ausgesetzt waren [7] und ihr Erwachsenenleben bereits mit einer unterdurchschnittlichen Lungenfunktion (FEV_1 < 80 %) starten und im Laufe der Jahrzehnte eine langsam progrediente COPD entwickeln. Die andere Gruppe der COPD Patienten startet das Erwachsenenalter mit einer normalen Lungenfunktion, weist aber unter inhalativen Noxen eine schnelle Progression auf [8].

Die Erhebung der Erstanamnese sollte gezielt die bekannten Risikofaktoren für die Entstehung einer COPD genau erfassen. Diese sind in Tab. 2.1 zusammengefasst.

Tab. 2.2 fasst die wichtigsten anamnestischen Angaben zusammen, die bei der Erstuntersuchung erhoben werden sollten.

Tab. 2.1: Bekannte Risikofaktoren für die Entstehung einer COPD.

Genuine Faktoren	Anmerkungen
Alpha$_1$ Proteinase Inhibitor Mangel	Genetisch determiniert, Homozygoten, Heterozygoten
Bronchiale Hyperreagibilität	
Intrauterine und frühkindliche Einflüsse mit Störungen des Lungenwachstums	Rauchen der Mutter in der Schwangerschaft Frühgeburt Frühkindliche Bronchiolitis obliterans
Asthma als Kind	
Husten und Auswurf	Im Sinne einer chr. Bronchitis nach WHO Definition
Schadstoffexposition	**Anmerkungen**
Rauchen	Raucher / Exraucher / Nichtraucher *Pack-years* berechnen
Passivrauchen	Stunden pro Tag ermitteln
Berufliche Schadstoffexposition	Schleifen, unter Tage Arbeit etc.
Luftverunreinigung	Wohnort: Großstadt, verkehrsreiche Straße

Tab. 2.2: Wichtige anamnestische Angaben bei der Erstuntersuchung.

Anamnestische Angaben
Patienten jenseits des 40. Lebensjahres Lungenkrankheiten in der Familienanamnese
Angaben über Atemwegserkrankungen: Asthma, Allergien, Sinusitiden, Nasenpolypen, Atemwegsinfekte und andere Atemwegserkrankungen, (Bronchiektasen)
Raucheranamnese (*pack-years*), Berufsanamnese
Symptome, aktuelle Beschwerden
Beeinträchtigung im Alltag, körperliche Belastbarkeit (Treppensteigen)
Häufigkeit und Schwere von Exazerbationen
Frühere Krankenhausaufenthalte wegen COPD Exazerbation,
Komorbidität (Herzerkrankungen)
gegenwärtige Medikation
Soziale Anamnese
Störungen der Atmung im Schlaf
Möglichkeiten zur Reduktion / Beseitigung von Risikofaktoren

Die Erhebung einer strukturierten Anamnese kann den Verdacht auf COPD lenken. Die Beschwerden und Symptome (wie auch die körperlichen Untersuchungsbefunde) sind jedoch unspezifisch, die definitive Diagnose COPD setzt daher eine spirometrische Untersuchung zum Nachweis einer Obstruktion zwingend voraus. Dabei zeigt die Spirometrie bei COPD eine permanente, das heißt auch nach einer akuten Bronchodilatation oder nach inhalativer oder systemischer Kortisontherapie noch vorhandene, Obstruktion. Diese wird definiert als das Verhältnis $FVC/FEV_1 < 70\%$ nach GOLD oder wahlweise auch $FVC/FEV_1 <$ als die 5. Perzentile des mittleren Normwertes, LLN (*lower limit of normal* genannt). In einigen Fällen, besonders bei älteren Patienten, wo die Streuung der Normwerte viel größer ist als bei Jüngeren) muss die spirometrische Diagnostik durch die Ganzkörperplethysmographie und die Messung der Diffusion ergänzt werden um hinsichtlich Lungenüberblähung und Obstruktion weitere Informationen zu erhalten (siehe Kapitel Lungenfunktion). An dieser Stelle muss betont werden, so wichtig auch die strukturierte Anamnese ist, ohne Lungenfunktion sollte niemals die definitive Erstdiagnose COPD gestellt werden. Dies gilt auch umgekehrt: Der Nachweis einer Obstruktion in der Lungenfunktionsdiagnostik alleine kann nicht mit der Diagnose COPD gleichgesetzt werden, da andere obstruktive Erkrankungen wie Asthma, Sarkoidose, Linksherzinsuffizienz, Bronchiektasien, Mukoviszidose etc. ebenfalls hierfür verantwortlich sein können. Auf das entsprechende Kapitel Lungenfunktion in diesem Buch wird hingewiesen.

Eine kürzlich publizierte kanadische Studie [9] hat untersucht, welche anamnestisch erhobenen Faktoren bei noch nicht diagnostizierten COPD Patienten für COPD sprechen. Es sind erwartungsgemäß: höheres Alter, männliches Geschlecht, Tabakkonsum über 20 Packungsjahre (*pack-years*), Vorhandensein von respiratorischen Symptomen, eine frühere Asthmadiagnose und wenig Komorbiditäten.

Gemäß der GOLD (*Global Initiative for Chronic Obstructive Lung Disease*, www.goldcopd.org) Definition von COPD ist die Erkrankung auf inhalative Noxen zurückzuführen. In den Industrieländern ist das Rauchen die wichtigste inhalative Noxe; die in *pack-years* (Packungsjahre) quantifiziert werden kann: Die Rauchgewohnheit von einer Packung Zigaretten täglich über 1 Jahr entspricht einem Packungsjahr, zwei Packungen täglich über 20 Jahre würden 40 Packungsjahren entsprechen. Zigarren-, Pfeifen- Wasserpfeifen (Shisha)- oder Marijuana-Rauchen verursachen ebenfalls COPD, sie sollten anamnestisch erfasst werden. Bislang gibt es hierfür keine ähnliche Quantifizierung, wie für die Zigaretten. Dies gilt auch für das Passivrauchen.

Die Erhebung von Expositionen gehört zwingend zur Erstanamnese der COPD. Berufliche Expositionen durch arbeitsplatzbezogene inhalative Noxen sind abzufragen und zu dokumentieren; ggf. müssen Karenzmaßnahmen veranlasst werden. Auf das arbeitsmedizinische Kapitel in diesem Buch wird verwiesen.

Bei der Erhebung der Erstanamnese ist ein besonderes Augenmerk auf Komorbiditäten zu richten. Komorbiditäten können den Verdacht auf COPD verschleiern [9]. Andererseits verursacht das Rauchen nicht nur COPD, sondern eine Reihe weiterer Erkrankungen (kardiovaskuläre Erkrankungen, periphere arterielle Verschlusskrank-

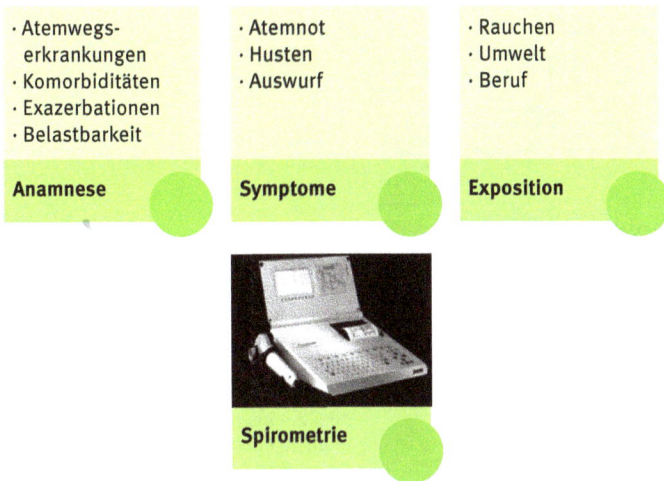

· Atemwegs-erkrankungen · Komorbiditäten · Exazerbationen · Belastbarkeit	· Atemnot · Husten · Auswurf	· Rauchen · Umwelt · Beruf
Anamnese	**Symptome**	**Exposition**

Spirometrie

Abb. 2.1:
Die Rolle der
Anamnese und der
Symptome bei
der Diagnosestellung
der COPD.

heit, Lungentumoren usw.), die mit ähnlichen Symptomen einhergehen können. Wir raten dazu, neu diagnostizierte Patienten mit COPD einmalig kardiologisch screenen zu lassen, selbst wenn keine kardialen Beschwerden angegeben werden. Allerdings entstehen hierdurch Kosten und für dieses proaktive Vorgehen liegen keine vergleichenden Daten (kardiologisch proaktiv gescreente vs. nicht gescreente Patienten) vor.

Fragebögen für Anamnese und Symptome

Unseres Wissens gibt es keinen geeigneten, validierten deutschsprachigen Fragebogen für eine strukturierte Erhebung der vollständigen Anamnese bei neuen Patienten mit COPD. Im Gegensatz hierzu gibt es mehrere, auch in der deutschsprachigen Version validierte, Fragebögen zum Screening auf COPD, zur Erhebung von aktuellen Symptomen für Folgekonsultationen oder zur Erhebung der COPD spezifischen und der allgemeinen Lebensqualität. Die GOLD Initiative empfiehlt einen von drei validierten Fragebögen für die quantitative Einschätzung der COPD Symptome zu benützen. Die multidimensionale Schweregradeinteilung nach GOLD stützt sich auf diese Fragebögen und unterscheidet die wenig symptomatischen Schweregrade A und C von den stark symptomatischen Patienten, die in die Schweregrade B oder D eingeordnet werden (siehe Kap. 4.2). Diese Fragebögen (s. unten) ersetzen jedoch nicht die Erhebung der vollständigen Erstanamnese.

1. Der in Deutschland am häufigsten verwendete Fragebogen ist der CAT (COPD Assessment Test) www.catestonline.org/images/pdfs/GermanCATest.pdf (Abb. 2.2). Die Ausprägung der wichtigsten acht Symptome wird auf einer Likert Skala von 0–5 abgelesen, maximaler Punktwert (schlechtester denkbarer Zustand) entspricht 40 Punkten. Patienten mit 10 und mehr Punkten gelten als stark symptomatisch.

Punkte

Ich huste nie	⓪①②③④⑤	Ich huste ständig	▼
Ich bin überhaupt nicht verschleimt	⓪①②③④⑤	Ich bin völlig verschleimt	▼
Ich spüre keinerlei Engegefühl in der Brust	⓪①②③④⑤	Ich spüre ein sehr starkes Engegefühl in der Brust	▼
Wenn ich bergauf oder eine Treppe hinaufgehe, komme ich nicht außer Atem	⓪①②③④⑤	Wenn ich bergauf oder eine Treppe hinaufgehe, komme ich sehr außer Atem	▼
Ich bin bei meinen häuslichen Aktivitäten nicht eingeschränkt	⓪①②③④⑤	Ich bin bei meinen häuslichen Aktivitäten sehr stark eingeschränkt	▼
Ich habe keine Bedenken, trotz meiner Lungenerkrankung das Haus zu verlassen	⓪①②③④⑤	Ich habe wegen meiner Lungenerkrankung grpße Bedenken, das Haus zu verlassen	▼
Ich schlafe tief und fest	⓪①②③④⑤	Wegen meiner Lungenerkrankung schlafe ich nicht tief und fest	▼
Ich bin voller Energie	⓪①②③④⑤	Ich habe überhaupt keine Energie	▼

Summe

Abb. 2.2: CAT (COPD Assessment Test).

Tab. 2.3: Die mMRC (*modified Medical Research Council*) Dyspnoe Skala.

Score	Beschreibung
1	Nie Atemnot, außer bei starker Anstrengung
2	Atemnot beim schnellem Gehen oder beim Bergaufgehen mit leichter Steigung
3	Geht beim Gehen in der Ebene wegen Atemnot langsamer als Gleichaltrige oder benötigt bei selbst gewählter Geschwindigkeit Pause
4	Benötigt eine Pause wegen Atemnot in der Ebene beim Gehen nach ca. 100 m oder nach einigen Minuten
5	Zu kurzatmig um das Haus zu verlassen oder sich an- oder auszuziehen

2. Ein weiterer Fragebogen CCQ (*Clinical COPD Questionnaire*) enthält 10 Fragen und es gibt zwei Versionen (24 Stunden und 1 Woche) (http://ccq.nl/?wpsc-product = ccq-german-german-24h-version). Die Likert Skala geht von 0–6, der maximale Wert wird aus der Summe der Punkte geteilt durch 10 errechnet (schlechtester Gesamtwert 6). Es können drei Domänen getrennt berechnet werden: Symptome, mentaler Status und Funktionsstatus. Die Grenze für als symptomatisch geltende Patienten beträgt 1 Punkt.

3. Die mMRC (*modified Medical Research Council)* Skala ist von GOLD ebenfalls akzeptiert für die Erhebung der Symptome, obwohl nur die Belastungsdyspnoe in einer 5-Stufenskala gemessen wird. Als wenig symptomatisch (Stadium A oder C) gelten die Stufen 0 und 1 (Tab. 2.3).

Zwischenanamnese bei Kontrolluntersuchung

Wenn die COPD Diagnose bereits bei früheren Untersuchungen gestellt wurde kommt es bei der Kontrolluntersuchung auf folgende Punkte an:
– Welche Symptome werden geklagt?
– Körperliche Aktivität, Belastbarkeit, ggf. Lungensport
– Ist der Schlaf durch die COPD gestört?

Diese aktuellen Symptome kann der Patient zeitsparend mit Hilfe des CAT (oder CCQ) Fragebogens vor Beginn der Konsultation angeben.

Bei jeder Konsultation wegen COPD müssen jedoch weitere wichtige Informationen eingeholt werden:
1. Haben sich Ihre Beschwerden unter der Therapie geändert?
2. Trat seit der letzten Untersuchung eine Exazerbation auf?
3. Wie steht es mit dem Rauchen, ggf. beruflicher Exposition?
4. Haben sich die Komorbiditäten geändert, kamen neue dazu?
5. Traten Nebenwirkungen durch die medikamentöse Therapie auf?

Symptome bei stabiler COPD

Eine sich langsam und häufig unbemerkt entwickelnde Belastungsdyspnoe steht bei COPD oft im Vordergrund der Symptomatik. Für die Erfassung der Dyspnoe eignet sich gut die mMRC Skala, die weltweit häufig eingesetzt wird (Tab. 2.3). In den früheren Versionen der GOLD Initiative (seit 2011) war die mMRC Skala gleichwertig und alternativ zu CAT empfohlen worden. GOLD 2017 empfiehlt jetzt eine umfassendere Erfassung der Beschwerden und damit die Nutzung von CAT oder CCQ anstatt mMRC, die nur das eine Symptom Atemnot misst.

Bei dem Phänotyp chronische Bronchitis können Husten mit oder ohne Auswurf im Vordergrund der Beschwerden stehen. Typischerweise hustet der COPD Patient früh morgens Schleim ab, tagsüber kann trockener Husten auftreten. Nächtlicher Husten ist eher atypisch für Patienten mit stabiler COPD ohne Komorbiditäten wie

Linksherzinsuffizienz oder Bronchiektasie. Weitere typische Symptome sind thorakale Beklemmungen durch Lungenüberblähung und Obstruktion, die differenzialdiagnostisch stets an eine koronare Herzkrankheit denken lassen sollten. Einige Patienten berichten auch über Röcheln auf der Brust.

Eine aktuelle Übersicht von COPD Symptomen im klinischen Alltag, gemessen in einer großen in Deutschland durchgeführten Observationsstudie findet sich unter [10],[11].

Bei fortgeschrittener COPD können eine zentrale Zyanose bei pulmonaler oder ventilatorischer Insuffizienz und Zeichen für eine Rechtsherzinsuffizienz (z. B. Beinödeme) auftreten.

Symptome und Lebensqualität

Anzahl und Ausprägung der Symptome bestimmt die COPD bezogene Lebensqualität (Gesundheitsstatus), die mittels validierter Fragebögen ermittelt wird. Umfassende Instrumente wie das SGRQ (*Saint George Respiratory Questionnaire*) werden in Studien benützt, sie sind für den Alltag wegen ihres Umfanges ungeeignet. CAT und CCQ können für die Messung der Lebensqualität eingesetzt werden und sind durch therapiebedingte Veränderungen der Lebensqualität beeinflussbar (*responsive*). Die MCID (*minimal clinically important difference*; minimale klinisch relevante Differenz) dieser Instrumente wurde mit 2 Scorepunkten für CAT und 0,4 Scorepunkten für CCQ ermittelt. Aus klinischer Sicht repräsentiert MCID die kleinste Änderung, die der Patient subjektiv spüren kann. Eine der Hauptanliegen der COPD Behandlung ist das Erzielen einer relevanten Besserung der Lebensqualität, also eine Änderung des Scores über der jeweiligen MCID.

Literatur

[1]   Vanfleteren LEGW, Spruit MA, Groenen M, et al. Clusters of Comorbidities Based on Validated Objective Measurements and Systemic Inflammation in Patients with Chronic Obstructive Pulmonary disease. *American Journal of Respiratory and Critical Care Medicine.* 2013;187(7):728-35.

[2]   Laforest L, Roche N, Devouassoux G, et al. Frequency of comorbidities in chronic obstructive pulmonary disease, and impact on all-cause mortality: A population-based cohort study. *Respiratory Medicine.* 2016;117:33-39.

[3]   Labonté LE, Tan WC, Li PZ, et al. Undiagnosed Chronic Obstructive Pulmonary Disease Contributes to the Burden of Health Care Use. Data from the CanCOLD Study. *American Journal of Respiratory and Critical Care Medicine.* 2016;194:285-298.

[4]   Buffels J, Degryse J, Heyrman J, Decramer M. Office Spirometry Significantly Improves Early Detection of COPD in General Practice: The DIDASCO Study. *Chest.* 2004;125:1394-1399.

[5]   Karsch M, Tilemann L, Schneider A. Screening for COPD in primary care. *MMW Fortschritte der Medizin.* 2010;152:35.

[6]   Blanc PD. Occupation and COPD: a brief review. *J Asthma.* 2012;49:2-4.

[7]   Stocks J, Sonnappa S. Early life influences on the development of chronic obstructive pulmo-
      nary disease. *Therapeutic Advances in Respiratory Disease.* 2013;7(3):161-73.
[8]   Lange P, Celli B, Agust¡ A, et al. Lung-Function Trajectories Leading to Chronic Obstructive
      Pulmonary Disease. *New England Journal of Medicine.* 2015;373: 111-122.
[9]   Gershon AS, Hwee J, Chapman KR, et al. Factors associated with undiagnosed and overdiag-
      nosed COPD. *European Respiratory Journal.* 2016;48:561-564.
[10] Kardos P, Vogelmeier C, Buhl R, Criee CP, Worth H. The Prospective Non-Interventional DAC-
      CORD Study in the National COPD Registry in Germany: design and methods. *BMC Pulmonary
      Medicine.* 2015;15:2.
[11] Worth H, Buhl R, Criee CP, et al. The ‚real-life' COPD patient in Germany: The DACCORD study.
      Respir Med. 2015;111:64-71.

2.2 Klinische Untersuchung bei COPD Patienten

Christian Reinhardt

2.2.1 Einleitung

Eine vollständige klinische Untersuchung bei Patienten mit COPD entspricht einer
Ganzkörperuntersuchung, da die COPD als Erkrankung mit systemischen Folgen
auch extrapulmonale Organsysteme betrifft und häufig Komorbiditäten auftreten.
Die Spannbreite der Befunde ist sehr groß. So kann ein Patient mit nur leichter COPD
einen altersentsprechenden Normalbefund aufweisen, ein Patient mit fortgeschrittener Erkrankung zeigt hingegen Veränderungen an fast allen Organsystemen. COPD
typische Untersuchungsbefunde finden sich dabei höchstens bei 50 % aller Betroffenen [1].

Insgesamt gibt es nur wenig systematische Evidenz zur körperlichen Untersuchung und zu körperlichen Merkmalen bei Patienten mit obstruktiven Atemwegserkrankungen [2]. Zudem sind sowohl die Interobserver- als auch die Intraobserver-
Übereinstimmung als schlecht einzustufen [2].

Diese Tatsache an sich vermindert nicht den Wert einer genauen klinischen Untersuchung, sollte aber bei der kritischen Gesamtbetrachtung bedacht werden.

Die Diagnose einer COPD wird nicht durch die körperliche Untersuchung gestellt.
Klinische Untersuchungsbefunde können lediglich Hinweise auf das Vorliegen der
Erkrankung liefern. Erst durch die Kombination von anamnestischen Angaben und
körperlichen Untersuchungsbefunden wird insbesondere bei leichteren Formen,
eine ausreichend hohe Sensitivität erreicht [3],[4],[5],[6]. Bei einer Tabakanamnese
von mehr als 55 Packungsjahren, in der Vergangenheit aufgetretenem Giemen und
Giemen zum Zeitpunkt der Vorstellung, ist die Wahrscheinlichkeit für das Vorliegen
einer bronchialen Obstruktion extrem hoch (*Likelihood ratio* 156). Bei diesen Patienten ist eine weiterführende Diagnostik, welche schließlich zur definitiven Diagnose

einer COPD führt, angezeigt. Bei Patienten hingegen, die keines der oben genannten Merkmale aufweisen, ist eine bronchiale Obstruktion unwahrscheinlich (*Likelihood ratio* 0,02) [7].

In der Literatur sind für die COPD mehr als 40 verschiedene körperliche Merkmale beschrieben. Die nachfolgende Darstellung erhebt dabei keinen Anspruch auf Vollständigkeit. Es soll vielmehr auf klinisch relevante Befunde eingegangen werden. Ein Überblick findet sich in Tab. 2.4.

Tab. 2.4: Übersicht der einzelnen Untersuchungsbefunde bei COPD.

	Untersuchungsbefunde	Bedeutung bei COPD
Körpergewicht	Absolutes Körpergewicht	Bedeutung für Gesamtprognose (Untergewicht korreliert mit schlechter Prognose[8])
	Fettfreie Körpermasse	korreliert ebenfalls mit Prognose
Thoraxform	Fassthorax	Durch Steilstellung der Rippen bedingte Zunahme des ap-Durchmessers des Thorax als Hinweis auf Lungenüberblähung, hierfür allerdings nicht spezifisch (Sensitivität 65 %, Spezifität 58 % [9])
Thorax-beweglichkeit	Reduzierte Beweglichkeit	Zunehmende Überblähung
	Hoover Zeichen	Inspiratorische Einwärtsbewegung der unteren Rippenbögen mit Einziehungen der Zwischen-rippenräume. Tritt bei abgeflachtem Zwerchfell auf. Bei leichter COPD nicht zu finden. Relativ häufig bei zunehmender Überblähung. Sensitivität um 58 %, Spez. 86 %
	Symmetrie / Asynchronie	Hinweis auf unilateralen Prozess wie Pleuraver-änderungen, Pneumothorax oder Atelektase, Zwerchfelllähmung
Wirbelsäulen-veränderungen	Hyperkyphosierung	Hinweis auf mgl. Keilwirbelbildung und Osteoporose
	Skoliose	Ausgeprägte Formen haben Einfluss auf Atem-mechanik
Höhe des Schildknorpels	Laryngeale Höhe (*laryngeal height*)	Abstand zwischen Fossa jugularis und oberstem Punkt des Schildknorpels. Mit zunehmender Über-blähung wird der Abstand kleiner. Werte < 4 cm erhöhen Wahrscheinlichkeit für COPD [4]

Tab. 2.4: (Fortsetzung) Übersicht der einzelnen Untersuchungsbefunde bei COPD.

	Untersuchungsbefunde	Bedeutung bei COPD
Atmung	Atemfrequenz	Norm 12–14/min, bei COPD häufig erhöht. Zudem bei COPD verlängerte Exspirationszeit.
	Paradoxe Atmung	Inspiratorisches Einziehen der Bauchdecke als Hinweis auf Zwerchfellversagen
	Respiratorisches Alternans	Wechsel zwischen abdominaler und thorakaler Atmung als Hinweis auf Überlastung der Atemmuskelpumpe
	Lippenbremse	Erhöht PEEP und erleichtert Exspiration durch Überwindung des intrinsischen PEEPs. Einsatz in Ruhe spricht für respiratorischen Stress.
	Atemhilfsmuskulatur	Einsatz spricht für Belastung der Atemmuskelpumpe. Bei schwerer Exazerbation bei bis zu 90 % aller Patienten zu finden [10].
	Körperposition	Nach vorn gebeugter Oberkörper im Sitzen oder im Bett mit zusätzlich angewinkelten Knien. Position wird bei resp. Stress eingenommen, da hierbei höchster inspiratorischer Druck generiert werden kann [10]
	Zyanose	Auftreten einer zentralen Zyanose aufgrund der Hypoxie. Bei normalen Hb-Werten frühestens bei einer Sauerstoffsättigung von 88 % sichtbar. Cave Hb-Abhängigkeit: je höher Hb, desto früher sichtbare Zyanose.
Auskultation der Lunge	Atemgeräusch	Generalisiert abgeschwächtes Atemgeräusch bei vermindertem Atemfluss, Sensitivität für COPD 29–82 %, Spezifität 63–96 % [1]
	Giemen	Sensitivität für COPD gering (13–56 %, Spezifität 86–99 % [1]). Nicht bei forcierter Expiration beurteilen, da hierbei auch bei Lungengesunden vorhanden.
	Rasselgeräusche	bei COPD grobblasig und frühinspiratorisch, wichtiger zur Beurteilung möglicher Komplikationen wie Pneumonie oder kardialer Stauung
Perkussion des Thorax	Perkussion des Thorax	Bei fortgeschrittenem Emphysem häufig hypersonorer Klopfschall, bei frühen Stadien kaum zu finden (Sensitivität 21 %, Spezifität 98 % [5])

2.2.2 Allgemeine körperliche Aspekte – Habitus und Phänotypen

Habituelle Unterschiede zwischen einzelnen COPD-Patienten sind groß. Klassischerweise wurden zwei Phänotypen bei fortgeschrittener Erkrankung beschrieben: der des *blue bloaters* und der des *pink puffers*. Der *blue bloater* steht dabei für den adipösen, zyanotischen Patienten mit eher wenig Emphysem. Der *pink puffer* zeichnet sich hingegen durch eine deutliche Kachexie und ein deutliches Lungenemphysem aus.

Zwar werden sich immer wieder Patienten einem dieser beiden „klassischen Phänotypen" zuordnen lassen, für den Großteil der COPD-Patienten greift diese Typeneinteilung jedoch zu kurz und verliert im klinischen Alltag an Bedeutung. Hier sind neuere Einteilungen ohne wesentliche Berücksichtigung habitueller Aspekte, welche therapeutische Konsequenzen nach sich ziehen, zu bevorzugen [11]. Wichtig hingegen ist das Körpergewicht. Bis zu 10–20 % aller Patienten mit COPD sind untergewichtig [12]. Ein erniedrigter BMI hat sich dabei als prognostisch ungünstig erwiesen [8]. Entscheidend neben dem Gewicht ist aber auch die fettfreie Körpermasse (insbesondere Muskelmasse), welche positiv mit der Prognose korreliert. Hierauf sollte bei der klinischen Untersuchung ein besonderes Augenmerk gelegt werden. Die fettfreie Körpermasse ist nicht gut ohne Hilfsmittel bestimmbar. Trotzdem ist es in vielen Fällen ausreichend die Muskelmasse im Bereich der Oberarme, der Waden und des Rumpfes klinisch zu beurteilen (Abb. 2.3).

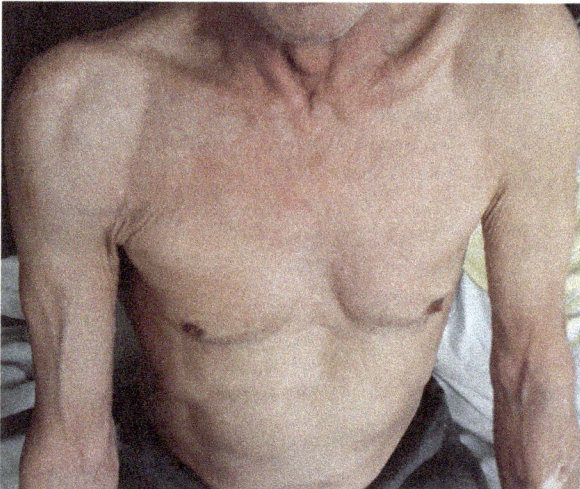

Abb. 2.3:
Patient mit fortgeschrittener COPD aber noch recht hoher fettfreier Körpermasse.

2.2.3 Untersuchung des Thorax

Die Untersuchung des Thorax sollte bei freiem Oberkörper und sofern es vom Patienten toleriert wird, in aufrechter Position erfolgen. Erst hierdurch wird es möglich die Form des Thorax, die Stellung der Rippen, die Atmung und die Konfiguration der Wirbelsäule vollständig zu erfassen.

Form

Bei COPD Patienten mit fortgeschrittenem Lungenemphysem findet sich häufig ein sogenannter Fassthorax. Dieser ist durch eine Steilstellung der Rippen und eine Zunahme des Brustumfanges gekennzeichnet. Normalerweise verlaufen die Rippen in einem 45° Winkel nach caudal und das Verhältnis aus dem anterior-posteriorem Durchmesser zum Querdurchmesser ist < 0,9. Mit zunehmender Überblähung nimmt der Winkel deutlich ab, bis hin zu einer annähernden Waagrechtstellung. Dies führt zu einer Zunahme des ap-Durchmessers des Thorax, so dass sich ein fassförmiges Bild ergibt. Weiterhin kommt es zu einer deutlichen Abnahme der Beweglichkeit der Rippen und des gesamten Thorax. Bei Inspiration scheint es zu keiner oder nur geringer Volumenzunahme des Thorax zu kommen.

Der Fassthorax ist nicht spezifisch für das Lungenemphysem, sondern findet sich auch bei vielen älteren Menschen und ist hier durch arthritische Veränderungen der Kostovertebralgelenke bedingt. Für die COPD fand sich eine Sensitivität von 65 % und eine Spezifität von 58 % [9]. Bei der Beurteilung der Thoraxform ist unbedingt auch auf die Wirbelsäule zu achten. Häufig findet sich eine Hyperkyphosierung. Ausgeprägte Formen sind dabei oft mit deutlicher Keilwirbelbildung bei Osteoporose vergesellschaftet. Von weiterer Bedeutung sind skoliotische Veränderungen, da sie zusätzlichen Einfluss auf die Atemmechanik nehmen können.

Beweglichkeit

Neben der Thoraxform liefert die Bewegung des Thorax wichtige Informationen. Hierbei muss die Bewegung der Bauchdecke mit beachtet werden.

Bei Ruheatmung ist die Bewegung des Thorax gering und vornämlich in den basalen Bereichen sichtbar. Hauptsächlich kommt es aber zu einem Vorwölben der Bauchdecke bei Inspiration, welche durch die Verlagerung des Zwerchfells nach basal und damit die Verschiebung der Baucheingeweide verursacht wird. Erst bei tiefer Inspiration kommt es auch zu einem sichtbaren Volumeneffekt der apikalen Thoraxanteile [13]. Wie oben bereits erwähnt nimmt die Volumenzunahme des Thorax mit zunehmender Überblähung ab. Bei schwerem Emphysem mit Fassthorax ist oft kaum noch eine Thoraxbewegung auszumachen.

Mit zunehmender Überblähung kommt es außerdem zu einer Abflachung des Zwerchfells. Dies hat direkten Einfluss auf die Beweglichkeit des Zwerchfells, eine Kaudalbewegung ist kaum noch möglich. Stattdessen wirkt der Zug bei Kontraktion

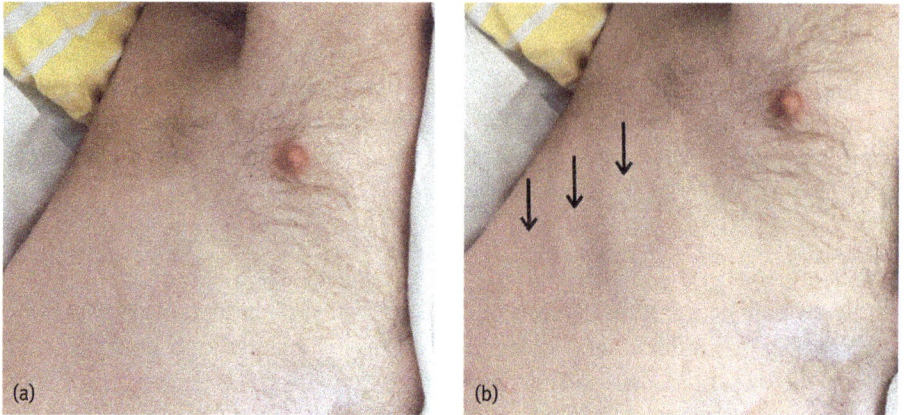

Abb. 2.4: Hoover Zeichen bei einem Patienten mit schwerer COPD, links Exspiration, rechts Inspiration mit basaler Einwärtsbewegung und interkostalen Einziehungen (Pfeile).

auf die unteren Rippenbögen. Hierdurch kommt es zu einer inspiratorischen Einwärtsbewegung der basalen Rippenbögen und Einziehungen der Zwischenrippenräume in diesem Bereich. Dieses sogenannte Hoover-Zeichen ist bei dünnen Patienten sehr leicht zu erkennen (s. Abb. 2.4). Bei adipösen Patienten können die Hände auf beide Rippenbögen gelegt werden, wodurch sich die Einwärtsbewegung ebenfalls nachweisen lässt. Das Hoover Zeichen fand sich in einer Untersuchung bei bis zu 76 % der Patienten mit schwerer COPD, trat hingegen nicht bei leichter COPD auf [14]. In einer anderen Studie konnte eine Sensitivität von 58 % und eine Spezifität von 86 % gefunden werden [15]. Bei der Beweglichkeit des Thorax ist unbedingt auf Symmetrie zu achten. Normalerweise verlaufen In- und Exspiration symmetrisch. Asymmetrien können bei pleuralen Prozessen wie Pleuraergüssen oder bei Atelektasen und Pneumothorax auftreten, entsprechend ist eine Folgediagnostik notwendig.

Höhe des Schildknorpels

Der Abstand zwischen dem tiefsten Punkt der Fossa jugularis und dem höchsten Punkt des Schildknorpels wird als *laryngeal height* (laryngeale Höhe) bezeichnet. Er ist am Ende der Exspiration am größten und bei maximaler Inspiration am geringsten. Die Differenz beider Maße wird auch als *tracheal descent* (tracheale Absenkung) bezeichnet. Bei fortgeschrittener COPD und zunehmender Überblähung verkürzt sich der Abstand aufgrund der höher stehenden Clavikel. In einer Untersuchung bei 309 Patienten zeigte sich, dass eine maximale laryngeale Höhe von 4 cm die Wahrscheinlichkeit an einer COPD zu leiden erhöht (*likelihood ratio* 2,8) [4].

2.2.4 Atmung und Atemmuster

Eine kurze Beobachtung des Patienten in aufrechter Position, idealerweise am freien Oberkörper liefert wichtige Hinweise auf den respiratorischen Zustand vor allem bei fortgeschrittener COPD. Zu achten ist dabei auf:

Atemfrequenz und Atemmuster

Die Atemfrequenz bei Gesunden beträgt in der Regel 12–14/min und das Verhältnis von Inspiration zu Exspiration etwa 1:2. Bei COPD Patienten ist die Atemfrequenz in Ruhe häufig etwas erhöht und die Exspirationszeit verlängert. Bei weiter ansteigender Atemfrequenz besteht die Gefahr der dynamischen Überblähung. Dies kann bei respiratorischem Stress wie bspw. einer Exazerbation durchaus in Ruhe auftreten. Im Extremfall entwickelt sich hier ein Zwerchfellversagen mit paradoxer Atmung. Dabei zieht sich die Bauchdecke bei Inspiration ein, da keine Basalbewegung des Zwerchfells mehr erfolgt und der negative intrathorakale Druck bei Inspiration zur Verlagerung der Eingeweide nach cranial führt. Eine paradoxe Atmung ist ein Hinweis für ein drohendes respiratorisches Versagen. Auch der Wechsel zwischen abdomineller Atmung und thorakaler Atmung ist ein Hinweis auf eine Einschränkung der Atemmuskelpumpe und wird als respiratorisches Alternans bezeichnet.

Einsatz der Lippenbremse

Durch die Lippenbremse kommt es zur Ausbildung eines positiven endexspiratorischen Drucks (PEEP), der den intrinsischen PEEP teilweise überwinden kann und die Exspiration erleichtert. Die Lippenbremse wird von Patienten mit fortgeschrittener COPD vorwiegend unter Belastung eingesetzt. Dies geschieht unbewusst oder wurde in vorangegangenen Atemschulungen trainiert. Die Verwendung der Lippenbremse in Ruhe spricht für einen erheblichen respiratorischen Stress.

Atemhilfsmuskulatur

Der Einsatz der Atemhilfsmuskulatur ist immer auch Ausdruck einer besonderen Beanspruchung der Atemmuskelpumpe. Tritt er in Ruhe auf, ist er eindeutig pathologisch. Am einfachsten zu beurteilen ist die Kontraktion des M. sternocleidomastoideus und der Mm. scaleni (letztere sind aber auch bei normaler Inspiration beteiligt). Weiterhin auffällig ist der Einsatz des M. serratus anterior und des Pectoralis major/minor (bei fixierten Armen). In einer älteren Untersuchung ließ sich bei über 90 % aller Patienten mit exazerbierter COPD zum Zeitpunkt der stationären Aufnahme ein Einsatz der Atemhilfsmuskulatur nachweisen [10]. Nach 5 Tagen fand er sich noch bei maximal 48 % der Patienten. Es konnte ebenfalls gezeigt werden, dass der Einsatz der Hilfsmuskulatur mit einer höheren Wahrscheinlichkeit für eine COPD einhergeht (*Likelihood-Ratio* 4,75) [9].

Häufig lässt sich auch eine Kontraktion der Bauchmuskeln bei der Exspiration nachweisen. Diese dient der aktiven Exspiration bei bronchialer Obstruktion und ist bei fortgeschrittener COPD des Öfteren zu finden.

Körperposition

Patienten mit fortgeschrittener COPD wählen bei respiratorischem Stress wie bspw. während einer Exazerbation oft eine sitzende, leicht nach vorn gebeugte Körperposition. Im Bett sind dabei häufig die Knie angewinkelt und die Arme auf den Knien fixiert. Diese Position bietet mehrere Vorteile. Zum einen werden die Baucheingeweide maximal weit in den Thorax gepresst, was der Abflachung des Zwerchfells entgegenwirkt und eine bessere Zwerchfellkontraktion zulässt. Zum anderen wird durch die Fixierung der Arme der Einsatz der Mm. pectoralis als Atemhilfsmuskeln ermöglicht. Für Patienten mit schwerer COPD konnte gezeigt werden, dass in dieser Körperposition der höchste inspiratorische Druck generiert werden konnte und damit die Dyspnoesymptomatik am geringsten war [10].

Zyanose

Eine Zyanose lässt sich in der Regel bei pO_2-Werten kleiner 60 mmHg nachweisen [13]. Ganz wesentlich kommt es hierbei jedoch auch auf den Hb-Wert an. Ab etwa einer Konzentration von 1,5 g/dl desoxygeniertem arteriellen Blut wird eine Zyanose sichtbar. Dies hat zur Folge, dass bei einem höheren Ausgangs-Hb früher eine Zyanose zu erkennen ist. So tritt bei Patienten mit einem Hb von 12 g/dl bei einer Sauerstoffsättigung von ca. 88 % eine Zyanose auf, bei einem Hb von 18 g/dl bereits bei einer Sauerstoffsättigung von ca. 92 % [16]. Bei COPD-Patienten mit chronischer Hypoxie ist dies bedeutsam, da diese häufig eine Polyglobulie aufweisen und somit „zyanotischer" wirken als die Blutgase vermuten lassen.

Bei der COPD entwickelt sich eine zentrale Zyanose, d. h., dass sowohl Haut als auch die Schleimhäute betroffen sind. Dies ist am einfachsten durch Vergleich von Lippen- und Zungenfarbe erkennbar. Bei der zentralen Zyanose ist die Blaufärbung gleich, bei der peripheren Zyanose sind lediglich die Lippen blau verfärbt.

2.2.5 Auskultation der Lunge

Auch heute noch wird eine teilweise sehr unterschiedliche Nomenklatur zur Beschreibung von Auskultationsbefunden gebraucht. Internationale Standards sind mittlerweile definiert und haben zu einer Vereinheitlichung und Vereinfachung geführt [17]. Gerade durch Letztere konnte eine bessere Vergleichbarkeit von Untersuchungsbefunden erreicht werden [18].

Atemgeräusch

Bei der Beurteilung des Atemgeräusches sollte die relative Zunahme oder Abnahme gegenüber dem Normalbefund und die Verteilung über beide Lungen beachtet werden. Dies kann im Rahmen eines wie von Pardee et al. vorgeschlagenen Scoring-Systems systematisch erfolgen. Hierbei werden die Atemgeräusche auf einer Scala von 0–4 (0 fehlend, 4 verstärkt, 3 normal) über beiden Lungen jeweils im Unter-, Mittel- und Oberfeld addiert. Es ergeben sich Werte zwischen 0–24, wobei Werte ≤ 9 für eine obstruktive Ventilationsstörung sprechen [19]. Mit zunehmender klinischer Erfahrung werden solche Scoring-Systeme allerdings entbehrlich. Zumal die Sensitivität und Spezifität bei der Diagnostik einer COPD nicht wesentlich verbessert wird. Insgesamt findet sich in der Literatur eine breite Streuung der Sensitivität und Spezifität von 29–82 % bzw. 63–96 %[1]. Pathophysiologisch ist ein abgeschwächtes Atemgeräusch nicht durch die Lungenüberblähung, sondern vielmehr durch einen verminderten Atemfluss bedingt [20].

Ein lokalisiert abgeschwächtes Atemgeräusch ist primär nicht typisch für COPD und sollte an einen pleuralen Prozess oder Pneumothorax denken lassen.

Giemen

Klingende Nebengeräusche, wie sie bei COPD häufig auftreten, werden klassisch in Giemen (*wheezing*) und Brummen (*rhonchus*) unterteilt. In neueren Einteilungen wird zunehmend auf den Begriff des Brummens verzichtet, da sich die Ursache hierfür nicht vom Giemen unterscheidet [17]. Vielmehr stellt das Brummen den tieferen Frequenzbereich und das Giemen den höheren Frequenzbereich dar (*high pitched* bzw. *low pitched wheezing*). Häufig wird Brummen auch durch eine Sekretverlegung in den Atemwegen verursacht. Solche Geräusche verschwinden häufig oder ändern sich deutlich, nachdem man den Patienten Husten lässt. Brummen, welches durch die bronchiale Obstruktion verursacht wird, verschwindet hingegen nicht.

Eine forcierte Expiration sollte bei der Auskultation vermieden werden, da hierbei auch bei Patienten ohne bronchiale Obstruktion ein Giemen auftreten kann [21].

Die Sensitivität des Giemens bei der Diagnose der COPD ist eher gering (Sensitivität 13–56 %, Spezifität 86–99 %) [1].

Rasselgeräusche

Rasselgeräusche lassen sich bei der COPD auch unabhängig von anderen Krankheitsprozessen nachweisen. Sie treten eher zu Beginn der Inspiration auf und sind grobblasig. Die Datenlage hierzu ist schlecht. Wichtig sind hingegen Rasselgeräusche bei der Beurteilung einer möglichen pulmonalen Stauung oder als Hinweis auf eine gleichzeitig bestehende Pneumonie. Ein basales Knisterrasseln sollte an eine mögliche Fibrose bei CPFE-Syndrom (*combined pulmonary fibrosis and emphysema*) denken lassen.

2.2.6 Perkussion des Thorax

Ein hypersonorer Klopfschall findet sich beim fortgeschrittenen Lungenemphysem häufig. Wird allerdings die Gesamtheit der COPD Patienten betrachtet, ist dies nicht mehr der Fall. So fand sich in einer Untersuchung aus dem Jahr 2013 eine Sensitivität von lediglich 21 % (Spezifität 98 %) [5]. Ältere Daten entsprechen diesem Bild [6].

Ein lokalisiert hypersonorer Klopfschall kann auf eine lokalisierte pulmonale Überblähung hindeuten, kann aber auch bei einem Pneumothorax auftreten.

Untersuchung

Neben der Beurteilung der Lunge und der Atmung, sollte ein besonderes Augenmerk auf extrathorakale Befunde gelegt werden, da diese Hinweise auf Komorbiditäten und Prognose geben können. Eine Übersicht über häufige Befunde typischer Komorbiditäten bei COPD findet sich in Tab. 2.5.

Tab. 2.5: Typische Befunde bei Begleiterkrankungen/*Begleitsymptomen der COPD.*

Begleiterkrankung / Begleitsymptom	Klinische Befunde
Pulmonale Hypertonie / Cor pulmonale	Periphere Ödeme gestaute Jugularvenen verschärfter 2. Herzton Systolikum über Trikuspidalklappe bei signifikanter Trikuspidalinsuffizienz
Arteriosklerose	fehlende Fußpulse Strömungsgeräusch über den Carotiden Strömungsgeräusch über Femoralarterien
(Links)-Herz-insuffizienz	basale feinblasige Rasselgeräusche periphere Ödeme gestaute Jugularvenen lokalisiert abgeschwächtes Atemgeräusch und Klopfschall als Hinweis für Pleuraerguss
Osteoporose	Hyperkyphosierung der BWS Klopfschmerz über Wirbelsäule Tannenbaumphänomen: übereinanderliegende Hautfalten im Rückenbereich durch Verkürzung der Wirbelsäule
Hinweise für häufige Steroidgabe	Atrophierte Haut (Pergamenthaut) mit Sugilationen Osteoporosezeichen (siehe oben)
Hinweise für Tabak-konsum	Bräunlich-gelbliche Verfärbung der Spitzen des 2. und 3. Fingers Vorgealterte Gesichtszüge (vorzeitige Faltenbildung, graues Hautkolorit) deutliche Braunfärbung Zähne bräunliche Beläge auf der Zunge

Literatur

[1]   McGee SR. Evidence-based physical diagnosis. 4th Edition, Elsevier. eBook ISBN: 9780323508711

[2]   McAlister FA, Straus SE, Sackett DL. Why we need large, simple studies of the clinical examination: the problem and a proposed solution. CARE-COAD1 group. Clinical Assessment of the Reliability of the Examination-Chronic Obstructive Airways Disease Group. Lancet (London, England) 1999;354:1721-24.

[3]   Holleman DR, Simel DL. Does the clinical examination predict airflow limitation? JAMA. 1995;273:313-19.

[4]   Straus SE, McAlister FA, Sackett DL, Deeks JJ. The accuracy of patient history, wheezing, and laryngeal measurements in diagnosing obstructive airway disease. CARE-COAD1 Group. Clinical Assessment of the Reliability of the Examination-Chronic Obstructive Airways Disease. JAMA. 2000;283:1853-57.

[5]   Oshaug K, Halvorsen PA, Melbye H. Should chest examination be reinstated in the early diagnosis of chronic obstructive pulmonary disease? International journal of chronic obstructive pulmonary disease. 2013;8:369-77.

[6]   Badgett RG, Tanaka DJ, Hunt DK, et al. Can moderate chronic obstructive pulmonary disease be diagnosed by historical and physical findings alone? The American journal of medicine. 1993;94:188-96.

[7]   Qaseem A. Diagnosis and Management of Stable Chronic Obstructive Pulmonary Disease: A Clinical Practice Guideline Update from the American College of Physicians, American College of Chest Physicians, American Thoracic Society, and European Respiratory Society. Ann Intern Med. 2011;155:179.

[8]   Guo Y, Zhang T, Wang Z, et al. Body mass index and mortality in chronic obstructive pulmonary disease: A dose-response meta-analysis. Medicine. 2016;95:e4225.

[9]   Mattos WL, Signori LG, Borges FK, Bergamin JA, Machado V. Accuracy of clinical examination findings in the diagnosis of COPD. Publicacao oficial da Sociedade Brasileira de Pneumologia e Tisilogia. J Bras Pneumol. 2009;35(5):404-408.

[10] O'Neill S, McCarthy DS. Postural relief of dyspnoea in severe chronic airflow limitation: relationship to respiratory muscle strength. Thorax. 1983;38:595-600.

[11] Miravitlles M, Soler-Cataluña JJ, Calle M, Soriano JB. Treatment of COPD by clinical phenotypes: putting old evidence into clinical practice. The European respiratory journal. 2013;41:1252-56.

[12] Vanfleteren, Lowie E G W, Spruit MA, et al. Clusters of comorbidities based on validated objective measurements and systemic inflammation in patients with chronic obstructive pulmonary disease. American journal of respiratory and critical care medicine. 2013;187:728-35.

[13] Maitre B, Similowski T, Derenne JP. Physical examination of the adult patient with respiratory diseases: inspection and palpation. The European respiratory journal. 1995;8:1584-93.

[14] Garcia-Pachon E, Padilla-Navas I. Frequency of Hoover's sign in stable patients with chronic obstructive pulmonary disease. International journal of clinical practice. 2006;60:514-17.

[15] Garcia-Pachon E. Paradoxical movement of the lateral rib margin (Hoover sign) for detecting obstructive airway disease. Chest. 2002;122:651-55.

[16] Elsasser. Zyanose. Schweiz Med Forum 2003:447-54.

[17] Bohadana A, Izbicki G, Kraman SS. Fundamentals of lung auscultation. The New England journal of medicine. 2014;370:744-51.

[18] Melbye H, Garcia-Marcos L, Brand P, et al. Wheezes, crackles and rhonchi: simplifying description of lung sounds increases the agreement on their classification: a study of 12 physicians' classification of lung sounds from video recordings. BMJ open respiratory research. 2016;3:e000136.

[19] Pardee NE, Martin CJ, Morgan EH. A test of the practical value of estimating breath sound intensity. Breath sounds related to measured ventilatory function. Chest. 1976;70:341-44.

[20] Schreur HJ, Sterk PJ, Vanderschoot J, et al. Lung sound intensity in patients with emphysema and in normal subjects at standardised airflows. Thorax. 1992;47:674-79.

[21] King DK, Thompson BT, Johnson DC. Wheezing on maximal forced exhalation in the diagnosis of atypical asthma. Lack of sensitivity and specificity. Annals of internal medicine. 1989;110:451-55.

2.3 Lungenfunktion

Christian Taube, Rudolf A. Jörres

Die Messung der Lungenfunktion gehört zu den wichtigsten Untersuchungen bei Patienten mit COPD und ist bei der initialen Evaluation der Patienten unumgänglich. Zur Diagnose einer COPD gehört – unabhängig von der Debatte über einzelne Kriterien der Einschränkung – die Feststellung einer obstruktiven Ventilationsstörung. Auch dient die Messung der Lungenfunktion der Festlegung des Krankheitsstadiums, da z. B. das Ausmaß der Symptome alleine die Beurteilung des Schweregrads einer funktionellen Einschränkung nur eingeschränkt erlaubt. Ferner ist die Lungenfunktion zur Kontrolle des klinischen Verlaufs sowie zur Prognose von Wert, sowie zur Beurteilung der Effektivität von therapeutischen Maßnahmen. Die am leichtesten nachweisbare funktionale Veränderung bei einer COPD besteht in einer Obstruktion der Atemwege, die in der Regel mittels forciert-exspiratorischer Messungen erfasst werden kann.

Zur Messung der Lungenfunktion stehen verschiedene Verfahren zur Verfügung, unter denen die Spirometrie technisch am einfachsten und entsprechend am weitesten verbreitet ist. Sie liefert die Basisgrößen der Funktionsdiagnostik und ist international bestens eingeführt. Vorteile der spirometrischen Untersuchung sind ihre Einfachheit und gute Reproduzierbarkeit zumindest bei Anwendung definierter Qualitätskriterien, vor allem aber eine durch viele Daten belegte Beziehung zwischen funktioneller Einschränkung und Prognose der Erkrankung. Weitere Techniken zur Objektivierung einer Atemwegsobstruktion umfassen die Messung des Atemwegswiderstandes mittels Ganzkörperplethysmographie, Impulsoszillometrie oder Unterbrechermethode. Diese Methoden sind in der technischen Durchführung und/oder Interpretation komplexer als die Spirometrie und werden – vor allem außerhalb der Pneumologie – seltener eingesetzt.

Die frühen pathologischen Veränderungen bei Patienten mit COPD sind charakterisiert durch Veränderungen der kleinen Atemwege und einen Abbau der alveolären Struktur. Da das spirometrisch gemessene forciert-exspiratorische Volumen in 1 Sekunde (FEV_1) eher eine Obstruktion der großen Atemwege widerspiegelt, können die Werte insbesondere zu Beginn der Erkrankung noch im Normbereich liegen. Daher wurden zur Detektion früher Stadien der Erkrankung andere spirometrische Parameter wie die end-exspiratorischen Atemflüsse sowie spezielle Tests vorgeschlagen, darunter die (invasive) Messung der dynamischen Compliance oder die Messung des *closing volume* der Atemwege mittels Gasauswasch- und anderer Methoden. Die genannten Verfahren weisen allerdings eine nicht unerhebliche Variabilität auf, und ihre Durchführung bedarf einiger Erfahrung, so dass sie für einen Breiteneinsatz in der klinischen Routine nicht geeignet sind.

Ein weiteres charakteristisches funktionelles Merkmal der COPD ist neben der Atemwegsobstruktion eine Lungenüberblähung (Hyperinflation), die mit einem Anstieg des end-exspiratorischen Lungenvolumens (Funktionelle Residualkapazität, FRC) sowie des Residualvolumens (RV) einhergeht. Diese Überblähung tritt typischerweise bereits unter Ruheatmung auf (statische Überblähung) und verstärkt sich unter körperlicher Belastung aufgrund der Erhöhung des Atemminutenvolumens bei gleichzeitiger exspiratorischer Limitierung des Atemstromes (dynamische Überblähung). Zur Erfassung der statischen Überblähung ist vor allem die Ganzkörperplethysmographie von Wert, und zwar mittels der Bestimmung des Intrathorakalen Gasvolumens (ITGV). Auch Techniken der Verdünnung eingeatmeter Gase können Einsatz finden, doch muss berücksichtigt werden, dass die dem Gastransport zugänglichen Volumina systematisch kleiner ausfallen als die ganzkörperplethysmographisch gemessenen Werte. Eine weitere Methode zur Detektion einer statischen bzw. dynamischen Überblähung stellt die Messung der Inspiratorischen Kapazität (IC) in Ruhe bzw. unter körperlicher Belastung dar. Bei der IC handelt es sich um das maximale Volumen, das nach normaler Ausatmung eingeatmet werden kann, und dieses Volumen verändert sich bei konstanter Totaler Lungenkapazität (TLC) spiegelbildlich zum ITGV.

Prinzipiell sollte die Messung der Lungenfunktion in einer stabilen Phase der Erkrankung erfolgen, sofern es um die klinische Beurteilung und Klassifikation des Patienten geht. Eine Messung während einer akuten Verschlechterung (Exazerbation) ist nur sinnvoll, um die Verschlechterung der Lungenfunktion zu quantifizieren und diese mit Werten der stabilen Phase zu vergleichen.

2.3.1 Messverfahren

In der klinischen Praxis stehen mehrere Verfahren einer Messung der Lungenfunktion zur Verfügung. Als einfachstes Verfahren ist die Spirometrie zu nennen, die mit geringem apparativen Aufwand erfolgen kann, allerdings gewisse Anforderungen an die Mitarbeit des Patienten stellt. Andere Verfahren liefern weitergehende Information, sind allerdings auch mit höherem technischen Aufwand verbunden. Bei korrekter Durchführung und Interpretation ist der Informationsgehalt der Spirometrie jedoch bereits sehr hoch.

Peak-Flow-Messung

Der Peak-Flow (PEF, *peak expiratory flow*) ist eine einfach und mit relativ geringer Mitarbeit zu bestimmende Messgröße, da nur initial eine maximale Anstrengung bei der forcierten Ausatmung verlangt ist. Er dient oft dazu, Auskunft über die spontane Variabilität und insbesondere das Ausmaß einer circadianen Änderung zu geben, und ist besonders informativ als Zusammenschau des Verlaufs über mehrere Tage oder Wochen. Die Messung kann mit sehr einfachen, preisgünstigen Geräten erfolgen, auch unterwegs und zu Hause. Von besonderer Bedeutung ist die Bestimmung des Peak-Flow bei Patienten mit Asthma. Eine Variabilität der Werte vor allem im Tagesverlauf kann als diagnostisches Kriterium eines Asthmas dienen, ferner unterstützt die Messung den Patienten im Selbstmanagement der Erkrankung. Der Peak-Flow ist allerdings mitarbeitsabhängig und als zeitlich momentane, nicht integrative Messgröße weniger gut reproduzierbar als die mehr integrierenden volumetrischen Parameter der forcierten Spirometrie, wie FEV_1. In jedem Fall ist die alleinige Messung des Peak-Flow nicht ausreichend zur adäquaten Diagnose einer obstruktiven Ventilationsstörung. Bei Patienten mit COPD sind die Werte in der Regel, wie zu erwarten, niedrig und weisen nur eine geringe Variabilität auf, und nach allgemeiner Einschätzung bietet die regelmäßige Messung des Peak-Flow bei diesen Patienten keinen zusätzlichen Nutzen.

Spirometrie

Unter den Messverfahren der Lungenfunktion gehört die Spirometrie zu denjenigen, die einen relativ geringen apparativen Aufwand erfordern. Sie gilt als Basis der Funktionsuntersuchungen und sollte bei der Evaluation einer COPD regelhaft erfolgen. Die für den Gasaustausch notwendige Belüftung der Alveolen wird bekanntlich durch den rhythmischen Wechsel von Inspiration und Exspiration bewirkt. Die Belüftung hängt von der Tiefe der einzelnen Atemzüge (Atemzugvolumen, Tidalvolumen) und ihrer Zahl pro Zeiteinheit (Atemfrequenz) ab. Eine fortlaufende Registrierung der durch die Ruheatmung bedingten Volumenänderung am Mund in einem Volumen-Zeit-Diagramm wird als Ruhespirometrie bezeichnet. Allerdings sind in dieser Kurve nur bei schwergradiger Obstruktion funktionell relevante Änderungen leicht zu erkennen, vor allem in Form einer relativ verlängerten Exspiration.

Daher wird die Messung durch eine forcierte Spirometrie ergänzt, mit der man hofft, auch verborgene Limitationen zum Vorschein zu bringen. Allerdings hängt das Ergebnis erheblich von der Mitarbeit der Patienten ab. Dies bedeutet zum einen, dass die Patienten gut angeleitet werden müssen, um verwertbare Messungen in überschaubarer Zeit zu erhalten. Zum anderen bedeutet es, dass ohne eine gute, nachhaltige Schulung des Personals schwerlich befriedigende Ergebnisse zu erwarten sind. Bei der Bewertung der Messung müssen eventuelle Mängel der Mitarbeit in Rechnung gestellt werden. Dennoch kann auch eine teils mangelhafte Messung unter bestimmten Umständen eine gültige Aussage erlauben. Wenn zum Beispiel unter allen

Messgrößen alleine der Wert von FEV_1 valide erscheint und im Normbereich liegt, kann man sowohl eine obstruktive als auch eine restriktive Ventilationsstörung mit hoher Wahrscheinlichkeit ausschließen. Die Messung des Atemstroms kann mit verschiedenen Techniken erfolgen; in Gebrauch sind Pneumotachographen verschiedener Bauart, Ultraschallsensoren, Hitzedrahtanemometer und Turbinen. Alle Fragen der Indikationsstellung, Kalibrierung, korrekten Durchführung und angemessenen Interpretation sind in aktuellen Leitlinien der Fachgesellschaften [1] im Detail beschrieben.

Aufgrund der Mitarbeitsabhängigkeit sollten nach Möglichkeit Mehrfachmessungen erfolgen. Selbst dann, wenn beispielsweise eine forcierte Exspiration tadellos aussieht, kann sie fehlerhaft sein, falls der Patient sich zwar exspiratorisch maximal angestrengt, jedoch vorher nicht genügend tief eingeatmet hat; die Volumina sind dann zu klein. Mindestens drei Versuche sollten erfolgen. Für FEV_1 und die forcierte Vitalkapazität (FVC) sollten sich die Ergebnisse des besten und zweitbesten Versuches um nicht mehr als 5 % unterscheiden (bei einer FVC < 1 Liter um nicht mehr als 100 mL). Aus den Mehrfachmessungen werden die Bestwerte ermittelt, da spirometrische Parameter niemals „falsch hoch" sein können.

Zur Bewertung der Messergebnisse stehen Referenzwerte zur Verfügung. In der Vergangenheit wurden in Deutschland die EGKS-Werte (Europäische Gesellschaft für Kohle und Stahl) verwendet, die sich allerdings zunehmend als problematisch herausgestellt haben. Seit 2012 stehen neue Referenzwerte zur Verfügung, die von der Global Lung Initiative (GLI) publiziert wurden [2]. Diese Werte basieren auf qualitätskontrollierten Messungen an 74.187 gesunden Probanden in verschiedenen Ländern (Alter 3–95 Jahre). Im Vergleich zu den EGKS-Werten liegen insbesondere für Menschen im höheren Lebensalter die Referenzwerte höher, ferner wird die ethnische Gruppenzugehörigkeit berücksichtigt, ist ein „nahtloser" Anschluss an die Referenzwerte bei Kindern sichergestellt, und die Referenzwerte bei älteren Personen beruhen auf einer soliden Datenbasis. Aus diesem Grunde sollten in der klinischen Praxis nach Möglichkeit die GLI-Referenzwerte verwendet werden. Die Referenzgleichungen sind in modernen Spirometern implementiert, ferner über eine Internetseite und herunterladbare Programme verfügbar [3]. Da die apparative Verfügbarkeit und Bekanntheit dieser Werte noch nicht flächendeckend sichergestellt sind, sollte in jedem Fall die Quelle der Referenzwerte angegeben werden.

Das bisher häufig angewandte Verfahren, den pathologischen Grenzwert anhand einer festen Prozentangabe relativ zum Mittelwert zu definieren (z. B. ≤ 80 %), ignoriert die variable Streubreite um die Normalwerte. Daher laufen die errechneten unteren Grenzwerte nicht mehr den Mittelwerten parallel. Diese unteren Grenzwerte werden als *Lower Limit of Normal* (LLN) bezeichnet und repräsentieren die untere 5. Perzentile, so dass per definitionem lediglich 5 % der gesunden Bevölkerung einen Messwert unterhalb des LLN aufweisen. Der statistisch nicht fundierte Grenzwert in Form von 80 % des Mittelwertes führt oft mit zunehmenden Alter der Patienten zu einer fälschlichen Diagnose einer obstruktiven Ventilationsstörung. Man sollte daher die neuen GLI-Referenzwerte verwenden.

Bei der Spirometrie unterscheidet man zwischen (quasi-)statischen (langsamen) und dynamischen Lungenfunktionsparametern. Statische Messwerte sind im Idealfall nicht vom zeitlichen Ablauf der Atemmanöver abhängig, dies gilt beispielsweise für die langsam geatmete inspiratorische Vitalkapazität (IVC). Unter dynamischen Lungenfunktionsparametern versteht man solche, die kritisch vom zeitlichen Verlauf der Atemmanöver abhängen. Gerade bei der Bewertung von Patienten mit COPD sind die dynamischen Parameter bedeutsam, da diese bei zunehmender Obstruktion besonders eingeschränkt sind. Die wichtigsten Parameter zur Beschreibung der forcierten Exspiration sind FEV_1, der Tiffeneau-Index (FEV_1/FVC), der Spitzenfluss (PEF), die forciert-exspiratorischen Flüsse bei 25, 50 und 75 % des ausgeatmeten Volumens (FEF_{25}, FEF_{50}, FEF_{75}), sowie der mittlere maximale exspiratorische Fluss zwischen 25 und 75 % des ausgeatmeten Volumens (FEF_{25-75}). Letzter hat gegenüber der Flussrate FEF_{50} den Vorteil, durch Integration numerisch stabiler zu sein. Die forciert-exspiratorische Vitalkapazität (FVC) nimmt in gewissem Sinne eine Zwischenstellung ein, da in der Praxis bei schwer obstruktiven Patienten der Wert kritisch von der Länge der Ausatmung abhängt und mit zunehmender Obstruktion eine zunehmend längere, letztlich unrealistische Ausatmung gefordert wird, um FVC korrekt zu erfassen.

Gemäß den deutschen Leitlinien [1] dient der individuelle untere Grenzwert LLN von FEV_1/FVC dazu, den entsprechenden Messwert zu beurteilen und zwar dergestalt, dass der begründete Verdacht auf eine obstruktive Ventilationsstörung besteht, wenn der LLN unterschritten ist. Wohlgemerkt, es handelt sich um einen Verdacht, nicht mehr, und dieser bedarf der klinischen Abklärung. Bestätigt sich der Verdacht, so wird der Grad der Einschränkung in Prozent des mittleren Referenzwertes von FEV_1 gemäß GLI ausgedrückt. In der Arbeitsmedizin drückt man FEV_1 in Prozent vom unteren Grenzwert LLN aus, da man diejenige Einschränkung quantifizieren möchte, die über den unteren in der Population noch gerade als normal geltenden Wert hinausgeht.

In der Vergangenheit wurde FEV_1 in Deutschland in der Regel auf die inspiratorische Vitalkapazität (IVC) bezogen, die in einer langsamen Inspiration nach langsamer maximaler Ausatmung bestimmt wird. In den weitaus meisten anderen Ländern hingegen wurde FEV_1 auf die FVC bezogen. Bei Gesunden liegen die Messwerte von IVC und FVC sehr nahe beieinander, bei Patienten mit starker Obstruktion jedoch ist die FVC im forciert-exspiratorischen Manöver häufig deutlich geringer als die IVC. Dies kann zwei Ursachen haben, die sich nicht wechselseitig ausschließen. Zum einen erfolgt ein verstärkter Kollaps der Atemwege bei forcierter Exspiration, und in Einzelfällen kann eine submaximale Anstrengung zu größeren Werten vor allem von FEV_1 führen als eine maximale Anstrengung.

Zum anderen ist der Patient möglicherweise nicht in der Lage, die forcierte Ausatmung hinreichend lange aufrechtzuerhalten, um das Volumen korrekt zu erfassen. So wird von GOLD (Global Initiative for Chronic Obstructive Lung Disease) bei obstruktiven Patienten eine Ausatemdauer von 15 statt 6 Sekunden empfohlen, doch liegt das bereits jenseits des oberen Limits der Kooperationsfähigkeit vieler schwerkranker Patienten. In der Konsequenz resultiert u. U. eine höhere Variabilität der Werte von FVC verglichen mit FEV_1 bei wiederholten Messungen. Für IVC wurden von GLI keine Referenzwerte bereitgestellt, man kann jedoch rechtfertigen, diejenigen von FVC zu nehmen, da bei Gesunden, bei denen die Referenzwerte erhoben wurden, IVC und FVC praktisch identisch sind. Nicht gerechtfertigt ist es allerdings, auch die LLN bzw. z-Scores von FVC auf IVC zu übertragen, da es durchaus möglich ist, dass die Variabilität selbst innerhalb einer Population lungengesunder Probanden unterschiedlich ist. Auch der Quotient FEV_1/FVC ist affiziert, wenn wie lange üblich IVC statt FVC eingesetzt wird, man sollte daher wegen der zentralen Bedeutung, die diesem Quotienten beigemessen wird, nach Möglichkeit FVC verwenden.

Der Quotient FEV_1/FVC gilt als relativ sensitiv für die Detektion einer Atemwegsobstruktion und spielt deswegen in den Empfehlungen [1] eine führende Rolle. Dies umfasst auch Patienten mit leichtgradiger COPD. Bei Patienten mit fortgeschrittener COPD hingegen ist der Quotient für sich genommen nicht ausreichend, und der Wert von FEV_1 in Prozent vom Referenzwert sollte zusätzlich herangezogen werden, zumal der Quotient FEV_1/FVC bei zu gering gemessener FVC zu höheren Werten tendiert, die das Maß der Obstruktion nicht mehr angemessen quantifizieren. Falls der Quotient FEV_1/FVC verringert ist, sollte somit der Schweregrad der COPD nicht anhand von FEV_1/FVC, sondern anhand von FEV_1 beurteilt werden. Diese Strategie wird seit langem von GOLD vorgeschlagen [4], allerdings mit dem wesentlichen Unterschied, dass der Wert des Quotienten mit einem konstanten Referenzwert von 0,7 verglichen wird.

GOLD nimmt somit im Falle der COPD Abstand von einem variablen, insbesondere altersabhängigen unteren Grenzwert. Hingegen ist die Verwendung eines variablen unteren Grenzwertes gemäß LLN (5. Perzentile) Teil der deutschen Empfehlungen, um den Verdacht auf eine obstruktive Ventilationsstörung unabhängig von der Frage einer COPD zu überprüfen. Die Frage des fixen versus variablen Grenzwertes für FEV_1/FVC ist Gegenstand langjähriger Kontroversen und bis dato nicht verbindlich beantwortet. Bei Patienten mit einem Alter von mehr als 60 Jahren liegt LLN teils deutlich unter 0,7, d. h. Patienten mit einem Wert knapp unter 0,7 gelten nach GLI noch als unauffällig, nach GOLD nicht. Umgekehrt kann bei jüngeren Patienten ein Wert über 0,7 bereits als auffällig gemäß GLI gelten, während dies gemäß GOLD nicht der Fall ist. Man sollte sich also vergegenwärtigen, dass Diskrepanzen der Beurteilung auftreten können, und ihre Grundlage stets angeben.

In den aktuellen GOLD-Empfehlungen [4] wird das Ausmaß der Obstruktion über die Einschränkung des FEV_1 relativ zum Referenzwert kategorisiert; hierfür können die Werte von GLI herangezogen werden. Um eine eventuelle reversible Komponente der Obstruktion und eine damit einhergehende Variabilität zu reduzieren, soll die Spirometrie nach der Inhalation eines schnellwirksamen Bronchodilatators erfolgen. Bei einem verminderten Quotienten von FEV_1/FVC (< 0,7 nach GOLD) wird das Ausmaß der Obstruktion in „leichtgradig, mittelschwer, schwer, sehr schwer" unterteilt

(Tab. 2.6). Sofern bei Patienten mit COPD mit zunehmendem Schweregrad, vor allem bei einem Emphysem, FVC erniedrigt ist, muss dies als Ausdruck einer Lungenüberblähung gelten, welcher ein Anstieg der Funktionellen Residualkapazität (FRC) und des Residualvolumens (RV) korrespondiert. Diese Änderung spiegelt keine restriktive Ventilationsstörung im eigentlichen Sinne wider, bei der das Residualvolumen nicht zunähme, sondern eine durch Obstruktion bedingte Verschiebung des Verhältnisses zwischen Vitalkapazität und Residualvolumen. In der Spirometrie kann sie, wie erwähnt, durch einen Vergleich von IVC und FVC erschlossen werden.

Tab. 2.6: Einteilung des Schwergrades nach GOLD, falls $FEV_1/FVC < 0,7$ nach Gabe eines schnellwirksamen Bronchodilatators. Die Prozentangaben beziehen sich auf die Referenzwerte, deren Verwendung durch GOLD [4] nicht festgelegt ist. Es empfiehlt sich aber, die neuen GLI-Werte [2,3] oder äquivalente Werte zu verwenden, da sie am ehesten der Normalsituation angemessen sind.

Spirometrische Kategorie	Beschreibung	Vergleich mit Referenzwert
GOLD 1	leichtgradig	$FEV_1 \geq 80\,\%$
GOLD 2	mittelschwer	$50\,\% \leq FEV_1 < 80\,\%$
GOLD 3	schwer	$30\,\% \leq FEV_1 < 50\,\%$
GOLD 4	sehr schwer	$FEV_1 < 30\,\%$

Der Verlauf der Lungenfunktion über die Zeit gilt als wichtige Größe zur Charakterisierung des Patienten und seiner Prognose. Bei der COPD ist insbesondere die Abnahme von FEV_1 von Interesse. In kurzzeitigen Messungen weist das FEV_1 eine gute Reproduzierbarkeit auf, und im Vergleich zu Lungengesunden kann ein jährlicher Verlust von 50 ml/Jahr als beschleunigter Verlust von FEV_1 angesehen werden. Zu berücksichtigen ist das oben erwähnte Phänomen, dass bei abnehmender Kraft der Ausatmung vor allem bei Patienten mit einem hohen Grad an Überblähung höhere Werte von FEV_1 als bei maximaler Kraft auftreten können, bedingt durch eine niedrigere Kompression des thorakalen Gases, die zu einem weniger ausgeprägten Kollaps der kleinen Atemwege führt. Um Verläufe zu beurteilen, ist somit eine hohe, gleichbleibende Qualität der spirometrischen Messungen erforderlich. Die Messung sollte immer mit maximaler exspiratorischer Anstrengung erfolgen, da nur diese reproduzierbar ist.

Weitere Messgrößen der forcierten Exspiration sind die forcierten exspiratorischen Flüsse bei verschiedenen Prozentsätzen des ausgeatmeten Volumens, speziell bei 25 % (FEF_{25}), 50 % (FEF_{50}) oder 75 % (FEF_{75}) der FVC. Auch die mittlere maximale exspiratorische Atemstromstärke zwischen 25 und 75 % der FVC (FEF_{25-75}) kann ermittelt werden. Diese Messgrößen zeigen eine höhere intraindividuelle Variabilität im Vergleich zum über eine Sekunde integrierten FEV_1 und entsprechend eine größere Spanne der Referenzwerte. Die Flussraten FEF_{25} und FEF_{50} gelten im Vergleich zu den anderen Parametern als weniger stark mitarbeitsabhängig, insofern zwar eine maximale Ausatmung bis FVC, nicht aber eine maximale Kraftanstrengung gefordert wird. Nach konventioneller Auffassung spiegelt sich in einer Reduktion dieser Werte eine Obstruktion der kleinen Atemwege wider, entsprechend einer konkaven Form der Fluss-Volumen-Kurve nahe FVC. Ihr klinischer Wert ist allerdings durch ihre Variabilität eingeschränkt, und es ist besser, die Form der Fluss-Volumen-Kurve zu beurteilen als sich auf die numerischen Werte zu beziehen (s. u.). FEF_{25-75} gilt zwar als sensitiver Parameter zur Beurteilung einer Obstruktion, scheint jedoch FEV_1/FVC unterlegen.

Neben einem numerischen Vergleich der Messgrößen mit ihren Referenzwerten ist die visuelle Inspektion der exspiratorischen Fluss-Volumen-Kurve außerordentlich informativ, und es ist wünschenswert, dass jeder Anwender die grundlegenden Muster präsent hat. Beim Atemwegsgesunden weist die Fluss-Volumen-Kurve die Form eines geradlinigen Dreiecks auf, allenfalls mit einem zusätzlichen Peak im Bereich des Spitzenflusses bei Probanden mit sehr guter Lungenfunktion und weiten Atemwegen. Mit zunehmendem Grad der Obstruktion wird ganz allgemein die Fluss-Volumen-Kurve zunehmend konkav in dem Sinne, dass sie in Richtung der Volumenachse „eingedellt" ist. Hierbei lassen sich zwei typische Formen unterscheiden, zum einen die einer graduellen Verbiegung, die sich typischerweise beim Asthma findet, zum anderen die einer Kurve mit einem initialen Peak, einem Knick im Verlauf und einem graduellen Auslaufen auf wesentlich niedrigerem Niveau des Atemstroms; dieses Muster ist regelhaft bei einem ausgeprägten Lungenemphysem zu finden ist (Abb. 2.5).

Dieser sogenannte Emphysemknick ist allerdings nicht spezifisch für ein Lungenemphysem, sondern zeigt im Wesentlichen zunächst nur einen hohen Schweregrad der Obstruktion an. Zwischen den erwähnten Extremformen finden sich in der klinischen Praxis alle Grade von Übergängen. Obgleich man sich hüten sollte, anhand der Form der Fluss-Volumen-Kurve eine Diagnose zu stellen, kann eine typische Form ein sehr starkes Indiz für eine bestimmte Lungenerkrankung oder zumindest deren Mitbeteiligung darstellen. Ein „Durchhängen" der Fluss-Volume-Kurve im Bereich der end-exspiratorischen Flüsse findet sich oft bei asymptomatischen Rauchern, bei älteren Personen oder auch bei Adipösen, als Ausdruck einer funktionellen Störung im Bereich der kleinen Atemwege. Bei Adipösen wird ein solches Muster, vor allem bei gleichzeitiger Angabe von Kurzatmigkeit, immer wieder als leichtgradiges Asthma oder COPD fehldiagnostiziert und entsprechend behandelt; diesem Aspekt sollte man in Zukunft mehr Aufmerksamkeit schenken [5], siehe auch Abb. 2.5 und Abb. 2.6.

Auch bei einem im Normbereich liegenden Wert von FEV_1/FVC ist eine obstruktive Ventilationsstörung nicht ganz ausgeschlossen. In fraglichen Fällen, d. h. dem Vorhandensein von Symptomen, wird daher eine zusätzliche Messung im Ganzkörperplethysmographen empfohlen (s. u.). Bei dieser Messung können Parameter wie Atemwegswiderstand, Residualvolumen (RV), funktionelle Residualkapazität (FRC) und Totale Lungenkapazität (TLC) erfasst werden, die auf eine obstruktive Ventilationsstörung hinweisen können.

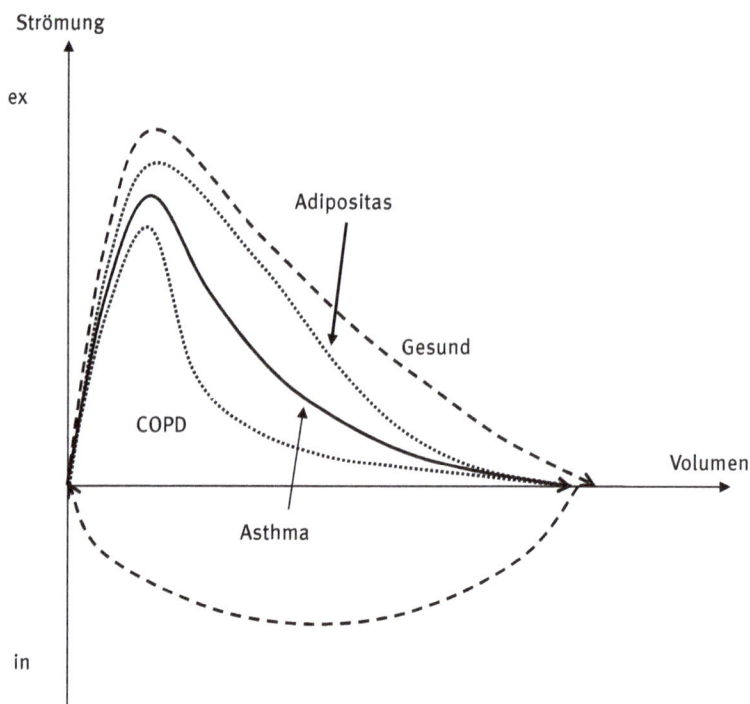

Abb. 2.5: Typische in der Spirometrie gemessene Fluss-Volumen-Kurven bei Gesunden, Patienten mit Asthma, Patienten mit COPD bzw. Lungenemphysem, sowie Patienten mit adipositasbedingter Obstruktion, die i. W. durch eine Verringerung des Lungenvolumens zustande kommt. Aufgetragen sind die Atemströme (Flussraten), mit der Exspiration nach oben und Inspiration nach unten, sowie das geatmete Volumen, mit der maximalen Ausatmung rechts und der maximalen Einatmung links. In der Literatur und den Geräten sind auch andere Darstellungen üblich bzw. möglich. Deutlich ist der biphasische Verlauf vor allem beim Emphysem sowie die konkave Form beim Asthma. Die bei adipositasbedingter Obstruktion oft beobachtete Kurve ist schwer von derjenigen eines Asthma bronchiale zu unterscheiden. Siehe dazu auch Abb. 2.6. Die Kurven geben starke Hinweise auf eine Diagnose, ersetzen aber nicht deren klinische Abklärung.

Bronchiale Reversibilitätstestung

Bei dem Nachweis einer obstruktiven Ventilationsstörung sollte unbedingt die Überprüfung der Reversibilität erfolgen, am einfachsten mittels Spirometer. Hierbei wird der Wert von FEV_1 vor und nach der Gabe eines schnellwirksamen Bronchodilatators gemessen. Zu diesem Zweck werden empfohlen [1] ein kurzwirksames Beta-Sympathomimetikum (z. B. bis zu 400 µg Salbutamol in 4 separaten Dosen) oder ein schnellwirksames Anticholinergikum (z. B. 160 µg Ipratropiumbromid mit Messung nach 30 Minuten.

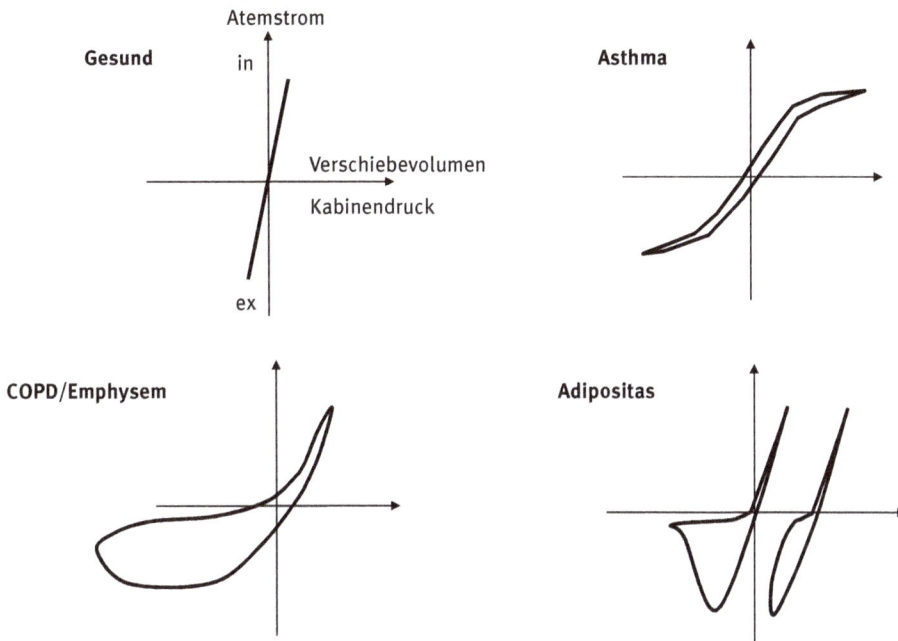

Abb. 2.6: Typische in der Ganzkörperplethysmographie beobachtete Atemschleifen (als Wider-spiegelung des spezifischen Atemwegwiderstands, sRaw) bei Gesunden, Patienten mit Asthma (oft auch obstruktiver Bronchitis), Patienten mit COPD bzw. Lungenemphysem, sowie Patienten mit adipositasbedingter Obstruktion, die i. W. durch eine Verringerung des Lungenvolumens zustande kommt. Aufgetragen sind auf der Vertikalen die am Mund gemessenen Atemströme (Inspiration positiv) und in der Horizontalen das Verschiebevolumen bzw. äquivalent der Kabinendruck, aus dem es errechnet wird. Das Verschiebevolumen ist proportional zur Schwankung des Alveolardrucks, welche den Atemstrom antreibt. Es spiegelt das Ausmaß der druckerzeugenden Thoraxbewegung wider, das vom zu erzeugenden Druck (d. h. Atemwegswiderstand Raw) als auch dem zu komprimierenden Volumen (d. h. der Funktionellen Residualkapazität FRC) abhängt. Je schräger der Verlauf der Atem-schleifen ist, desto höher ist der mittlere spezifische Atemwegwiderstand. Die Kurven geben starke Hinweise auf eine Diagnose, ersetzen aber nicht deren klinische Abklärung.

Reversibilitätstest gemäß aktuellen Leitlinien [1]:
1. *Einfache Reversibilitätstestung:* Zwei Hübe eines kurzwirksamen Betamimeti-kums wie Salbutamol, Fenoterol, alternativ Formoterol, mit Messung nach 15 Minuten oder von 160 µg Ipratropiumbromid mit Messung nach 30 Minuten.
2. *Maximale Reversibilitätstestung:* Vier Hübe eines kurzwirksamen Betamimeti-kums wie Salbutamol, Fenoterol, alternativ Formoterol, sowie von 160 µg Ipratro-piumbromid oder 5 µg Tiotropiumbromid mit Messung nach 45 Minuten.

Basierend auf Daten zur Variabilität der Antwort gilt als positive Antwort ein Anstieg des FEV_1 um mindestens 12 %, bei einem Absolutwert des Anstiegs von > 200 mL. Das letztgenannte Kriterium dient dazu, bei sehr kleinen Ausgangswerten nicht minimale

Änderungen in fragwürdiger Weise als positiv zu werten. Man sollte den Reversibilitätstest zunächst rein deskriptiv als Indikator und Maß der individuellen akuten Antwort auf einen Bronchodilatator werten. In der Vergangenheit wurde der Test gerne zur Differenzierung zwischen Asthma und COPD herangezogen, etliche Studien haben aber gezeigt, dass auch bei Patienten mit COPD eine deutlich ausgeprägte Reversibilität vorliegen kann. Umgekehrt kann ein negativer Reversibilitätstest das Vorliegen eines Asthmas mit fixierter Obstruktion nach langjährigem Umbau der Atemwege nicht ausschließen. Allerdings ist gemäß GOLD bei einem Quotient $FEV_1/FVC \geq 0{,}7$ nach Inhalation eines Bronchodilatators nicht mehr das Kriterium einer COPD erfüllt, da ein postbronchodilatatorischer Wert $< 0{,}7$ gefordert wird. Bei einer Bewertung gemäß GLI sind variable Referenzwerte für den Quotienten zu benutzen.

Ganzkörperplethysmographie

Dieses Verfahren erlaubt die Erfassung von funktionellen Aspekten der Lunge, die der Spirometrie nicht zugänglich sind. Gerade bei Patienten mit obstruktiven Atemwegserkrankungen gibt die Ganzkörperplethysmographie wichtige zusätzliche funktionelle Informationen; dazu gehören der Strömungswiderstand der Atemwege (Atemwegswiderstand, Raw), ein Maß der normierten Atemarbeit (spezifischer Atemwegswiderstand, sRaw), sowie das intrathorakale Gasvolumen (ITGV). Die in der Ganzkörperplethysmographie erhaltenen Informationen sind komplementär zur Spirometrie auch in dem Sinne, dass sie unter Ruheatmung statt forcierter Atmung gewonnen wurden. Um ein gut interpretierbares Gesamtbild zu erhalten, sollte eine Ganzkörperplethysmographie immer mit einer spirometrischen Messung kombiniert sein; diese Kombination ist in den kommerziellen Geräten routinemäßig implementiert. Zur standardisierten Durchführung und Interpretation liegen ausführliche Empfehlungen vor, in denen auch die methodologischen Grundlagen der Messung erläutert sind [6],[7].

Die Ganzkörperplethysmographie basiert auf der atemsynchronen simultanen Aufzeichnung von Druck- und Flussänderungen. Der Patient sitzt in einer geschlossenen, druckfesten Kabine und atmet über einen Pneumotachographen oder anderen Sensor, welcher die augenblickliche Erfassung des Atemstroms erlaubt. Die Kabine ist mit einem hochempfindlichen Sensor ausgestattet, der Druckänderungen innerhalb der Kabine registriert. Diese Druckänderungen sind atembedingt und treten auf, wenn bei Aus- und Einatmung die Luft der Lunge komprimiert und dekomprimiert wird, um die für den Atemstrom notwendigen Alveolardrücke zu erzeugen. Diesen Änderungen entsprechen Volumenänderungen der Lunge und in der Kabine außerhalb des Körpers spiegelbildliche Dekompressionen und Kompressionen der Luft, die sich im Gegensatz zu denen der Alveolen direkt registrieren lassen. Auf diese Weise sind – nach geeigneter Kalibrierung – die den Atemstrom antreibenden Änderungen des Alveolardrucks unmittelbar als Kabinendrucksignal messbar. Der Quotient aus alveolärer Druckänderung und korrespondierendem Atemstrom ist aber gerade der Atemwegswiderstand Raw.

Die Umrechnung der Kabinendruckschwankung auf die Alveolardruckschwankung erfolgt durch ein spezielles Atemmanöver, indem frustrane Atembewegungen bei einem Verschluss des Mundstückes stattfinden (Verschlussdruckmanöver, *shutter*). Unter diesen Bedingungen kann man näherungsweise den messbaren Munddruck mit dem nicht direkt messbaren Alveolardruck identifizieren und auf diese Weise die Umrechnung zum Kabinendruck leisten. Zugleich lässt sich unter Anwendung des Gesetzes von Boyle-Mariotte aus den messbaren Größen das Lungenvolumen zum Zeitpunkt des Verschlusses des Mundstücks berechnen (s. u.). Das Gesetz von Boyle-Mariotte impliziert nämlich, dass bei gleichbleibender Temperatur die relative Druckschwankung gleich dem Negativen der relativen Volumenschwankung der Lunge ist, falls die Strömung unterbunden ist. Die Volumenschwankung der Lunge ist das Negative der Volumenschwankung der Kabinenluft, die wiederum als Druckschwankung direkt messbar ist. Details sind in den genannten Arbeiten zu finden.

Referenzwerte der Ganzkörperplethysmographie sind verschiedentlich publiziert, basieren aber auf kleineren Kollektiven als die spirometrischen Referenzdaten. Die Unterschiede vor allem bezüglich ITGV basieren hauptsächlich darauf, ob das Gewicht als Prädiktor in die Gleichung mit eingeht oder nicht, und dies kann einen Unterschied in der Beurteilung einer Lungenüberblähung machen [8].

Atemwegswiderstand: Je größer der Druck ist, um eine definierte Flussrate zu erreichen, desto höher ist der Strömungswiderstand. In der Messung zeichnet man die Atemströmung am Mund gegen den Kabinendruck auf. Der Kabinendruck spiegelt das Ausmaß der Kompression und Dekompression der Lunge bzw. des Thorax wider, das benötigt wird, um den erforderlichen Druck aufzubringen. Je größer der benötigte Druck ist, desto größer muss dieses Kompressionsvolumen sein. Analog muss das Kompressionsvolumen größer sein, je größer die Lunge bei gegebenem Druck ist, da der Druck durch eine relative, nicht eine absolute Volumenschwankung erzeugt wird. Dieses Kompressionsvolumen nennt man „Verschiebevolumen" und es ist ein Maß der sowohl druck- als auch volumenbedingten Bewegung des Thorax und der Arbeit, die es braucht, um eine Strömung von 1 L/s zu erzeugen. Die sogenannten Atemschleifen, die in der konventionellen Auftragung von Atemstrom gegen Kabinendruck bzw. Verschiebevolumen zustande kommen, spiegeln den Verlauf dieser Arbeit über den Atemzyklus wider, und die dazugehörige (reziproke) Steigung nennt man spezifischen Atemwegswiderstand, sRaw. Die Atemschleifen lassen bereits viele Rückschlüsse auf pathologische Phänomene und funktionelle Störungen zu, und zwar während Ruheatmung. Während sich bei Gesunden eine gerade Linie ergibt, zeigen sich bei Patienten mit Atemwegserkrankungen unterschiedliche Formen mit flacherer Steigung, Krümmungen und vor allem einer Öffnung der Atemschleifen (Abb. 2.6). Letztere ist Indikator von Phasenverschiebungen zwischen Druck und Fluss, wie sie typischerweise durch eine ungleichmäßige Ventilation der Lunge zustande kommen, die wiederum bei COPD und Lungenemphysem besonders ausgeprägt ist. Ferner kann zwischen inspiratorischer und exspiratorischer Atemwegsobstruktion unterschieden werden. Eine steile Atemschleife macht eine relevante Obstruktion zumindest unter den Bedingungen der Ruheatmung unwahrscheinlich. Somit ist in jedem Fall neben den Werten von sRaw eine Inspektion der Form der Atemschleifen informativ und für eine professionelle Interpretation unumgänglich.

Um den Atemwegswiderstand Raw zu ermitteln, wird definitionsgemäß der Wert des Alveolardrucks als treibende Kraft benötigt, es genügt nicht, eine Art von Gesamtarbeit anzugeben wie durch den sRaw. Wie beschrieben, kann dazu das Verschlussdruckmanöver dienen. Formal gesehen ist der Raw, bis auf kleinere methodologische Korrekturen, gleich dem Wert von sRaw dividiert durch das ITGV, das ebenfalls im Verschlussdruckmanöver bestimmt wird (s. u.). Man halte also fest, dass erst sRaw aus den Atemschleifen bestimmt wird und sodann Raw aus sRaw und ITGV [6]. Daher beinhaltet die Bestimmung von Raw zwei Atemmanöver, darunter die Verschlussdruckmessung, bei der eher Messfehler auftreten als bei der Erfassung der Atemschleifen. sRaw ist also der numerisch robustere Parameter verglichen mit Raw. Dies gilt auch unter dem Aspekt, dass sRaw bei physiologischen, realen Verschiebungen von ITGV innerhalb einer Folge von Messungen desselben Individuums weitgehend konstant ist, während Raw dem Lungenvolumen ITGV umgekehrt proportional ist.

Bei der funktionellen Bewertung von Patienten mit COPD sollten immer Raw und sRaw analysiert werden, diese Parameter ergänzen sich. Bei Patienten mit ausgeprägter Lungenüberblähung kann es vorkommen, dass der Raw nur moderat erhöht ist, da ITGV stark erhöht ist, wohingegen der sRaw deutlich erhöht ist. In diesem Fall mag der Atemwegswiderstand, gegen den der Patient atmet, noch moderat sein, doch nötigt ihn das hohe Lungenvolumen dazu, große Thoraxexkursionen während des Atemzyklus zu vollführen und damit erhöhte Atemarbeit zu leisten. Umgekehrt mag bei einer sekundär auftretenden bzw. überlagernden Reduktion des Lungenvolumens, beispielsweise aufgrund von Adipositas, das Lungenvolumen reduziert und die gesamte Atemarbeit moderat sein, zugleich aber der Atemwegswiderstand relativ hoch.

Intrathorakales Gasvolumen: Die Messung des ITGV basiert wie beschrieben auf der Tatsache, dass der Druck idealer Gase bei gleichbleibender Temperatur und Stoffmenge umgekehrt proportional zum Volumen ist. Dieses Messprinzip wird somit über die Berechnung des Alveolardrucks hinaus eingesetzt, um das Lungenvolumen zu bestimmen. Die Messung erfolgt bei der funktionellen Residualkapazität, also am Ende einer normalen Exspiration, daher wird bei der Messung das Intrathorakale Gasvolumen (ITGV) bestimmt. In Kombination mit einer Spirometrie kann auf diese Weise das Residualvolumen (RV) als funktionelle Residualkapazität minus des exspiratorischem Reservevolumen (ERV) berechnet werden, durch Addition der IVC zu RV die TLC.

Patienten mit COPD zeigen häufig eine Zunahme von ITGV und RV. Diese kann bereits in Ruheatmung vorliegen (statische Überblähung) und nimmt unter körperlicher Belastung zu (dynamische Überblähung). Die Messung von ITGV und RV erlaubt eine Einschätzung der Schwere der Überblähung. Werte über der 95-Perzentile, aber unter

140 % vom Sollwert werden als leichtgradig, zwischen 140 und 170 % vom Sollwert als mittelschwer und über 170 % als schwergradig bezeichnet [7]. Allerdings ist zu beachten, dass eine Lungenüberblähung nicht mit dem Vorliegen eines Emphysems gleichzusetzen ist, da sie häufig infolge einer bloßen Erhöhung des Atemwegswiderstandes auftritt. Daher ist auch bei Patienten mit anderen obstruktiven Erkrankungen, z. B. Asthma, ITGV erhöht, allerdings relativ gering. Eine schwere Lungenüberblähung ist in der Regel mit einem Emphysem assoziiert.

Im Rahmen eines Reversibilitätstests verweist die Reduktion von ITGV oder RV nach Gabe des Bronchodilatators auf eine Wirksamkeit des Medikaments beim jeweiligen Patienten. Die TLC wird gewöhnlich nicht beeinflusst und Änderungen von ITGV gehen bei konstanter TLC naturgemäß mit einer Änderung der inspiratorischen Kapazität (IC) einher, d. h. desjenigen Volumens, das vom Ende einer normalen Ausatmung her noch maximal eingeatmet werden kann. Nimmt das ITGV zu, nimmt folglich die IC ab, wohingegen eine Abnahme von IGTV zu einer Zunahme der IC führt. Die Messung der IC wird gerne in Interventionsstudien, insbesondere bei der Erfassung der dynamischen Überblähung, zum Zwecke der Erfolgskontrolle verwendet, da sie rein spirometrisch erfolgen kann und somit auch auf einem Ergometer oder Laufband möglich ist.

Ferner kann die Erfassung des Atemwegwiderstandes im Rahmen der bronchialen Reversibilitätstests eingesetzt werden. Hierbei ist zu beachten, dass die prozentualen Veränderungen von FEV_1 nach Gabe eines Bronchodilatators häufig geringer ausfallen als diejenigen von Raw oder sRaw. Dieser Unterschied betrifft nicht nur die Prozentsätze der Änderungen, sondern auch ihren Abstand zur Variabilität der Messungen und damit die Verlässlichkeit einer Aussage über eine positive Wirkung. Die Verminderung von sRaw spiegelt in der Regel eine Reduktion sowohl der Lungenüberblähung im Sinne von ITGV als auch des Atemwegswiderstandes Raw wider. Der Fall, dass in der Ganzkörperplethysmographie ein klarer Effekt eines inhalierten Bronchodilatators zutage tritt, in der Spirometrie hingegen nicht, ist keineswegs ungewöhnlich.

CO-Diffusionskapazität

Die Messung der CO-Diffusionskapazität zielt darauf ab, die Gasaufnahmefähigkeit der Lunge zu bestimmen. Hierzu bestimmt man die Menge eines Testgases, die pro Zeiteinheit aus den Alveolen in das Blut übertritt. Als Testgas wird in der Regel Kohlenmonoxid (CO) eingesetzt, da dieses sich ähnlich wie Sauerstoff verhält, was seine Aufnahme in das Blut angeht, wenngleich mit einer deutlich höheren Affinität zum Hämoglobin als Sauerstoff. Der große Vorteil ist, dass in relativ kurzer Zeit eine messbare Aufnahme stattfindet und dass man den Gegendruck des Gases im Blut in der Regel gleich Null setzen kann. Die treibende Kraft ist die Differenz zwischen dem Partialdruck des alveolären CO und dem CO-Gegendruck im Blut; hierbei ergibt sich die Konzentration des alveolären CO aus dem eingeatmeten CO mittels eines Verdünnungsfaktors, der über ein gleichzeitig eingeatmetes Inertgas wie Helium oder Methan bestimmt werden kann. Die Aufnahme von CO wird von vielen Faktoren bestimmt (Abb. 2.7a) und stellt ein Integral darüber dar. Zum ersten sind die Belüftungs- und Perfusionsverhältnisse der Lunge und eventuelle Inhomogenitäten zu nennen, zum zweiten die verfügbare alveoläre Oberfläche und die Diffusionsstrecken im Gasraum, sodann Diffusionsbarrieren des Gewebes und der Membranen bis hin zu der Menge des pulmonal-kapillären Blutvolumens und des darin verfügbaren Hämoglobins. Entsprechend ist bei der Interpretation zu beachten, dass es sich um eine Summengröße handelt, deren Änderungen sehr sorgfältig unter Beachtung verschiedener Pathomechanismen gedeutet werden sollten. Methodologisch werden im Wesentlichen zwei Verfahren unterschieden, die *single breath*-Methode und die *steady state*-Methode; letztere allerdings spielt in der Praxis keine Rolle mehr und wird daher nicht weiter behandelt.

Die Diffusionskapazität für CO (DLCO), auch Transferfaktor für CO (TLCO) genannt, berechnet sich aus dem Quotienten der CO-Aufnahme pro Zeiteinheit und der alveolo-kapillären CO-Partialdruckdifferenz. Da bei Nichtrauchern angenommen werden kann, dass der kapilläre CO-Gegendruck gleich null ist, kann vereinfachend gesagt werden, dass die Diffusionskapazität gleich der CO-Aufnahme pro Zeit geteilt durch den alveolären CO-Partialdruck ist. Letzterer wird, wie erwähnt, aus der Ver-

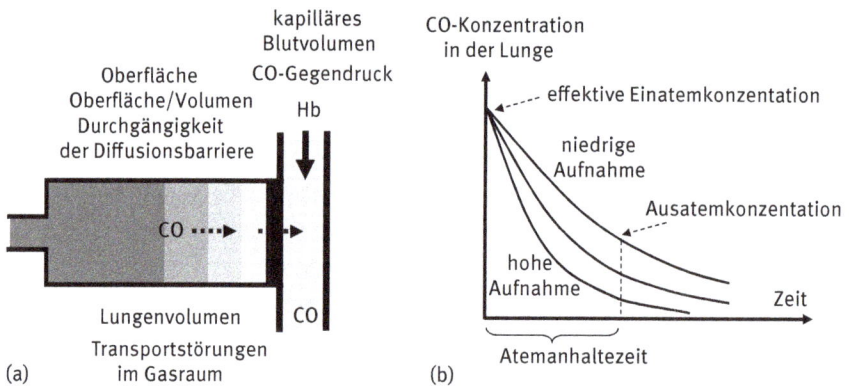

Abb. 2.7: Das linke Teilbild (a) führt wichtige Einflussfaktoren auf die gemessene CO-Aufnahme auf, die sich unterteilen lassen in solche des Transports im Gasraum bzw. Gewebe und solche, die vom Blut abhängen. Das rechte Teilbild (b) illustriert, dass von einer Anfangskonzentration, die sich durch Verdünnung des inhalierten CO unmittelbar nach Einatmung ergibt, die Konzentration von CO exponentiell abfällt, bis sie nach einer definierten Atemanhaltezeit als Ausatemkonzentration gemessen werden kann. Die Anfangskonzentration, d. h. effektive Einatemkonzentration von CO lässt sich mittels der gleichzeitig bestimmten Verdünnung eines nicht aufgenommenen Gases (Helium, Methan) bestimmen. Je mehr CO relativ zu dieser Konzentration in der Ausatemluft zu finden ist, desto geringer ist die Aufnahme und entsprechend die volumenbezogene Diffusionskapazität für CO (KCO). Durch Multiplikation der KCO mit dem alveolären Volumen, das sich aus der Gasverdünnung und dem eingeatmeten Volumen berechnen lässt, ergibt sich die gesamte Diffusionskapazität DLCO, die auch als Transferfaktor TLCO bezeichnet wird, da sie ein Integral über viele Einflussfaktoren darstellt, nicht alleine solcher von der Art der Diffusion im engeren Sinne.

dünnung eines Inertgases bestimmt. Man berechnet das Verhältnis zwischen den Konzentrationen des ausgeatmeten und des eingeatmeten Inertgases und nimmt an, dass sich das inhalierte CO in gleicher Weise verdünnt. Dies ist sozusagen die Startkonzentration bei Beginn der Aufnahme. Zugleich kann aus der Verdünnung des Inertgases das alveoläre Volumen (VA) bestimmt werden als dasjenige Volumen, welches einem eingeatmeten Gas (innerhalb der Atemanhaltezeit) zugänglich ist. Damit ist von vornherein klar, dass VA kleiner als die ganzkörperplethysmographisch, d. h. alleine anhand von Druckschwankungen bestimmte TLC ausfallen muss.

Die Abnahme der CO-Konzentration nach einer Atemanhaltezeit von 8–10 Sekunden spiegelt zunächst einmal die Aufnahmerate für CO unabhängig vom Volumen der Lunge wider (Abb. 2.7b). Diese wird als Transferkoeffizient oder Krogh-Index (KCO) bezeichnet. Multipliziert man diesen Wert mit der VA, so erhält man die eigentliche Diffusionskapazität DLCO, welche die Gesamtaufnahmefähigkeit von CO für die Lunge der jeweiligen Größe angibt. Daraus könnte man schließen, dass die KCO (= DLCO/VA) den weniger problematischen, da in einem Schritt messbaren Parameter darstellt.

De facto allerdings ist die DLCO in der Regel der aussagekräftigere Parameter, teilweise aus numerischen Gründen, vor allem aber wegen der Tatsache, dass bei Veränderungen des Lungenvolumens das pulmonal-kapilläre Volumen nicht dem Volumen der Lunge proportional sein muss. Im Prinzip ist eine Differenzierung zwischen echten Diffusionsstörungen und Verteilungsstörungen möglich, indem eine im Vergleich zu KCO deutlich verminderte DLCO für das Vorliegen einer relevanten Verteilungsstörung spricht, während eine ähnlich große Verminderung von DLCO und KCO für das Vorliegen einer echten Reduktion des Transferfaktors spricht. Jedoch ist hierbei Vorsicht geboten, vor allem bei Patienten mit einem deutlich veränderten Lungenvolumen. In jedem Fall sollte man beide Messgrößen gleichzeitig betrachten. Für DLCO und KCO existieren neuere Referenzwerte seitens der Global Lung Health Initiative, die auf Messungen an großen Kollektiven beruhen [9].

Bei Patienten mit COPD ist häufig die DLCO vermindert, insbesondere beim schweren Emphysem, und die Diffusionskapazität ist derjenige Parameter, der am besten mit dem CT-morphologischen Ausmaß eines Emphysems korreliert. Bei einer normalen Diffusionskapazität kann das Vorliegen eines funktionell relevanten Emphysems effektiv ausgeschlossen werden, während bei leichter COPD die Diffusionskapazität noch im Normalbereich liegen kann. Die DLCO ist besonders hilfreich bei der Differenzierung zwischen COPD und Asthma, denn der alveoläre Raum ist beim Asthma im Vergleich zur COPD nicht beeinträchtigt, ja es finden sich teils sogar „übernormale" Werte. Bei fortgeschrittener Obstruktion und normaler DLCO ist die Diagnose eines Asthmas wahrscheinlicher, wohingegen eine deutlich eingeschränkte DLCO für das Vorliegen eines Emphysems und damit für die Diagnose COPD spricht; natürlich schließt dies ein gleichzeitig bestehendes Asthma nicht aus. Wichtig und oft unterschätzt ist, dass eine Anämie mit einer deutlichen Reduktion der Diffusionskapazität einhergeht. Ferner sind die Werte bei erhöhtem CO-Hb reduziert, d. h. vor allem bei Rauchern; hierfür existieren Korrekturformeln ebenso wie für den (oft stärkeren) Effekt des Hämoglobingehaltes. Klinisch ist die Messung der Diffusionskapazität auch wichtig bei der Identifikation von Patienten, die ein erhöhtes perioperatives Risiko im Rahmen einer operativen Lungenvolumenreduktion aufweisen. Patienten mit einer DLCO unter 20 % vom Sollwert zeigen eine deutlich erhöhte Mortalität im Rahmen dieses Eingriffs.

Bronchiale Überempfindlichkeit (BHR)

Die bronchiale Empfindlichkeit kann mittels einer inhalativen Provokationstestung erfasst werden. Dabei kann zwischen der unspezifischen und der spezifischen Provokation unterschieden werden. Bei der unspezifischen Provokation wird eine bronchokonstriktorisch wirksame pharmakologische Substanz verwendet. Man unterscheidet hierbei zwischen direkten und indirekten Bronchokonstriktoren. Direkte Bronchokonstriktoren, wie Methacholin oder Histamin, wirken unmittelbar auf die glatte Muskulatur, wohingegen indirekte Stimuli wie Mannitol oder Adenonosin-Monophosphat (AMP) über eine Aktivierung von Mastzellen zu einer Bronchokonstriktion führen. Die Reaktion wird in der Regel mittels Lungenfunktion erfasst, im optimalen Fall mit Spirometrie und Ganzkörperplethysmographie. Nach Messung des Ausgangswertes erfolgen jeweils eine Messung nach Inhalation der entsprechenden Trägersubstanz und sodann des Bronchokonstriktors in steigenden Dosen. Als positive Reaktion gelten normalerweise ein Abfall von FEV_1 um mindestens 20 % und ein Anstieg von sRaw um mindestens 100 % (sowie einen Mindest-Absolutbetrag) verglichen mit den Werten nach Inhalation der Trägersubstanz. Auf einer Dosiswirkungskurve lassen sich dann durch Interpolation die Dosen bestimmen, die exakt einen 20 %igen Abfall von FEV_1 ($PC_{20}FEV_1$) oder einen 100 %igen Anstieg von sRaw (PC_{100}sRaw) hervorrufen. Die kritische Dosis, die als Indikator einer bronchialen Überempfindlichkeit gilt, wird in Abhängigkeit von dem verwendeten Protokoll festgelegt. Es ist klar, dass sie von der Art der Inhalationen, dem Output des Verneblers und der verwendeten Messgröße abhängt, daher können die Werte verschiedener Protokolle nur in begrenztem Umfang miteinander verglichen werden. Ferner gibt es Hinweise darauf, dass bei der Diagnose eines Asthmas die Messung von sRaw derjenigen von FEV_1 überlegen ist [10].

Spezifische Provokationstests dienen dazu, ein bestimmtes Allergen als Auslöser einer bronchialen Obstruktion zu verifizieren. Diese Provokationsmethode spielt vor allem bei der Diagnose eines berufsbedingten Asthmas eine Rolle, ist jedoch bei der Diagnostik einer COPD nicht relevant.

Eine bronchiale Überempfindlichkeit tritt bereits bei aktiven Rauchern vermehrt auf, in Assoziation mit der Anzahl täglich gerauchter Zigaretten. So war bei asymptomatischen Rauchern das Vorkommen einer Überempfindlichkeit mit einer Reduktion von FEF_{25-75} assoziiert. Es ist nicht klar, inwieweit die erhöhte Häufigkeit einer Überempfindlichkeit eine direkte Konsequenz der Rauchinhalation ist oder einen durch das Rauchen induzierten Epithelschaden widerspiegelt. Bei Nikotinkarenz kommt es zu einer Verminderung der bronchialen Empfindlichkeit, welche sich aber häufig nicht komplett normalisiert. Bei Patienten mit nachgewiesener COPD besteht ebenfalls eine erhöhte Empfindlichkeit der Atemwege gegenüber unspezifischen Bronchokonstriktoren, allerdings sind Häufigkeit und Schwere geringer als bei Patienten mit Asthma. Entsprechend ist wichtig, im Auge zu behalten, dass der Nachweis einer bronchialen Überempfindlichkeit keineswegs automatisch die Diagnose eines Asthmas impliziert, sondern nur einen Baustein in der Diagnostik darstellt.

In einigen Studien zeigte sich bei bis zu 60–90 % der Patienten mit COPD eine bronchiale Überempfindlichkeit. Da bei Patienten mit COPD eine Obstruktion vorliegt, könnte argumentiert werden, dass die Überempfindlichkeit im Wesentlichen auf einem niedrigen Ausgangswert von FEV_1 beruht, der auch geringe absolute Reaktionen bereits als positiv erscheinen lässt. Dies allerdings scheint insofern nicht der Fall, als bereits bei Patienten mit leichtgradiger Obstruktion vermehrt eine bronchiale Überempfindlichkeit nachweisbar ist. Weiterhin ist bekannt, dass die Schwere der Überempfindlichkeit mit Indikatoren der Überblähung (erhöhtes Residualvolumen) und Markern der Atemwegsentzündung (Anzahl der Neutrophilen, Lymphozyten und Makrophagen in bronchialen Biopsien) assoziiert ist. Für die klinische Interpretation ist wichtig, dass das Vorliegen einer bronchialen Hyperreagibilität mit einem beschleunigten Verlust an Lungenfunktion verbunden ist, insbesondere bei Patienten, die weiter rauchen, sowie mit erhöhter Mortalität [11].

Exhaliertes Stickstoffmonoxid (FeNO)

Stickstoffmonoxid (NO) hat im Körper verschiedenartige Funktionen, insbesondere als Vasodilatator, Neurotransmitter und Entzündungsmediator. Die Konzentration des bronchialen NO kann in der Ausatemluft gemessen werden und bei Patienten mit Asthma ist häufig ein erhöhter NO-Wert nachweisbar. NO wird in den Atemwegen produziert und diffundiert in das Lumen der Bronchien. Daher ist der Wert, der am Mund gemessen wird, abhängig von der Kontaktzeit mit den Bronchien, i. e. der Ausatemrate. Für den klinischen Gebrauch wurde daher die Messung standardisiert, indem die Konzentration in der Ausatemluft bei der Flussgeschwindigkeit von 50mL/sec gemessen wird (FeNO).

Über die Grenzwerte, die eine klinische Einstufung erlauben, gibt es derzeit noch keine Einigkeit in der Literatur, da sie stark von den eingeschlossenen Kollektiven und ihrer Vortestwahrscheinlichkeit abhängen [12]. Oft werden Werte < 25 ppb, zwischen 25 und 50 ppb und > 50 ppb voneinander abgegrenzt. Erhöhte FeNO-Werte (> 25 ppb) stehen häufig mit einer eosinophilen Entzündung der Atemwege in Verbindung. Für die Praxis ist dies hilfreich, auch wenn strenggenommen erhöhte FeNO-Werte eher eine Th 2-induzierte Entzündungsreaktion widerspiegeln, die durch die Zytokine Interleukin (IL)-4 und IL-13 hervorgerufen werden. Man sollte auch berücksichtigt, dass die Werte abhängig sind von Alter, Körpergröße, Geschlecht, Infekten und Zigarettenrauchen. Hierfür gibt es Korrekturfaktoren, die es teilweise erlauben, die begrenzte Aussagekraft von FeNO bei aktiven Rauchern zu kompensieren. Bei COPD-Patienten spielt die Messung von FeNO derzeit nur eine untergeordnete Rolle. Werte über 25 ppb lassen aber eine (zusätzliche) Th 2-Entzündungsreaktion vermuten und können ein begründeter Anlass sein, den therapeutischen Einsatz von inhalativen Steroiden zu erwägen.

Messung der Atemmuskelkraft

Die Messung des maximalen Drucks am Mund bei einer forcierten Inspiration vom Residualvolumen gegen ein verschlossenes Ventil ist die am häufigsten angewandte Methode, um die maximale Inspirationskraft abzuschätzen. Der gemessene maximale Druck wird als maximaler statischer Inspirationsdruck (Pi_{max}) bezeichnet. Zusätzlich kann der inspiratorische Mundverschlussdruck ($P_{0,1}$) erfasst werden. Dabei verschließt 0,1 Sekunden nach Beginn der normalen Einatmung ein Ventil das Mundstück. Der $P_{0,1}$ repräsentiert die inspiratorische Druckentwicklung über den Atemzug und ist innerhalb von 0,1 Sekunden nicht willkürlich beeinflussbar. Dieses Verfahren ist besonders einfach gegenüber der Messung des Maximaldrucks. Beide sind nichtinvasiv, im Gegensatz zur Messung des intrathorakalen Druckes mittels Ösophagusballon bei normaler Atmung sowie kurzer forcierter Einatmung.

Die Messung von $P_{0,1}$ repräsentiert die Belastung der Atempumpe unter Ruhebedingungen und wird nur geringgradig von der Mitarbeit des Patienten beeinflusst. Erhöhte Werte zeigen eine vermehrte Last der Atempumpe an, verminderte Werte sind ein Anzeichen für eine zentrale Atemdepression oder manifeste Atemmuskelschwäche. Der Wert von Pi_{max} stellt einen Index für die Kapazität der Atempumpe dar, welcher allerdings stark von der Mitarbeit der Patienten abhängt. Als wichtiger Parameter ist das Verhältnis von $P_{0,1}$ zu Pi_{max} zu nennen. Dieser gibt die Last der Ruheventilation im Verhältnis zur Kapazität der Atempumpe an. Bei einem erhöhten Quotienten $P_{0,1}/Pi_{max}$ ist mit einer ventilatorischen Insuffizienz zu rechnen, bei stark erhöhtem Quotienten ist eine spontane Ventilation langfristig nicht mehr möglich.

Literatur

[1] Criée CP, Baur X, Berdel D, et al. Leitlinie zur Spirometrie. Published by German Atemwegsliga, German Respiratory Society and German Society of Occupational and Environmental Medicine. Pneumologie. 2015;69:147-164.

[2] Quanjer PH, Stanojevic S, Cole TJ, et al. Multi-ethnic reference values for spirometry for the 3-95-yr age range: the global lung function 2012 equations. Eur Respir J. 2012;40:1324-1343.

[3] GLI – Berechnungsmöglichkeiten unter www.lungfunction.org abrufbar.

[4] GOLD COPD – Global Initiative for Chronic Obstructive Lung Disease. Zugänglich unter gold-copd.org

[5] Franssen FM, O'Donnell DE, Goossens GH, Blaak EE, Schols AM. Obesity and the lung: 5. Obesity and COPD. Thorax. 2008;63:1110-1117.

[6] Criée CP, Sorichter S, Smith HJ, et al. Working Group for Body Plethysmography of the German Society for Pneumology and Respiratory Care. Body plethysmography – its principles and clinical use. Respir Med. 2011;105:959-971.

[7]   Criée CP, Berdel D, Heise D, et al. Empfehlungen zur Ganzkörperplethysmographie (Body-
      plethysmographie). Dustri-Verlag Dr. Karl Feistle, 2009, ISBN 3-87185-394-1. Siehe auch
      Atemwegsliga.
[8]   Alter P, Rabe KF, Schulz H, Vogelmeier CF, Jörres RA. Influence of body mass on predicted values
      of static hyperinflation in COPD. Int J Chron Obstruct Pulmon Dis. 2018;13:2551-2555.
[9]   Stanojevic S, Graham BL, Cooper BG, et al. Global Lung Function Initiative TLCO working group;
      Global Lung Function Initiative (GLI) TLCO. Official ERS technical standards: Global Lung Func-
      tion Initiative reference values for the carbon monoxide transfer factor for Caucasians. Eur
      Respir J. 2017;50(3).
[10] Schneider A, Schwarzbach J, Faderl B, Hautmann H, Jörres RA. Whole-body plethysmography
      in suspected asthma: A prospective atudy of Its added diagnostic value in 302 patients. Dtsch
      Arztebl Int. 2015;112:405-411.
[11] Scichilone N, Battaglia S, La Sala A, Bellia. Clinical implications of airway hyperresponsiveness
      in COPD. Int J Chron Obstruct Pulmon Dis. 2006;1:49-60.
[12] Karrasch S, Linde K, Rücker G, et al. Accuracy of FENO for diagnosing asthma: a systematic re-
      view. Thorax. 2017;72:109-116.

2.4 Bildgebung

Sebastian Ley, Julia Ley-Zaporozhan

2.4.1 Einleitung

Die chronisch obstruktive Lungenerkrankung (CODP) hat zwei wesentliche Ursachen: eine Entzündung im Bereich der kleinen Atemwege (obstruktive Bronchitis) und eine Destruktion von Lungengewebe (Emphysem). Der relative Beitrag beider pathophysiologischer Prozesse zum Krankheitsbild ist sehr variabel. Daher werden mittlerweile, basierend auf der Bildgebung, zwei Phänotypen differenziert: ein Phänotyp mit hauptsächlicher Erkrankung der Atemwege und ein Phänotyp mit Parenchymdestruktion (Emphysemtyp) [1]. Die obstruktive Bronchitis oder Bronchiolitis und ein Emphysem können einen Kollaps der Atemwege während der Ausatmung bedingen, was wiederum zum Phänomen der Überblähung unter Belastung führen kann [2]. Dabei sind die klinischen Symptome sehr variabel.

Die Aufgabe der Bildgebung ist daher die typischen Veränderungen sicher darzustellen, die einzelnen phänotypischen Facetten zu bewerten, den Schweregrad zu beurteilen und zudem Verlaufskontrollen zu ermöglichen.

Für diese mannigfaltigen Aufgaben stehen 2 primäre Techniken zur Verfügung: die Röntgenaufnahme und die Computertomographie des Thorax. Neuerdings ist auch die Magnetresonanztomographie (MRT) in der Lage die Morphologie des Lungenparenchyms darzustellen, die besonderen Möglichkeiten liegen aber in der funktionellen Charakterisierung mittels Darstellung und Quantifizierung der Perfusion und Ventilation. Da dies nur an speziellen Zentren und aktuell im Rahmen von Studien durchgeführt wird, wird die MRT nur kurz beleuchtet.

2.4.2 Röntgen

Eine Röntgenuntersuchung der Thoraxorgane ist bei der Erstdiagnostik sinnvoll und sollte in 2 Ebenen durchgeführt werden, damit differentialdiagnostisch relevante Erkrankungen oder bedeutsame Komorbiditäten, wie z. B. ein Lungenkarzinom, eine Tuberkulose, Lungenparenchymerkrankungen oder eine Lungenstauung, erkannt werden können [2],[3]. Diese Untersuchung ist sehr standardisiert durchführbar, kostengünstig und nutzt eine geringe Strahlendosis.

Die diagnostischen Kriterien für ein Emphysem im Röntgen Thorax sind [4]:

Posterior-anteriorer Strahlengang (Abb. 2.8):
– Tief stehende und abgeflachte Zwerchfellschenkel
– Unregelmäßige Transparenzerhöhung der Lungenfelder
– Erweiterung der Intercostalräume
– Inhomogener Verlust der peripheren Gefäßzeichnung
– Schlanke kardiale Silhouette

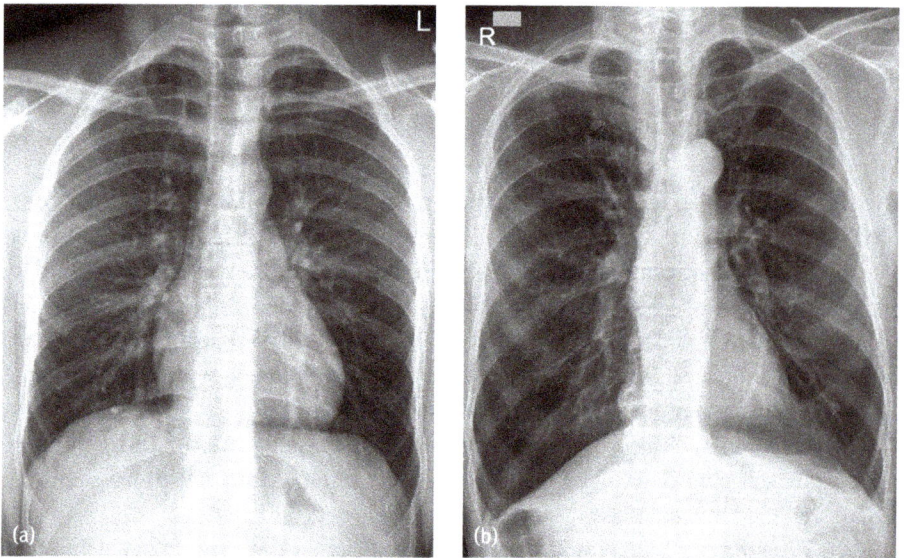

Abb. 2.8: Röntgenbilder im posterior-anterior Strahlengang eines (a) gesunden Patienten und (b) Patienten mit Emphysem. Man erkennt deutlich den Unterschied der Thorax- und Lungenkonfiguration. Bei dem Patienten mit Emphysem stehen z. B. die Zwerchfellschenkel sehr tief und bilden einen weiten costodiaphragmalen Winkel. Der Rippenabstand ist deutlich größer als bei dem gesunden Patienten. Die Herzsilhouette ist durch das Emphysem erheblich komprimiert. Während bei dem gesunden Patienten die Lungengefäßzeichnung bis in die Peripherie zu verfolgen ist, ist diese bei dem Patienten, vor allem in den Lungenunterfeldern, erheblich rarefiziert.

Lateraler Strahlengang (Abb. 2.9):
- Erweiterung des retrosternalen Raumes auf ≥ 2,5 cm vom Sternum zur Aorta ascendens
- Abflachung oder sogar Invertierung des Zwerchfells. Ein sternodiaphragmaler Winkel ≥ 90° ist ein sicheres Zeichen einer Überblähung der Lunge.

Zentrilobuläres Emphysem zeigt sich im Röntgenbild als eine Mischung aus kleinfleckigen überblähten Arealen und angrenzenden dichteren Arealen [5]. Bei einem panlobulärem Emphysem zeigen sich ähnliche röntgenmorphologische Veränderungen. Einzig das Verteilungsmuster ist verschieden: das zentrilobuläre Emphysem ist Oberlappen und Mittellappen betont, während das panlobuläre Emphysem betont in den Unterfeldern vorkommt.

Große Emphysemblasen oder bullöse Veränderungen (Durchmesser > 2 cm) sowie ausgeprägte pleurale Veränderungen können sicher identifiziert werden. Bullae sind häufig in den Lungenspitzen lokalisiert und sind meistens Zufallsbefunde. Es ist festzuhalten, dass Bullae und paraseptales Emphysem nicht einem lokalisierten Emphysem entsprechen. Bullae können allerdings aus einem konfluierenden zentri- oder panlobulären Emphysem hervorgehen.

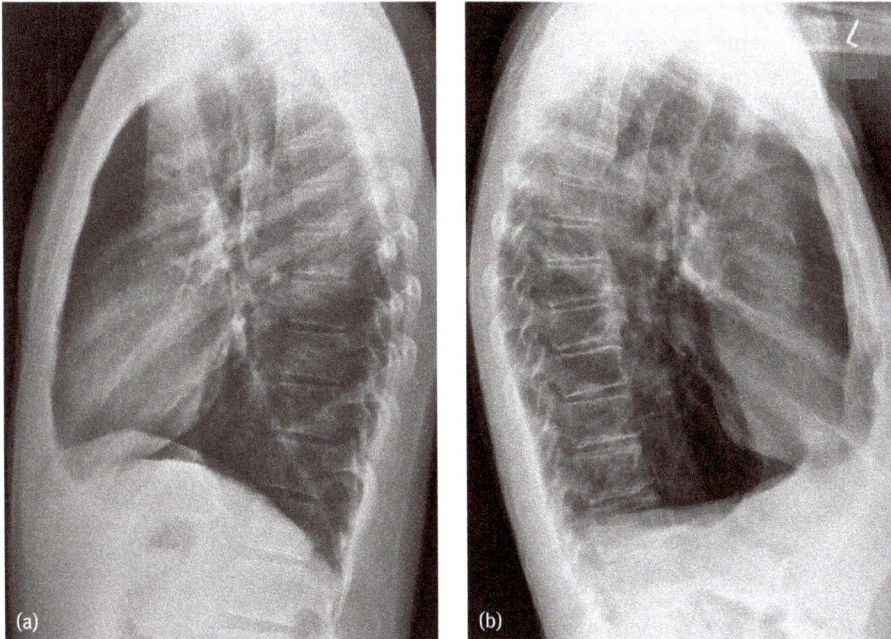

Abb. 2.9: Die gleichen Patienten wie in Abb. 2.8. Während bei dem Lungengesunden die Zwerchfelle einen Bogen nach oben beschreiben, verlaufen diese bei dem Emphysempatienten horizontal, bzw. sind nach caudal verlagert. Der retrosternale Raum ist erheblich vergrößert, das Herz und die Aorta ascendens sind vom Sternum deutlich entfernt.

Von dem klassischen Emphysem ist das „senile Emphysem" abzugrenzen. Die senilen strukturellen Veränderungen werden als nicht-destruktiv und homogen klassifiziert, im Gegensatz zum destruktiven und fokalen Emphysem. Trotz des histologischen Unterschieds erscheinen die Veränderungen in der Bildgebung ähnlich mit Überblähung und Zeichen eines zentrilobulären Emphysems [6],[7]. Diese Patienten sind allerdings asymptomatisch und älter.

In frühen Vergleichsstudien wurde die Wertigkeit des Röntgenbildes zur Diagnose eines Lungenemphysems zwischen exzellent [8] und schlecht [9] beurteilt. In einer 2008 publizierten Studie betrug die Sensitivität und Spezifität des Röntgenbildes 90 % bzw. 98 % zur Diagnosestellung Emphysem (Abb. 2.10) [10]. In den Studien wurden unterschiedlich viele diagnostische Kriterien des Emphysems verwendet. Vor allem, wenn nur die Zeichen der Parenchymdestruktion herangezogen wurden, waren die Ergebnisse deutlich schlechter als mit Beurteilung der Überblähung und der kardiovaskulären Veränderungen [11].

Insgesamt ist das Röntgen bei Patienten mit mittelgradigem bis schwerem Emphysem ein gutes diagnostisches Werkzeug [11],[12]. Die Spezifität und der positiv prädiktive Wert der Methode bei Patienten mit klinischen Symptomen einer COPD liegt bei 100 % [5]. Patienten mit klinischen Symptomen einer COPD ohne radiographische Zeichen eines Emphysems, haben mit großer Wahrscheinlichkeit eine Erkrankung der kleinen Atemwege [5]. Im Allgemeinen ist die bronchiolitische Atemwegskomponente der COPD im Röntgen nicht detektierbar, manchmal ist diese als perihiläre Zeichnungsvermehrung sichtbar (Abb. 2.11) [13].

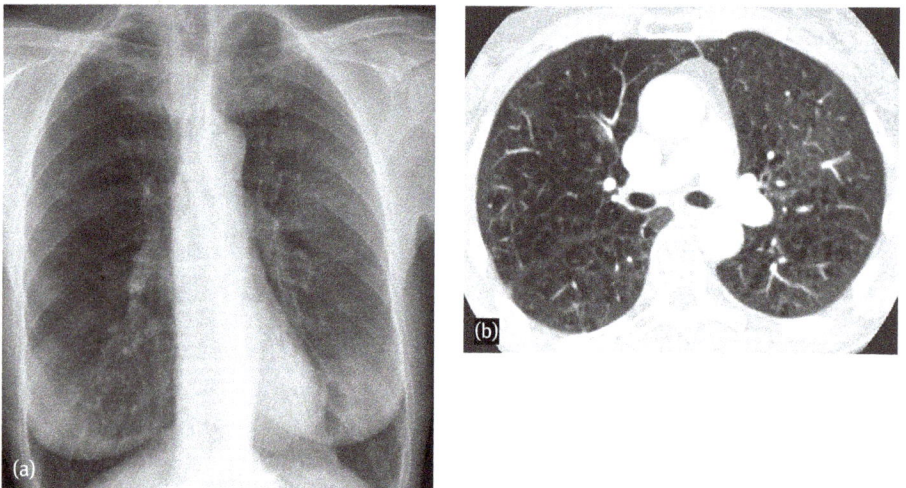

Abb. 2.10: Patientin mit Emphysem, welches aber deutlich asymmetrisch ausgeprägt ist. Im Röntgen (a) erkennt man deutlich die Architekturstörung der rechten Lunge mit Parenchymrarefizierung und vermehrter Transparenz, vor allem im Mittelfeld. Dies wird durch die CT (c) bestätigt, wo sich deutlich mehr emphysematische Veränderungen in der rechten Lunge finden als links.

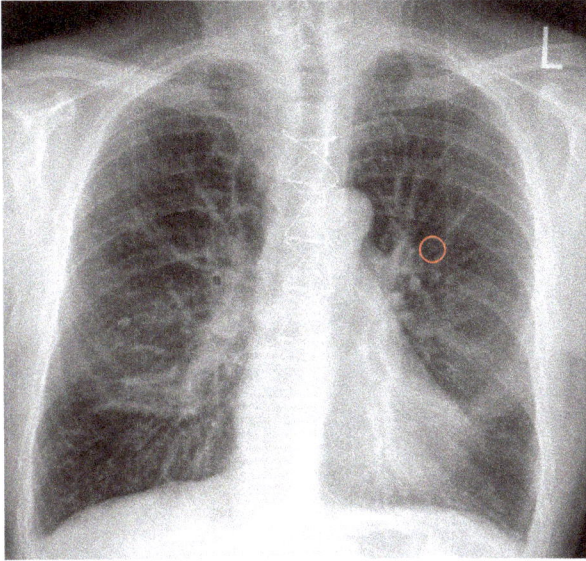

Abb. 2.11:
Patient mit einem Emphysem
und deutlichen Atemwegsver-
änderungen. Man erkennt im
Röntgen die dilatierten und
wandverdickten Bronchien,
vor allem zentral (roter Kreis).

Es ist allerdings zu beachten, dass das Röntgenbild in ca. 30 % eines unselek-
tierten Kollektives Zeichen einer COPD zeigt, was sich in der Lungenfunktion nicht
bestätigt [14].

Für Quantifizierung oder longitudinale Betrachtungen ist die konventionelle
Röntgenaufnahme nicht mit hinreichender Validität geeignet [9].

2.4.3 Computertomographie

Die Computertomographie (CT) erlaubt die überlagerungsfreie und dünnschichtige
Darstellung des Thorax mit Atemwegen und der Lunge [15]. Die Schichtdicke kann
dabei bis 0,6 mm betragen, die in-Schicht Auflösung ca. $0,8 \times 0,8$ mm (Abb. 2.12). Die
gängige Definition eines HRCT erlaubt eine Schichtdicke von bis zu 1,5 mm und einen
hochauflösenden Rekonstruktionsalgorithmus [16]. Durch diese hohe Auflösung ist
die CT das beste nichtinvasive Verfahren zur Darstellung des Lungenparenchyms und
zeigt eine gute Korrelation zur Histologie (Abb. 2.13) [17],[18],[19],[20]. Zudem lassen
sich exzellente 3D Rekonstruktionen berechnen welche die Verteilung des Emphysems und Darstellung der Atemwege bis in die Peripherie erlauben. Zur Beschreibung
der CT Befunde wird auf die aktuelle Terminologie Publikation verwiesen [21],[22].

Die *Fleischner Society* empfiehlt zur Beurteilung des Lungenparenchyms die Fens-
tereinstellungen -700 HU (*window level*) und eine Weite von 1.500 HU (*window width*)
[23]. In diesem Statement sind auch optimale Untersuchungs- und Rekonstruktions-
protokolle empfohlen.

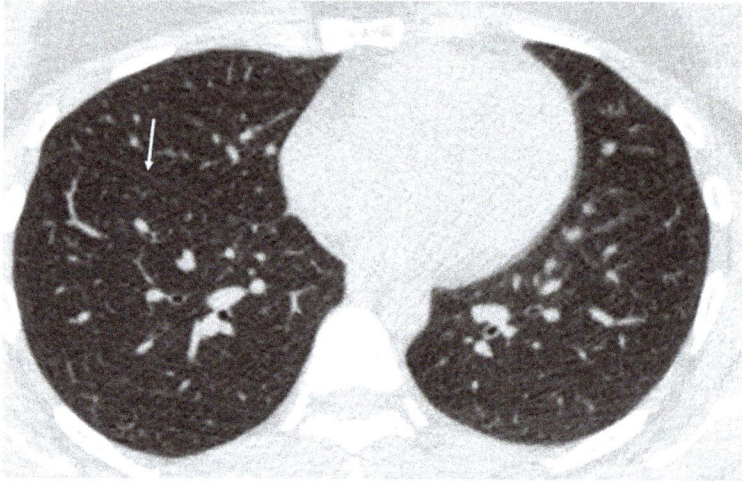

Abb. 2.12: CT Schicht eines gesunden Patienten mit einer Schichtdicke von 0,8 mm. Man erkennt die Gefäße und die Atemwege bis auf Subsegmentebene, nahe der Pleura werden die Strukturen allerdings so fein, dass diese nicht aufgelöst (dargestellt) werden. Man erkennt zudem den Lappenspalt rechts (Pfeil) in seinem Verlauf.

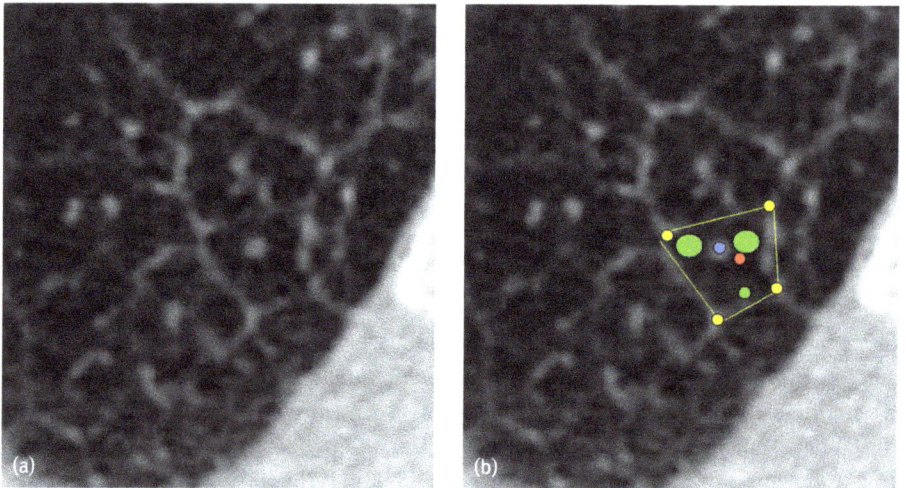

Abb. 2.13: Axiale CT Schicht (0,8 mm Schichtdicke) einer Patientin mit Herzinsuffizienz und einem geringen Emphysem (a). Durch die kardiale Stauung sind die Leitstrukturen des Sekundärlobulus eindeutiger erkennbar. (b) Die gelben Markierungen entsprechen dem venösen und lymphatischen System. Der blaue Kreis entspricht der Zentralarterie, begleitet von dem Bronchus (roter Kreis). Zudem zeigen sich hypodense Veränderungen (grüne Markierungen) innerhalb des Sekundärlobulus, was einem zentriazinären Emphysem entspricht.

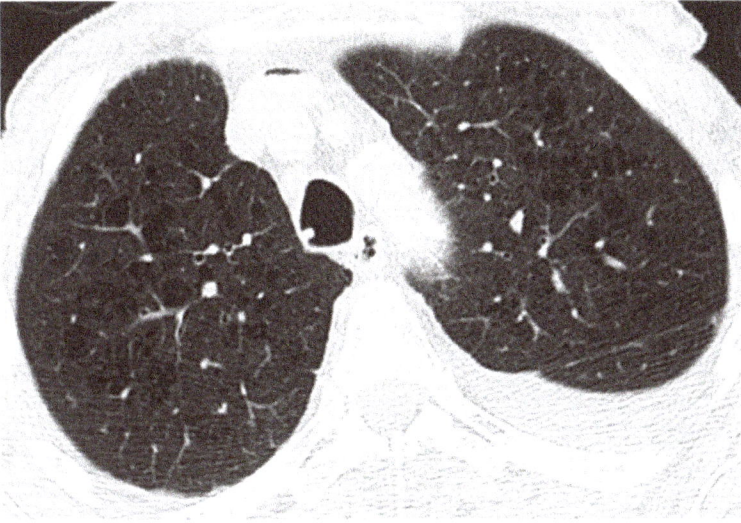

Abb. 2.14: Geringe emphysematische Veränderungen eines 73 jährigen Patienten in der CT (axiale Schicht). Man erkennt kleine zentrilobuläre emphysematische Veränderungen in einem ansonsten normalen Lungenparenchym. Die Lungenarchitektur ist erhalten, die Sekundärlobuli sind trotz Emphysem nicht vergrößert.

Aufgrund der guten Ortsauflösung kann die CT bereits erste emphysematische Veränderungen in den Sekundärlobuli erkennen (Abb. 2.13 und Abb. 2.14). Vor allem bei geringen emphysematischen Veränderungen ist die CT sensitiver als die Lungenfunktion [24].

Basierend auf den intensiven Forschungsbemühungen sollten COPD typische Veränderungen in der CT eingeteilt werden in zentrilobuläres, panlobuläres und paraseptales Emphysem (Tab. 2.7).

Das zentrilobuläre Emphysem (CLE) ist charakterisiert durch kleine, gutumschriebene oder unscharfe Areale mit erniedrigter Dichte umgeben von normalem Lungenparenchym (Abb. 2.14). Die Areale erniedrigter Dichte sind um die Zentralarterie eines Lobulus angeordnet [5],[25]. Diese Art des Emphysems stellt das häufigste Emphysem bei Rauchern dar und ist oberlappendominant. Die emphysematischen Veränderungen können klein (1 mm) bis groß (> 3 cm) sein [23]. Zur Einteilung in die Kategorien „Spuren eines CLE", „mildes CLE" und „moderates CLE" ist der Schweregrad entscheidend: sind weniger als 0,5 % eines Lappens betroffen spricht man von „Spuren eines CLE", zwischen 0,5–5 % von „mildem CLE" und wenn mehr als 5 % betroffen sind von einem „moderaten CLE".

Mit dem Fortschreiten der Erkrankung nehmen die Areale erniedrigter Dichte zu und verschmelzen zu größeren Arealen. Dabei geht der klassische Aspekt der zentrilobulären Verteilung verloren (Abb. 2.15). Die Areale mit erniedrigter Dichte haben keine sichtbaren Wände; wenn doch sehr dünne Wände zu sehen sind, handelt es

Tab. 2.7: Visuell erkennbare Veränderungen bei Patienten mit COPD in der CT [23].

Emphysem

Zentrilobuläres Emphysem (CLE):

a. Spuren eines CLE: geringe zentrilobuläre Aufhellungen, < 0,5 % eines Lappens betreffend

b. Mildes CLE: diffus verteilte zentrilobuläre Aufhellungen, normalerweise separiert durch größere Abschnitte mit normalem Lungenparenchym. Es sind zwischen 0,5 und 5 % eines Lappens betroffen.

c. Moderates CLE: zahlreiche klar abgrenzbare zentrilobuläre Aufhellungen, > 5 % eines Lappens betroffen

d. Fortgeschrittenes CLE: verschmelzende zentrilobuläre oder lobäre Aufhellungen, übergreifend auf mehrere Sekundärlobuli. Keine eindeutige Überblähung der Sekundärlobuli oder Verziehung der Lungenarchitektur

e. Fortgeschrittenes destruktives CLE: panlobuläre Aufhellungen mit Überblähung der Sekundärlobuli und Verziehung der Lungenarchitektur.

Panlobuläres Emphysem: Assoziiert mit einem Alpha1-Antitrypsin-Mangel. In der Regel unterlappenbetonte globale Destruktion der Lungenstrukturen

Paraseptales Emphysem:

a. Mildes paraseptales Emphysem: kleine (≤ 1 cm), klar umschriebene juxtapleurale Aufhellungen, entlang der Pleura oder Lappenspalten.

b. substantielles paraseptales Emphysem: überwiegend große (> 1 cm Durchmesser) juxtapleurale zystenähnliche Aufhellungen oder Bullae. Es sind nicht nur die apikalen Lungenfelder betroffen.

Atemwegserkrankungen

Atemwegserkrankungen sind häufig mit Emphysemveränderungen assoziiert, kommen aber auch ohne Emphysem vor, als prädominanter COPD Typ.

Bronchiale Erkrankungen: Verdickung der Wände der segmentalen und subsegmentalen Atemwege.

Erkrankungen der kleinen Atemwege: Entzündliche Veränderungen der kleinen Atemwege können im CT als periphere zentrilobuläre mikronoduläre Veränderungen erkannt werden. Eine obstruktive Erkrankung der kleinen Atemwege kann als *Air-trapping* auf einem exspiratorischem CT, ohne Nachweis eines relevanten Emphysems, erkannt werden.

Assoziierte Erkrankungen

Erkrankung der großen Atemwege: Tracheobronchomalazie, Säbelzahn Trachea, Tracheobronchiale Ausstülpungen / Divertikel.

Interstitielle Lungenerkrankungen: Diffuse milchglasartige Dichteanhebungen, geringe subpleurale retikuläre Zeichnungsvermehrung.

Dilatation der zentralen Pulmonalarterie: Eine Dilatation der zentralen Pulmonalarterie als Hinweis auf eine pulmonale Hypertension zeigt sich bei einer fortgeschrittenen COPD. Ein Verhältnis von > 1 der Pulmonalarterie zur Aorta ist mit einem erhöhten Risiko einer COPD Exacerbation assoziiert.

Bronchiektasen

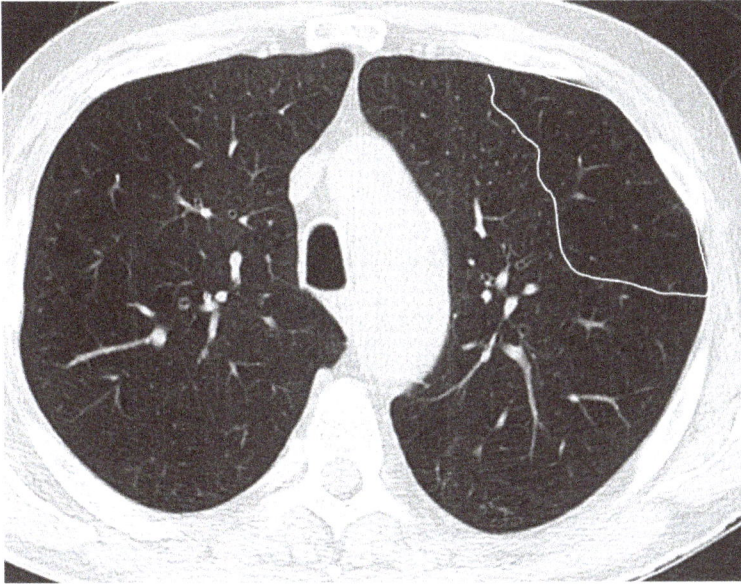

Abb. 2.15: Fortgeschrittenes zentrilobuläres Emphysem. Es zeigen sich Areale normaler Lungendichte und solche mit homogen reduzierter Dichte (Freihandform in weiß markiert). Es zeigen sich keine Wände der Sekundärlobuli mehr, allerdings sind diese Areale noch nicht so überbläht, dass es zu einer Architekturstörung kommt. Zudem ist die Gefäßzeichnung in diesen Arealen reduziert.

sich um angrenzende Atelektasen oder Interlobärsepten. Zwischen den emphysematischen Arealen zeigen sich noch Areale normalen Parenchyms, es zeigt sich noch keine Überblähung des Sekundärlobulus und die Lungenparenchymgrundstruktur ist erhalten – dadurch unterscheidet sich diese Form von dem fortgeschrittenen destruktiven Emphysem.

Mittlerweile werden auch die „normalen" schweren Emphysemformen dem zentrilobulären Emphysem zugeordnet.

Das fortgeschrittene destruktive Emphysem repräsentiert die letzte und schwerste Stufe eines CLE (Abb. 2.16). Es zeigt sich eine generalisierte Erniedrigung der Lungendichte ohne normales Lungenparenchym. Die Sekundärlobuli sind überbläht, die Septen teilweise noch abgrenzbar. Zudem sind die zentralen Pulmonalgefäße geschlängelt, zeigen aufgespreizte Winkel und sind verengt mit reduzierter Verzweigung in die Peripherie. Diese Phänomene zeigen die architektonische Destruktion der Lunge besonders deutlich. Im Alltag ist dieses Befundmuster nicht vom panlobulären Emphysem zu differenzieren, allerdings entspricht dieser Typ histologisch nicht dem panlobulären Typ (siehe unten).

Das panlobuläre Emphysem (PLE) beschreibt eine diffuse emphysematöse Zerstörung eines Sekundärlobulus. Das PLE ist den pulmonalen Veränderungen bei einem Alpha1-Antitrypsinmangel vorbehalten (Abb. 2.17). Allerdings wurde das Muster auch

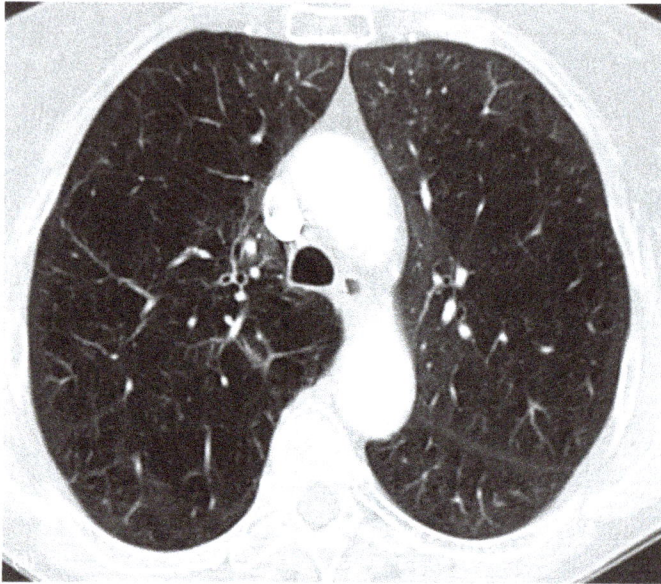

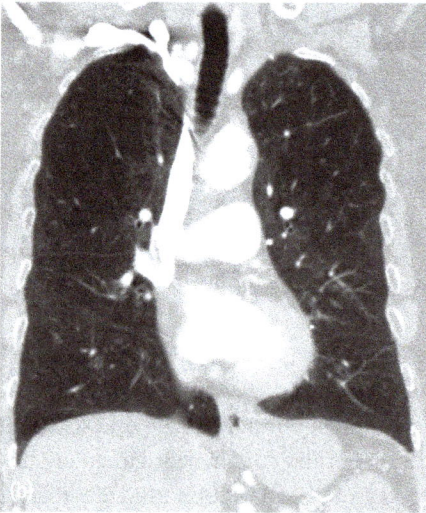

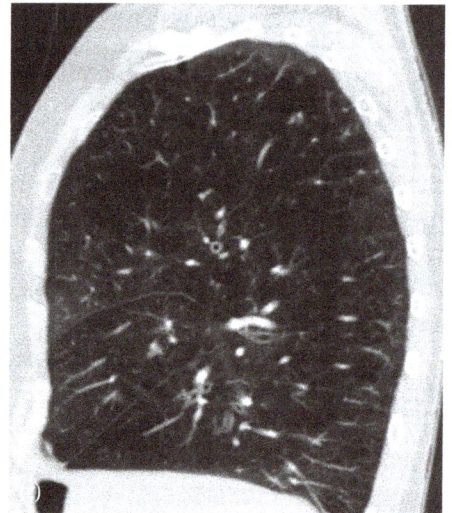

Abb. 2.16: Patientin mit ausgeprägtem Emphysem (a). (b) Die koronare Reformation zeigt deutlich die oberlappenbetonten Veränderungen. Zudem sind die typischen Veränderungen wie tiefstehende Zwerchfelle gut zu erkennen. (c) Die sagittale Rekonstruktion zeigt auch die Verteilung des Emphysems von ventral nach dorsal. Zudem ebenfalls die abgeflachten Zwerchfelle und den „Fassthorax".

schon in anderem Kontext gefunden, z. B. einem intravenösen Drogenmissbrauch von Ritalin [26]. Im Vergleich zum fortgeschrittenen destruktiven Emphysem ist das PLE häufiger unterlappenbetont. Zudem ist das PLE gleichmäßiger in einem Lappen verteilt als das destruktive Emphysem

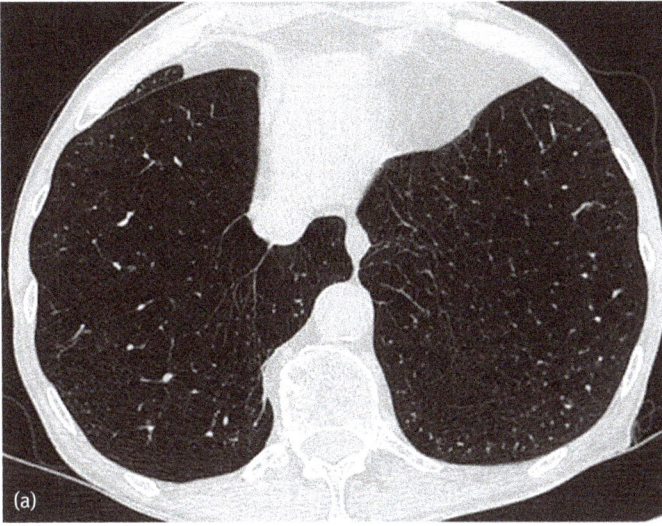

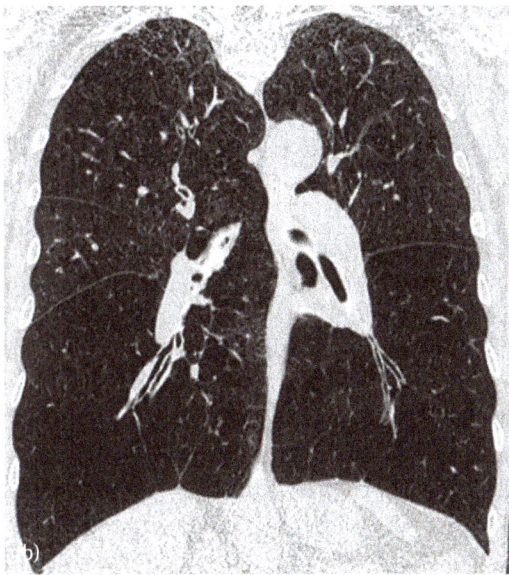

Abb. 2.17: Patient mit einem panlo-bulären Emphysem bei Alpha1-Anti-trypsin-Mangel. Auf der axialen Schicht (a) erkennt man die vollständige Destruktion der normalen Lungenana-tomie mit Überblähung. Im Vergleich zum destruktiven Emphysem ist die Ver-teilung Unterlappen betont, was man auf der koronaren Reformatierung (b) gut erkennen kann.

Das paraseptale Emphysem (PSE) entsteht durch eine selektive Zerstörung der distalen Azini, was das typische Verteilungsmuster angrenzend an die Pleura, peri-bronchovaskulär und Lappenspalten erklärt (Abb. 2.18). Wenn mehrere angrenzende PSE Areale konfluieren, entstehen große, fast bullöse Gebilde. Die einzelnen PSE Areale sind durch intakte interlobäre Septen separiert, wobei die Septen durch eine geringe Fibrose etwas verdickt sind. Im Vergleich zu den honigwabenartigen subpleu-ralen Veränderungen bei einer Fibrose sind die zystischen Veränderungen bei PSE größer, zudem fehlen weitere fibrosetypische Veränderungen.

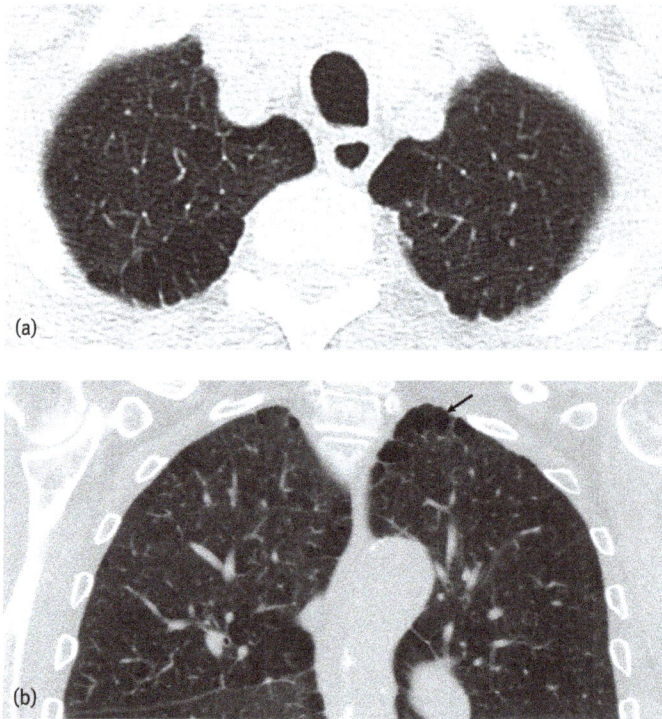

Abb. 2.18: Patient mit einem paraseptalen Emphysem welches typischerweise apikal betont zur Darstellung kommt. In der axialen (a) Schicht zeigen sich pleuraständige emphysematische Veränderungen. In der koronaren Reformatierung (b) zeigen sich die Veränderungen (Pfeil) vor allem links apikal besonders eindrucksvoll.

Geringe subpleurale emphysematische Veränderungen sind ein häufiger Befund, auch bei Nichtrauchern. Daher sollte man einzelne (bis zu 5), kleine Zysten ($\leq$ 1 cm) in den Lungenspitzen nicht kritisch bewerten [23].

Bullae (avaskuläre Areale mit einem Durchmesser > 1 cm) finden sind bei allen Emphysemformen, am häufigsten aber bei PSE. Bullae sind beim CLE und PSE eher in den Oberlappen lokalisiert, beim destruktiven Emphysem gleichmäßig in allen Lappen. Je nach Größe der Bullae kann es zu einer Kompression der angrenzenden Lunge kommen mit reduzierter Belüftung oder sogar Atelektasenbildung. Die Bezeichnung gigantisches bullöses Emphysem wird verwendet, wenn Bullae mindestens ein Drittel eines Hemithorax einnehmen.

Bronchiale Wandverdickung

Da die Atemwege sich von Zentral zur Peripherie verjüngen, nimmt auch die Wanddicke ab. Starke Raucher zeigen in der Regel eine Verdickung der Atemwege, am ehesten durch entzündliche Prozesse und Umbauprozesse (Abb. 2.19). Interessanterweise scheinen die zentraleren Atemwege (5–10 mm Durchmesser) bei Rauchern eine größere Relevanz für klinische Symptome zu spielen als die kleineren/periphereren Atemwege. Die Wanddicke (Atemwegsdurchmesser 5–10 mm) betrug für Raucher ohne Symptome 1,37 mm und mit Symptomen 1,54 mm [27]. Diese Zunahme der Dicke

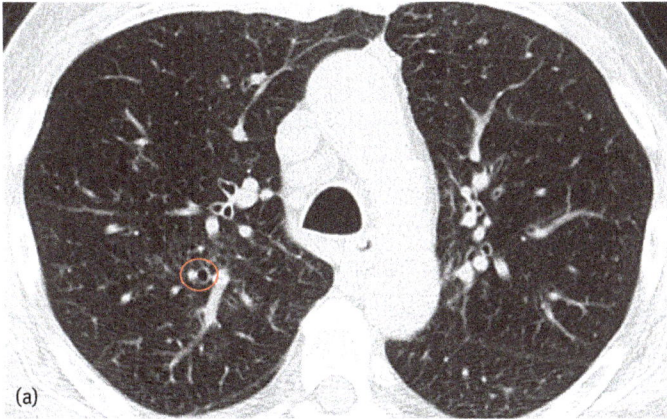

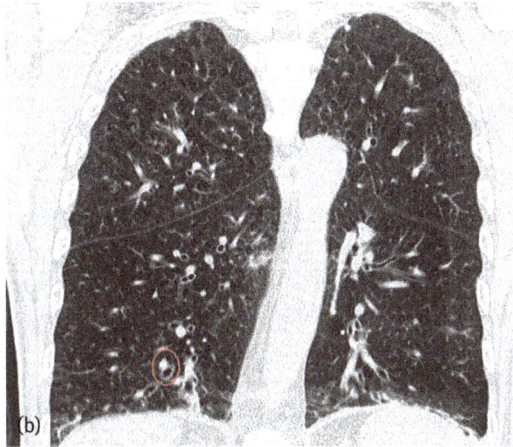

Abb. 2.19: Gleicher Patient wie in Abb. 2.11. In der CT zeigen sich die dilatierten Bronchien (rote Kreise) im Vergleich zu den begleitenden Pulmonalarterien sehr deutlich ([a] axiale Schicht, [b] koronare Reformatierung).

der Atemwege erklärt auch, dass sich diese bei pathologischen Veränderungen weiter in die Peripherie verfolgen lassen.

Aufgrund der variablen Ausprägung und Verteilung der bronchialen Wandverdickung bei COPD ist die visuelle Auswertung mit einer schlechten Übereinstimmung zwischen verschiedenen Befundern behaftet (Kappa 0,17–0,27) [28]. Daher sollten Verlaufskontrollen möglichst vom gleichen Befunder ausgewertet werden.

Erkrankung der kleinen Atemwege

Inhalative Noxen wie z. B. Nikotin führen zu einer Entzündung der kleinen Atemwege, einer Bronchiolitis. Während die kleinen/peripheren Atemwege bei Gesunden nicht im CT zu erkennen sind, sind entzündlich veränderte periphere Atemwege im CT gut zu erkennen. Diese stellen sich als unscharf begrenzte zentrilobuläre Knötchen dar mit einer milchglasartigen Dichte. Diese entzündlichen Veränderungen sind aller Wahrscheinlichkeit nach die Vorstufe von einem CLE, so dass man häufig beide Veränderungen parallel antrifft. Wie bereits oben ausgeführt, ist die visuelle Beurteilung sehr relativ und mit einer hohen Befundervarianz behaftet.

Durch die entzündlichen Veränderungen der kleinen Atemwege kommt es zu einer Obstruktion bei der Exspiration, was sich auf entsprechenden Aufnahmen als sog. *air-trapping*, Arealen von erniedrigter Dichte äußert. Bei Gesunden kommt es bei der Ausatmung zu einer homogenen Dichtezunahme des Lungenparenchyms im CT. Wenn vermehrt Luft in der Lunge bleibt, bleiben die betroffenen Lungenabschnitte dunkler (*hypodenser*).

Interstitielle Lungenveränderungen

In der Regel zeigen Patienten mit COPD/Emphysem keine interstitielle Fibrose und Patienten mit einer IPF haben in der Regel kein Emphysem. Nur ca. 8 % aktiver Raucher haben interstitielle Lungenabnormalitäten mit konsekutiv restriktiver Lungenfunktionsstörung; diese Patienten zeigen dafür ein weniger schweres Emphysem [29].

Es existieren aber auch Patienten mit einer Mischform aus einem oberlappenbetonten Emphysem und unterlappenbetonter Fibrose [30],[31]. Diese Erkrankung wird als „kombinierte pulmonale Fibrose und Emphysem (CPFE)" bezeichnet. Die häufigsten Nebenerkrankungen sind pulmonale Hypertonie, akute Lungenschädigung und Bronchialkarzinom; insgesamt ist die Prognose schlecht. Patienten mit CPFE sind in der Regel älter, männlich und sind oder waren schwere Raucher.

Vor allem die HRCT ist das Verfahren der Wahl zur genauen Charakterisierung der Veränderungen (Abb. 2.20). Die oberlappenbetonten emphysematischen Veränderungen sind CLE, PSE und Bullae. Die unterlappenbetonten fibrotischen Veränderungen sind Honigwaben, Retikulation, und Traktionsbronchiektasen. Insgesamt ist die CPFE eine heterogene Erkrankung, welche nicht immer alle typischen radiologischen Muster aufweisen muss. Zudem kann es in der Praxis schwierig sein, dickwandige Bullae von Honigwabenveränderungen zu unterscheiden.

Quantifizierung

Die visuelle Beurteilung von emphysemtypischen Veränderungen ist leider mit einer hohen Varianz behaftet. In einer großen Studie mit 58 Radiologen und Pulmonologen konnte nur eine moderate Interobserver-Übereinstimmung für das Vorhandensein von Emphysem und eines panlobulären Emphysems zeigen [32]. Es konnte nur eine schwache Übereinstimmung für das Vorliegen eines zentrilobulären Emphysems oder paraseptalen Emphysems und eine schlechte Übereinstimmung für das Vorhandensein von Atemwegsverdickungen, Atemwegsdilatationen, Gas-*trapping* und mosaikartigen Dichteverteilungen gezeigt werden.

Neben der überlagerungsfreien Darstellung ist der große Vorteil der CT, dass die Dichtewerte mit spezifischen Geweben korrelieren. D.h. die CT erlaubt eine Quantifizierung des Luftgehalts, sprich Emphysem, der Lunge [33]. Aufgrund der guten Ortsauflösung ist auch eine Quantifizierung der Atemwegsdicke möglich.

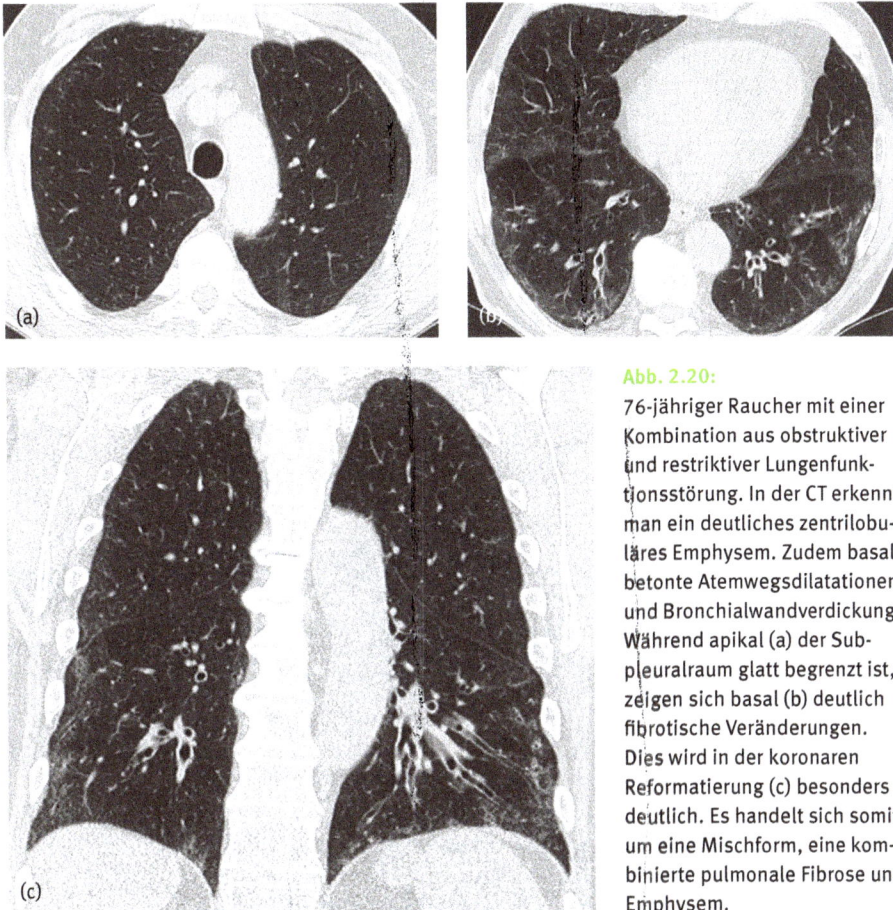

Abb. 2.20:
76-jähriger Raucher mit einer Kombination aus obstruktiver und restriktiver Lungenfunktionsstörung. In der CT erkennt man ein deutliches zentrilobuläres Emphysem. Zudem basal betonte Atemwegsdilatationen und Bronchialwandverdickung. Während apikal (a) der Subpleuralraum glatt begrenzt ist, zeigen sich basal (b) deutlich fibrotische Veränderungen. Dies wird in der koronaren Reformatierung (c) besonders deutlich. Es handelt sich somit um eine Mischform, eine kombinierte pulmonale Fibrose und Emphysem.

Obwohl zahlreiche kommerzielle Produkte zur Quantifizierung erhältlich sind, ist dies noch nicht in der klinischen Routine angekommen. Daher soll dies hier nur kurz beschrieben werden.

Um valide Ergebnisse zu erzielen, sind standardisierte CT Aufnahmeparameter sehr wichtig, daher wurde für den gesamten Prozess von der Nordamerikanischen Radiologischen Gesellschaft eine „Quantitative Bildgebungsallianz (QIBA)" gegründet.

Die Bilddaten werden segmentiert, d. h. es werden die relevanten anatomischen Strukturen wie Trachea, (Haupt-)Bronchien und Lungen detektiert und die übrigen Strukturen verworfen [34]. Dann erfolgt eine Dichteanalyse des Lungenparenchyms, wobei Luft in der CT Werten von bis zu –1.000 Houndsfield Einheiten (HE) entspricht und normales Lungenparenchym ca. 850 HE aufweist. D.h. je lufthaltiger (= emphysemhaltiger) das Parenchym wird, desto niedriger werden die Dichtewerte (Abb. 2.21). Es haben sich 2 verschiedene (Haupt-)Parameter zur Aussage der Schwere eines Emphysems herauskristallisiert: (1) die prozentualen Lungenanteile mit einer

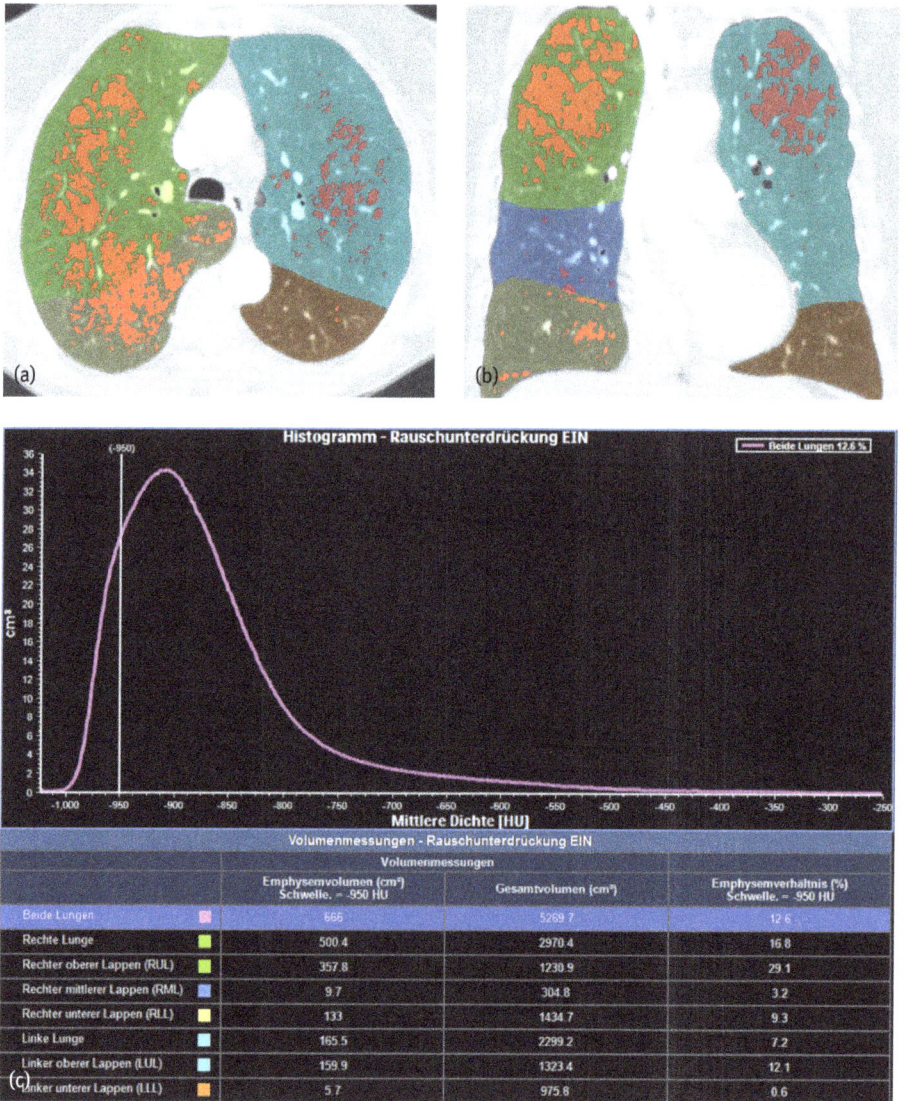

Abb. 2.21: Quantifizierung des Emphysems in der CT (gleicher Patient wie in Abb. 2.16). Die Analyse wurde mit einem kommerziell erhältlichen Programm durchgeführt. Es werden die Lungenlappen segmentiert und unterschiedlich farbig markiert. Zudem werden die Emphysemareale markiert (rot). Diese Darstellung erlaubt eine schnelle Visualisierung des Verteilungsmusters des Emphysems ([a] axial und [b] koronar). Zudem werden die quantitativen Ergebnisse als Tabelle ausgegeben (c), wo deutlich wird, dass die rechte Lunge mit 16,8 % Emphysemanteil stärker betroffen ist als die linke Lunge (7,2 %).

Dichte < −950 HE (häufigster genutzter Wert) im Verhältnis zum Gesamtlungenvolumen (Emphysemindex) und (2) basierend auf der Histogrammanalyse aller Dichtewerte der Lunge der Dichtewerte der 15. Perzentile angegeben wird (Perc 15).

Areale mit erniedrigter Dichte können weiter analysiert werden, so dass automatisch eine Klassifikation zu den verschiedenen Emphysemtypen erfolgt [35]. Diese Technik wurde in wenigen Studien zum Monitoring der Emphysementwicklung bei Rauchern eingesetzt, wo z. B. eine Emphysemzunahme von jährlich 1,12 % gefunden wurde [36].

Den wichtigsten Beitrag konnte die quantitative CT Analyse bei Patienten mit einem Alpha1-Antitrypsin-Mangel leisten. Die Entwicklung der Lungendichte war ein unabhängiger Vorhersagewert für die Mortalität [37]. Diese Technik wurde auch verwendet, um die Wirkung (verzögerter Lungenparenchymabbau) von intravenösen Medikamenten zu validieren (RAPID-Studie) [38].

2.4.4 Magnetresonanztomographie (MRT)

Die MRT ist zur Signalgenerierung auf Protonen, d. h. Wasserstoffatome, angewiesen. Daher ist die Bildgebung von lufthaltigen Geweben, wie der Lunge, mit wenig Gewebe besonders anspruchsvoll. Im Rahmen von (Lungen-) Entzündungen, mit Flüssigkeitseinlagerungen und Gewebsvermehrung ist die MRT eine exzellente Methode der Bildgebung, ein wichtiges Beispiel ist die Bildgebung bei Zystischer Fibrose [39]. Wenn allerdings das Lungenparenchym überbläht oder destruiert ist, erfordert die Bildgebung spezielle Sequenzen, um eine valide Aussage treffen zu können. Erste Studien haben Standard-Sequenzen verwendet und haben eine moderate Sensitivität (48 %) der Schweregradabschätzung des Emphysems gefunden [40]. Der führende Emphysemtyp wurde in maximal 60 % der Fälle korrekt bestimmt. Neueste Techniken nutzen ultrakurze TE Sequenzen (UTE), um das Lungenparenchym besser darzustellen – mit einer guten Übereinstimmung zur CT [41].

Während die morphologische Darstellung mittels MRT nicht an die CT herankommt, ermöglicht die MRT eine exzellente Darstellung der funktionellen Einschränkung durch ein Emphysem. So kann die Perfusion und die Ventilation räumlich besser aufgelöst dargestellt werden als z. B. mit der Szintigraphie.

Perfusionsdatensätze nach intravenöser Kontrastmittelgabe lassen sich mit Routinesequenzen einfach generieren. Dabei spiegeln die Perfusionsdefekte die Destruktion des Lungenparenchyms perfekt wider [42],[43].

Zur Darstellung und Quantifizierung der Ventilation ist bisher die Inhalation eines Gases (Sauerstoff, hyperpolarisiertes Helium oder Xenon) notwendig. Damit gelingen sehr gute Aufnahmen der belüfteten Lungenabschnitte, was mit der Lebensqualität und der Lungenfunktion der Patienten korreliert [44].

Fortgeschrittene Techniken erlauben die simultane Messung von Ventilation und Perfusion ohne Kontrastmittel [45]. Hierbei konnten bereits in ersten Studien vielversprechende Daten erhoben werden.

In Zukunft werden vor allem die funktionellen Techniken die MRT zu einem wichtigen Forschungsinstrument werden lassen, welches regionale V/Q Veränderungen, z. B. in Medikamentenstudien, relativ gut nachweisen kann.

Literatur

[1]   Sheikh K, Coxson HO, Parraga G. This is what COPD looks like. Respirology. 2016;21:224-236. doi:10.1111/resp.12611
[2]   Vogelmeier C, Buhl R, Burghuber O, et al. S 2k-Leitlinie zur Diagnostik und Therapie von Patienten mit chronisch obstruktiver Bronchitis und Lungenemphysem (COPD). AWMF online 2018.
[3]   Burkhardt R, Pankow W. Chronic Obstructive Pulmonary Disease (COPD) – Rational Diagnostics and Therapy. Pneumologie. 2016;70:533-545. doi:10.1055/s-0042-109997
[4]   Washko GR. Diagnostic imaging in COPD. Semin Respir Crit Care Med. 2010;31:276-285. doi:10.1055/s-0030-1254068
[5]   Foster WL, Jr., Gimenez EI, Roubidoux MA, et al. The emphysemas: radiologic-pathologic correlations. Radiographics. 1993;13:311-328. doi:10.1148/radiographics.13.2.8460222
[6]   Karrasch S, Holz O, Jorres RA. Aging and induced senescence as factors in the pathogenesis of lung emphysema. Respir Med. 2008;102:1215-1230. doi:10.1016/j.rmed.2008.04.013
[7]   Baik JH, Ko JM, Park HJ. Pitfalls in Radiographic Interpretation of Emphysema Patients. Canadian Association of Radiologists journal = Journal l'Association canadienne des radiologistes. 2016;67:277-283. doi:10.1016/j.carj.2015.09.015
[8]   Sutinen S, Christoforidis AJ, Klugh GA, et al. Roentgenologic Criteria for the Recognition of Nonsymptomatic Pulmonary Emphysema. Correlation between Roentgenologic Findings and Pulmonary Pathology. Am Rev Respir Dis. 1965;91:69-76. doi:10.1164/arrd.1965.91.1.69
[9]   Thurlbeck WM, Muller NL. Emphysema: definition, imaging, and quantification. AJR Am J Roentgenol. 1994;163:1017-1025.
[10] Miniati M, Monti S, Stolk J, et al. Value of chest radiography in phenotyping chronic obstructive pulmonary disease. Eur Respir J. 2008;31:509-515.
[11] Muller NL, Coxson H. Chronic obstructive pulmonary disease. 4: imaging the lungs in patients with chronic obstructive pulmonary disease. Thorax. 2002;57:982-985.
[12] Pratt PC. Role of conventional chest radiography in diagnosis and exclusion of emphysema. Am J Med. 1987;82:998-1006.
[13] Friedman PJ. Imaging studies in emphysema. Proc Am Thorac Soc. 2008;5:494-500.
[14] Pudney E, Doherty M. Plain chest x-ray (CXR) in the diagnosis of chronic obstructive pulmonary disease (COPD). ERS International Congress 2016 abstracts. 2016;48:PA3936. doi:10.1183/13993003.congress-2016. PA3936
[15] Bankier AA, Madani A, Gevenois PA. CT quantification of pulmonary emphysema: assessment of lung structure and function. Crit Rev Comput Tomogr. 2002;43:399-417.
[16] ACR-STR. ACR–STR PRACTICE PARAMETER FOR THE PERFORMANCE OF HIGH-RESOLUTION COMPUTED TOMOGRAPHY (HRCT) OF THE LUNGS IN ADULTS. In; 2015.
[17] Stern EJ, Frank MS. CT of the lung in patients with pulmonary emphysema: diagnosis, quantification, and correlation with pathologic and physiologic findings. AJR Am J Roentgenol. 1994;162:791-798. doi:10.2214/ajr.162.4.8140992

[18] Gevenois P, De Vuyst P, de Maertelaer V, et al. Comparison of computed density and microscopic morphometry in pulmonary emphysema. Am J Respir Crit Care Med. 1996;154:187-192.

[19] Goldin JG. Imaging the lungs in patients with pulmonary emphysema. J Thorac Imaging. 2009;24:163-170.

[20] Takahashi M, Fukuoka J, Nitta N et al. Imaging of pulmonary emphysema: a pictorial review. Int J Chron Obstruct Pulmon Dis. 2008;3:193-204.

[21] Hansell DM, Bankier AA, MacMahon H, et al. Fleischner Society: glossary of terms for thoracic imaging. Radiology. 2008;246:697-722.

[22] Wormanns D, Hamer OW. [Glossary of Terms for Thoracic Imaging--German Version of the Fleischner Society Recommendations]. Rofo. 2015;187:638-661. doi:10.1055/s-0035-1553216

[23] Lynch DA, Austin JH, Hogg JC, et al. CT-Definable Subtypes of Chronic Obstructive Pulmonary Disease: A Statement of the Fleischner Society. Radiology. 2015;277(1):192-205. doi:10.1148/radiol.2015141579: 141579. doi:10.1148/radiol.2015141579

[24] Sanders C, Nath PH, Bailey WC. Detection of emphysema with computed tomography. Correlation with pulmonary function tests and chest radiography. Invest Radiol. 1988;23:262-266.

[25] Hruban RH, Meziane MA, Zerhouni EA et al. High resolution computed tomography of inflation-fixed lungs. Pathologic-radiologic correlation of centrilobular emphysema. Am Rev Respir Dis. 1987;136:935-940.

[26] Stern EJ, Frank MS, Schmutz JF, et al. Panlobular pulmonary emphysema caused by i.v. injection of methylphenidate (Ritalin): findings on chest radiographs and CT scans. AJR Am J Roentgenol. 1994;162:555-560. doi:10.2214/ajr.162.3.8109495

[27] Xie X, Dijkstra AE, Vonk JM, et al. Chronic respiratory symptoms associated with airway wall thickening measured by thin-slice low-dose CT. AJR Am J Roentgenol. 2014;203:W383-390. doi:10.2214/AJR.13.11536

[28] Lynch DA, Al-Qaisi MA. Quantitative computed tomography in chronic obstructive pulmonary disease. J Thorac Imaging. 2013;28:284-290. doi:10.1097/RTI.0b013e318298733c

[29] Washko GR, Hunninghake GM, Fernandez IE, et al. Lung volumes and emphysema in smokers with interstitial lung abnormalities. N Engl J Med. 2011;364:897-906. doi:10.1056/NEJMoa1007285

[30] Jankowich MD, Rounds SIS. Combined pulmonary fibrosis and emphysema syndrome: a review. Chest. 2012;141:222-231. doi:10.1378/chest.11-1062

[31] Lin H, Jiang S. Combined pulmonary fibrosis and emphysema (CPFE): an entity different from emphysema or pulmonary fibrosis alone. Journal of thoracic disease. 2015;7:767-779. doi:10.3978/j.issn.2072-1439.2015.04.17

[32] Barr RG, Berkowitz EA, Bigazzi F, et al. A combined pulmonary-radiology workshop for visual evaluation of COPD: study design, chest CT findings and concordance with quantitative evaluation. COPD. 2012; 9:151-159. doi:10.3109/15412555.2012.654923

[33] Madani A, Zanen J, de Maertelaer V, et al. Pulmonary emphysema: objective quantification at multi-detector row CT--comparison with macroscopic and microscopic morphometry. Radiology. 2006;238:1036-1043.

[34] Mascalchi M, Camiciottoli G, Diciotti S. Lung densitometry: why, how and when. Journal of thoracic disease. 2017;9:3319-3345. doi:10.21037/jtd.2017.08.17

[35] Ley-Zaporozhan J, Ley S, Kauczor HU. Morphological and functional imaging in COPD with CT and MRI: present and future. Eur Radiol. 2008;18:510-521.

[36] Mohamed Hoesein FA, Zanen P, de Jong PA, et al. Rate of progression of CT-quantified emphysema in male current and ex-smokers: a follow-up study. Respir Res. 2013;14:55. doi:10.1186/1465-9921-14-55

[37] Dawkins PA, Dowson LJ, Guest PJ, et al. Predictors of mortality in alpha1-antitrypsin deficiency. Thorax. 2003;58:1020-1026.

[38] Ma S, Lin YY, Cantor JO, et al. The Effect of Alpha-1 Proteinase Inhibitor on Biomarkers of Elastin Degradation in Alpha-1 Antitrypsin Deficiency: An Analysis of the RAPID/RAPID Extension Trials. Chronic Obstr Pulm Dis. 2016;4:34-44. doi:10.15326/jcopdf.4.1.2016.0156

[39] Wielputz MO, von Stackelberg O, Stahl M, et al. Multicentre standardisation of chest MRI as radiation-free outcome measure of lung disease in young children with cystic fibrosis. J Cyst Fibros. 2018;17(4):518-527. doi:10.1016/j.jcf.2018.05.003. doi:10.1016/j.jcf.2018.05.003

[40] Ley-Zaporozhan J, Ley S, Eberhardt R, et al. Visualization of morphological parenchymal changes in emphysema: Comparison of different MRI sequences to 3D-HRCT. Eur J Radiol. 2010;73:43-49.

[41] Ohno Y, Koyama H, Yoshikawa T, et al. Pulmonary high-resolution ultrashort TE MR imaging: Comparison with thin-section standard- and low-dose computed tomography for the assessment of pulmonary parenchyma diseases. J Magn Reson Imaging. 2016;43:512-532. doi:10.1002/jmri.25008

[42] Ley-Zaporozhan J, Ley S, Eberhardt R, et al. Assessment of the relationship between lung parenchymal destruction and impaired pulmonary perfusion on a lobar level in patients with emphysema. Eur J Radiol. 2007;63:76-83.

[43] Bryant M, Ley S, Eberhardt R, et al. Assessment of the relationship between morphological emphysema phenotype and corresponding pulmonary perfusion pattern on a segmental level. Eur Radiol. 2015;25:72-80. doi:10.1007/s00330-014-3385-5

[44] Kirby M, Eddy RL, Pike D, et al. MRI ventilation abnormalities predict quality-of-life and lung function changes in mild-to-moderate COPD: longitudinal TINCan study. Thorax. 2017;72:475-477. doi:10.1136/thoraxjnl-2016-209770

[45] Voskrebenzev A, Gutberlet M, Klimes F, et al. Feasibility of quantitative regional ventilation and perfusion mapping with phase-resolved functional lung (PREFUL) MRI in healthy volunteers and COPD, CTEPH, and CF patients. Magn Reson Med. 2018;79:2306-2314. doi:10.1002/mrm.26893

2.5 Arbeitsmedizinische Aspekte einer chronisch-obstruktiven Atemwegserkrankung

Astrid Rita Regina Heutelbeck

Chronisch obstruktive Atemwegserkrankungen sind in der Allgemeinbevölkerung häufige Erkrankungen von hoher sozioökonomischer Relevanz [1],[52]. Sie unterliegen in ihrer Entwicklung und klinischem Verlauf multikausalen Einflüssen [2],[3],[4],[5], wobei bei bis zu 20 % der erwachsenen Patientinnen und Patienten zumindest teilweise Arbeitsplatzeinflüsse attribuiert werden [6],[7].

Beruflich eingetretene Schäden im Zusammenhang mit einer versicherten Tätigkeit regelt die gesetzliche Unfallversicherung, dabei gelten sowohl Berufskrankheiten, als auch Arbeitsunfälle als Versicherungsfälle. Die deutsche Berufskrankheitenstatistik spiegelt alle angezeigten Verdachtsfälle wider. Berufskrankheiten sind Krankheiten, die in der sogenannten Berufskrankheitenliste (BK-Liste), der Anlage 1 zur Berufskrankheitenverordnung (BKV), aufgeführt sind; die der Atemwege zählen zu den häufigsten Berufskrankheiten (www.dguv.de) (siehe Tab. 2.8).

Tab. 2.8: Relevante Berufskrankheiten mit möglicher Manifestation als chronisch obstruktive Atemwegserkrankung.

BK-Nr. 4301: Durch allergisierende Stoffe verursachte obstruktive Atemwegserkrankungen (einschließlich Rhinopathie), die zur Unterlassung aller Tätigkeiten gezwungen haben, die für die Entstehung, die Verschlimmerung oder das Wiederaufleben der Krankheit ursachlich waren oder sein können.

BK-Nr. 4302: Durch chemisch-irritativ oder toxisch wirkende Stoffe verursachte obstruktive Atemwegserkrankungen, die zur Unterlassung aller Tätigkeiten gezwungen haben, die für die Entstehung, die Verschlimmerung oder das Wiederaufleben der Krankheit ursachlich waren oder sein können.

BK-Nr. 1315: Erkrankungen durch Isocyanate, die zur Unterlassung aller Tätigkeiten gezwungen haben, die für die Entstehung, die Verschlimmerung oder das Wiederaufleben der Krankheit ursachlich waren oder sein können.

BK-Nr. 4111: chronisch-obstruktive Bronchitis oder Emphysem von Bergleuten unter Tage im Steinkohlenbergbau bei Nachweis der Einwirkung einer kumulativen Feinstaub Dosis von in der Regel 100 Feinstaubjahren [(mg/m³) x Jahr].

Weitere Berufskrankheiten, die u. a. mit feststellbaren obstruktiven Ventilationsstörungen einhergehen können, insbesondere durch Brom (BK-Nr. 1103), Vanadium-Pentoxid (BK-Nr. 1107), Fluor (BK-Nr. 1304), Quarz (BK-Nr. 4101, 4102), Asbest (BK-Nr. 4103), Aluminium (BK-Nr. 4106) bzw. bei bestehender exogen-allergischer Alveolitis (BK-Nr. 4201) bzw. Byssinose (BK-Nr. 4202).

Bei begründetem Verdacht auf eine Berufskrankheit ist eine entsprechende Verdachtsanzeige an die Deutsche Gesetzliche Unfallversicherung (DGUV) zu stellen (Formblatt unter www.dguv.de). Die Anerkennung einer Berufskrankheit nach den Ziffern 4301 und 4302 sowie nach 1315 ist an den Zwang zur Unterlassung aller Tätigkeiten gebunden, die für die Entstehung, die Verschlimmerung oder das Wiederaufleben der Krankheit ursächlich waren oder sein können. Häufig ist dafür eine Aufgabe der beruflichen Tätigkeit notwendig.

Neben den Berufskrankheiten der Atemwege und Lunge gelten auf pneumologischem Fachgebiet auch Arbeitsunfälle wie Inhalationsintoxikationen als Versicherungsfälle. Auch diese können – je nach auslösender Noxe – zu einer chronisch obstruktiven Atemwegserkrankung führen. Dazu zählen auch das sogenannte *reactive airways dysfunction syndrome* (RADS), welches im Zusammenhang mit einer einmaligen und hohen Exposition beispielsweise gegenüber Reizgasen wie Chlorgas oder Säuredämpfen beschrieben wird.

In den letzten Jahren rückten die sogenannten Kabinenluftunfälle bei fliegendem Personal mit auffälligen Befunde u. a. in der Lungenfunktion in den arbeitsmedizinischen und pneumologischen Focus. Kabinenluftkontaminationen sind seit den 50er Jahren beschrieben [8],[9], ebenso entsprechend korrelierte Beschwerden [10]. Atemnot, Husten und Brustschmerzen oder Engegefühl sowie eine allgemeine Müdigkeit und Erschöpfung werden von den betroffenen Patientinnen und Patienten berichtet. In der Abklärung der Beschwerden weisen die Lungenfunktionsbefunde immer wieder Auffälligkeiten auf, insbesondere Hinweise auf eine periphere Obstruktion und Störungen der Sauerstoffaufnahme [11],[12],[13], weniger radiologische Auffälligkeiten oder restriktive oder obstruktive Funktionsstörungen. Die Lungenfunktionsstörungen sind zum Teil über Monate nachweisbar, es fehlen aber Erfahrungen zum Langzeitlauf. Besondere Beachtung gilt der Lungenfunktion bei der Wiederaufnahme der fliegenden Tätigkeit, da eine Tätigkeit in einer Druckkabine, wie es im Flugdienst gegeben ist, bei Lungenfunktionsbeeinträchtigungen mit dem Risiko gesundheitlicher Beeinträchtigungen aufgrund einer möglichen relativen Hypoxie verbunden sein könnte. Die Datenlage ist kontrovers diskutiert, es fehlt insbesondere an systematischen Untersuchungen.

2.5.1 Gefährdende Tätigkeiten

Die häufigste Ursache der COPD beim Menschen ist die Einatmung von Stäuben und die daraus resultierende Überforderung des intrapulmonalen Reinigungsmechanismus [14],[15]. Die klinischen Zeichen der beginnenden Clearance-Insuffizienz infolge von Überladung der Atemwege mit Stäuben sind Husten und Auswurf, später Dyspnoe. Im besonderen Maße betroffen – sei es infolge einer chronischen Staubexposition bzw. infolge einer Exposition mit allergenen oder irritativ-toxischen Substanzen – sind Tätigkeiten in der Kosmetik- und Friseurbranche, dem Bergbau, der

Landwirtschaft und der Lebensmittelindustrie, der Metallindustrie, der Holzverarbeitung, der Textilindustrie, der chemischen Industrie, der Elektroindustrie, der Bauindustrie sowie dem Gesundheitswesen [16],[17],[18],[19],[20]. Im Einzelnen handelt es sich dabei unter anderem um Anästhesiemittel, tierische Proteine (aus Haar/Pelz, Speichel oder Urin), Biozide, Reinigungsmittel, Medikamente, Enzyme, Latex, Pollen, Desinfektionsmittel, Kosmetikprodukte, Stoffe aus der Landwirtschaft und Lebensmittelproduktion, Schimmelpilze, Isozyanate oder Kühlschmierstoffe, um nur einige zu nennen.

2.5.2 Aerogene Belastungen

Chemisch gesehen ist Staub meist aus unterschiedlichen organischen und anorganischen Bestandteilen zusammengesetzt. Zur Beurteilung sind somit nicht nur die Massekonzentration des Staubes, sondern auch die Größenverteilung der Partikel und die qualitativen Staubcharakteristika zu berücksichtigen. Stäube sind überall vorhanden, nur unter hohem technologischem Aufwand können Arbeitsplätze mit Reinraumbedingungen, wie etwa in der Halbleiterindustrie, geschaffen werden. Aus arbeitsmedizinischer Sicht unterscheidet man je nach Depositionsverhalten in den Atemwegen unterschiedliche Staubanteile, deren Vorkommen am Arbeitsplatz präventiv begrenzt wird. Mit dem festgelegten Allgemeinen Staubgrenzwert für die alveolengängige Fraktion (A) (Feinstaub) und die einatembare Fraktion (E) (Gesamtstaub) soll unspezifischen Wirkungen auf die Atmungsorgane wie Beeinträchtigungen der Atemwegs-Clearance durch Überlastung, chronisch-entzündlichen Veränderungen der Bronchialschleimhaut und obstruktiven Ventilationsstörungen vorgebeugt werden. (http://onlinelibrary.wiley.com/doi/10.1002/3527600418.mb0230stwd0025/pdf).

Die Gefährdung durch ultrafeine Stäube bzw. durch Nanopartikel ist in letzter Zeit verstärkt in die Diskussion geraten, wenngleich deren Existenz am Arbeitsplatz kein neues Phänomen ist: bereits 1997 hat die Ständige Senatskommission zur Prüfung gesundheitsschädlicher Arbeitsstoffe der Deutsche Forschungsgemeinschaft (DFG) den Begriff *ultrafine particles* definiert und in die Liste der Maximalen Arbeitsplatzkonzentration (MAK) und der Biologischen Arbeitsstofftoleranzwerte (BAT) aufgenommen [21]. Synthetische Nanopartikel werden in verschiedenen Applikationen zunehmend genutzt in Wissenschaft, Technologie und im medizinischen Bereich. Bzgl. der Risikobewertung hat die Ständige Senatskommission zur Prüfung gesundheitsschädlicher Arbeitsstoffe der DFG zuletzt 2013 eine entsprechende Stellungnahme veröffentlicht [22]. Insgesamt bleiben im Zusammenhang mit der Risikobewertung von Nanopartikeln allerdings noch viele Fragen offen, insbesondere im Hinblick auf wiederholte bzw. chronische Expositionsszenarien, aber auch Dosis-Wirkungs-Beziehungen sowie das Depositionsverhalten.

Allergisierende Substanzen (IgE vermittelt) als Auslöser einer chronisch obstruktiven Atemwegerkrankung

Allergene werden unterteilt in Substanzen mit hohem und solche mit niedrigem Molekulargewicht (siehe Tab. 2.9). Insbesondere hochmolekulare Trigger aktivieren den inflammatorischen Prozess. Allergene sind Stoffe, die eine allergische (immuno-logisch) Antwort auslösen, typischerweise liegt dabei zwischen Exposition und Sensibilisierung eine Latenz von mindestens einigen Monaten. Die Anzahl der jährlich diesbezüglich angezeigten Verdachtsfälle (BK-Nr. 4301) liegt bei etwa 1.700, der Anteil der bestätigte BK-Fälle bei etwa 370 pro Jahr (Jahre 2014–2016, http://www.dguv.de/de/zahlen-fakten/bk-geschehen/bk-verdachtsanzeigen/index.jsp).

Tab. 2.9: Allergisierende Arbeitsstoffe.

Substanzen mit hohem Molekulargewicht: U. a. Getreideerzeugnisse, Kaffeebohnen, Enzyme, Mehle, Getreidestaub, pflanzliche Proteine, Meeresfrüchte, Latex bzw. Holzstaub stimulieren die Produktion von spezifischen Immunoglobulin E (IgE) Antikörpern. Bei erneuter Exposition werden die Antigen-Antikörperreaktion aktiviert und inflammatorische Mediatoren freigesetzt, die dann Symptome auslösen können.

Substanzen mit niedrigem Molekulargewicht: U. a. Acrylate, Anhydride, Diisocyanate, Farbstoffe, Formaldehyd, Glutaraldehyd, Metall bzw. Persulfate gelten als sogenannte inkomplette Antigene (Haptene), die in Kombination mit einem Protein eine Sensibilisierung auslösen können.

Chemisch-irritativ oder toxisch wirksame Substanzen als Auslöser für eine berufsbedingte chronisch obstruktive Atemwegserkrankung

Eine Reihe von Arbeitsstoffen kann über nicht immunologische Mechanismen chemisch- irritativ oder toxisch wirken und Veränderungen in Form von Entzündungen und Läsionen der Atemwege auslösen (siehe Tab. 2.10). Zu nennen sind dabei insbesondere Gemische aus Rauchen verschiedenen Ursprungs (beispielsweise durch Löt-, Schweiß-, Schneid- oder Gießarbeiten), aber auch Gase, Rauche, Aerosole und Dämpfe u. a. von Lösungsmittel, Friseurstoffen, Aldehyden, Aminen, Ketonen, halogenierten Kohlenwasserstoffe, organische Peroxiden, Säuren und Laugen, Schwefel- oder Stickstoffverbindungen. Die Anzahl der jährlich diesbezüglich angezeigten Verdachtsfälle (gemäß BK-Nr. 4302) liegt bei etwa 1.500, der Anteil der bestätigten BK-Fälle ist mit etwa 200 pro Jahr geringer als der der allergisch bedingten chronisch obstruktiven Atemwegserkrankungen (Jahre 2014-2016, http://www.dguv.de/de/zahlen-fakten/bk-geschehen/bk-verdachtsanzeigen/index.jsp).

Tab. 2.10: Chemisch-irritativ oder toxisch wirksame Substanzen am Arbeitsplatz.

leicht flüchtige organische Arbeitsstoffe: u. a. Acrolein, Äthylenimin, Chlorameisensäureäthyl-
ester, Formaldehyd, Phosgen.

schwer flüchtige organische Arbeitsstoffe: z. B. einige Härter für Epoxidharze, bestimmte Isocyanate, Maleinsäureanhydrid, Naphthochinon, Phthalsäureanhydrid, p-Phenylendiamin.

leicht flüchtige anorganische Arbeitsstoffe: u. a. Nitrose Gase, einige Phosphorchloride, Schwefeldioxid.

schwer flüchtige anorganische Arbeitsstoffe: u. a. Beryllium und seine Verbindungen (vgl. BK-
Nr. 1110)[**], Cadmiumoxid (vgl. BK Nr. 1104)[**], Persulfat, Vanadium-Pentoxid (vgl. BK-Nr. 1107)[**],
Zinkchlorid ([**] In diesen Fällen kann die BK-Anzeige nach der in der Klammer angegebenen BK
Ziffer erfolgen).

In den letzten Jahrzehnten ist zunehmend Tabakrauch – nicht nur bei aktivem Ziga-
rettenkonsum, sondern auch als Passivrauch – als einer der häufigsten Trigger einer
COPD und auch anderer Gesundheitsstörungen beschrieben worden [23],[24],[25],[26
],[27],[28],[29],[30].

Tabakrauch ist einer der bedeutendsten vermeidbaren Innenraumschadstoffe.
Von vielen Inhaltsstoffen des Tabakrauchs – sowohl des Hauptstromrauchs als auch
des Nebenstromrauchs – sind krankmachende Wirkungen toxikologisch beschrieben, nicht nur im Sinne einer chronisch obstruktiven Atemwegserkrankung, auch im
Sinne der Krebsentstehung und kardiovaskulärer Erkrankungen. Dies gilt auch für
Passivrauchexposition am Arbeitsplatz, insbesondere im Gastronomiebereich [28],
[31],[32],[33],[34],[35],[36],[37],[38],[39].

In den letzten Jahren wurden zunehmend passivrauchfreie Bereiche im öffent-
lichen Leben und am Arbeitsplatz geschaffen. In den entsprechenden Branchen,
insbesondere im Bereich der Gastronomie, ist im Zuge dieser Maßnahmen eine Verringerung der Partikelexposition und der Prävalenz respiratorischer Symptome beschrieben worden [40],[41],[42]. Bei jahrzehntelanger Passivrauchexposition kommt
für die Anerkennung einer chronisch obstruktiven Berufskrankheit am ehesten die
BK-Nr. 4302 in Betracht. Dabei muss auch bei einer relevanten Passivrauchexposition
ohne wesentlichen aktiven Tabakkonsum an eine Berufskrankheit gedacht werden.

2.5.3 Diagnostik

Die Entscheidung, ob eine chronisch obstruktive Atemwegserkrankung eine Berufskrankheit im Sinne der gesetzlichen Unfallversicherung darstellt, ist häufig nicht einfach. Die entsprechende Diagnostik erfordert eine spezifische Anamnese unter besonderer Berücksichtigung einer lebensbegleitenden Berufs- und Sozialanamnese.
Gegebenenfalls sind auch ärztliche Aufzeichnungen aus früheren Jahren hinzuzuzie-

hen. Häufig liefert die Betrachtung des zeitlichen Verlaufs der Lungenfunktion über einen längeren Zeitraum – unter Berücksichtigung von Arbeitstagen und arbeitsfreien Tagen – entscheidende Informationen zu einem möglichen Arbeitsplatzbezug (siehe Tab. 2.11).

Insbesondere bzgl. der Fragen zum zeitlichen Zusammenhang gilt es zu beachten, dass Symptome auch erst zeitlich versetzt Stunden nach der gefährdenden Tätigkeit auftreten können und die Besserung der Symptome in der arbeitsfreien Zeit nicht ausgeprägt genug ausfallen kann, um von dem Patienten bewusst wahrgenommen zu werden.

Tab. 2.11: Diagnostische Schritte zur Klärung eines möglichen Zusammenhangs zum Arbeitsplatz.

Anamnese (Klinik, Arbeitsanamnese), ggf. mittels Fragebogen – Atemwegsgefährdende Tätigkeit? – Verlauf der Atemwegssymptome (Arbeitswoche vs. Wochenende / Urlaub)
Funktionsparameter (Arbeitswoche vs. Karenz (Wochenende / Urlaub); Vergleich mit Vorbefunden) – Serielle Messungen von FEV_1 oder PEF (mittels *Peak-flow-meter*) – Messung des exhalativen Stickoxid (insbesondere bei allergischer Genese) – Ggf. induziertes Sputum, Atemkondensat
Dokumentation des Medikamentenbedarfs (u. a. Häufigkeit der Benutzung des Nottfallsprays) (Arbeitswoche vs. Wochenende / Urlaub)
Weiterführende Diagnostik, ggf. Nachweis spezifischer IgE-Antikörper (serologisch oder Hauttest) (insbesondere bei allergischer Genese)

Mit der im Jahr 2006 erstmals veröffentlichten Reichenhaller Empfehlung (http://publikationen.dguv.de/dguv/pdf/10002/reichenhallneu.pdf) steht für die obstruktiven Atemwegsberufskrankheiten erstmals eine wissenschaftlich fundierte Beurteilungsgrundlage zur Verfügung, die maßgeblich zur Gleichbehandlung der betroffenen Versicherten beitragen kann.

2.5.4 Prävention und Rehabilitation

Die Prognose der arbeitsbedingten chronisch obstruktiven Atemwegserkrankung ist umso günstiger, je früher präventive Maßnahmen zur Expositionskarenz ergriffen werden. Fortgesetzter Kontakt mit der auslösenden Noxe hingegen kann zur Chronifizierung führen. Bei der Prävention und Rehabilitation berufsbedingter Erkrankungen der Atemwege kommt des Weiteren dem Umstand besondere Bedeutung zu, dass sie keine typischen „Altersberufskrankheiten" darstellen. Häufig sind junge Erwachsene betroffen, wie die epidemiologischen Erkenntnisse beispielsweise aus der Landwirtschaft und dem Bäckerhandwerk belegen [43],[44]. Der Paragraph 3 der Berufskrankheitenverordnung (BKV) bietet dabei die Grundlage für vielfältigen Maßnahmen bereits vor dem Eintreten der manifesten Berufskrankheit und einer damit verbundenen Aufgabe der gefährdenden Tätigkeit.

Nicht immer kommt für die Betroffen zur Vermeidung einer inhalativen Belastung ein Arbeitsplatzwechsel oder gar eine Berufsaufgabe in Frage, u. a. auch aus sozialen und wirtschaftlichen Überlegungen oder Zwängen der Betroffenen. Dabei eröffnet insbesondere die frühzeitige Diagnosestellung Möglichkeiten, durch geeignete Präventionsstrategien die Erkrankungsfolgen gering zu halten oder sogar gänzlich zu vermeiden und einen Verbleib im Arbeitsleben zu ermöglichen [2],[43],[45],[46],[47]. Art und Umfang der jeweiligen Maßnahmen zur Beseitigung oder Reduktion der Gefährdungen hängt vom jeweiligen Arbeitsplatz und dem individuellen Kontext ab, mögliche Maßnahmen sind u. a. der Austausch von Arbeitsmaterialien, Absauganlagen, das Tragen geeigneter Atemschutzausrüstung oder ein Arbeitsplatz- bzw. Berufswechsel (siehe Tab. 2.12) [53]. Eine alleinige Pharmakotherapie der Atemwegserkrankung kann die notwendigen Maßnahmen am Arbeitsplatz nicht ersetzen. Auch unter völliger Karenz wird nicht jeder Betroffene beschwerdefrei. Ergänzende Maßnahmen der medizinischen oder beruflichen Rehabilitation können zur Stabilisierung des Verlaufs auch schon bei jüngeren Betroffenen hilfreich sein.

Tab. 2.12: Prävention bei arbeitsbezogenen obstruktiven Atemwegserkrankungen.

Einhaltung von Arbeitsschutzbestimmungen
Beseitigung oder Reduktion potentiell auslösender Noxen
Arbeitsmedizinische Vorsorgeuntersuchungen
Durchführung von Gefährdungsbeurteilungen
Sach- und fachgerechte Unterweisung und Schulung der Beschäftigten; Erstellung von Betriebsanweisungen
Überprüfung der Effektivität der Maßnahmen empfehlenswert!
Verlaufskontrolle der Funktionsparameter (u. a. FEV 1, *exhalatives Stickoxid*)

In der ärztlichen Praxis ist ein eher uneinheitlicher Umgang mit Frühfällen beruflicher Atemwegs- und Lungenerkrankungen durch die unterschiedlichen Facharztgruppen zu beobachten. Bereits in den 90er Jahren machten Wettengel und Volmer darauf aufmerksam, dass die Diagnose „Asthma" in der niedergelassenen Praxis nur in etwa 1,5 % der Fälle gestellt wird, obwohl dies nach der Prävalenz der Erkrankung deutlich häufiger geschehen müsste [48]. Dies lässt auf eine Unterschätzung früher Erkrankungsstadien einer chronisch obstruktiven Atemwegserkrankung schließen. Um einer Chronifizierung vorzubeugen, sollten allerdings gerade diese frühen Phasen eines Erkrankungsverlaufs das Ziel der diagnostischen Bemühungen sein. Entsprechende Strategien zur Optimierung der Früherkennung – in Analogie zum Hautarztverfahren – sind in der Diskussion [49],[50],[51].

Nützliche Links

https://www.baua.de/DE/Angebote/Rechtstexte-und-Technische-Regeln/Berufskrankheiten/
    Merkblaetter.html
https://www.bmas.de/DE/Themen/Soziale-Sicherung/Gesetzliche-Unfallversicherung/Liste-der-
    Berufskrankheiten.html
http://publikationen.dguv.de/dguv/pdf/10002/reichenhallneu.pdf

Literatur

[1]   Rabe KF, Watz H. Chronic obstructive pulmonary disease. Lancet. 2017;389:1931-40.
[2]   Baur X, Sigsgaard T, Aasen TB, et al. On behalf of the ERS Task Force on the Management of
        Work-related Asthma. Guidelines for the management of work-related asthma. Eur Respir J.
        2012;39(3):529-545.
[3]   Baur X, Bakehe P, Vellguth H. Bronchial asthma and COPD due to irritants in the workplace – an
        evidence-based approach. J Occup Md Toxicol. 2012;7(1):19.
[4]   Henneberger PK, Redlich CA, Callahan DB, et al. ATS Ad Hoc Committee on Work-Exacerbated
        Asthma. An official american thoracic society statement: work-exacerbated asthma. Am J Respir
        Crit Care Med. 2011;184(3):368-78.
[5]   Moscato G, Pala G, Boillat MA, et al. EAACI position paper: prevention of work-related
        respiratory allergies among pre-apprentices or apprentices and young workers. Allergy.
        2011;66(9):1164-73.
[6]   Kogevinas M, Zock JP, Jarvis D, et al. Exposure to substances in the workplace and new-
        onset asthma: an international prospective population-based study (ECRHS-II). Lancet.
        2007;28;370(9584):336-41.
[7]   Mannino DM, Buist AS. Global burden of COPD: risk factors, prevalence, and future trends.
        Lancet. 2007;370(9589):765-73.
[8]   Aerospace Medical Association 1970. Rayman et al., Aviat Space Environ Med 54:738-740.
[9]   Committee of the aviation toxicity, Aero Medical Association, Blakiston, 1953.
[10]   Winder C, Fonteyn P, Balouet JC. Aerotoxic syndrome: a descriptive epidemiogiecal
        survey of aircrew exposed to in-cabin airborne contaminants. J Occup Heal Saf – Aust NZ.
        2002;18:321-338.
[11]   Glanville AR. Toxic planes: The respiratory effects of flying. Respirology 9;2004:A55 (abstract).
[12]   Burdon, J. and Glanville, A.R. Lung injury following hydrocarbon inhalation in BAe 146 aircrew.
        In: C. Winder (ed.), Reports in Safety and Environmental Science, School of Safety Science, The
        University of New South Wales (August 2005).
[13]   Heutelbeck ARR, Budnik LT, Baur Xaver. Health disorders after „fume events" of aircraft crew
        members: facts and fiction. 2016, http://www.collegiumramazzini.org/ramazzinidays2016.asp.
[14]   Fruhmann G, Woitowitz HJ. Chronisch-obstruktive Bronchitis und Lungenemphysem. Dtsch
        Aerztebl. 1997;94:A235-236.
[15]   Valentin H, Woitowitz HJ. Chronische Bronchitis und Lungenemphysem als arbeitsmedizini-
        sches Problem. Internist. 1967;8:165-172.
[16]   Tarlo SM, Cullinan P, Nemery B. Occupational and Environmental Lung Diseases. Copyright©
        2010 John Wiley & Sons, Ltd.
[17]   White GE, Mazurek JM, Storey E. Employed adults asthma who have frequent workplace ex-
        posures. J Asthma. 2015;52(1):46-51.
[18]   Toren K, Blanc PD. Asthma caused by occupational exposures is common – A systematic ana-
        lysis of estimates of the population-attributable fraction. BMC Pulm Med. 2009;9:7.

[19] Friedman-Jimenez G, Harrison D, Luo H. Occupational asthma and work-exacerbated asthma. Semin Respir Crit Care Med. 2015;36(3):388-407.

[20] Breton CV, Zhang Z, Hunt PR, Pechter E, Davis L. Characteristics of work-related asthma: Results from a population based survey. Occup Environ Med. 2006;63(6):411-415.

[21] Deutsche Forschungsgemeinschaft. MAK- und BAT-Werte-Liste der Senatskommission zur Prüfung gesundheitsschädlicher Arbeitsstoffe. Wiley-VCH Verlag, 2010, Weinheim. http://onlinelibrary.wiley.com/doi/10.1002/3527600418.mb0230stwd0025/pdf

[22] Commission for the Investigation of Health Hazards of Chemical Compounds in the Work Area: Nanomaterials, 2013, http://www.dfg.de/download/pdf/dfg_im_profil/gremien/senat/arbeitsstoffe/nanomaterials.pdf).

[23] Leaderer BP, Samet JM. Passive smoking and adults: new evidence for adverse effects. Am J Respir Crit Care Med. 1994;150:1216-1218.

[24] Leuenberger P, Schwartz J, Ackermann-Liebrich U, et al. Passive smoking exposure in adults and chronic respiratory symptoms (SAPALDIA study). Am J Respir Crit Care Med. 1994;150:1222-1228.

[25] Kauffmann F, Dockery DW, Speizer FE, Ferris BG Jr. Respiratory symptoms and lung function in relation to passive smoking. Int J Epidemiol. 1989;18:334-344.

[26] Gillis CR, Hole DJ, Hawthorne VM, Boyle P (1984): The effect of environmental tobacco smoke in two urban communities in the west of Scotland. Eur J Respir Dis 65:121-126.

[27] Dayal HH, Khuder S, Sharrar R, Trieff N. Passive smoking in obstructive respiratory diseases in an industrialized urban population. Environ Res. 1994;65:161-171.

[28] Siegel M. Involuntary smoking in the restaurant workplace. JAMA. 1993;270:490-493.

[29] US Department of Health and Human Services, Public Health Service, Center for Disease Control, Office on Smoking and Health (1986): The health consequences of involuntary smoking: a report of the Surgeon General. Rockville, Maryland: 1987:vii; DHHS publication no. (CDC) 87-8398.

[30] US Environmental Protection Agency. Respiratory Health Effects of Passive Smoking: Lung Cancer and Other Disorders. Washington, DC: US Environmental Protection Agency, Office of Air and Radiation (1992); Publication EPA/600/6-90/006F.

[31] Hammond SK, Sorensen G, Youngstrom R, Ockene JK. Occupational exposure to environmental tobacco smoke. JAMA. 1995;274:956-960.

[32] Schwartz J, Zeger S. Passive smoking, air pollution, and acute respiratory symptoms in a diary study of student nurses. Am Rev Respir Dis. 1990;141:62-67.

[33] Thompson B, Emmons K, Abrams D, Ockene JK, Feng Z. ETS exposure in the workplace. J Occup Environ Med. 1995;37:1086-1092.

[34] Akbar-Khanzadeh F, Greco TM. Health and social concerns of restaurant/bar workers exposed to environmental tobacco smoke. Med Law. 1996;87:122-132.

[35] Bergman TA, Johnson DL, Boatright DT, Smallwood KG, Rando RJ. Occupational exposure of nonsmoking nightclub musicians to environmental tobacco smoke. Am Ind Hyg Assoc J. 1996;57:746-752.

[36] Jarvis MJ, Foulds J, Feyerabend C. Exposure to passive smoking among bar staff. Br J Addict. 1992;87:111-113.

[37] Dimich-Ward H, Lawson J, Chan-Yeung M. Work shift changes in lung function in bar workers exposed to environmental tobacco smoke. Am J Respir Crit Care Med. 1998;157:A505.

[38] White JR, Froeb HF, Kulik JA. Respiratory illness in nonsmokers chronically exposed to tobacco smoke in the work place. Chest. 1991;100:39-43.

[39] Raupach T, Schafer K, Konstantinides S, Andreas S. Secondhand smoke as an acute threat for the cardiovascular system: a change in paradigm. European Heart Journal. 2006;27,386-392.

[40] Broder I, Pilger C, Correy P. Environment and well-being before and following smoking ban in office buildings. Can J Public Health. 1993:84:254-258.

[41] Millar WJ. Evaluation of the impact of smoking restrictions in a government work setting. Can J Public Health. 1988;79:379-382.

[42] Ott WR, Switzer P, Robinson J. Particle concentration inside a tavern before and after prohibition of smoking. J Air Waste Manag Assoc. 1996;46:1120-1134.

[43] Woitowitz H-J. Unser täglich Brot – Die Bäckerkrankheit, ein Berufsrisiko. Deutsches Ärzteblatt. 1983;80(45):34-40.

[44] Heutelbeck ARR, Janicke N, Hilgers R, et al. German Cattle Allergy Study (CAS): Public health relevance of cattle-allergic farmers. Int Arch Occup Environ Health. 2007;81:201-208.

[45] Fishwick D, Sen D, Barber C, et al. Occupational chronic obstructive pulmonary disease: a standard of care. Occupational Medicine. 2015;65:270-282.

[46] Baur X, Heutelbeck A, Hölzel C, et al. S 1 -Leitlinie der Deutschen Gesellschaft für Arbeitsmedizin und Umweltmedizin e. V. (DGAUM), Prävention arbeitsbedingter obstruktiver Atemwegserkrankungen (Aktualisierung 11/2011). 2012. http://www.awmf.org/leitlinien/detail/ll/002-025.html

[47] Nicholson PJ, Cullinan P, Taylor AJ, Burge PS, Boyle C. Evidence based guidelines for the prevention, identification, and management of occupational asthma. Occup Environ Med. 2005;62(5):290-9.

[48] Wettengel R, Vollmer T. Asthma. Medizinische und ökonomische Bedeutung einer Volkskrankheit. EuMeCom. 1994. Stuttgart: Norbert Rupp.

[49] Stroh W, Kujath P, Radon K, et al. Der INQA-Thematische-Initiativkreis „Gesunde Lunge". Praxisnahe Angebote für die Prävention chronischer obstruktiver Atemwegserkrankungen. Arbeitsmed Sozialmed Umweltmed. 2009;44:438- 441.

[50] Heutelbeck ARR, Drexler H. Auf dem Weg zum Arztverfahren Atemwege und Lunge – ein interdisziplinär erarbeitetes Eckpunktepapier. Arbeitsmed Sozialmed Umweltmed. 2010;45:79-83.

[51] Heutelbeck A, Drexler H, Hallier E, et al. Arztverfahren Atemwege und Lunge: Empfehlungen einer ad hoc-Arbeitsgruppe der Deutschen Gesellschaft für Arbeitsmedizin und Klinische Umweltmedizin (DGAUM) zu Früherkennungskriterien für eine Zuweisung. Arbeitsmed Sozialmed Umweltmed. 2013;48(1).

[52] Gibson GJ, Loddenkemper R, Sibille Y, Lundbäck B, Fletcher M (Eds.) Lung health in Europe – facts and figures. Charlesworth Press, 2013, UK.

[53] Vandenplas O, Dressel H, Wilken D, et al. Management of occupational asthma: cessation or reduction of exposure? A systematic review of available evidence. Eur Respir J. 2011;38(4):804-11.

2.6 Differentialdiagnose Asthma bronchiale

Marek Lommatzsch

Eine wichtige Differentialdiagnose der COPD, auch bei Patienten im höheren Lebensalter, ist ein Asthma: dies liegt allein schon an der hohen Prävalenz von Asthma (> 5% der Bevölkerung in Deutschland) [1]. Für Asthma gelten andere Therapieschemata und -optionen als für die COPD, so dass diesbezügliche differentialdiagnostische Anstrengungen keine akademische Spielerei sind [1]. Erschwert wird die Differentialdiagnose Asthma versus COPD bei Erwachsenen im klinischen Alltag oft durch folgende Umstände:

- Bis zu 40% der Asthmapatienten rauchen oder haben geraucht [2]. Daher ist die simple Rechnung: Atemwegsobstruktion plus Raucheranamnese gleich COPD, welche leider viel zu oft zum Tragen kommt, falsch.
- Bei einigen Asthmapatienten ist die Atemwegsobstruktion nicht vollständig reversibel oder sogar kaum reversibel, dies führt zum Fehlschluss, dass hier eine COPD vorliegt.
- Nicht selten kommt es zu einer Asthmaerstmanifestation erst nach dem 40. Lebensjahr, sodass das Erstmanifestationsalter zur irrtümlichen Annahme führen kann, dass es sich um eine COPD handelt.

Es gibt ein ganzes Portfolio an differentialdiagnostischen Hilfsmitteln, um eine COPD von einem Asthma zu unterscheiden. Dieses verlangt jedoch Zeit und Muße, sodass man sich gerne der Diagnose „Asthma-COPD-*Overlap*" bedient, um den differentialdiagnostischen Aufwand zu vermeiden. In den meisten Fällen lässt sich jedoch das Krankheitsbild einer COPD oder einem Asthma klar zuordnen, wenn folgende differentialdiagnostischen Puzzlesteine zusammengetragen werden.

- **Anamnese**: Wichtigste Hinweise gibt die ausführliche Anamneseerhebung. Von besonderer Bedeutung sind nächtliche Beschwerden, welche bei Asthma häufig auftreten, bei einer COPD jedoch fast nie. Typisch für die COPD ist eine über Jahre schleichend zunehmende Belastungsluftnot, wohingegen beim Asthma die Beschwerden oft relativ abrupt einsetzen (gerade beim intrinsischen Asthma ist ein plötzlicher Erkrankungsbeginn nach einem akuten Infekt typisch) und im weiteren Verlauf sehr variabel und vielfältig sind. Die Kriterien Zigarettenrauchen, höheres Alter und fehlende Allergien sprechen zwar eher für eine COPD, schließen allerdings ein Asthma keineswegs aus.
- **Reversibilität**: Es gilt die Regel: je reversibler eine Atemwegsobstruktion, desto wahrscheinlicher ist ein Asthma [1]. Einen genauen Grenzwert gibt es aber nicht, da auch Patienten mit COPD eine erhebliche Reversibilität aufweisen können [3]. Falls sich nach Inhalation eines kurzwirksamen Bronchodilatators keine Akutreversibilität der Obstruktion zeigt, die Anamnese jedoch auf ein Asthma hindeutet, kann ein Therapieansprechen auf eine 7–14-tägige orale Prednisolon-Thera-

pie (20–40 mg/Tag) geprüft werden [1]: bei Asthma kommt es, im Gegensatz zur COPD, hier meist zu einer deutlichen lungenfunktionellen und klinischen Besserung (Abb. 2.22).

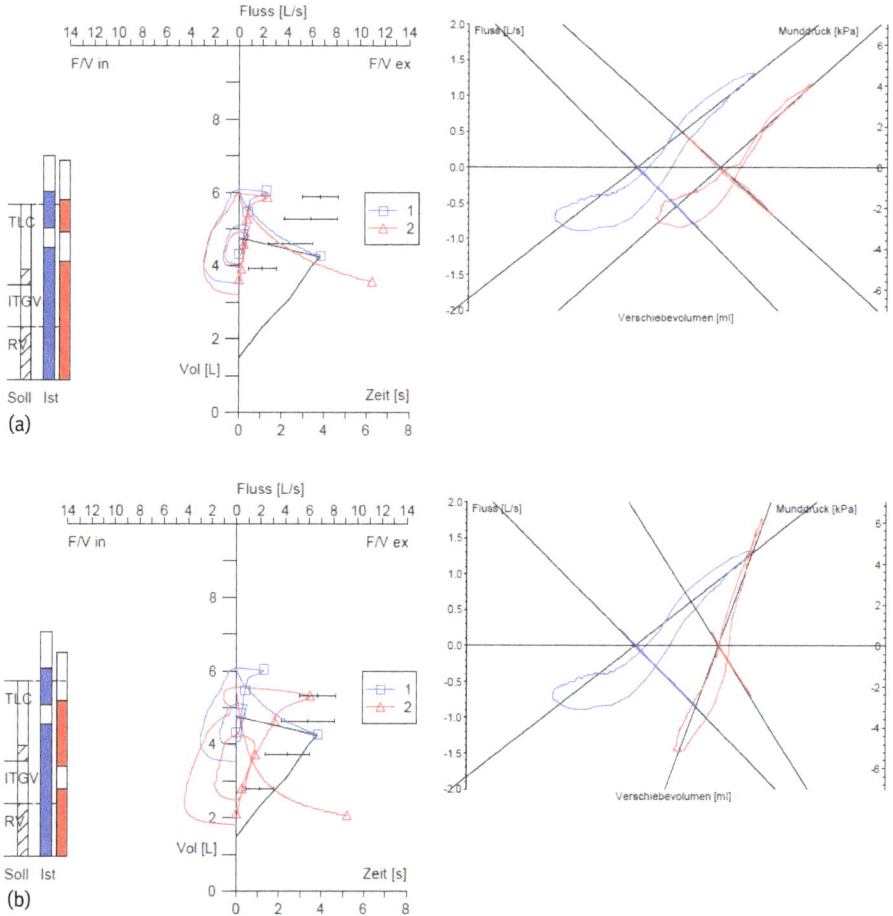

Abb. 2.22: Reversibilitätsprüfung eines Patienten mit schwerem Asthma. (a) Bodyplethysmographie vor und nach Inhalation von Salbutamol (Akutreversibilität). FEV_1 vor Inhalation von Salbutamol: 0,86 Liter (blau). FEV_1 20 min nach Inhalation von Salbutamol: 0,89 Liter (rot). Die Forcierte exspiratorische Vitalkapazität in der ersten Sekunde der Ausatmung (FEV_1) ändert sich nach Sabutamol-Inhalation nicht signifikant. (b) Bodyplethysmographie vor und nach 14-tägiger Prednisolontherapie. FEV_1 vor Einnahme von Prednisolon: 0,86 Liter (blau). FEV_1 nach 14 Tagen einer Gabe von 40 mg Prednisolon pro Tag: 2,30 Liter (rot). Nach Prednisolontherapie ist die FEV_1 hingegen mehr als verdoppelt. Bei einer COPD wäre keine signifikante Änderung der FEV_1 nach Prednisolontherapie zu erwarten. Es kommt bei dem abgebildeten Patienten auch zu einer deutlichen Abnahme der Überblähung und des Atemwegswiderstands nach Prednisolontherapie, als Hinweis darauf, dass hier kein fixiertes Emphysem vorliegt.

- **CO-Diffusionskapazität**: Typisch für eine COPD ist die eingeschränkte Diffusionskapazität für Kohlenmonoxid (TLCO/VA), bei Asthma ist die CO-Diffusionskapazität hingegen meist normal [1].
- **Komorbiditäten**: Typisch für Asthma sind Komorbiditen wie chronische Rhinitis, chronische Rhinosinusitis mit Polyposis nasi und atopische Dermatitis. Bei der COPD finden sich hingegen häufig Komorbiditäten wie Herzinsuffizienz, metabolisches Syndrom oder PAVK.
- **Biomarker**: Typisch für ein Asthma (unabhängig vom Vorliegen von Allergien) ist eine Bluteosinophilenvermehrung [1]. Da auch bei der COPD Eosinophile im Blut vermehrt sein können [4], gilt die Regel: je höher die Bluteosinophilenkonzentration, desto wahrscheinlicher ist ein Asthma. Ähnliches gilt für die Fraktion des exhalierten Stickstoffmonoxids (FeNO): je höher das FeNO, desto wahrscheinlicher ein Asthma [1]. Ein niedriges FeNO schließt ein Asthma aber keineswegs aus, auch sind die FeNO-Werte bei rauchenden Asthmapatienten falsch niedrig.
- **Therapieansprechen**: Im Gegensatz zu Patienten mit COPD berichten Patienten mit Asthma meist über eine erhebliche und rasche Besserung nach Inhalation eines inhalativen Corticosteroids (ICS) oder der Gabe von systemischen Steroiden (wie Prednisolon) [1].

Zusammenfassend bleibt festzustellen, dass die Differentialdiagnose COPD versus Asthma nicht anhand eines Parameters geklärt werden kann. Vielmehr müssen viele Puzzlesteine zusammengetragen werden, um das Gesamtbild zu erkennen.

Literatur

[1] Buhl R, Bals R, Baur X, et al. S2k-Leitlinie zur Diagnostik und Therapie von Patienten mit Asthma. Pneumologie. 2017;71:849-919.
[2] To T, Stanojevic S, Moores G, et al. Global asthma prevalence in adults: findings from the cross-sectional world health survey. BMC public health. 2012;12:204.
[3] Tashkin DP, Celli B, Decramer M, et al. Bronchodilator responsiveness in patients with COPD. Eur Respir J. 2008;31:742-50.
[4] Bafadhel M, Pavord ID, Russell REK. Eosinophils in COPD: just another biomarker? The Lancet Respiratory Medicine. 2017;5:747-59.

3 Komorbiditäten

3.1 Kardiovaskuläre Erkrankungen

Stefan Andreas

3.1.1 Epidemiologie – KVE und COPD sind häufig

Koronare Herzerkrankung

Die koronare Herzkrankheit tritt wie andere kardiovaskuläre Erkrankungen (KVE) und die COPD im höheren Alter besonders häufig auf. Rund 13 % der Frauen und 16 % der Männer versterben im Laufe Ihres Lebens an der koronaren Herzerkrankung (www.gbe-bund.de). Raucher bzw. Menschen mit niedrigem Sozialstatus sind häufiger von Herz-Kreislauf-Erkrankungen betroffen. Etwa 30 % der Patienten mit Herzinsuffizienz haben eine COPD. Der Herzinsuffizienz ist aufgrund der Verschränkung mit der Lungenfunktion und Ventilation ein eigenes Kapitel gewidmet (Kap. 3.2).

Entsprechend den gemeinsamen Risikofaktoren ist die Prävalenz der COPD bei Patienten mit KVE höher als in der Allgemeinbevölkerung. Auch sind KVE bei Patienten mit COPD um den Faktor 2,5 häufiger als in der Allgemeinbevölkerung [1]. Dies gilt für die koronare Herzerkrankung (KHK), kardiale Rhythmusstörungen, Herzinsuffizienz und Erkrankungen der großen Gefäße [1]. Patienten die gleichzeitig an einer COPD und einer KHK leiden haben eine erhöhte Morbidität und Mortalität. In einer Untersuchung aus London hatten Patienten mit COPD und KHK im Vergleich zu Patienten ohne KHK mehr Luftnot, ein höheres NT pro-BNP B- (BNP = B natriuretisches Peptid) und eine um etwa 100 Meter geringere Gehstrecke im 6-Minuten-Gehtest [2]. Etwa 20–40 % der COPD Patienten sterben an KVE [3].

Zerebrovaskuläre Erkrankungen

Zerebrovaskuläre Erkrankungen sind häufig. In Deutschland hatten im Lauf ihres Lebens 2,5 % der Bevölkerung einen Schlaganfall (www.gbe-bund.de). Bei Patienten mit COPD wurde in einer großen Populationsstudie (Rotterdam-Study) mittels MRT eine Verdickung der Karotidenwand und vergrößerte Lipid Plaques im Vergleich zu einem Kontrollkollektiv beschrieben [4]. In systematischen Reviews ist eine niedrige FEV_1 mit einem erhöhten Risiko für das Auftreten von Schlaganfällen assoziiert [5].

Im Alter wie auch bei Patienten mit COPD kommt es außerdem zu Veränderungen kleiner zerebraler Gefäße und infratentoriellen Mikroblutungen [5]. Dies führt im Konzert mit weiteren Veränderungen wie Hypoxie, sympathischer Aktivierung, Inflammation und oxidativem Stress zu kognitiven Beeinträchtigung. Bereits in der vor Jahrzehnten durchgeführten NOTT-Studie (*Nocturnal Oxygen Therapy Trial*) zeigten 42 % der Patienten mit COPD eine mäßige bis schwere kognitive Einschränkung im Vergleich zu lediglich 14 % der Kontrollgruppe.

https://doi.org/10.1515/9783110494341-003

Lungenembolie

Auch Lungenembolien treten bei COPD häufiger auf. Dies kann oft durch die etablierten Risikofaktoren für Lungenembolie wie orale Glucocorticoide (Relatives Risiko (RR) 5,9), Adipositas (RR 1,7), Tabakkonsum (RR 1,3), Bewegungsarmut und Infekte erklärt werden [6]. Weiter ist bei Patienten mit COPD oft eine meist nur mäßig ausgeprägte pulmonale Hypertonie zu beobachten. Hier wird auf das Kap. 3.6 verwiesen.

3.1.2 Ursachen für KVE bei COPD

COPD ist ein Risikofaktor für KVE

Gemeinsame Risikofaktoren wie Alter, Tabakrauchen, Luftverschmutzung, und Bewegungsmangel begünstigen das Auftreten sowohl von KVE als auch der COPD. Darüber hinaus gibt es eine Vielzahl von Befunden, die überzeugend dafür sprechen, dass die COPD das Auftreten von KVE begünstigt. In verschiedenen Metaanalysen konnte z. B. gezeigt werden, dass eine reduzierte FEV_1 ein von anderen etablierten Risikofaktoren wie Rauchen unabhängiger Prädiktor einer erhöhten kardiovaskulären Sterblichkeit darstellt (relatives Risiko 1,8) [7]. Tatsächlich war die FEV_1 in einer Untersuchung nach Rauchen der stärkste Risikofaktor für das Auftreten einer koronaren Herzerkrankung. Die unterschiedlichen Mechanismen die diesen Zusammenhang erklären können werden im Folgenden beschrieben.

Emphysem reduziert kardiale Funktion

Die Lungenüberblähung bei Emphysem ist mit einer Abnahme der linksventrikulären Durchmesser, Masse, Schlagvolumen und Herzzeitvolumen assoziiert [8]. Diskutierte Mechanismen für diesen Zusammenhang sind die verminderte links- und rechtsventrikuläre Füllung bei Lungenüberblähung. Weiter kommt es bei Patienten mit COPD durch das Emphysem mit Reduktion des Gefäßbettes und einer Hypoxie mit Vasokonstriktion zur Druckerhöhung im kleinen Kreislauf (s. Kap. 3.6). Diese Rechtsherzbelastung führt zu einer Verschiebung des Septums in Richtung linker Ventrikel und reduziert so ebenfalls die linksventrikuläre Füllung, Durchmesser und Schlagvolumen. Dies begünstigt das Auftreten einer diastolischen Dysfunktion bzw. der Herzinsuffizienz mit erhaltener Ejektionsfraktion (HFpEF) [3].

Erhöhte Gefäßsteifigkeit

Patienten mit COPD haben eine erhöhte Gefäßsteifigkeit [9]. Die Gefäßsteifigkeit ist ein exzellenter Prädiktor für zukünftige kardiovaskuläre Ereignisse und die Sterblichkeit. Eine ausgeprägte Gefäßsteifigkeit in den großen Gefäßen, insbesondere der Aorta bedingt eine mangelnde Aufnahme des systolisch ausgeworfenen Blutvolumens mit konsekutiv hohen systolischen Blutdruckwerten und schneller Fortleitung der Pulswelle. Die repetitiv hohen systolischen Druckwerte führen zu einer Schädigung der Endorgane [10]. Patienten mit COPD zeigen auch eine Endotheldysfunktion, die z. B. mittels flussabhängiger Vasodilatation untersucht werden kann [10].

Die erhöhte Gefäßsteifigkeit bei Patienten mit COPD wird u. a. durch Schädigung der extrazellulären Matrix der Gefäßwand infolge von Elastinabbau erklärt [9]. Polymorphismen der Matrix Metalloproteinase sind in genomweiten Assoziationsstudien (GWAS) in der Pathogenese des Emphysems impliziert. Interessanterweise spielt der Elastinabbau auch in der Pathogenese des Lungenemphysems eine wichtige Rolle. Beschleunigtes Altern sowie die telomere Dysfunktion führt entsprechend zum Emphysem wie auch einer erhöhten Gefäßsteifigkeit.

Systemische Inflammation

Eine ausgeprägte systemische Inflammation mit einer Vielzahl von Entzündungsmediatoren ist bei der COPD bekannt [3],[11]. Allerdings zeigten antiinflammatorische Therapieansätze wie TNF-alpha Inhibitoren bei der COPD keine oder sogar negative Effekte. Bei Patienten mit kardiovaskulären Erkrankungen ist seit langer Zeit ein Zusammenhang zwischen systemischer Entzündungsreaktion, Endotheldysfunktion und oxydativem Stress bekannt [11],[12].

Neurohumorale Aktivierung

Die COPD führt zu einer ausgeprägten sympathischen Aktivierung [3],[13]. Als ursächlich wird „Physiologischer Stress" angesehen [11],[14]. Z.B konnte ein Zusammenhang zwischen sympathischer Aktivierung und Hypoxie sowie Lungenüberblähung mit Erhöhung der Atemarbeit bzw. Atemfrequenz nachgewiesen werden [15],[16],[17]. Die Hypoxie führt u. a. über die sympathische Aktivierung zu einer Zunahme der Gefäßsteifigkeit [10]. Wir konnten in einer kleineren Untersuchung einen Zusammenhang zwischen sympathischer Aktivierung und Morbidität feststellen [18]. Interessanterweise führt die sympathische Aktivierung zu einer generalisierten Inflammation [15].

Die sympathische bzw. weiter gefasst die neurohumorale Aktivierung ist der wesentliche Mechanismus, der eine erhöhte Herzfrequenz mit der erhöhten Sterblichkeit verbindet [19]. Eine erhöhte Herzfrequenz ist bei Patienten mit Herzinsuffizienz, COPD und bei der gesunden Bevölkerung ein unabhängiger Prädiktor für eine erhöhte Sterblichkeit [19].

3.1.3 Schwierig: Diagnostik KVE bei COPD

Die Diagnose von KVE ist bei manifester COPD erschwert. In der Anamnese sind thorakale Beschwerden durch die COPD, eine assoziierte pulmonale Hypertonie oder eine koronare Herzerkrankung schwer zu trennen.

Bei ausgeprägter Lungenüberblähung ist eine pulmonale Stauung in der Auskultation und im Röntgenthorax nicht sicher zu erfassen. Die Herzgröße ist bei Lungenüberblähung aufgrund des erhöhten intrathorakalen Druckes nur eingeschränkt zur Detektion einer Linksherzinsuffizienz zu verwenden. Bei der Linksherzinsuffizienz kommt es wie auch bei ausgeprägtem Lungenemphysem zu einer Kranialisierung der Gefäßzeichnung.

Erhöhte BNP-Werte treten bei Patienten mit COPD infolge einer oft vorliegenden pulmonalen Druckerhöhung mit Rechtsherzbelastung auf und ermöglichen daher nicht die Prädiktion einer Linksherzinsuffizienz. Auch die Aussagekraft der Echokardiographie ist durch die Lungenüberblähung bei COPD eingeschränkt. Bei schwerer COPD lassen sich 35 % und während einer Exazerbation sogar 50 % der Patienten nicht ausreichend untersuchen [20].

Die Schwierigkeiten in der Diagnostik und die Organisation der Patientenversorgung führen oft zu einem Übersehen der Diagnose COPD. Bis zu 30 % der Patienten mit KVE und über 50 % aller Patienten mit einer perkutanen koronaren Intervention haben eine nicht erkannte COPD. Andererseits kommt es bei Patienten mit COPD und akutem koronarem Syndrom oft zu einer Verzögerung der Diagnostik und Intervention (s. u.).

3.1.4 COPD Exazerbation bei KVE

Die Sterblichkeit der stationär behandelten COPD Exazerbation beträgt etwa 8 % und ist damit etwas so hoch wie die des akuten koronaren Syndroms. Wie oben dargelegt sind KVE bei COPD häufig. Entsprechend haben auch viele Patienten mit Exazerbation KVE. Von über 600 Patienten mit exazerbierter COPD aus London hatten 63 % einen arteriellen Hypertonus, 36 % einen Diabetes mellitus, 33 % eine chronische Herzinsuffizienz, 21 % eine ischämische Herzerkrankung und 19 % eine Anämie [21]. KVE bei COPD Exazerbation sind mit der Länge und Schwere des Krankenhausaufenthaltes, einer längeren Erholungsphase sowie häufigeren Wiederaufnahmen assoziiert [2],[21].

Die COPD Exazerbation wird von einer länger persistierenden systemischen Entzündungsreaktion begleitet. Parallel dazu kommt es zu kardiovaskulären Folgen wie Endotheldysfunktion und erhöhter Gefäßsteifigkeit [22]. Die Obstruktion der Atemwege mit konsekutiven ausgeprägten thorakalen Druckschwankungen führt zu einer Rechts- und Linksherzbelastung [23]. Diese Veränderungen sind bei niedrigen rechtsventrikulären Füllungsdrucken besonders ausgeprägt. Weiter bedingen die erhöhte Atemarbeit und die Tachykardie einen erhöhten myokardialen Sauerstoffverbrauch. Dies belastet das kardiovaskuläre System und führt oft zu einer Erhöhung von Troponin und BNP, die unabhängige prognostische Prädiktoren der COPD Exazerbation sind [22].

Auch wenn das Troponin ein exzellenter Parameter zur Abschätzung des Risikos für das Auftreten eines akuten koronaren Syndroms ist, so ist doch zu beachten, dass bei Exazerbation der COPD regelmäßig erhöhte Werte ohne Vorliegen einer Koronarthrombose zu beobachten sind. In der Beethoven-Studie, die in der kardiologischen Klinik der Universität Bonn durchgeführt wurde, wurden Patienten mit akut exazerbierter COPD und einer leichten Erhöhung des Troponins I (> 0,05 ng/ml) eingeschlossen und binnen 72 Stunden koronarangiographiert. Eine ischämische Herzerkrankung wurde bei fast 70 % der Patienten gefunden und eine Intervention bei über 30 % durchgeführt. Auch wenn das Setting und die fehlende Kontrollgruppe eine Interpretation der Ergebnisse erschwert, zeigen die Befunde, dass ein akutes koronares Syndrom bei der exazerbierten COPD häufig ist [24]. Die regelhafte Durchführung einer Koronarangiographie bei COPD Exazerbationen ist allerdings nicht sinnvoll, zumal bei schwerer COPD allein das flache Liegen während der Prozedur das Auftreten einer schweren Hypoxie und Hyperkapnie begünstigt.

3.1.5 Therapeutische Implikationen

Sowohl bei Patienten mit COPD als auch bei Patienten mit ischämischer Herzerkrankung ist die Tabakentwöhnung die primäre und wesentliche Maßnahme [25]. Ähnliches gilt für das körperliche Training mit positiven Effekten auf z. B. die Muskelfunktion, Belastbarkeit, Gefäßsteifigkeit und Lebensqualität (s. Kap. 4.9). Im Folgenden werden die positiven Effekte zusätzlicher medikamentöser kardiovaskulärer Therapieansätze bei Patienten mit COPD diskutiert.

β-Blocker

In einer Metaanalyse nicht interventioneller Studien reduzierten β-Blocker die COPD Sterblichkeit um fast 30 %. Bemerkenswerterweise wurden auch die Exazerbationen um 30 % gesenkt [26]. Letzteres legt nahe, dass β-Blocker positive systemische Effekte entfalten. Die aktuellen Leitlinien der Europäischen Gesellschaft für Kardiologie, wie auch die COPD Leitlinien betonen, dass die Therapie des akuten koronaren Syndroms bei Patienten mit COPD genauso wie bei Patienten ohne COPD durchgeführt werden sollte [27],[28]. Es sollen möglichst β1 Blocker (Bisoprolol, Metoprolol, Nebivolol) eingesetzt werden. Die bronchiale Hyperreagibilität ist bei der COPD bzw. bei Rauchern regelmäßig zu beobachten und stellt keine Kontraindikation für eine β-Blocker-Gabe dar.

Trotzdem werden β-Blocker bei akutem koronaren Syndrom mit COPD deutlich seltener verordnet (RR 0,25–0,5) [29]. Neben den oft atypischen Beschwerden und der dadurch erschwerten bzw. verzögerten Diagnostik hat dies einen erheblichen Einfluss auf die KV Sterblichkeit, die z. B. bei COPD Patienten nach Myokardinfarkt um 25 % erhöht ist [29] (Abb. 3.1).

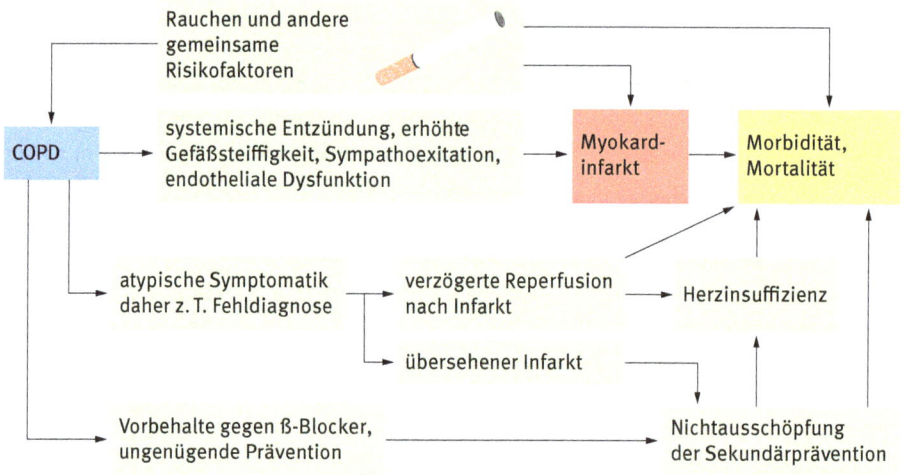

Abb. 3.1: Mögliche Mechanismen der Interaktion zwischen COPD, Myokardinfarkt, Symptomatik und Sterblichkeit (nach [29]).

AT 1 Blocker und ACE-Hemmer

Auch AT 1 Blocker und ACE-Hemmer vermindern in epidemiologischen Untersuchungen und Fallkontrollstudien die Mortalität von Patienten mit COPD [30]. In kleineren randomisierten Studien konnte ein positiver Effekt auf Surrogatendpunkte wie die Lungenüberblähung [31] oder die Belastbarkeit gezeigt werden. Die positiven Effekte könnten durch die bei der COPD vorliegende Aktivierung des autonomen Nervensystems und des Renin-Angiotensin-Systems erklärt werden. In Tierversuchen reduzieren AT 1 Blocker und ACE-Hemmer außerdem den Progress des Emphysems bzw. der Lungenüberblähung.

Statine

Epidemiologische Daten haben einen Zusammenhang zwischen Statinen und reduzierter Exazerbationsrate bei Patienten mit COPD nahegelegt. In kleineren kontrollierten Studien konnten bei Patienten mit COPD pleiotrope, antiinflammatorische Effekte nachgewiesen werden. In einer großen randomisierten klinischen Studie mit fast 900 COPD-Patienten war allerdings die Rate an Exazerbationen unter Simvastatin unverändert [32].

Eine Reihe antiinflammatorischer Substanzen wie der anti-TNF α Antikörper Infliximab wurden bei der COPD ohne Erfolg untersucht. Oft wurden dabei unerwünschte Arzneimittelwirkungen wie gehäufte Infekte beobachtet. Roflumilast wird in diesem Zusammenhang aufgrund seines bronchodilatorischen Effektes nicht als primär antiinflammatorische Substanz betrachtet.

3.1.6 Bronchodilatation bessert KV Funktion

Aufgrund den oben beschriebenen negativen Folgen der Atemwegsobstruktion ist es plausibel, dass die Bronchodilatation positive Effekte auf die KV Funktion hat. Tatsächlich wurde in einer Untersuchung mittels Echokardiographie bei Patienten vor und nach Lungentransplantation ein Anstieg der rechts- und linksventrikulären Ejektionsfraktion beschrieben [33]. Auch besserte die operative Lungenvolumenreduktion die Endotheldysfunktion und den Blutdruck [34]. Eine aufwendige Untersuchung an 54 Patienten mit COPD und Lungenüberblähung konnte zeigen, dass es nach einer 14-tägigen Behandlung mit Fluticasonfuorat und Vilanterol zu einer Zunahme des rechtsventrikulären enddiastolischen Volumenindex als primären Endpunkt gekommen ist [35]. Auch stiegen das rechtsventrikuläre Schlagvolumen und die linksatriale Ejektionsfraktion. Während sich die Gefäßsteifigkeit der Pulmonalarterie gebessert hat, war die Gefäßsteifigkeit im arteriellen Strombett unverändert.

3.1.7 Inhalativa sind kardial sicher

Die Bronchodilatation mit langwirksamen Beta-2-Agonisten (LABA) und langwirksamen muskarinergen Antagonisten (LAMA) ist in der Therapie der COPD etabliert [25]. Lungenfunktion, Luftnot, Belastbarkeit, Lebensqualität und Exazerbationen werden klinisch relevant gebessert. Dies kann sehr wohl positive KV Effekte haben (Abb. 3.2).

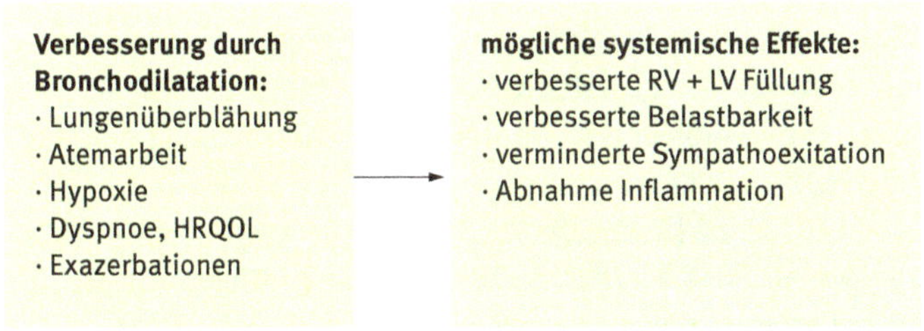

Verbesserung durch Bronchodilatation:	**mögliche systemische Effekte:**
· Lungenüberblähung	· verbesserte RV + LV Füllung
· Atemarbeit	· verbesserte Belastbarkeit
· Hypoxie	· verminderte Sympathoexitation
· Dyspnoe, HRQOL	· Abnahme Inflammation
· Exazerbationen	

Abb. 3.2: Bronchodilatatoren und kardiovaskuläre Effekte. Mögliche positive Mechanismen. HRQOL: *Health related quality of live*, d. h. Lebensqualität.

LABA

Beta-2-Selektive LABA können die Herzfrequenz erhöhen, da einige der Beta-Adrenozeptoren in den Vorhöfen und Ventrikeln beta-2-spezifisch sind [36]. Während es mit den älteren kurzwirksamen Beta-2-Agonisten tatsächlich zu einer Herzfrequenzerhöhung um bis zu 4/Minute kommt, ist unter der Dauertherapie mit den modernen Substanzen keine Erhöhung der Herzfrequenz zu erkennen. Metaanalysen großer klinischer Studien haben entsprechend gezeigt, dass LABA sicher in der Behandlung der COPD sind [36]. Auch in Subgruppenanalysen bei Patienten mit gesicherter kardiovaskulärer Erkrankung waren LABA sicher. Der fehlende Anstieg der sympathischen Aktivität unter dem LABA Salmeterol ist ein weiteres Indiz für die Sicherheit der LABA [17]. Während der primäre Endpunkt der Mortalität in der TORCH Studie die Signifikanz knapp verpasst hat, zeigte die post hoc Analyse eine Reduktion von KV Ereignissen unter Salmeterol + Fluticason im Vergleich zu Placebo. Die retrospektive Analyse des *National Emphysema Treatment Trial* zeigte ebenfalls eine Reduktion der Mortalität unter LABA [37].

LAMA

Auch LAMA können über direkte Wirkung am Sinusknoten die Herzfrequenz erhöhen. Tiotropium ist von den LABA am besten untersucht und reduzierte in einer post hoc Analyse der UPLIFT Studie sogar kardiovaskuläre Ereignisse [38]. In einer weiteren post hoc Analyse der UPLIFT Studie war Tiotropium in der Subgruppe von Patienten mit schweren CV Erkrankungen sicher [39]. Bei über 700 Patienten aus vier unterschiedlichen Studien wurde ein Langzeit-EKG durchgeführt. Hier zeigten sich keinerlei Unterschiede zwischen Tiotropium und Placebo [40]. Die Sicherheit von Tiotropium wie anderer LAMA ist in der Behandlung der COPD unabhängig vom verwendeten Device als belegt anzusehen.

Kombinationstherapie

Bei guten Sicherheitsdaten der Monosubstanzen ist die Kombinationstherapie aus LABA plus LAMA bei moderater bis schwerer COPD etabliert und in den bisher durchgeführten Studien an großen Patientenzahlen sicher [25]. Erhöhte kardiovaskuläre Ereignisraten sind nicht aufgetreten [36]. In Metaanalysen zeigte die Kombinationstherapie nicht mehr KV Ereignisse im Vergleich zu den jeweiligen Monotherapien [41], die ihrerseits initial gegen Placebo getestet wurden. Post hoc Analysen von Subgruppen wie z. B. Patienten mit Betablockern oder nach Herzinfarkt haben ebenfalls keine Sicherheitsbedenken gezeigt.

Verständlicherweise gibt es keine kontrollierten Studien zur inhalativen Behandlung von Patienten mit schweren akuten kardiovaskulären Erkrankungen wie akutem Herzinfarkt. Einzelne Registerdaten, die einen Anstieg des kardiovaskulären Risikos nach Beginn einer inhalativen Therapie zeigen, sind bei einer Vielzahl von Konfoundern schwer zu interpretieren [42].

In retrospektiven Untersuchungen wurde unter der oralen Therapie mit Theophyllin und β-Agonisten eine erhöhte Sterblichkeit nachgewiesen, die gut kardial erklärt werden kann. Insbesondere orale β-Agonisten werden daher kaum noch verordnet.

Literatur

[1] Chen WTJ, Sadatsafavi M, FitzGerald JM. Risk of cardiovascular comorbidity in patients with chronic obstructive pulmonary disease: a systematic review and meta-analysis. Lancet Respir Med. 2015;3(8):631-9.

[2] Patel AR, Mackay AJ, Wedzicha JA, Hurst JR. The impact of ischemic heart disease on symptoms, health status, and exacerbations in patients with COPD. Chest. 2012;141(4):851-7.

[3] Stone IS, Barnes NC, Petersen SE. Chronic obstructive pulmonary disease: a modifiable risk factor for cardiovascular disease? Heart. 2012;98(14):1055-62.

[4] Lahousse L, van den Bouwhuijsen QJ, Loth DW, et al. Chronic obstructive pulmonary disease and lipid core carotid artery plaques in the elderly: the rotterdam study. Am J Respir Crit Care Med. 2013;187(1):58-64.

[5] Lahousse L, Tiemeier H, Ikram MA, Brusselle GG. Chronic obstructive pulmonary disease and cerebrovascular disease: A comprehensive review. Respir Med. 2015;109(11):1371-80.

[6] Børvik T, Brækkan SK, Enga K1, et al. COPD and risk of venous thromboembolism and mortality in a general population. European Respiratory Journal. 2016;47:473-481.

[7] Sin DD, Wu L, Man SF. The relationship between reduced lung function and cardiovascular mortality: a population-based study and a systematic review of the literature. Chest. 2005;127(6):1952-9.

[8] Barr RG, Bluemke DA, Ahmed FS, et al. Percent emphysema, airflow obstruction, and impaired left ventricular filling. N Engl J Med. 2010;362(3):217-27.

[9] Mills NL, Miller JJ, Anand A, et al. Increased arterial stiffness in patients with chronic obstructive pulmonary disease: a mechanism for increased cardiovascular risk. Thorax. 2008;63(4):306-11.

[10] Vivodtzev I, Tamisier R, Baguet JP, et al. Arterial stiffness in COPD. Chest. 2014;145(4):861-75.

[11] Maclay JD, MacNee W. Cardiovascular disease in COPD: mechanisms. Chest. 2013;143(3):798-807.

[12] Amsellem V, Gary-Bobo G, Marcos E, et al. Telomere dysfunction causes sustained inflammation in chronic obstructive pulmonary disease. Am J Respir Crit Care Med. 2011;184(12):1358-66.

[13] Andreas S, Anker SD, Scanlon PD, Somers VK. Neurohumoral activation as a link to systemic manifestations of chronic lung disease. Chest. 2005;128(5):3618-3624.

[14] McNicholas WT. Chronic obstructive pulmonary disease and obstructive sleep apnea: overlaps in pathophysiology, systemic inflammation, and cardiovascular disease. Am J Respir Crit Care Med. 2009;180(8):692-700.

[15] Andreas S, Anker SD, Scanlon PD, Somers VK. Neurohumoral activation as a link to systemic manifestation of chronic lung disease. Chest. 2005;128:3618-3624.

[16] Raupach T, Bahr F, Herrmann P, et al. Slow breathing reduces sympathoexcitation in COPD. European Respiratory Journal. 2008;32(2):387-392.

[17] Haarmann H, Mohrlang C, Tschiesner U, et al. Inhaled beta-agonist does not modify sympathetic activity in patients with COPD. BMC Pulm Med. 2015;15:46.

[18] Andreas S, Haarmann H, Klarner S, Hasenfuss G, Raupach T, et al. Increased sympathetic nerve activity in COPD is associated with morbidity and mortality. Lung. 2014;192(2):235-241.

[19] Jensen MT, Marott JL, Lange P, et al. Resting heart rate is a predictor of mortality in COPD. Eur Respir J. 2013;42(2):341-9.

[20] Boussuges A, Pinet C, Molenat F, et al. Left atrial and ventricular filling in chronic obstructive pulmonary disease. An echocardiographic and Doppler study. Am J Respir Crit Care Med. 2000;162:670-5.

[21] Almagro P, Cabrera FJ, Diez J, et al. Comorbidities and short-term prognosis in patients hospitalized for acute exacerbation of COPD: the EPOC en Servicios de medicina interna (ESMI) study. Chest. 2012;142(5):1126-33.

[22] Patel AR, Kowlessar BS, Donaldson GC, et al. Cardiovascular Risk, Myocardial Injury, and Exacerbations of Chronic Obstructive Pulmonary Disease. AJRCCM. 2013;188(9):1091–1099.

[23] Simpson JA, Brunt KR, Collier CP, Iscoe S. Hyperinflation-induced cardiorespiratory failure in rats. J Appl Physiol. 2009;107(1):275-82.

[24] Pizarro C, Herweg-Steffens N, Buchenroth M, et al. Invasive coronary angiography in patients with acute exacerbated COPD and elevated plasma troponin. Int J Chron Obstruct Pulmon Dis. 2016;11:2081-89.

[25] Criner GJ, Bourbeau J, Diekemper RL, et al. Prevention of acute exacerbations of COPD: American College of Chest Physicians and Canadian Thoracic Society Guideline. Chest. 2015;147(4):894-942.

[26] Du Q, Sun Y, Ding N, Lu L, Chen Y. Beta-blockers reduced the risk of mortality and exacerbation in patients with COPD: a meta-analysis of observational studies. PLoS One. 2014;9(11):e113048.

[27] McMurray JJ, Adamopoulos S, Anker SD, et al. ESC Guidelines for the diagnosis and treatment of acute and chronic heart failure 2012. European Heart Journal. 2012;33:1787-1847.

[28] Vogelmeier CF, Criner GJ, Martinez FJ, et al. Global Strategy for the Diagnosis, Management, and Prevention of Chronic Obstructive Lung Disease 2017 Report. GOLD Executive Summary. Am J Respir Crit Care Med. 2017;195(5):557-582.

[29] Rothnie KJ, Quint JK. COPD and acute myocardial infarction: effects on presentation, management and outcomes. Eur Heart J. 2016; 2(2):81-90. doi: 10.1093/ehjqcco/qcw005

[30] Mancini GB, Etminan M, Zhang B, et al. Reduction of morbidity and mortality by statins, angiotensin-converting enzyme inhibitors, and angiotensin receptor blockers in patients with chronic obstructive pulmonary disease. J Am Coll Cardiol. 2006;47(12):2554-60.

[31] Andreas S, Herrmann-Lingen C, Raupach T, et al. Angiotensin II blockers in obstructive pulmonary disease: A randomised controlled trial. European Respiratory Journal. 2006;27(5):972-979.

[32] Criner GJ, Connet JE, Aaron SD, et al. Simvastatin for the prevention of exacerbations in moderate-to-severe COPD. N Engl J Med. 2014;370(23):2201-10.

[33] Vizza CD, Lynch JP, Ochoa LL, Richardson G, Trulock EP. Right and left ventricular dysfunction in patients with severe pulmonary disease. Chest. 1998;113(3):576-83.

[34] Lammi MR, Marchetti N, Criner GJ. Hyperinflation: A Potential Target for Treatment of Vascular Disease in Emphysema? . American Journal of Respiratory and Critical Care Medicine. 2015;192(3):307-14.

[35] Stone IS, Barnes NC, James WY, et al. Lung Deflation and Cardiovascular Structure and Function in Chronic Obstructive Pulmonary Disease. A Randomized Controlled Trial. Am J Respir Crit Care Med. 2016;193(7):717-26.

[36] Lahousse L, Verhamme KM, Stricker BH, Brusselle GG. Cardiac effects of current treatments of chronic obstructive pulmonary disease. Lancet Respir Med. 2016;4(2):149-64.

[37] Horita N, Miyazawa N, Morita S, et al. Long-acting beta-agonists reduce mortality of patients with severe and very severe chronic obstructive pulmonary disease: a propensity score matching study. Respir Res. 2013;14:62.

[38] Tashkin DP, Celli B, Senn S, et al. UPLIFT Study Investigators, A 4-year trial of tiotropium in chronic obstructive pulmonary disease. N Engl J Med. 2008;359(15):1543-54.

[39] Tashkin DP, Leimer I, Metzdorf N, Decramer M. Cardiac safety of tiotropium in patients with cardiac events: a retrospective analysis of the UPLIFT® trial. Respir Res. 2015;16:65.

[40] Hohlfeld JM, Furtwaengler A, Könen-Bergmann M, et al. Cardiac safety of tiotropium in patients with COPD: a combined analysis of Holter-ECG data from four randomised clinical trials. Int J Clin Pract. 2015;69(1):72-80.

[41] Oba Y, Sarva S, Dias S. Efficacy and safety of long-acting β-agonist/long-acting muscarinic antagonist combinations in COPD: a network meta-analysis. Thorax. 2016;71(1):15-25.

[42] 42. Gershon A, Croxford R, Calzavara A, et al. Cardiovascular safety of inhaled long-acting bronchodilators in individuals with chronic obstructive pulmonary disease. JAMA Intern Med. 2013;173(13):1175-85.

3.2 Herzinsuffizienz

Benjamin Waschki

3.2.1 Einleitung

COPD und Herzinsuffizienz sind überdurchschnittlich häufig miteinander vergesellschaftet. Die hohe Koinzidenz bereitet oft diagnostische Schwierigkeiten, ist mit einer bedeutsamen Untertherapie assoziiert und führt zu einer erheblich schlechteren Prognose. Die zugrundeliegenden pathophysiologischen Mechanismen sind vielfältig und noch nicht alle verstanden. So richtet sich der klassische Blick bei dem Thema Herzbeteiligung bei COPD auf das rechte Herz, i. e. das chronische *Cor pulmonale* [1]. Damit ist im Wesentlichen eine Adaptation auf einen erhöhten pulmonal-vaskulären Widerstand in Folge einer hypoxischen Vasokonstriktion bei chronischer Hypoxämie gemeint, die dann gegebenenfalls im Verlauf zu einer Rechtsherzinsuffizienz führen kann [2]. Dieser Zusammenhang ist seit vielen Jahrzehnten bekannt, wobei die überwiegend ältere Literatur zu diesem Thema Studien mit kleinen Fallzahlen und selektierten Patienten im weit fortgeschrittenen Stadium der COPD beinhaltet. Mittlerweile wissen wir, dass COPD Patienten aller Schweregrade aus ganz unterschiedlichen Gründen eine Herzinsuffizienz entwickeln können und dies eben nicht nur chronisch-hypoxämische Patienten und deren rechtes Herz betrifft. So ist die COPD per se ein unabhängiger Risikofaktor für die koronare Herzerkrankung (KHK) und somit ein indirekter Risikofaktor für die „klassische" Linksherzinsuffizienz aufgrund einer ischämischen Kardiomyopathie. Zudem gibt es eine Reihe von COPD-spezifischen Faktoren, die zur Entwicklung einer kardialen Dysfunktion bzw. einer Herzinsuffizienz beitragen können (Abb. 3.3) und in diesem Kapitel erläutert werden.

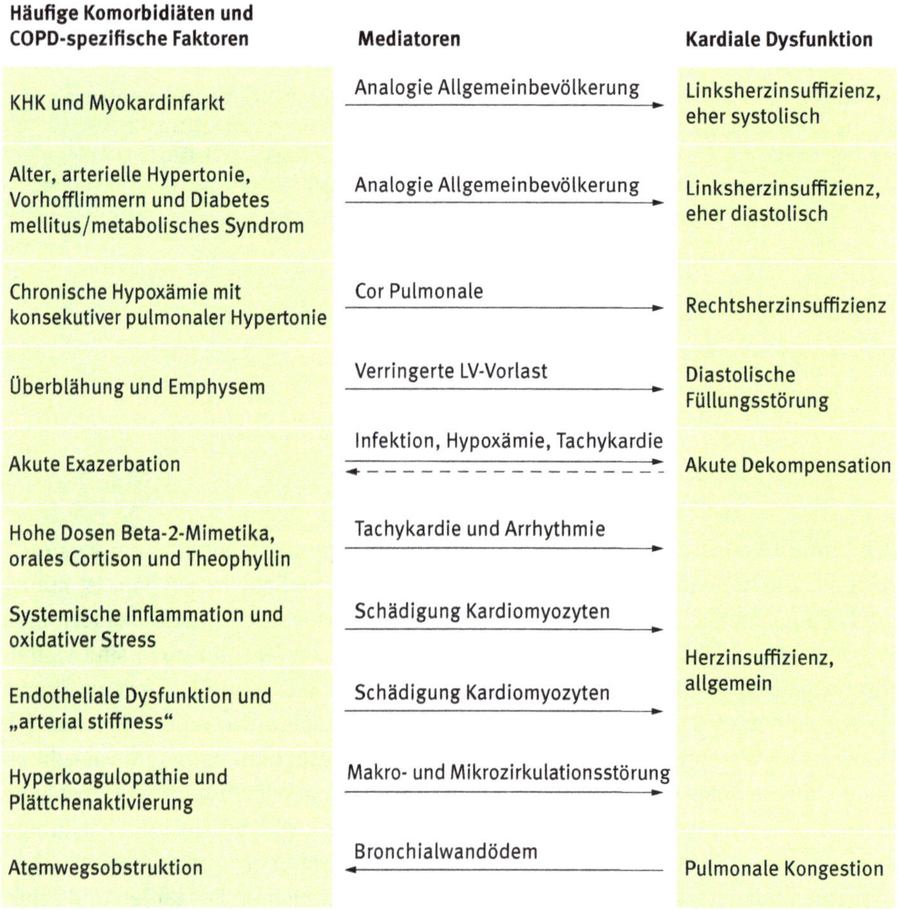

Häufige Komorbidiäten und COPD-spezifische Faktoren	Mediatoren	Kardiale Dysfunktion
KHK und Myokardinfarkt	Analogie Allgemeinbevölkerung	Linksherzinsuffizienz, eher systolisch
Alter, arterielle Hypertonie, Vorhofflimmern und Diabetes mellitus/metabolisches Syndrom	Analogie Allgemeinbevölkerung	Linksherzinsuffizienz, eher diastolisch
Chronische Hypoxämie mit konsekutiver pulmonaler Hypertonie	Cor Pulmonale	Rechtsherzinsuffizienz
Überblähung und Emphysem	Verringerte LV-Vorlast	Diastolische Füllungsstörung
Akute Exazerbation	Infektion, Hypoxämie, Tachykardie	Akute Dekompensation
Hohe Dosen Beta-2-Mimetika, orales Cortison und Theophyllin	Tachykardie und Arrhythmie	
Systemische Inflammation und oxidativer Stress	Schädigung Kardiomyozyten	Herzinsuffizienz, allgemein
Endotheliale Dysfunktion und „arterial stiffness"	Schädigung Kardiomyozyten	
Hyperkoagulopathie und Plättchenaktivierung	Makro- und Mikrozirkulationsstörung	
Atemwegsobstruktion	Bronchialwandödem	Pulmonale Kongestion

Abb. 3.3: Konzeptionelles Modell zur Pathophysiologie der Herzinsuffizienz bei COPD. Erläuterungen zu bekannten und vermuteten Mechanismen siehe Text. Einige COPD-Manifestationen sind neben den angegebenen Mediatoren ebenfalls mit einem erhöhten Risiko für einen „klassischen" Herzinfarkt assoziiert und können so zu einer Herzinsuffizienz führen.

3.2.2 Definition und Ätiologie der Herzinsuffizienz

Die Herzinsuffizienz wird allgemein definiert als ein klinisches Syndrom mit typischen Symptomen bzw. klinischen Zeichen wie z. B. Luftnot, Unterschenkelödemen, Fatigue und erhöhter Jugularvenendruck, die durch strukturelle und/oder funktionelle kardiale Abnormalitäten mit konsekutiver Reduktion des Herzzeitvolumens und/oder erhöhten intrakardialen Drücken (in Ruhe oder bei Belastung) bedingt sind [3]. Die wichtigste Ursache für die Herzinsuffizienz ist die ischämische Kardiomyopathie nach Herzinfarkt, gefolgt von der hypertensiven Herzerkrankung und rhythmogen bedingter Herzinsuffizienz. Weitere kardiale Ursachen sind angeborene Kardiomyopathien, Myokarditiden und valvuläre Erkrankungen.

Die Terminologie zur Klassifikation der Herzinsuffizienz folgt hauptsächlich der systolischen linksventrikulären Funktion, d. h. der linksventrikulären Ejektionsfraktion (LVEF). So nennt man laut der aktuellen Leitlinie der europäisch-kardiologischen Fachgesellschaft (ESC) die Herzinsuffizienz mit weitgehend erhaltener systolischer Pumpfunktion des linken Ventrikels (d. h. LVEF ≥ 50 %) *heart failure with preserved ejection fraction*, kurz HFpEF (früher als diastolische Herzinsuffizienz bezeichnet), während eine Herzinsuffizienz mit deutlich erniedrigter systolischer Pumpfunktion (d. h. LVEF < 40 %) als *heart failure with reduced ejection fraction*, kurz HFrEF (früher systolische Herzinsuffizienz), bezeichnet wird [3]. Weitere Diagnosekriterien für die HFpEF sind das Vorliegen eines erhöhten BNP-Wertes (*brain natriuretic peptide*), strukturelle Herzerkrankungen und echokardiographische Zeichen der diastolischen Dysfunktion.

Zusätzlich zur strukturellen und funktionellen Einteilung der Herzinsuffizienz sollte immer auch die Einschätzung der Schwere der Symptomatik und der eingeschränkten Belastbarkeit erfolgen. Hierzu dient die etablierte Klassifikation der *New York Heart Association* (i. e. NYHA I–IV). Daraus ergibt sich bereits eine wichtige differentialdiagnostische Hürde, die jedem klinisch tätigen Internisten geläufig sein dürfte, nämlich der Zuordnung der Dyspnoe, als gemeinsames Leitsymptom der COPD und der Herzinsuffizienz, zum führenden Krankheitsbild.

3.2.3 Epidemiologie von Herzinsuffizienz und COPD

Die Prävalenz der Herzinsuffizienz in den industriell entwickelten Ländern wird mit 1–2 % aller Erwachsenen, bzw. mit ≥ 10 % der > 70-Jährigen angegeben [3]. Die globale Prävalenz der COPD wird mit rund 10 % bereits bei > 40-Jährigen angegeben, wobei das Risiko für eine COPD bis zum Alter von 80 Jahren sogar noch auf 25 % steigt [4],[5]. Rein statistisch betrachtet hätte in der zweiten Lebenshälfte grob überschlagen also circa jeder zwanzigste Patient mit COPD eine Herzinsuffizienz und umgekehrt jeder zehnte Patient mit Herzinsuffizienz eine COPD. Tatsächlich ist die Koinzidenz jedoch deutlich höher. So haben aus pneumologischer Sicht COPD-Patienten ein 2,6-fach erhöhtes Risiko für eine Herzinsuffizienz [6]. Die Angaben zur Prävalenz der Herzinsuffizienz bei COPD schwanken dabei je nach Studie und Studiendesign von 5 bis 40 % [6]. In einer groß angelegten Untersuchungsreihe an COPD Patienten, bei denen keine Herzinsuffizienz vorbekannt war, stellten Rutten et al eine Prävalenz von 20 % fest [7]. Aus Sicht des Kardiologen scheint die Prävalenz der COPD bei Patienten mit Herzinsuffizienz noch höher zu sein. So schwanken die Angaben zur Prävalenz von COPD bei Herzinsuffizienzpatienten zwischen 10 und 50 % [8],[9].

Bedeutsam ist, dass HFpEF bei Patienten mit COPD wesentlich prävalenter ist als HFrEF [8]. Umgekehrt haben Patienten mit HFpEF häufiger eine koexistente COPD als Patienten mit reduzierter systolischer LV-Funktion [10].

Das gleichzeitige Vorliegen einer COPD und einer Herzinsuffizienz ist mit einer erhöhten Morbidität und Mortalität assoziiert. So ist die Koexistenz einer Herzinsuffizienz bei COPD mit einer Verdoppelung der Mortalitätsrate sowie häufigeren Krankenhausaufenthalten, schlechterer Belastbarkeit und Zunahme von Inaktivität im häuslichen Umfeld assoziiert [8],[11],[12].

3.2.4 Pathophysiologie der Herzinsuffizienz bei COPD

Kardiovaskuläres Risikofaktoren und KHK

Ein Großteil der hohen Koinzidenz beider Volkserkrankungen ist durch das Rauchen, hohes Alter und Lebensstil bedingt. Jedoch ist die COPD per se bereits ein Risikofaktor für die Entwicklung einer koronaren Herzerkrankung, unabhängig von der ohnehin bereits erhöhten Prävalenz aufgrund etablierter kardiovaskulärer Risikofaktoren wie dem Rauchen. Die somit erhöhte Prävalenz der KHK bei Patienten mit COPD führt in Analogie zur Normalbevölkerung zweifelsohne auch zu einer erhöhten Prävalenz der „klassischen" Linksherzinsuffizienz bei COPD aufgrund einer ischämischen Kardiomyopathie. Diese Analogie gilt ebenso für die Entwicklung einer Herzinsuffizienz bei hypertensiver Herzerkrankung, diabetischer Kardiomyopathie sowie für eine rhythmogene Herzinsuffizienz beim Vorliegen einer arteriellen Hypertonie, eines Diabetes mellitus oder z. B. eines Vorhofflimmerns. Das Vorliegen einer KHK bzw. eines stattgehabten Myokardinfarktes ist dabei eher mit einer systolischen Dysfunktion assoziiert während arterielle Hypertonie, Diabetes mellitus, Vorhofflimmern und hohes Alter eher mit einer diastolischen Dysfunktion vergesellschaftet sind, wobei Überschneidungen hier häufig vorkommen [3]. Die zugrundeliegende Pathophysiologie der Herzinsuffizienz ist komplex und unterscheidet sich bei vielen Patienten mit COPD und den beschriebenen Komorbiditäten wahrscheinlich nicht von der der Allgemeinbevölkerung. Die Details können in diesem Buch nicht behandelt werden, daher wird an dieser Stelle auf die entsprechende kardiologische Fachliteratur verwiesen.

Bei der COPD sind weitere Faktoren prävalent, die mit kardiovaskulären Erkrankungen zusammenhängen. Dazu zählen u. a. endotheliale Dysfunktion, *arterial stiffness*, systemische Inflammation und oxidativer Stress. Diese vaskulären Faktoren könnten zum Beispiel über eine eingeschränkte koronare Mikrozirkulation direkt zur Myokardzellenschädigung und somit zur Entwicklung einer Herzinsuffizienz beitragen, auch ohne vorherige Entwicklung einer KHK.

Pulmonale Hypertonie und *Cor pulmonale*

Die Rechtsherzinsuffizienz als mögliche Folge einer chronischen Hypoxämie mit konsekutivem Cor pulmonale muss bei schwergradiger COPD immer bedacht werden. Das *Cor pulmonale* ist ein pathomorphologisch definierter Term, der zunächst das Ergebnis eines sinnvollen Kompensationsmechanismus auf einen erhöhten pulmonal-vaskulären Widerstand beschreibt und der keinesfalls ein Synonym für die Rechtsherzinsuffizienz darstellt [2]. Liegt ein mehr oder weniger ausgeprägtes *Cor pulmonale* vor, kann eine (weitere) Drucksteigerung oder eine Volumenbelastung im Verlauf zu einer Rechtsherzinsuffizienz führen. Die pulmonale Hypertonie bei Patienten mit COPD wird in einem anderen Kapitel diskutiert. Gelegentlich kann es eine diagnostische Herausforderung sein bei einem Patienten mit bekannter COPD und biventrikulärer Dysfunktion die führende Ursache zu erkennen, da z. B. eine linksventrikuläre Insuffizienz sekundär zur Dysfunktion der Gegenseite führen kann oder zwei Gründe für eine biventrikuläre Dysfunktion gleichzeitig vorliegen können, wie eine chronische Hypoxämie plus eine ischämische Kardiomyopathie des linken Ventrikels.

Verminderte linksventrikuläre Vorlast und diastolische Füllungsstörung

Eine linksventrikuläre diastolische Dysfunktion kann auch eine direkte Folge der COPD sein. In den letzten Jahren wurden – nicht zuletzt durch verbesserte Bildgebung beispielsweise mittels Kardio-MRT – interessante Erkenntnisse darüber gewonnen, dass eine COPD morphologisch mit einem verringerten Blutvolumen im pulmonalen Gefäßbett und mit verkleinertem linken Herzen assoziiert ist [13],[14],[15]. Auch die Herzhöhlen des rechten Herzens sind bei COPD Patienten mit durchschnittlich moderater COPD verkleinert [13],[16]. Dieser Nachweis führte zu dem interessanten Vorschlag den Begriff *Cor pulmonale parvus* einzuführen [16]. Die jüngeren MR-morphologischen und echokardiographischen Erkenntnisse passen gut zu der Jahrzehnte lang bekannten Tatsache, dass die Herzgröße in der Röntgenübersichtsaufnahme des Thorax bei Emphysempatienten verkleinert ist [17],[18].

Funktionell lässt sich echokardiographisch mit zunehmender Schwere der COPD eine zunehmende linksventrikuläre diastolische Füllungsstörung nachweisen. Als Hauptursache werden eine mit Emphysem einhergehende Gefäßrarefizierung [15] und durch Lungenüberblähung verursachte intrathorakale Druckerhöhung [13],[17],[19] verantwortlich gemacht. Beides führt zu einer intrathorakalen Hypovolämie bzw. verringertem venösen Rückfluss und konsekutiv zu einer diastolischen Füllungsstörung des linken Ventrikels [13],[15]. Ob dies dann über ein erniedrigtes Herzminutenvolumen zu einem verringerten venösen Rückfluss zum rechten Herzen führt, oder ob auch die COPD-typische Atmung (i. e. gepresstes und verlängertes Exspirium) Einfluss auf das *Cor pulmonale parvus* hat, bleibt bisweilen unklar [15],[16],[20].

Der pathophysiologische Zusammenhang zwischen Überblähung und kardialer Funktion ist mittlerweile auch durch interventionelle Studien gut belegt. So konnte gezeigt werden, dass die chirurgische Lungenvolumenreduktion zu verbesserten

Füllung und Funktion des linken Ventrikels führt [21]. Kürzlich konnte zudem in einer randomisierten und kontrollierten Studie gezeigt werden, dass auch die pharmakologische Lungenentblähung zu einer Verbesserung der kardialen Füllung und Funktion führt [22].

Die diastolische Dysfunktion ist für die Diagnose einer HFpEF das zentrale Kriterium [3]. Jedoch geht die diastolische Dysfunktion bei der „klassischen" HFpEF aufgrund einer myokardialen Steifheit bzw. herabgesetzter Dehnbarkeit üblicherweise mit erhöhten linksatrialen Füllungsdrücken und einem vergrößerten linken Vorhof einher [23],[24]. Die für COPD beschriebene diastolische Dysfunktion scheint jedoch eine reine Füllungsstörung ohne myokardiale Beteiligung zu sein und stellt somit möglicherweise eine eigene, vom Syndrom HFpEF unabhängige Entität dar. Ebenso noch weitgehend unklar ist das Verhalten der Füllungsstörung während körperlicher Belastung, denn die bisherigen Studien wurden in Ruhe durchgeführt.

Sinustachykardie, Arrhythmie und Sympathikus-Überaktivität

Sinustachykardien und Arrhythmien kommen häufig bei Patienten mit COPD vor. Hypoxämie, neurohumorale Aktivierung und Arzneimittelnebenwirkungen spielen als Ursache eine wichtige Rolle. So haben LABAs und LAMAs innerhalb von kontrollierten Studien an selektierten Patienten nachgewiesenermaßen zwar ein akzeptables CVD-Risiko. Jedoch gibt es Hinweise aus sogenannten „*Real World*-Studien", dass zumindest ein signifikant erhöhtes Risiko für eine Tachykardie besteht [25], welche wiederum mit erhöhter Mortalität assoziiert ist [26]. Unbestritten birgt eine Überdosierung insbesondere von kurzwirksamen Inhalativa, z. B. während einer Exazerbation oder bei schwer symptomatischen Patienten, die Gefahr von Sinustachykardien oder Arrhythmien. Auch hohe Dosen systemisch verabreichten Cortisons können eine proarrhythmogene Arzneimittelnebenwirkung entfalten [27]. Des Weiteren wirkt die Hypokaliämie als bekannte Nebenwirkung einiger Bronchodilatatoren proarrhythmogen. Der Stellenwert der Arrhythmie als Risikofaktor für die Entwicklung einer Herzinsuffizienz ist gut bekannt, wohingegen die Folgen einer jahrelangen Sinustachykardie i. R. von Studien nicht so eindeutig gesichert sind. Zumal umgekehrt auch eine Herzinsuffizienz inklusive der oben beschriebenen verminderten linksventrikulären Vorlast kompensatorisch zu Erhöhung der Herzfrequenz führen kann.

Die Sinustachykardie bei Patienten mit COPD ist auch eng mit einer verringerten Herzfrequenzvariabilität assoziiert, was beides durch den positiv chronotropen Effekt einer Sympathikus-Überaktivität bedingt sein kann [28]. In einer Übersichtsarbeit zu diesem Thema weisen Andreas und Kollegen darauf hin, dass wie bei der Herzinsuffizienz auch bei der COPD eine neurohumorale Aktivierung stattfindet, die zu einem augmentierten sympathischen Nervensystem, erhöhten Katecholaminen und einem aktivierten Renin-Angiotensin-System führt [28]. Die wichtigsten Trigger für diese neurohumorale Aktivierung sind, neben Beta-Agonisten, Rauchen und Metabo- bzw. Baroreflexen, die Hypoxämie und die Hyperkapnie.

Festzustellen ist, dass in diesem Zusammenhang die bekannte Unterversorgung von COPD-Patienten mit Betablockern, welche bradykardisierend und neurohumoral inaktivierend wirken, besonders relevant erscheint.

Exazerbationen

Der bis hier besprochene Zusammenhang zwischen COPD und Herzinsuffizienz betrifft den Zusammenhang zwischen der chronischen Lungenerkrankung und der chronischen Herzinsuffizienz. Natürlich können COPD-Patienten auch eine akute Herzinsuffizienz bzw. eine akute Dekompensation einer chronischen Herzinsuffizienz entwickeln. Exazerbationen der COPD spielen für die Entwicklung so einer akuten kardialen Dysfunktion eine wichtige Rolle. Dieser Zusammenhang gilt insbesondere auch für Patienten, bei denen eine Herzinsuffizienz vorher klinisch noch gar nicht in Erscheinung getreten ist. So kann bei über 50 % der Patienten, die mit einer COPD-Exazerbation im Krankenhaus behandelt werden, eine kardiovaskuläre Erkrankung diagnostiziert werden [29]. Eine akute kardiale Dekompensation kann dabei durch klinische Zeichen oder lediglich den biochemischen Nachweis von erhöhten Blutmarkern in Erscheinung treten. Beides ist mit erhöhtem Kurz- und Langzeitüberleben assoziiert [29]. Die beiden wichtigsten Biomarker in diesem Zusammenhang sind das hochsensitive Troponin I bzw. T (Marker für Myokardschädigung) und das BNP bzw. NT-proBNP (Marker für myokardiale Dehnung).

Mechanismen für den Zusammenhang zwischen Exazerbationen und akuter kardialer Dysfunktion sind vielfältig. Von besonderer Bedeutung sind wahrscheinlich Infektionen, Hypoxämie und Tachykardie, neben weiteren Faktoren wie systemischer Inflammation, Hyperkoagulopathie, Plättchenaggregation und oxidativem Stress [29]. Ob diese Faktoren dann während einer COPD-Exazerbation direkt zu einer Schädigung von Kardiomyozyten führen oder z. B. als Mediatoren über vaskuläre Ereignisse wie einer Myokardischämie wirken, kann in Studien wie im klinischen Alltag oft schwer differenziert werden.

Ein weiterer wichtiger Mechanismus ist, vice versa, die Auslösung einer COPD-Exazerbation durch eine Dekompensation einer Herzinsuffizienz. So werden interessanterweise immerhin ungefähr 20 % der COPD Exazerbationen durch eine dekompensierte Herzinsuffizienz oder Arrhythmien ausgelöst [29].

Da ein akutes kardiales Ereignis während einer COPD Exazerbation häufig übersehen wird, zugleich aber mit einer signifikanten Übersterblichkeit assoziiert ist, sollte regelhaft bei jeder Exazerbation aktiv danach gesucht werden.

Obstruktive Ventilationsstörung und pulmonale Kongestion

Es ist lange bekannt, dass Patienten mit einer dekompensierten Herzinsuffizienz aufgrund eines Bronchialwandödems neben einer restriktiven Ventilationsstörung auch eine führende obstruktive Ventilationsstörung aufweisen können [30]. Jedoch haben auch viele Patienten, die klinisch kompensiert erscheinen, eine mehr oder weniger ausgeprägte pulmonale Kongestion, die spirometrisch eine COPD vortäuschen kann [8],[31]. Zum Erkennen eines euvolämen Zustandes bzw. zur Differenzierung zwischen „trockener" und „nasser" Lunge ist die Bestimmung des BNP/NT-proBNP sehr hilfreich (s. u.). Dies sollte insbesondere bei der Erstdiagnose einer COPD bei Patienten mit bekannter Herzinsuffizienz stets bedacht werden.

3.2.5 Diagnostik

Die Erstdiagnose der Herzinsuffizienz bei bekannter COPD und umgekehrt der COPD bei bekannter Herzinsuffizienz ist häufig verzögert. Das liegt hauptsächlich an der Gemeinsamkeit des Kardinalsymptoms Dyspnoe. Das diagnostische Vorgehen zur Identifikation der zweiten Erkrankung unterscheidet sich prinzipiell nicht von dem Vorgehen bei Patienten bei denen weder eine COPD noch eine Herzinsuffizienz vorbekannt ist [3],[32]. Es muss jedoch schlicht daran gedacht werden, dass eine zweite Ursache für Dyspnoe oder andere Symptome vorliegen kann, und dies sowohl im stabilen Krankheitsverlauf wie auch während einer akuten Exazerbation/Dekompensation.

Neben Anamnese, körperlicher Untersuchung, EKG und Röntgenaufnahme des Thorax spielen insbesondere die Bodyplethysmographie, die Echokardiographie und Biomarker im Blut eine entscheidende Rolle für die Diagnosestellung. Die Deutung der Lungenfunktionsmessung wird an anderer Stelle besprochen. Eine diagnostische Besonderheit ergibt sich beim Vorliegen einer Linksherzinsuffizienz, insbesondere wenn kein vollständig kompensierter und euvolämer Zustand vorliegt. Der Tiffenau-Quotient kann zur Differenzierung zwischen Obstruktion und Restriktion zwar weiterhelfen, da bei pulmonaler Kongestion FEV_1 und FVC oft gleichermaßen herabgesetzt sind. Eine Kongestion kann jedoch auch eine führende obstruktive Ventilationsstörung verursachen und so die Differenzierung zur COPD-bedingten Atemflusslimitation erschweren. Serielle Messungen und die bodyplethysmographisch bestimmte Überblähung helfen hier weiter [33]. Zudem ist die Bestimmung des BNP bzw. NT-proBNP extrem hilfreich und sollte daher stets niedrigschwellig angewandt werden. Ein BNP- bzw. NT proBNP-Wert < 35 bzw. < 125 pg/ml schließt dabei mit hoher Wahrscheinlichkeit eine Herzinsuffizienz aus [3]. Im akuten Setting haben Werte bis 100 bzw. 300 pg/ml noch einen sehr guten negativen prädiktiven Wert. Der positiv prädiktive Wert zur Etablierung einer Diagnose ist weniger gut. Hier ist die Echokardiographie die Methode der Wahl, welche in manchen Pneumologischen Abteilungen noch zu selten Anwendung findet. Sicher ist eine durch Überblähung verursachte schlechte Schallqualität bei schwergradiger COPD eine Limitation. Jedoch kann nach ausreichender Ruhephase auf der Echoliege meistens eine gute Deflation und so zumindest von apikal und subxiphoidal ein zufriedenstellendes Schallfenster erhalten werden. Eine weitere diagnostische Methode, die immer häufiger Anwendung findet, stellt das Kardio-MRT dar. Es gilt als Gold-Standard zur Bestimmung von Volumen,

Masse und Ejektionsfaktion beider Ventrikel. Wie oben erwähnt wird es differential-diagnostisch schwierig, wenn in Ruhe keine signifikante kardiale Dysfunktion nachweisbar ist, denn der Beginn einer solchen demaskiert sich häufig zuerst nur unter Belastung. Hier stehen mit der Spiroergometrie, der Stress-Echokardiographie, dem Stress-MRT oder dem Rechtsherzkatheter unter Belastung weitere diagnostische Methoden zur Verfügung.

Zur Diagnostik und Einteilung der Schwere der Erkrankung wird neben den funktionellen Parametern sowohl bei COPD wie auch bei Herzinsuffizienz die Graduierung der Dyspnoe herangezogen. Die Dyspnoe bei Herzinsuffizienz wird schon seit über 100 Jahren nach der NYHA-Klassifikation bewertet, während es bei COPD i. R. der GOLD-Klassifikation erst seit einigen Jahren ähnliche Bestrebungen gibt. Dies mag daran liegen, dass in der Pneumologie nichtinvasive Funktionsparameter wie das FEV_1 schon viel früher zur Verfügung standen als in der Kardiologie die verlässliche Bestimmung der Ejektionsfraktion; die Echokardiographie fand erst in den achtziger Jahren breitere Anwendung, während der Grundstein zur Spirometrie bereits in der zweiten Hälfte des 19. Jahrhunderts gelegt wurde. Ungeachtet dessen kann kontrovers darüber diskutiert werden, ob die Bewertung der Dyspnoe nach GOLD, die auf der Selbsteinschätzung mittels zwei unterschiedlichen Fragebögen (mMRC oder CAT) beruht, genauso praktikabel ist wie die einfache, 4-stufige NYHA-Klassifikation, die durch kurze simple Fragen des Arztes erhoben werden kann.

3.2.6 Konsequenzen für die Therapie

Die Therapie der Herzinsuffizienz unterscheidet sich bei Patienten mit COPD im Grunde nicht von Patienten ohne COPD. Dies gilt zum einen für die medikamentöse Herzinsuffizienztherapie, wie auch der Behandlung der Herzinsuffizienz zu Grunde liegenden Erkrankung (i. e. KHK, Vorhofflimmern, arterielle Hypertonie, etc.). Bezüglich der medikamentösen Therapie sei hier auf die aktuellen Leitlinien verwiesen (www.dgk.org, www.escardio.org). Da trotz des bekanntermaßen mortalitätssenkenden Effektes einer Betablocker-Therapie bei COPD Patienten diese immer noch häufig vorenthalten wird [34], sei nochmal darauf hingewiesen, dass COPD keine Kontraindikation für eine Betablocker-Therapie darstellt. Am besten geeignet sind Beta-1-selektive Substanzen wie Metoprolol, Bisoprolol oder Nebivolol. Lediglich in der Sub-Gruppe von COPD Patienten, die gleichzeitig eine asthmatische Komponente mit hyperreagiblem Bronchialsystem aufweisen, sollte der Arzt unter engmaschigen Kontrollen mit einer Betablocker-Therapie beginnen.

Die Ätiologie der Herzinsuffizienz des einzelnen Patienten sollte dem behandelnden Arzt idealerweise klar sein, um die Grunderkrankung entsprechend adäquat behandeln zu können. Bezüglich der Behandlung von KHK, Diabetes mellitus, Hypertonie, Vorhofflimmern etc. sei auch hier auf die entsprechenden Leitlinien verwiesen. Insbesondere für die Grunderkrankungen, die in Zusammenhang mit einer

HFpEF stehen, ist dies der einzige Therapieansatz, da für die Behandlung einer kompensierten HFpEF keine spezifische Therapie zur Verfügung steht. Liegt jedoch eine o. g. reine diastolische Füllungsstörung/*Cor pulmonale parvus* vor, kann diese mittels Lungenentblähung verbessert werden. Dies kann zunächst durch die medikamentöse Lungenentblähung, wie auch im fortgeschrittenen Stadium mittels interventioneller Lungenvolumenreduktion erreicht werden [21],[22].

Abschließend sei nochmal darauf hingewiesen, dass bei der Systemerkrankung COPD häufig verschiedene Gründe einer Herzinsuffizienz koexistent sind, die im Therapiekonzept alle gewürdigt werden sollten. Die Herzinsuffizienz konsequent zu behandeln hat sicherlich einen größeren Effekt auf Morbidität und Mortalität als die alleinige Therapie der Atemwege.

Literatur

[1]   WorldHealthOrganization. Chronic Cor pulmonale . A report of the expert committee. Circulation. 1963;27:594.

[2]   MacNee W. Pathophysiology of Cor pulmonale in chronic obstructive pulmonary disease. Part One. American journal of respiratory and critical care medicine. 1994;150(3):833-52.

[3]   Ponikowski P, Voors AA, Anker SD, et al. 2016 ESC Guidelines for the diagnosis and treatment of acute and chronic heart failure: The Task Force for the diagnosis and treatment of acute and chronic heart failure of the European Society of Cardiology (ESC). Developed with the special contribution of the Heart Failure Association (HFA) of the ESC. European journal of heart failure. 2016;18(8):891-975.

[4]   Buist AS, McBurnie MA, Vollmer WM, et al. International variation in the prevalence of COPD (the BOLD Study): a population-based prevalence study. Lancet (London, England). 2007;370(9589):741-50.

[5]   Gershon AS, Warner L, Cascagnette P, Victor JC, To T. Lifetime risk of developing chronic obstructive pulmonary disease: a longitudinal population study. Lancet (London, England). 2011;378(9795):991-6.

[6]   Chen W, Thomas J, Sadatsafavi M, FitzGerald JM. Risk of cardiovascular comorbidity in patients with chronic obstructive pulmonary disease: a systematic review and meta-analysis. The Lancet Respiratory medicine. 2015;3(8):631-9.

[7]   Rutten FH, Cramer MJ, Grobbee DE, et al. Unrecognized heart failure in elderly patients with stable chronic obstructive pulmonary disease. European heart journal. 2005;26(18):1887-94.

[8]   Hawkins NM, Petrie MC, Jhund PS, et al. Heart failure and chronic obstructive pulmonary disease: diagnostic pitfalls and epidemiology. European journal of heart failure. 2009;11(2):130-9.

[9]   Le Jemtel TH, Padeletti M, Jelic S. Diagnostic and therapeutic challenges in patients with coexistent chronic obstructive pulmonary disease and chronic heart failure. Journal of the American College of Cardiology. 2007;49(2):171-80.

[10] Ather S, Chan W, Bozkurt B, et al. Impact of noncardiac comorbidities on morbidity and mortality in a predominantly male population with heart failure and preserved versus reduced ejection fraction. Journal of the American College of Cardiology. 2012;59(11):998-1005.

[11] Boudestein LC, Rutten FH, Cramer MJ, Lammers JW, Hoes AW. The impact of concurrent heart failure on prognosis in patients with chronic obstructive pulmonary disease. European journal of heart failure. 2009;11(12):1182-8.

[12] Watz H, Waschki B, Boehme C, et al. Extrapulmonary effects of chronic obstructive pulmonary disease on physical activity: a cross-sectional study. American journal of respiratory and critical care medicine. 2008;177(7):743-51.

[13] Watz H, Waschki B, Meyer T, et al. Decreasing cardiac chamber sizes and associated heart dysfunction in COPD: role of hyperinflation. Chest. 2010;138(1):32-8.

[14] Aaron CP, Hoffman EA, Lima JAC, et al. Pulmonary vascular volume, impaired left ventricular filling and dyspnea: The MESA Lung Study. PloS one. 2017;12(4):e0176180.

[15] Barr RG, Bluemke DA, Ahmed FS, et al. Percent emphysema, airflow obstruction, and impaired left ventricular filling. The New England journal of medicine. 2010;362(3):217-27.

[16] Kawut SM, Poor HD, Parikh MA, et al. Cor pulmonale parvus in chronic obstructive pulmonary disease and emphysema: the MESA COPD study. Journal of the American College of Cardiology. 2014;64(19):2000-9.

[17] Baratto O, Muehsam GE. Heart size in pulmonary emphysema. Jama. 1968;203(4):293-5.

[18] Parkinson J, Hoyle C. The Heart in Emphysema. Quart J Med. 1937;6:59-86.

[19] Watz H, Waschki B, Magnussen H. Emphysema, airflow obstruction, and left ventricular filling. The New England journal of medicine. 2010;362(17):1638-9; author reply 40-1.

[20] Nakhjavan FK, Palmer WH, McGregor M. Influence of respiration on venous return in pulmonary emphysema. Circulation. 1966;33(1):8-16.

[21] Jorgensen K, Houltz E, Westfelt U, et al. Effects of lung volume reduction surgery on left ventricular diastolic filling and dimensions in patients with severe emphysema. Chest. 2003;124(5):1863-70.

[22] Stone IS, Barnes NC, James WY, et al. Lung Deflation and Cardiovascular Structure and Function in Chronic Obstructive Pulmonary Disease. A Randomized Controlled Trial. American journal of respiratory and critical care medicine. 2016;193(7):717-26.

[23] How to diagnose diastolic heart failure. European Study Group on Diastolic Heart Failure. European heart journal. 1998;19(7):990-1003.

[24] Nagueh SF, Smiseth OA, Appleton CP, et al. Recommendations for the Evaluation of Left Ventricular Diastolic Function by Echocardiography: An Update from the American Society of Echocardiography and the European Association of Cardiovascular Imaging. European heart journal cardiovascular Imaging. 2016;17(12):1321-60.

[25] Salpeter SR, Ormiston TM, Salpeter EE. Cardiovascular effects of beta-agonists in patients with asthma and COPD: a meta-analysis. Chest. 2004;125(6):2309-21.

[26] Warnier MJ, Rutten FH, de Boer A, Hoes AW, De Bruin ML. Resting heart rate is a risk factor for mortality in chronic obstructive pulmonary disease, but not for exacerbations or pneumonia. PloS one. 2014;9(8):e105152.

[27] Goudis CA, Konstantinidis AK, Ntalas IV, Korantzopoulos P. Electrocardiographic abnormalities and cardiac arrhythmias in chronic obstructive pulmonary disease. International journal of cardiology. 2015;199:264-73.

[28] Andreas S, Anker SD, Scanlon PD, Somers VK. Neurohumoral activation as a link to systemic manifestations of chronic lung disease. Chest. 2005;128(5):3618-24.

[29] MacDonald MI, Shafuddin E, King PT, et al. Cardiac dysfunction during exacerbations of chronic obstructive pulmonary disease. The Lancet Respiratory medicine. 2016;4(2):138-48.

[30] Plotz M. Bronchial spasm in cardiac asthma. Annals of internal medicine. 1947;26(4):521-5.

[31] Magnussen H, Canepa M, Zambito PE, et al. What can we learn from pulmonary function testing in heart failure? European journal of heart failure. 2017;19(10):1222-9.

[32] Vogelmeier CF, Criner GJ, Martinez FJ, et al. Global Strategy for the Diagnosis, Management, and Prevention of Chronic Obstructive Lung Disease 2017 Report. GOLD Executive Summary. American journal of respiratory and critical care medicine. 2017;195(5):557-82.

[33] Brenner S, Guder G, Berliner D, et al. Airway obstruction in systolic heart failure--COPD or congestion? International journal of cardiology. 2013;168(3):1910-6.

[34] Lipworth B, Skinner D, Devereux G, et al. Underuse of beta-blockers in heart failure and chronic obstructive pulmonary disease. Heart (British Cardiac Society). 2016;102(23):1909-14.

3.3 COPD und Osteoporose

Andreas Rembert Koczulla, Tobias Böselt, Marc Spielmanns

3.3.1 Definitionen

Osteoporose

Definiert wird die Osteoporose nach der Leitlinie des Dachverbands der Deutschsprachigen Wissenschaftlichen Osteologischen Gesellschaften e. V. von 2014 [1] als eine systemische Skeletterkrankung, die durch eine niedrige Knochenmasse und eine mikroarchitektonische Verschlechterung des Knochengewebes charakterisiert ist. Konsekutiv kommt es dadurch zu einem Anstieg der Knochenfragilität und der Neigung zu Frakturen [2],[3]. Sind bereits Frakturen als Folge der Osteoporose aufgetreten, liegt eine manifeste Osteoporose vor.

Definition Osteopenie

Osteopenie beschreibt eine weniger ausgeprägte Form des Knochenmassenverlusts und wird definiert als eine Knochendichte zwischen 1–2,5 Standardabweichungen unterhalb des Referenzpunktes [4].

3.3.2 Epidemiologie

Die „*National Health and Nutrition Examination*" Umfrage (NHANES) schloss 14.828 Patienten im Alter von 45 Jahren oder älter ein und fand bei COPD Patienten eine erhöhte Osteoporose-Prävalenz von 16,9 %, verglichen mit Patienten ohne COPD (8,5 %) [5]. In einem systematischen Review von insgesamt 13 Studien und mehr als 770 COPD Patienten wurde eine Osteoporose-Prävalenz von 9–69 % und eine Prävalenz von 27–67 % für eine Osteopenie beschrieben [6]. Eine brasilianische Arbeit untersuchte stabile COPD Patienten mittels Knochendichtemessung (DXA CT) in Hinblick auf Osteoporose und Osteopenie. Jeweils 42 % der eingeschlossenen 95 COPD Patienten wiesen eine Osteoporose oder Osteopenie auf. In diesem Kollektiv waren ein niedriger BMI, eine niedrige fettfreie Masse (FFM) und die Schwere der COPD über die Lungenfunktionsparameter Einsekundenkapazität (FEV_1), Vitalkapazität (VC), bzw. Residualvolumen (RV) als Marker der Überblähung ermittelt, Prädiktoren für die

Osteoporose bzw. Osteopenie von COPD Patienten [7]. Typischerweise ist die Osteoporose bei COPD Patienten unterdiagnostiziert [8].

3.3.3 Pathophysiologie

Warum es bei COPD Patienten vermehrt zu Osteoporose und Osteopenie kommt, ist nicht vollständig verstanden. Es handelt sich mit hoher Wahrscheinlichkeit um ein Zusammenspiel von unterschiedlichen Faktoren.

Alter und Zigarettenrauchen sind Risikofaktoren sowohl für Osteoporose, als auch für die COPD. Das Zigarettenrauchen hat nur einen mäßigen Einfluss auf die Knochendichte, ist aber ein Risikofaktor für osteoporotische Brüche [9],[10]. Gewichtsverlust tritt regelmäßig bei COPD Patienten auf. Ein niedriger BMI bei COPD ist ebenfalls mit Osteoporose assoziiert [11]. Der Knochen benötigt mechanische Beanspruchung. Auch die reduzierte Tagesaktivität, wie sie beispielsweise von Watz und Co-Autoren bei COPD Patienten und Patienten mit Bronchitis beschrieben wurde, hat einen Einfluss auf die Ausbildung von Osteoporose [12],[13],[14].

Die Gabe von Steroiden, wie Sie regelmäßig z. B. bei COPD Exazerbationen erfolgt, hat dosisabhängig ebenfalls Auswirkungen auf die Osteoporose bei COPD Patienten [15].

Der chronisch inflammatorische Prozess der COPD wird auch als Ursache oder Modulator von Komorbiditäten angesehen [16]. Patienten mit niedrigerer Knochendichte haben höhere Level von inflammationsvermittelnden bzw. regulierenden Zytokinen wie TNF-α, IL-1, und IL-6 [17],[18]. Es gibt COPD Patienten, die einen inflammatorischen Phänotyp aufweisen, der u. a. mit erhöhten CRP-Werten einhergehen kann [19]. Für die Allgemeinbevölkerung konnte an einer Patientengruppe von 10.475 Probanden $\leq$ 20 Jahren gezeigt werden, dass der CRP-Wert invers und unabhängig mit der totalen Knochendichte assoziiert ist [20][21].

Bei 165 Patienten in Indien konnte gezeigt werden, dass die COPD mit einem erhöhten Risiko für Vitamin D-Mangel assoziiert ist. Die Vitamin D-Spiegel sind mit dem COPD Grad korreliert, bedeutet, je höher der Schweregrad, desto niedriger die Vitamin D-Spiegel. Es konnte zudem gezeigt werden, dass der Anstieg der Zigarettenpackungsjahre mit niedrigeren Vitamin D-Level korreliert war [22].

Tab. 3.1 gibt basierend auf [21] einen Überblick über mögliche Risikofaktoren für Osteoporose bei COPD Patienten.

Tab. 3.1: Die generellen Risikofaktoren und krankheitsspezifischen Risikofaktoren für Osteoporose bei COPD.

Generelle Risikofaktoren	Krankheitsspezifische Risikofaktoren
Alter	Systemische Inflammation
Zigarettenrauchen	Pulmonale Dysfunktion
Niedriger BMI	Steroidgabe
Niedrige Bewegungsaktivität	Vitamin D-Mangel

3.3.4 Diagnostik

Bei COPD Patienten sollte gezielt an die Osteoporose und Osteopenie gedacht werden. Strukturierte Abfragen wie mittels FRAX[1] können hilfreich sein [23], unterschätzen aber scheinbar das Frakturrisiko bei COPD [21]. Basierend auf Vorschlägen einer Expertengruppe wurde deshalb ein diagnostischer Zugang zur Osteoporose Diagnostik bei COPD Patienten vorgeschlagen, der neben den klassischen Risikofaktoren (niedriger BMI, Alter, positive Familienanamnese für Osteoporose, Immobilität, Zigarettenrauchen, Alkohol, Steroideinnahme, erhöhte Fallneigung) COPD spezifische Risikofaktoren aufnimmt, wie schwere Atemflussobstruktion, COPD Exazerbationen und Sauerstofftherapie [24].

Thoraxbildgebungen mittels Röntgen oder CT geben weitere Hinweise und ermöglichen die Detektion von Wirbelkörperfrakturen. Semiquantitative Auswerteverfahren für die Thorax-CT Bildgebung zeigen akzeptable Ergebnisse [25].

Eine Übersicht über mögliche sinnhafte Diagnostik gibt Tab. 3.2 basierend auf der Leitlinie Osteoporose 2014 [1].

Tab. 3.2: Übersicht über eine mögliche Osteoporose-Diagnostik.

– Anamnese
– Klinische Risikofaktoren für Frakturen unter Berücksichtigung des FRAX
– Schwere pulmonale Dysfunktion
– Verminderte physische Aktivität
– Größenverlust
– Röntgen Wirbelsäule (und/oder CT) vertebrale Frakturen
– DEXA
– Knochendichte Hüfte (wie gemessen?)

---

1 FRAX ist ein Tool, dass die 10 Jahreswahrscheinlichkeit für Frakturen basierend auf Risikofaktoren wie u. a. Geschlecht, Alter, BMI, oder BMD, stattgehabte Frakturen, Familienanamnese von Hüftfrakturen, Zigarettenrauchen, Gebrauch von oralen Glukokortikosteroiden und anderen Faktoren abschätzt.

3.3.5 Therapie

Prophylaxe

Basierend auf den aktuellen Leitlinien zur Osteoporose die Empfehlungen zur Osteo-poroseprophylaxe (Tab. 3.3) [1].

Basierend auf den Daten der FLAME- und der WISDOM-Studie sollte im Hinblick auf die Osteoporosegefahr die kritische Überprüfung der Notwendigkeit der inhalati-ven Kortikosteroidtherapie (ICS) Therapie erfolgen (siehe auch Kapitel 4.2 Pharmako-therapie der COPD) [26],[27].

Tab. 3.3: Empfehlungen zur Osteoporoseprophylaxe.

Körperliche Aktivität, Stürze	– Muskelkraft und Koordination fördern durch regelmäßige, risikobewusste und dem funktionellen Zustand angepasste körperliche Aktivität (B–D) – Immobilisation vermeiden (C) – Jährliche Sturzanamnese ab dem 70. Lebensjahr (D) – bei hohem Sturzrisiko: Ursachen- und Risikoabklärung, Therapie vermeid-barer Sturzursachen (A–C)
Ernährung, Lebensstil	– Ausreichende Kalorienzufuhr, BMI > 20; Abklärung eines Untergewichtes (A–D) – 1.000 mg Calcium Gesamtzufuhr täglich (D); Calcium-Supplemente nur, wenn Nahrungskalziumzufuhr zu gering (D) – Bei einem hohen Sturz- und/oder Frakturrisiko und einer geringen Sonnenlichtexposition 800–1.000 IE Vitamin D3 täglich oral (B) – Cave: Ausnahme bei primären Hyperparathyreoidismus, Nierensteinen, Hyperkalzurie und aktiven granulomatösen Erkrankungen wie z. B. einer Sarkoidose – Ausreichende Zufuhr von Vitamin B12 und Folsäure über die Nahrung (B) – Kein Tabakkonsum (A)
Medikamenten-Überprüfung (überprüfe COPD-Komorbiditäten)	– Regelmäßige Überprüfung des Verhältnisses von Nutzen und Risiken frakturbegünstigender Medikamente: Antidepressiva (B); Antiepileptika (B); Glitazone (A); orale und inhalative Glukokortikoide (basierend auf dem GOLD 2017 Strategiepapier [28]) (A); Neuroleptika (B); Orthostase auslösende Medikamente (C); Protonenpumpenhemmer (B); sedierende Medikamente (C); bei L-Thyroxin-Einnahme: TSH > 0,3 mU/L bis auf spezifische Ausnahmen beim differenzierten Schilddrüsenkarzinom (B)

Therapie

Prinzipiell sollten zunächst einmal die Empfehlungen zur Prophylaxe der Osteoporo-se bei COPD Patienten berücksichtigt werden, wie in Tab. 3.3.

Bei manifester Osteoporose empfiehlt das GOLD-Strategiemanuskript die Thera-pie der Osteoporose entsprechend der Osteoporose-Guidelines [28].

Die ausreichende Zufuhr Calcium (ca. 1.000 mg pro Tag) sollte über die Nahrung als Basistherapie sichergestellt werden. Wird das mit der Nahrung nicht erreicht, sollte supplementiert werden. Eine Supplementierung wird dann mit 800–1.000 Einheiten Vitamin D3 täglich empfohlen, die amerikanischen Guidelines empfehlen sogar 1.000–2.000 Einheiten Vitamin D3 [29].

Bei Bisphosphonaten gibt es bei postmenopausalen Frauen Daten zur Osteoporosetherapie mit Alendronat, Bazedoxifen, Denosumab, Ibandronat, Östrogene (23-31), Teriparatid (rhPTH 1-34), Parathormon (PTH 1-84), Raloxifen, Risedronat, Strontiumranelat, und Zoledronat [30].

Für den Mann sind Alendronat (10 mg tgl.) (B), Risedronat (35 mg wöchentlich) (B), Strontiumranelat Zoledronat (A), und Teriparatid[2] (C) zur Therapie der Osteoporose zugelassen [30].

Bei Stabilität der Osteoporose von 6–10 Jahren schlägt die amerikanische Leitlinie Bisphosphonatpausen vor [29]. Auch die COPD spezifische Therapie kann bei COPD Patienten einen Einfluss auf die Ausbildung oder die Progression der Osteoporose haben. Das gilt im Besonderen für die systemische Steroidtherapie wie sie bei Exazerbationen durchgeführt wird. Es gilt dementsprechend Exazerbationen zu vermeiden.

Sowohl in der Osteoporose Leitlinie, wie auch im GOLD Strategiereport 2017 wird Bewegung aufgeführt. Hier ist zu berücksichtigen, dass individuell entschieden werden muss, ob der Patient in der Lage ist a) Kraft- und Ausdauersport durchzuführen b) keine Gefährdung durch den Kraft- und Ausdauersport von Seiten der Osteoporose besteht. Im Allgemeinen ist gesichert, dass mechanische Belastungen und Muskelkontraktionen die Knochenbildung fördern [31],[32],[33]. Anders hingegen zeigen Aktivitäten ohne zusätzlichen Gewichtseinsatz, wie z. B. Schwimmen, einen positiven Effekt auf die Ausdauerleistungsfähigkeit und Koordination, ohne einen Effekt auf die Knochenneubildung. Ein etwas differenzierterer Plan muss bei Osteoporose Patienten mit Wirbelkörperfrakturen vorgenommen werden. Hierbei empfiehlt sich ein Training in aufrechter und sitzender Haltung mit überwiegenden Übungen in der Extension [33].

Literatur

[1]   DVO. Dachverband Osteologie e. V. (DVO). DVO Leitlinie 2014. 2014; Available from: http://www.dv-osteologie.org/dvo_leitlinien/osteoporose-leitlinie-2014.

[2]   Consensus development conference: diagnosis, prophylaxis, and treatment of osteoporosis. Am J Med. 1993;94(6):646-50.

[3]   JA, K. Assessment of osteoporosis at the primary health-care level, in Printed by the University of Sheffield. World Health Organization: Assessment of fracture risk and its application to screening for postmenopausal osteoporosis. 1994, World Health Organization Collaborating Centre for Metabolic Bone Diseases, University of Sheffield, UK: Geneva.

[4]   WHO, Prevention and management of osteoporosis: report of a WHO scientific group. 2011, World Health organization.

---

2 Die insgesamt maximale Therapiedauer mit Teriparatid beträgt 24 Monate.

[5]   Schnell K, Weiss CO, Lee T, et al. The prevalence of clinically-relevant comorbid conditions in patients with physician-diagnosed COPD: a cross-sectional study using data from NHANES 1999-2008. BMC Pulm Med. 2012;12: 26.

[6]   Graat-Verboom L, Wouters EF, Smeenk FW, et al. Current status of research on osteoporosis in COPD: a systematic review. Eur Respir J. 2009;34(1):209-18.

[7]   Silva DR, Coelho AC, Dumke A, et al. Osteoporosis prevalence and associated factors in patients with COPD: a cross-sectional study. Respir Care. 2011;56(7):961-8.

[8]   Madsen H, Brixen K, Hallas J. Screening, prevention and treatment of osteoporosis in patients with chronic obstructive pulmonary disease - a population-based database study. Clin Respir J. 2010;4(1):22-9.

[9]   Kanis JA, Johnell O. Requirements for DXA for the management of osteoporosis in Europe. Osteoporos Int. 2005;16(3):229-38.

[10] Pacheco EM, Harrison EJ, Ward KA, Lunt M, Adams JE. Detection of osteoporosis by dual energy X-ray absorptiometry (DXA) of the calcaneus: is the WHO criterion applicable? Calcif Tissue Int. 2002;70(6):475-82.

[11] Yamauchi Y, Yasunaga H, Sakamoto Y, et al. Mortality associated with bone fractures in COPD patients. Int J Chron Obstruct Pulmon Dis. 2016;11:2335-2340.

[12] Cielen N, Maes K, Heulens N, et al. Interaction between Physical Activity and Smoking on Lung, Muscle, and Bone in Mice. Am J Respir Cell Mol Biol. 2016;54(5):674-82.

[13] Hwang JA, Kim YS, Leem AY, et al. Clinical implications of sarcopenia on decreased bone density in men with chronic obstructive pulmonary disease. Chest. 2017;151(5):1018-1027.

[14] Watz H, Waschki B, Meyer T, Magnussen H. Physical activity in patients with COPD. Eur Respir J. 2009;33(2):262-72.

[15] van Staa TP, Leufkens HG, Abenhaim L, Zhang B, Cooper C. Oral corticosteroids and fracture risk: relationship to daily and cumulative doses. Rheumatology (Oxford). 2000;39(12):1383-9.

[16] Barnes PJ. Inflammatory mechanisms in patients with chronic obstructive pulmonary disease. J Allergy Clin Immunol. 2016;138(1):16-27.

[17] Bai P, Sun Y, Jin J, et al. Disturbance of the OPG/RANK/RANKL pathway and systemic inflammation in COPD patients with emphysema and osteoporosis. Respir Res. 2011;12:157.

[18] Liang B, Feng Y. The association of low bone mineral density with systemic inflammation in clinically stable COPD. Endocrine. 2012;42(1):190-5.

[19] Agustí A, Edwards LD, Rennard SI, et al. Persistent systemic inflammation is associated with poor clinical outcomes in COPD: a novel phenotype. PLoS One. 2012;7(5): e37483.

[20] de Pablo P, Cooper MS, Buckley CD. Association between bone mineral density and C-reactive protein in a large population-based sample. Arthritis & Rheumatism. 2012;64(8):2624-2631.

[21] Inoue D, Watanabe R, Okazaki R. COPD and osteoporosis: links, risks, and treatment challenges. Int J Chron Obstruct Pulmon Dis. 2016;11:637-48.

[22] Sanket S, Madireddi J, Stanley W, Sura P, Prabhu M. Relation between Vitamin D Deficiency and Severity of Chronic Obstructive Pulmonary Disease-A Case Control Study. J Clin Diagn Res. 2016;10(1):OC16-9.

[23] Ogura-Tomomatsu H, Asano K, Tomomatsu K, et al. Predictors of osteoporosis and vertebral fractures in patients presenting with moderate-to-severe chronic obstructive lung disease. COPD. 2012;9(4):332-7.

[24] Romme EA, Geusens P, Lems WF, et al. Fracture prevention in COPD patients; a clinical 5-step approach. Respir Res. 2015;16:32.

[25] Buckens CF, de Jong PA, Mol C, et al. Intra and interobserver reliability and agreement of semiquantitative vertebral fracture assessment on chest computed tomography. PLoS One. 2013;8(8):e71204.

[26] Wedzicha JA, Banerji D, Chapman KR, et al. Indacaterol-Glycopyrronium versus Salmeterol-Fluticasone for COPD. N Engl J Med. 2016;374(23):2222-34.

[27] Magnussen H, Disse B, Rodriguez-Roisin R, et al. Withdrawal of inhaled glucocorticoids and exacerbations of COPD. N Engl J Med. 2014;371(14):1285-94.

[28] GOLD, From the Global Strategy for the Diagnosis, Management and Prevention of COPD, Global Initiative for Chronic Obstructive Lung Disease (GOLD). 2017.

[29] Camacho PM, Petak SM, Binkley N, et al. American Association of Clinical Endocrinologists and American College of Endocrinology Clinical Practice Guidelines for the Diagnosis and Treatment of Postmenopausal Osteoporosis - 2016. Endocr Pract. 2016;22(Suppl 4):1-42.

[30] Osteologie, D., DVO Leitlinie Osteoporose. 2016.

[31] Hertel KL, Trahiotis MG. Exercise in the prevention and treatment of osteoporosis: the role of physical therapy and nursing. Nurs Clin North Am. 2001;36(3):441-53, viii-ix.

[32] Sharkey NA, Williams NI, Guerin JB. The role of exercise in the prevention and treatment of osteoporosis and osteoarthritis. Nurs Clin North Am. 2000;35(1):209-21.

[33] Sinaki M1, Pfeifer M, Preisinger E, et al. The role of exercise in the treatment of osteoporosis. Curr Osteoporos Rep. 2010;8(3):138-44.

3.4 Sarkopenie

Andreas Rembert Koczulla, Tobias Böselt, Marc Spielmanns

Definition

Eine der frühesten Beschreibungen der Sarkopenie geht auf Hippokrates von Cos zurück:

> *„Das Fleisch wird aufgebraucht und wird zu Wasser, das Abdomen füllt sich mit Wasser, die Füße und die Beine schwellen an, die Klavikel, die Brustmuskulatur und die Oberschenkelmuskulatur schmelzen hinweg. Diese Erkrankung ist fatal." [1]*

Irwin Rosenberg erklärt den Begriff Sarkopenie, indem er die griechischen Wurzeln „sarx" = Fleisch und „penia" = Verlust als den altersbedingten Muskelmassenverlust beschreibt [2]. In der weiteren Adaption der Definition wurde ergänzt, dass es sich um einen Skelettmuskelmassenverlust und einen Kraftverlust mit voranschreitendem Alter handelt [3]. In diesem Zusammenhang sollte Kachexie, Prä-Kachexie und Anorexie ebenfalls definiert werden, da es sich hier um Faktoren handelt, die die Sarkopenie grundlegend mitbeeinflussen.

3.4.1 Anorexie

Bei der Anorexie handelt es sich um den Zustand des reduzierten Verlangens nach Nahrungsaufnahme, der häufig mit chronischen Erkrankungen assoziiert ist [4].

3.4.2 Prä-Kachexie

Prä-Kachexie definiert sich aus dem Vorhandensein von:
1. einer chronischen Erkrankung,
2. einem nicht geplanten Gewichtsverlust von 5 % des Körpergewichts innerhalb der letzten 6 Monate,
3. einer chronischen oder rekurrenten systemischen Inflammationsantwort,
4. Anorexie oder anorexiebedingten Symptomen.

3.4.3 Kachexie

Die Definition von Kachexie lässt sich von den griechischen Wörtern *kakos* „schlecht" und ἕξις *hexis* „Zustand" ableiten. Kachexie beschreibt dabei ein multifaktorielles Syndrom, das durch Verlust von Körpergewicht (Körperfett und Muskelmasse) gekennzeichnet ist. Dabei tritt ein erhöhter Proteinkatabolismus auf dem Boden der treibenden Grunderkrankung auf.

Kachexie hat eine bedeutende klinische Relevanz, da sie die Patientenmorbidität und -mortalität erhöht.

Im Abschnitt zur Pathophysiologie werden Anorexie und Kachexie und der Einfluss auf die Sarkopenie genauer beschrieben [4].

3.4.4 Epidemiologie

In einer französischen Arbeit mit 1.421 Teilnehmern (553 Männer und 868 Frauen) zeigte sich, dass bei gesunden Menschen > 45 Jahren schon bei ca. 15 % eine Sarkopenie feststellbar ist [5].

Die Prävalenz der Sarkopenie ist bei der COPD höher und wird mit ca. 15–40 % angegeben. Einfluss auf die Prävalenz hat dabei der Schweregrad der Erkrankung, das Alter, aber interessanterweise nicht das Geschlecht oder die Quadrizepsschwäche [6],[7],[8],[9].

Löst man sich von dem Begriff der fettfreien Masse (FFM), die sich auf den gesamten Körper bezieht und betrachtet den Muskel- und Kraftverlust an den Extremitäten (ASM), so finden die niederländischen Kollegen in 87 % der COPD Patienten sarkopenische Veränderungen [10]. Sarkopenie führt bei COPD Patienten zu einer erhöhten Mortalität [6]. Beim emphysematischen Typ der Erkrankung finden sich neben den Veränderungen an den Extremitäten auch eine vermehrte Reduktion der fettfreien Masse am Stamm. Hier unterscheiden sich der emphysematische vom bronchitischen Typ basierend auf niederländischen Daten, die 99 schwere COPD und 28 gesunde Kontrollen analysiert haben [11]. In dieser Studie wurden die COPD-Patienten nach den ATS-Kriterien diagnostiziert, die Unterscheidung bronchitischer Typ bzw. emphysematischer Typ wurde mittels Computertomographie getroffen [12].

Die Emphysempatienten hatten in dieser Analyse deutlich niedrigere Werte für den BMI bedingt durch niedrigere Fettanteile, niedrigere Knochenmineralisierung und niedrigere fettfreie Masse. Bei den Emphysempatienten wiesen 34 % eine Reduktion der fettfreien Masse auf, bei den Bronchitikern nur 12 % [11]. Gute Erklärungen gibt es für diese Ursachen nicht. Metabolische Unterschiede, Inflammation und Unterschiede in der Tagesaktivität werden diskutiert, wurden in diesem Zusammenhang allerdings nicht geprüft.

3.4.5 Pathophysiologie

Bei der Sarkopenie kommt es neben einem quantitativen Muskelmassenverlust auch zu qualitativen Veränderungen. Die Muskelfaserquerschnitte verringern sich. In den Muskeln lagern sich Fett und Bindegewebe ein. Sowohl die Typ 1 Muskelfasern, als auch die Typ 2 Muskelfasern verringern sich im Querschnitt und in der absoluten Zahl. Mit dem Verlust der Typ 1 Fasern kommt es zum Verlust von oxidativer Kapazität [13].

Bei den Muskelfasern handelt es sich um mehrkernige Zelleinheiten, in die dichtgepackt Myofibrillen eingelagert sind. Eine Myofibrille besteht aus einer Aneinanderreihung von Sarkomeren, welche ihrerseits aus Myofilamenten zusammengesetzt sind. Bei den Sarkomeren handelt es sich um die kleinste kontraktile Einheit des Muskels. Das Sarkomer ist aus Strukturproteinen zusammengesetzt. Wichtige Klassen der Strukturproteine sind die kontraktilen Proteine wie z. B. Aktin und Myosin, die Verankerungsproteine und die Regulatorproteine wie Troponin und Tropomyosin. Im Rahmen des Sarkopenieprozesses kommt es zum Abbau von Muskelproteinen und auch Mitochondrien durch das Ubiquitin–Proteasom-System (UPS) [14].

Das führt zur Verringerung der neuromuskulären Motoreinheiten [15]. Trigger der oben genannten Vorgänge sind neben der Grunderkrankung COPD, bei der die Inflammation eine bedeutende Rolle spielt, die Hypoxämie, der oxidative Stress, die veränderten Signale von Wachstumsfaktoren, die Therapie aus Steroiden und Fehl-/Mangelernährung, so wie ggf. noch das fortgesetzte Zigarettenrauchen [13].

Auch die mangelnde Bewegung [16],[17],[18] unterstützt die katabole Muskelsituation und es kommt zu einem Ungleichgewicht von Muskelaufbau im Vergleich zum Muskelabbau. Rutten et al. zeigten beispielsweise, dass bei kachektischen COPD Patienten im Vergleich zu nicht kachektischen COPD Patienten und Kontrollen eine vermehrte myofibrilläre Proteindegradation vorliegt und bestätigen damit die oben schon beschriebenen Veränderungen für COPD Patienten [19].

Die Interaktion zwischen Insulin, Aminosäuren bzw. Proteinmetabolismus ist nicht vollständig verstanden [20]. Niedrige Aminosäureverfügbarkeit kann beispielsweise durch MTOR (*mechanistic target of rapamycin*) Inhibition zu vermehrter Autophagie führen [21].

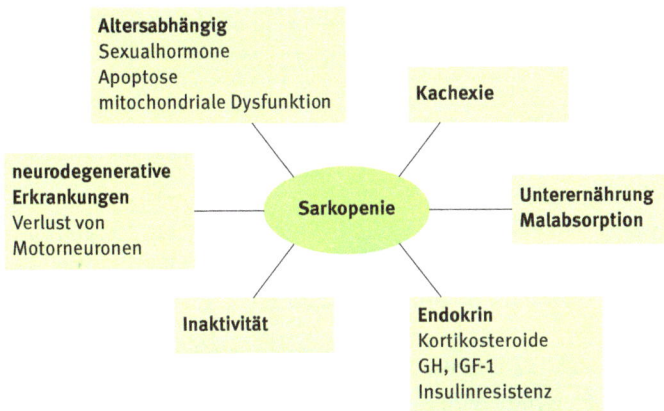

Abb. 3.4:
Einflussfaktoren
auf die Sarkopenie;
adaptiert an
Muscaritoli et al. [4].

Umgekehrt kann die Autophagie inhibiert werden, wenn Aminosäuren zugeführt werden.

Die Interaktionen über verschiedene Signaltransduktionswege sind hier nicht vollständig verstanden und erscheinen aktuell vielschichtig. Abb. 3.4 fasst die Einflussfaktoren auf die Sarkopenie zusammen.

3.4.6 Diagnostik

Neben dem klinischen Aufnehmen des individuellen Patientenbefundes kommt der Erfassung der Körperkomposition eine zunehmende Bedeutung zu. Dies ist allerdings in der klinischen Routine kaum möglich, da beispielsweise die Erfassung des BMIs keine Aussage für Veränderungen der einzelnen Körperkompartimente ermöglicht und neben dem BMI bzw. dem Körpergewicht meist keine Untersuchungen in der Routine gemacht werden, die Hinweis auf sarkopenische Veränderungen zulassen würden. Weder Körperfett noch Muskelmasse oder Muskelkraft lassen sich in der klinischen Routine mit den gegebenen diagnostischen Mitteln und dem Zeitkontingent verlässlich erheben oder verlaufskontrollieren. In der wissenschaftlichen Routine kommt der bioelektrischen Impedanzmessung eine zunehmende Bedeutung zu. Es gibt basierend auf der 10. Perzentile, abgeglichen für Geschlecht und Alter Referenzwerte für die FFM. Möglicherweise ist die Erhebung der appendikulären Muskelfunktion und Masse diesbezüglich noch zielführender [8].

Als appendikuläre Skelettmuskelmasse (ASM) wird dann die Summe der FFM von Armen und Beinen definiert. Es lässt sich weiterhin der Skelettmuskelmasseindex (SMI) errechnen, der die ASM (in kg) geteilt durch Körpergröße zum Quadrat (in m^2) beschreibt. Basierend auf den internationalen Konsensus-Empfehlungen zur Sarkopenie wird dann Muskelschwund als ein SMI Abfall von mehr als zwei Standardabweichungen unterhalb des Mittelwerts definiert [22],[23]. Die Bodykompositionsmessungen werden beispielsweise mittels Dualenergie-Röntgenabsorptiometrie (DEXA) durchgeführt, was auch den Zugang zu den appendikulären Messungen ermöglicht.

3.4.7 Therapie

Es konnte gezeigt werden, dass die Sarkopenie günstig mit pulmonalen Rehabilitationsmaßnahmen (PR) beeinflusst werden kann. Zudem zeigt eine englische Arbeit bei 622 ambulanten Patienten mit stabiler COPD, dass es unter PR zu einer Besserung des Sarkopeniesyndroms kommt [9].

Im Rahmen der GOLD Publikation wird basierend auf einer Cochrane-Analyse für unterernährte COPD Patienten eine Nahrungssupplementierung empfohlen. Hierunter wurden positive Effekte bei Körpergewicht, FFM und Körperfett der COPD Patienten beschrieben. Die Effekte bildeten sich auch bei der Muskelkraft und bei funktionellen Untersuchungen wie dem 6-Minuten-Gehtest ab [24],[25].

Eine der im Review inkludierten Arbeiten ist die Arbeit von Efthimiou und Co-Autoren, die bei 14 Patienten mit COPD und Unterernährung einen randomisierten Ansatz mittels Nahrungssupplementierung verfolgten. Nach 3 Monaten zeigten sich Effekte bei der Gruppe, die eine Nahrungssupplementierung erhielt in Form von Atemmuskel- und Handkraftzunahme [26].

Es gibt theoretische Überlegungen über das Peptidhormon Ghrelin, das von den Belegzellen im Epithel der Magenfundus, den β-Zellen der Bauchspeicheldrüse und in Vorstufen im Hypothalamus und der Hypophyse produziert wird, die Nahrungsaufnahme steigern kann. Ghrelin hat eine appetitanregende Funktion und wurde deshalb auch in einer Untersuchung bei COPD Patienten eingesetzt. Ghrelin zeigte eine gute Verträglichkeit und konnte in der Untersuchung ein geringes Signal bei Symptomen und Atemmuskelkraft zeigen [27]. In einem Trainingsprogramm konnte die gleiche Forschergruppe zeigen, dass mit Ghrelin therapierte COPD Patienten in einem Trainingsprogramm besser abschnitten [28],[29]. Allerdings war die Zahl der mit Ghrelin behandelten Patienten mit 20 bzw. 30 Patienten gering.

Weiterhin gibt es Daten zu Tumorpatienten, die sich ebenfalls mit der Gabe von Ghrelin bzw. Analoga am Ghrelinrezeptor beschäftigen. Auch in dieser Studie zeigten sich Vorteile bei Ghrelin bzw. Ghrelinrezeptor Agonisten behandelten Patienten, wie z. B. eine Gewichtszunahme von ca. 1,9 kg über 12 Wochen [30]. Insgesamt sind aber weitere klinische Untersuchungen erforderlich um die Patienten zu definieren, die speziell von einer zusätzlichen medikamentösen Therapie z. B. mittels Ghrelingabe profitieren.

Die physische Aktivität spielt ebenfalls eine entscheidende Rolle in der Entstehung der Sarkopenie. Haben Männer bereits mit ≤ 30 Jahren angefangen Sport zu treiben, haben sie gegenüber der Vergleichsgruppe ohne Sport, ein um die Hälfte reduziertes Risiko an einer Sarkopenie zu erkranken. Ein kurzfristiges Training bei Männern < 30 Jahren wirkt sich entgegen aller Annahmen nicht präventiv auf das

Alter aus [31]. Dennoch besteht die dringende Empfehlung auch bei einer bereits diagnostizierten Sarkopenie, mit dem Sport anzufangen bzw. ihn weiter zu betreiben. Die
positiven Effekte der physischen Aktivität reichen von einer Reduktion der Inflammation, zu einem Anstieg an Satellitenzellen bis hin zu einer reduzierten Fettinfiltration.
Gerade für ältere Patienten empfiehlt sich daher ein Trainingsprogramm über 3 Mal
pro Woche bei einem Minimum von jeweils 30 min pro Trainingstag [32].

Literatur

[1]   Doehner W, Anker SD. Cardiac cachexia in early literature: a review of research prior to Medline.
      Int J Cardiol. 2002;85(1):7-14.
[2]   Epidemiologic and methodologic problems in determining nutritional status of older persons.
      Proceedings of a conference. Albuquerque, New Mexico, October 19-21, 1988. Am J Clin Nutr.
      1989;50(5 Suppl):1121-235.
[3]   Morley JE, Baumgartner RN, Roubenoff R, Mayer J, Nair KS. Sarcopenia. J Lab Clin Med.
      2001;137(4):231-43.
[4]   Muscaritoli M, Anker SD, Argilés J, et al. Consensus definition of sarcopenia, cachexia and
      pre-cachexia: joint document elaborated by Special Interest Groups (SIG) „cachexia-anorexia in
      chronic wasting diseases" and „nutrition in geriatrics". Clin Nutr. 2010;29(2):154-9.
[5]   Cherin P, Voronska E, Fraoucene N, de Jaeger C. Prevalence of sarcopenia among healthy ambu-
      latory subjects: the sarcopenia begins from 45 years. Aging Clin Exp Res. 2014;26(2):137-46.
[6]   Vestbo J, Prescott E, Almdal T, et al. Body mass, fat-free body mass, and prognosis in patients
      with chronic obstructive pulmonary disease from a random population sample: findings from
      the Copenhagen City Heart Study. Am J Respir Crit Care Med. 2006;173(1):79-83.
[7]   Schols AM, Soeters PB, Dingemans AM, et al. Prevalence and characteristics of nutritional
      depletion in patients with stable COPD eligible for pulmonary rehabilitation. Am Rev Respir Dis.
      1993;147(5):1151-6.
[8]   van de Bool C, Gosker HR, van den Borst B, et al. Muscle Quality is More Impaired in Sarcopenic
      Patients With Chronic Obstructive Pulmonary Disease. J Am Med Dir Assoc. 2016;17(5):415-20.
[9]   Jones SE, Maddocks M, Kon SS, et al. Sarcopenia in COPD: prevalence, clinical correlates and
      response to pulmonary rehabilitation. Thorax. 2015;70(3):213-8.
[10] van de Bool C, Rutten EP, Franssen FM, Wouters EF, Schols AM. Antagonistic implications
      of sarcopenia and abdominal obesity on physical performance in COPD. Eur Respir J,
      2015;46(2):336-45.
[11] Engelen MP, Schols AM, Lamers RJ, Wouters EF. Different patterns of chronic tissue wasting
      among patients with chronic obstructive pulmonary disease. Clin Nutr. 1999;18(5):275-80.
[12] ATS, Standards for the diagnosis and care of patients with chronic obstructive pulmonary
      disease (COPD) and asthma. This official statement of the American Thoracic Society was
      adopted by the ATS Board of Directors, November 1986. Am Rev Respir Dis. 1987;136(1):225-44.
[13] Sanders KJ, Kneppers AE, van de Bool C, Langen RC, Schols AM. Cachexia in chronic obstructive
      pulmonary disease: new insights and therapeutic perspective. J Cachexia Sarcopenia Muscle.
      2016;7(1):5-22.
[14] Cohen S, Nathan JA, Goldberg AL. Muscle wasting in disease: molecular mechanisms and
      promising therapies. Nat Rev Drug Discov. 2015;14(1):58-74.
[15] Kamel HK. Sarcopenia and aging. Nutr Rev. 2003;61(5 Pt 1):157-67.
[16] Waschki B, Kirsten A, Holz O, et al. Physical activity is the strongest predictor of all-cause
      mortality in patients with COPD: a prospective cohort study. Chest. 2011;140(2):331-42.

[17] Waschki B, Kirsten AM, Holz O, et al. Disease Progression and Changes in Physical Activity in Patients with Chronic Obstructive Pulmonary Disease. Am J Respir Crit Care Med. 2015;192(3):295-306.

[18] Watz H, Waschki B, Meyer T, Magnussen H. Physical activity in patients with COPD. Eur Respir J. 2009;33(2):262-72.

[19] Rutten EP, Franssen FM, Engelen MP, et al. Greater whole-body myofibrillar protein breakdown in cachectic patients with chronic obstructive pulmonary disease. Am J Clin Nutr. 2006;83(4):829-34.

[20] Baldi S, Aquilani R, Pinna GD, et al. Fat-free mass change after nutritional rehabilitation in weight losing COPD: role of insulin, C-reactive protein and tissue hypoxia. Int J Chron Obstruct Pulmon Dis. 2010;5:29-39.

[21] Hara K, Yonezawa K, Weng QP, et al. Amino acid sufficiency and mTOR regulate p70 S 6 kinase and eIF-4E BP1 through a common effector mechanism. J Biol Chem. 1998;273(23):14484-94.

[22] Morley JE, Abbatecola AM, Argiles JM, et al. Sarcopenia with limited mobility: an international consensus. J Am Med Dir Assoc. 2011;12(6):403-9.

[23] Baumgartner RN, Koehler KM, Gallagher D, et al. Epidemiology of sarcopenia among the elderly in New Mexico. Am J Epidemiol. 1998;147(8):755-63.

[24] Ferreira IM, Brooks D, White J, Goldstein R. Nutritional supplementation for stable chronic obstructive pulmonary disease. Cochrane Database Syst Rev. 2012;12:CD000998.

[25] GOLD, From the Global Strategy for the Diagnosis, Management and Prevention of COPD, Global Initiative for Chronic Obstructive Lung Disease (GOLD). 2017.

[26] Efthimiou J, Fleming J, Gomes C, Spiro SG. The effect of supplementary oral nutrition in poorly nourished patients with chronic obstructive pulmonary disease. Am Rev Respir Dis. 1988;137(5):1075-82.

[27] Miki K, Maekura R, Nagaya N, et al. Ghrelin treatment of cachectic patients with chronic obstructive pulmonary disease: a multicenter, randomized, double-blind, placebo-controlled trial. PLoS One. 2012;7(5):e35708.

[28] Miki K, Maekura R, Nagaya N, et al. Effects of ghrelin treatment on exertional dyspnea in COPD: an exploratory analysis. J Physiol Sci. 2015;65(3):277-84.

[29] Miki K, Maekura R, Nagaya N, et al. Effects of ghrelin treatment on exercise capacity in underweight COPD patients: a substudy of a multicenter, randomized, double-blind, placebo-controlled trial of ghrelin treatment. BMC Pulm Med. 2013;13:37.

[30] Garcia JM, et al. Anamorelin for patients with cancer cachexia: an integrated analysis of two phase 2, randomised, placebo-controlled, double-blind trials. Lancet Oncol. 2015;16(1):108-16.

[31] Ärztezeitung. Risiko Sarkopenie: Sport in der Rush-Hour des Lebens zahlt sich aus. 2016.

[32] Phu S, Boersma D, Duque G. Exercise and Sarcopenia. J Clin Densitom. 2015;18(4):488-92.

3.5 Angst und Depression bei COPD

Johannes Laferton, Daniel Keil, Nikola Stenzel

3.5.1 Einleitung

Die Lebensqualität von COPD-Patienten ist häufig deutlich reduziert [1]. Dabei wird das klinische Bild der Erkrankung auch von extrapulmonalen Zusatzphänomenen geprägt: Neben diversen körperlichen Phänomenen treten häufig psychische Komorbiditäten wie Depressionen und Angststörungen auf. Diese können sich zusätzlich negativ auf den Krankheitsverlauf und die Lebensqualität auswirken [1],[2],[3]. Folgerichtig betonen Leitlinien die Wichtigkeit einer effektiven Diagnostik und Therapie dieser Komorbiditäten [4].

3.5.2 Erscheinungsbild und Prävalenz psychischer Komorbiditäten

Die in Studien berichteten Prävalenzraten für psychische Komorbiditäten bei COPD unterliegen großen Schwankungen in Abhängigkeit von der jeweiligen Erhebungsmethode (Interviews, Fragebögen) und dem zugrundeliegenden Stichprobenkollektiv.

Eine aktuelle Metaanalyse beziffert die Prävalenz für Depressionen bei COPD auf 27 % gegenüber 10 % bei Nicht-COPD-Patienten [5]. Auch für Angststörungen finden sich erhöhte Prävalenzraten. Beispielsweise erleben die Betroffenen im Vergleich zur Allgemeinbevölkerung mit einer zehnfach erhöhten Wahrscheinlichkeit eine oder mehrere Panikattacken oder entwickeln sogar eine Panikstörung [6]. Noch häufiger, bei bis zu 80 % der COPD-Patienten, zeigen sich subklinische Ausprägungen von Angst und Depressivität [7],[8].

In den letzten Jahren sind krankheitsspezifische Ängste in den Fokus der Forschungsbemühungen bei COPD gerückt. Damit sind Ängste und Sorgen der Betroffenen gemeint, die sich auf die Erkrankung selbst bzw. deren Folgen beziehen. Aktuelle Studien unterscheiden beispielsweise Dyspnoe-bezogene Angst, Angst vor körperlicher Aktivität, Progredienzangst, Angst bezüglich der Sauerstofftherapie sowie End-of-Life Ängste [9],[10],[11],[12],[13]. Die verstärkte Beschäftigung mit der eigenen Gesundheit und damit einhergehende Sorgen im Zuge einer schweren Erkrankung kann zunächst als eine normale Reaktion angesehen werden. Übersteigen solche Ängste jedoch ein gewisses Ausmaß, können sie selbst zu einer Belastung werden und Auswirkungen auf die Lebensqualität der Betroffenen haben [10],[12],[13].

3.5.3 Potentielle Wirkzusammenhänge zwischen COPD und psychischen Komorbiditäten

Studien zufolge erhöht eine COPD die Wahrscheinlichkeit eine psychische Komorbidität zu entwickeln. Andererseits haben psychische Komorbiditäten negative Effekte auf den Verlauf der COPD und es existieren sogar Studien, die eine höhere Inzidenzrate von COPD unter Personen mit psychischen Störungen finden [14].

Für diese Zusammenhänge können verschiedene Mechanismen verantwortlich sein. Man geht davon aus, dass sie sich in einem komplexen Zusammenspiel gegenseitig verstärken (Abb. 3.5) [2],[3].

Auswirkungen psychischer Komorbiditäten

Psychische Komorbiditäten können sich sowohl auf die Lebensqualität, als auch auf die Symptomwahrnehmung, das Krankheitsverhalten und den Verlauf der Erkrankung auswirken.

Auswirkungen auf die Lebensqualität

Die Auswirkungen komorbider Depressionen oder Angststörungen auf die gesundheitsbezogene Lebensqualität bei COPD sind inzwischen vielfach belegt [2],[3]. Psychische Komorbiditäten scheinen sogar noch vor anderen Faktoren eine besonders wichtige Rolle zu spielen: Beispielsweise hing die Lebensqualität in mehreren Stu-

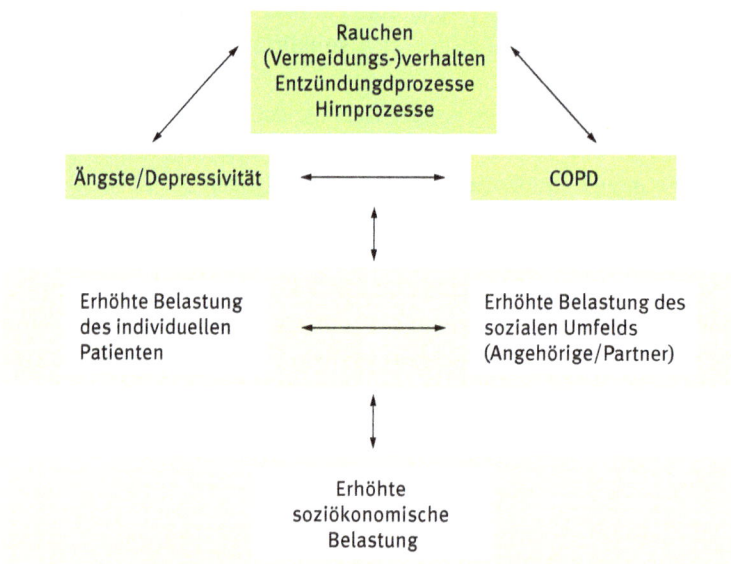

Abb. 3.5: Potentielle Zusammenhänge zwischen COPD und psychischen Komorbiditäten [15].

dien stärker mit Angst und Depressivität zusammen als mit physiologischen Maßen, wie beispielsweise der Lungenfunktion [1].

Auswirkungen auf die Symptomwahrnehmung

Menschen mit Angsterkrankungen neigen zu katastrophisierenden Interpretationen uneindeutiger körperlicher Symptome. Studien zeigen, dass ängstliche COPD-Patienten Atemnot subjektiv stärker wahrnehmen[15],[16]. Dabei kann es zu einem Teufelskreis kommen, in dem die verstärkte Symptomwahrnehmung tatsächlich zu verstärkten Symptomen führt. Treten körperliche Symptome der Erkrankung auf (z. B. Atemnot), werden diese von ängstlichen Patienten sofort als sehr bedrohlich interpretiert („ich könnte ersticken"). Daraufhin entstehen Angst oder Panik, was schließlich in einer Panikattacke (mit entsprechenden körperlichen Symptomen) münden kann (Abb. 3.6).

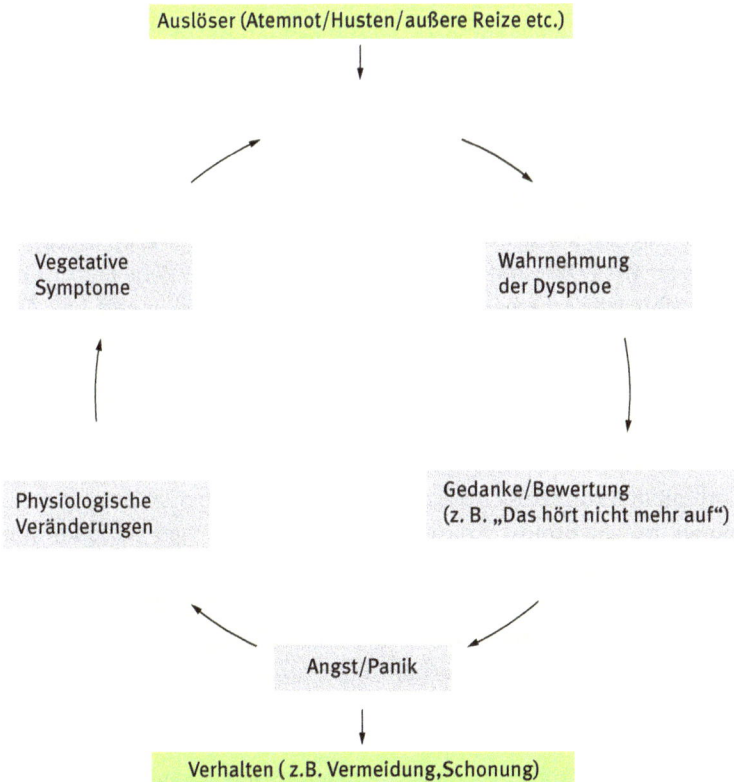

Abb. 3.6: Interaktion Angst / Dyspnoe (Teufelskreis).

Auswirkungen auf das Krankheitsverhalten

Infolge krankheitsspezifischer Ängste kann es zu einem ausgeprägten Vermeidungsverhalten kommen. Beispielsweise fanden mehrere Studien, dass Patienten mit größerer Ängstlichkeit und speziell Dyspnoe-bezogener Angst schlechtere Ergebnisse in körperlichen Leistungstests erzielten (Gehtest, Ergometer-Training), selbst wenn für die Lungenfunktion statistisch kontrolliert wurde [17],[18]. Dies wird als Anzeichen dafür gewertet, dass Dyspnoe-bezogene Angst, vermittelt durch ein stärkeres Vermeidungsverhalten, zu reduzierter Leistungsfähigkeit führt. Die neuere Forschung verwendet auch bei COPD-Patienten dafür den Begriff *Fear Avoidance* [19] – ein Konzept, das bei anderen chronischen Erkrankungen bereits etabliert ist [20].

Auch Depressivität kann sich auf das Krankheitsverhalten auswirken. So kann die depressionsbedingte Antriebslosigkeit zu einer geringeren Alltagsaktivität führen. Zudem haben depressive Patienten häufig negative Kognitionen in Bezug auf ihre Erkrankung und deren Behandlung [21],[22]. Das kann in einer schlechteren Selbstfürsorge resultieren: Studien zeigen, dass depressive COPD-Patienten häufig ihre Medikation nicht wie verordnet einnehmen, die Sauerstofftherapie nicht adäquat durchführen, Arzttermine nicht wahrnehmen und Rehabilitationsmaßnahmen eher abbrechen [23],[24].

Ein wichtiger Therapiebaustein bei COPD ist die Reduktion von Tabakkonsum. Trotzdem setzt ein substantieller Anteil der Betroffenen den Konsum fort: Die Tabakabhängigkeit ist bei Patienten mit COPD sogar besonders ausgeprägt [25],[26]. Dabei spielen psychische Komorbiditäten eine wichtige Rolle: Rauchen hat für Personen mit psychischen Erkrankungen einen großen Verstärkerwert und fungiert häufig als Emotionsregulationsstrategie. Menschen mit psychischen Erkrankungen scheitern deshalb häufiger beim Versuch das Rauchen aufzugeben [27],[28]. Hinzu kommt, dass sich durch die COPD und damit einhergehende körperliche Einschränkungen oft die tatsächliche Verfügbarkeit positiver Aktivitäten verringert hat. Die Betroffenen greifen daher häufiger auf das Rauchen als gewohnte Strategie zurück [26].

Auswirkungen auf den Krankheitsverlauf und die Mortalität

Psychische Komorbiditäten können sich negativ auf den Verlauf der COPD auswirken. So werden Patienten mit komorbider Angst und Depression häufiger stationär aufgenommen [29],[30]. COPD-Patienten mit Depressionen haben zudem ein höheres Risiko für Exazerbationen, erzielen schlechtere Leistungen im 6-Minuten-Gehtest [31] und profitieren weniger von pulmonalen Rehabilitationsmaßnahmen [24].

Ein ähnliches Bild zeigt sich hinsichtlich der Mortalität. Beispielsweise berichten Qian und Mitarbeiter [32] von einer höheren 2-Jahres-Mortalität depressiver COPD-Patienten (Hazard Ratio 1,21). Möglicherweise spielt in diesem Zusammenhang auch Suizidalität eine Rolle: In einer repräsentativen US-amerikanischen Bevölkerungsstichprobe berichteten 27,2 % der COPD-Patienten Suizidideen und

15 % Suizidversuche, gegenüber einem Anteil von 19,6 und 6,6 % bei Nicht-COPD-Patienten [33].

Auswirkungen der COPD auf die Entwicklung von Angst und Depressivität

Verschiedene Faktoren können im Sinne eines Diathese-Stress-Modells die Wahrscheinlichkeit für die Entstehung und Aufrechterhaltung einer psychischen Komorbidität bei COPD erhöhen. COPD geht mit erheblichen Einschränkungen der körperlichen Leistungsfähigkeit und einer geringeren Teilhabe am Alltagsleben einher. Diese Einschränkungen können im Sinne eines Verstärkerverlusts die Entstehung depressiver Erkrankungen begünstigen [34].

Einige Autoren spekulieren, dass die chronische Exposition der Betroffenen an das aversive Symptom „Dyspnoe" dazu führen kann, dass sich durch strukturelle Veränderungen in bestimmten Hirnregionen die Sensitivität für Angst und Depressivität erhöht [35]. Entsprechende Studien zeigen strukturelle Veränderungen im cingulären Cortex, dem Hippocampus und der Amygdala. Diese standen in Zusammenhang mit der Dauer der Erkrankung und krankheitsspezifischen Ängsten, was als Bestätigung der Hypothese gewertet werden kann [36].

Gemeinsame Faktoren

Möglicherweise existieren Faktoren, die sowohl einen Einfluss auf die Entstehung einer COPD haben als auch die Entstehung einer psychischen Erkrankung begünstigen und so für die hohe Komorbidität verantwortlich sein können.
Eine wichtige Rolle spielt dabei der Tabakkonsum [33]. COPD-Patienten, die regelmäßig Tabak konsumieren, haben ein höheres Risiko, Depressions- oder Angstsymptome zu entwickeln [36]. Andererseits ist ein hohes Angstlevel ein Risikofaktor für Jugendliche mit dem Rauchen zu beginnen [37] und ein Faktor es aufrechtzuerhalten [34],[38].

Als weitere gemeinsame Faktoren von COPD und psychischen Erkrankungen werden inflammatorische Prozesse diskutiert [39],[40]. Insgesamt ist die Studienlage hierzu jedoch noch heterogen, so dass abzuwarten ist, inwiefern sich die Zusammenhänge replizieren lassen [35].

3.5.4 Diagnostik psychischer Begleitsymptomatik

Studien zufolge wird ein nicht unerheblicher Prozentsatz der psychischen Komorbiditäten bei COPD nicht diagnostiziert. Sie bleiben unentdeckt und unbehandelt [7]. Deshalb wird empfohlen, psychische Komorbiditäten routinemäßig zu erheben [21],[28]. Eine Schwierigkeit stellt die Überlappung zwischen den körperlichen Korrelaten der psychischen Symptomatik und den krankheitsspezifischen Symptomen der COPD dar [3],[21]. Im deutschsprachigen Raum existieren einige Fragebögen, die diese Aspekte zum Teil berücksichtigen und ein ökonomisches Screening erlauben:

– *Hospital Anxiety and Depression Scale* (HADS) [41]

   Screening bezüglich Angst und Depressivität, Zielgruppe: Personen mit organischen Erkrankungen.

– *Patient Health Questionnaire* (PHQ) [42]

   Fragebogenbatterie zur Erfassung der häufigsten psychischen Störungen (Depressivität: PHQ-9, Angst: GAD-7). Zielgruppe: Allgemeinbevölkerung.

– *Beck-Depressions-Inventar-Fast Screen* (BDI-FS) [43]

   Depressionsscreening. Zielgruppe: Personen mit organischen Erkrankungen.

– *COPD-Angstfragebogen* (CAF) [10],[11]

   Screening bezüglich krankheitsspezifischer Ängste. Zielgruppe: COPD-Patienten.

3.5.5 Behandlung psychischer Komorbiditäten

Pharmakologische Behandlung

Mehrere Studien untersuchen die pharmakologische Behandlung psychischer Erkrankungen bei COPD. Allerdings zeigen sich für eine rein medikamentöse Behandlung – mit Ausnahme für das palliative Stadium [44] – oftmals nur mäßige Effekte. Die Probanden leiden häufig unter Nebenwirkungen und es existieren hohe *Drop-out*-Raten [21],[45],[46]. In einem neuen Behandlungsprogramm, in dem zusätzlich ein Fokus auf die Medikamentenadhärenz gelegt wird, ergeben sich jedoch bessere Effekte [47].

Pneumologische Rehabilitation

Pneumologische Rehabilitationsmaßnahmen haben sich in der COPD-Behandlung bewährt, um die körperliche Leistungsfähigkeit der Betroffenen zu verbessern und die Lebensqualität zu erhöhen. Darüber hinaus können sie auch einen Effekt auf psychische Komorbiditäten haben [15],[48],[49].

Bislang existieren jedoch wenige hochwertige Behandlungsstudien (inkl. randomisiert-kontrolliertem Design), es findet sich zudem eine große Varianz in den Interventionen und den Stichprobencharakteristika [48],[50]. Aktuelle Übersichtsarbeiten belegen jedoch, dass Multikomponenteninterventionen (körperliches Training, psychosoziale Interventionen, Life-Style Interventionen) am effektivsten in der Reduktion komorbider Angst- und Depressionssymptomatik sind [48],[49]. In Bezug auf die Stabilität der Effekte ist weitere Forschung notwendig [3].

Psychotherapeutische Interventionen

Psychotherapeutische Interventionen können sich positiv auf Angst und Depressivität bei COPD auswirken sowie zu einer Verbesserung der Lebensqualität beitragen [48],[50]. Entsprechende Interventionen bestehen meist aus kognitiv-verhaltenstherapeutischen Elementen (Psychoedukation, kognitive Umstrukturierung, Exposition etc.).

Insgesamt existieren jedoch immer noch wenig qualitativ hochwertige Untersuchungen, die sich zudem untereinander sehr im Studiendesign, der Art der durchgeführten Interventionen und der Höhe der erzielten Effekte unterscheiden [48],[49]. Panagioti und Mitarbeiter [48] betonen, dass psychotherapeutische Programme besonders effektiv sind, wenn sie zusätzlich eine Trainingskomponente (körperliche Aktivität) enthalten. Neuere Arbeiten legen zudem nahe, dass der Fokus auf spezifische psychische Komponenten (z. B. krankheitsspezifische Ängste) dazu beitragen könnte, die Effektivität psychotherapeutischer Behandlung weiter zu verbessern [10],[50].

3.5.6 Zusammenfassung

Psychische Komorbiditäten können weitreichende Auswirkungen auf die Lebensqualität und den Krankheitsverlauf bei COPD haben. Zur Behandlung psychischer Komorbiditäten werden sowohl medikamentöse als auch psychotherapeutische Interventionen eingesetzt, Studien zeigen zudem, dass auch eine pneumologische Rehabilitation gute Effekte erzielen kann. Es fehlen jedoch weitere qualifizierte Studien um eine endgültige Bewertung der Befunde vornehmen zu können. In Bezug auf psychotherapeutische Interventionen erweist sich die Behandlung krankheitsspezifischer Ängste als vielversprechendes neues Konzept.

Literatur

[1] Tsiligianni I, Kocks J, Tzanakis N, Siafakas N, van der Molen T. Factors that influence disease-specific quality of life or health status in patients with COPD. Prim Care Respir J. 2011;3:257-268. doi:10.4104/pcrj.2011.00029

[2] Willgoss TG, Yohannes AM. Anxiety disorders in patients with COPD. Respir Care. 2013;5:858-866. doi:10.4187/respcare.01862

[3] Yohannes AM, Alexopoulos GS. Depression and anxiety in patients with COPD. Eur Respir Rev. 2014;133:345-349. doi:10.1183/09059180.00007813

[4] Global Initiative for Chronic Obstructive Lung Disease (GOLD). Global Strategy for the Diagnosis, Management and Prevention of COPD [Internet]. 2017. http://goldcopd.org/gold-2017-global-strategy-diagnosis-management-prevention-copd/

[5] Matte DL, Pizzichini MMM, Hoepers ATC, et al. Prevalence of depression in COPD. Respir Med. 2016;117:154-161. doi:10.1016/j.rmed.2016.06.006

[6] Livermore N, Sharpe L, McKenzie D. Panic attacks and panic disorder in chronic obstructive pulmonary disease. Respir Med. 2010;9:1246-1253. doi:10.1016/j.rmed.2010.04.011

[7] Kunik ME, Roundy K, Veazey C, et al. Surprisingly high prevalence of anxiety and depression in chronic breathing disorders. Chest. 2005;4:1205-1211. doi:10.1378/chest.127.4.1205

[8] Yohannes AM, Baldwin RC, Connolly MJ. Depression and anxiety in elderly outpatients with chronic obstructive pulmonary disease. Int J Geriatr Psychiatry. 2000;12:1090-1096. doi:10.1002/1099-1166(200012)15:12<1090::aid-gps249>3.0.co;2-l

[9] Peuter S de, Janssens T, van Diest I, et al. Dyspnea-related anxiety. Chron Respir Dis. 2011;1:11-19. doi:10.1177/1479972310383592

[10] Keil DC, Stenzel NM, Kuhl K, et al. The impact of chronic obstructive pulmonary disease-related fears on disease-specific disability. Chron Respir Dis. 2014;1:31-40. doi:10.1177/1479972313516881

[11] Kühl K, Kuhn C, Kenn K, Rief W. Der COPD-Angst-Fragebogen (CAF). Psychother Psychosom Med Psychol. 2011;1:e1-9. doi:10.1055/s-0030-1248281

[12] Stenzel N, Rief W, Kuhl K, Pinzer S, Kenn K. Progredienzangst und End-of-Life-Angste bei COPD-Patienten. Pneumologie. 2012;2:111-118. doi:10.1055/s-0031-1291637

[13] Stenzel NM, Vaske I, Kuhl K, Kenn K, Rief W. Prediction of end-of-life fears in COPD – hoping for the best but preparing for the worst. Psychol Health. 2015;9:1017-1034. doi:10.1080/0887 0446.2015.1014816

[14] Atlantis E, Fahey P, Cochrane B, Smith S. Bidirectional associations between clinically relevant depression or anxiety and COPD. Chest. 2013;3:766-777. doi:10.1378/chest.12-1911

[15] Leupoldt A von, Taube K, Lehmann K, Fritzsche A, Magnussen H. The impact of anxiety and depression on outcomes of pulmonary rehabilitation in patients with COPD. Chest. 2011;3:730-736. doi:10.1378/chest.10-2917

[16] Simon NM, Weiss AM, Kradin R, et al. The relationship of anxiety disorders, anxiety sensitivity and pulmonary dysfunction with dyspnea-related distress and avoidance. J Nerv Ment Dis. 2006;12:951-957. doi:10.1097/01.nmd.0000249062.25829.53

[17] Giardino ND, Curtis JL, Andrei A-C, et al. Anxiety is associated with diminished exercise performance and quality of life in severe emphysema. Respir Res. 2010;11:29. doi:10.1186/1465-9921-11-29

[18] Janssens T, Peuter S de, Stans L, et al. Dyspnea perception in COPD. Chest. 2011;3:618-625. doi:10.1378/chest.10-3257

[19] Stenzel NM, Rief W, Kenn K. The impact of illness perception and fear avoidance on disability in COPD. Eur Respir J. 2014;44:P3674

[20] Sullivan MJ, Thorn B, Haythornthwaite JA, et al. Theoretical perspectives on the relation between catastrophizing and pain. Clin J Pain. 2001;17:52-64.

[21] Maurer J, Rebbapragada V, Borson S, et al. Anxiety and depression in COPD. Chest. 2008;4(Suppl):43S-56S. doi:10.1378/chest.08-0342

[22] Connolly MJ, Yohannes AM. The impact of depression in older patients with chronic obstructive pulmonary disease and asthma. Maturitas. 2016;92:9-14. doi:10.1016/j. maturitas.2016.07.005

[23] Alexopoulos GS, Raue PJ, Sirey JA, Arean PA. Developing an intervention for depressed, chronically medically ill elders. Int J Geriatr Psychiatry. 2008;5:447-453. doi:10.1002/gps.1925

[24] Fan VS, Giardino ND, Blough DK, Kaplan RM, Ramsey SD. Costs of pulmonary rehabilitation and predictors of adherence in the National Emphysema Treatment Trial. COPD. 2008;2:105-116. doi:10.1080/15412550801941190

[25] Geldmacher H, Biller H, Herbst A, et al. Die Pravalenz der chronisch obstruktiven Lungen-erkrankung (COPD) in Deutschland. Ergebnisse der BOLD-Studie. Dtsch Med Wochenschr. 2008;50:2609-2614. doi:10.1055/s-0028-1105858

[26] Andreas S, Batra A, Behr J, et al. Tabaktentwöhnung bei COPD – S 3-Leitlinie der Deutschen Gesellschaft für Pneumologie und Beratungsmedizin e. V. Pneumologie. 2014;68:237-258. doi: http://dx.doi.org/10.1055/s-0034-1365052

[27] Siru R, Hulse GK, Tait RJ. Assessing motivation to quit smoking in people with mental illness. Addiction. 2009;5:719-733. doi:10.1111/j.1360-0443.2009.02545.x

[28] Ho SY, Alnashri N, Rohde D, Murphy P, Doyle F. Systematic review and meta-analysis of the impact of depression on subsequent smoking cessation in patients with chronic respiratory conditions. Gen Hosp Psychiatry. 2015;5:399-407. doi:10.1016/j.genhosppsych.2015.05.002

[29] Gudmundsson G, Gislason T, Janson C, et al. Risk factors for rehospitalisation in COPD. Eur Respir J. 2005;3:414-419. doi:10.1183/09031936.05.00078504

[30] Singh G, Zhang W, Kuo Y-F, Sharma G. Association of Psychological Disorders With 30-Day Readmission Rates in Patients With COPD. Chest. 2016;4:905-915. doi:10.1378/chest.15-0449

[31] Yohannes AM, Mullerova H, Hanania NA, et al. Long-term Course of Depression Trajectories in Patients With COPD. Chest. 2016;4:916-926. doi:10.1016/j.chest.2015.10.081

[32] Qian J, Simoni-Wastila L, Rattinger GB, et al. Associations of depression diagnosis and anti-depressant treatment with mortality among young and disabled Medicare beneficiaries with COPD. Gen Hosp Psychiatry. 2013;6:612-618. doi:10.1016/j.genhosppsych.2013.06.005

[33] Goodwin RD, Lavoie KL, Lemeshow AR, et al. Depression, anxiety, and COPD. Nicotine Tob Res. 2012;2:176-183. doi:10.1093/ntr/ntr165

[34] Hill K, Geist R, Goldstein RS, Lacasse Y. Anxiety and depression in end-stage COPD. Eur Respir J. 2008;3:667-677. doi:10.1183/09031936.00125707

[35] Leupoldt A von, Kenn K. The psychology of chronic obstructive pulmonary disease. Curr Opin Psychiatry. 2013;5:458-463. doi:10.1097/YCO.0b013e328363c1fc

[36] Esser RW, Stoeckel MC, Kirsten A, et al. Structural Brain Changes in Patients With COPD. Chest. 2016;2:426-434. doi:10.1378/chest.15-0027

[37] Wagena EJ, van Amelsvoort LGPM, Kant I, Wouters EFM. Chronic bronchitis, cigarette smoking, and the subsequent onset of depression and anxiety. Psychosom Med. 2005;4:656-660. doi:10.1097/01.psy.0000171197.29484.6b

[38] Lerman C, Audrain J, Orleans CT, et al. Investigation of mechanisms linking depressed mood to nicotine dependence. Addict Behav. 1996;1:9-19. doi:10.1016/0306-4603(95)00032-1

[39] Lu Y, Feng L, Feng L, Nyunt MS, Yap KB, Ng TP. Systemic inflammation, depression and obstructive pulmonary function. Respir Res. 2013;14,53-61. doi:10.1186/1465-9921-14-53

[40] Al-shair K, Kolsum U, Dockry R, et al. Biomarkers of systemic inflammation and de-pression and fatigue in moderate clinically stable COPD. Respir Res. 2011;12:3-9. doi:10.1186/1465-9921-12-3

[41] Zigmond AS, Snaith RP. The Hospital Anxiety and Depression Scale. Acta Psychiatr Scand. 1983;6:361-370. doi:10.1111/j.1600-0447.1983.tb09716.x

[42] Spitzer RL, Kroenke K, Williams JBW. Validation and utility of a self-report version of PRIME-MD – The PHQ primary care study. JAMA. 1999;18:1737-1744. doi:10.1001/jama.282.18.1737

[43] Kliem S, Brähler E. Beck Depressions-Inventar-FS – Deutsche Bearbeitung. Frankfurt. Pearson, 2013.

[44] Bausewein C. Therapie von Atemnot, Angst und Depression bei fortgeschrittenen Lungen-erkrankungen. Pneumologe. 2016;3:166-173. doi:10.1007/s10405-016-0033-6

[45] Usmani ZA, Carson KV, Cheng JN, Esterman AJ, Smith BJ. Pharmacological interventions for the treatment of anxiety disorders in chronic obstructive pulmonary disease. Cochrane Database Syst Rev. 2011;11. doi:10.1002/14651858. CD008483.pub2

[46] Yohannes AM, Connolly MJ. Do antidepressants work in patients with chronic obstructive pulmonary disease with comorbid depression? Expert Rev Respir Med. 2011;6:727-729. doi:10.1586/ers.11.70

[47] Alexopoulos GS, Kiosses DN, Sirey JA, et al. Personalised intervention for people with depression and severe COPD. Br J Psychiatry. 2013;3:235-236. doi:10.1192/bjp.bp.112.120139

[48] Panagioti M, Scott C, Blakemore A, Coventry PA. Overview of the prevalence, impact, and
management of depression and anxiety in chronic obstructive pulmonary disease. Int J Chron
Obstruct Pulmon Dis. 2014;9:1289-1306. doi:10.2147/COPD.S 72073

[49] Baraniak A, Sheffield D. The efficacy of psychologically based interventions to improve anxiety, depression and quality of life in COPD. Patient Educ Couns. 2011;1:29-36.
doi:10.1016/j.pec.2010.04.010

[50] Leupoldt A von, Janssens T. Could targeting disease specific fear and anxiety improve COPD
outcomes? Expert Rev Respir Med. 2016;8:835-837. doi:10.1080/17476348.2016.1198697

3.6 Pulmonale Hypertonie als Komorbidität der COPD

Horst Olschewski

Der Begriff der COPD hat sich erst in den 70-er Jahren allgemein eingebürgert, lange nachdem sich das *Cor pulmonale* etabliert hatte. Das chronische *Cor pulmonale* galt schon unseren klinischen Lehrern als eine Erkrankung, welche die Leistungsfähigkeit und die Lebensqualität stark einschränkt und sie hatte immer den Nimbus des Schicksalhaften. Heute sprechen wir nur noch selten davon und benutzen stattdessen den Begriff „pulmonale Hypertonie", obwohl sich die Definition dieser Krankheit viel mehr an der seltenen idiopathischen PAH (IPAH, früher primäre pulmonale Hypertonie) orientiert, als am viel häufigeren chronischen *Cor pulmonale* bei COPD. Die neue Nomenklatur gibt uns vielleicht etwas mehr Hoffnung, aber die gezielten Therapieoptionen sind, bei Lichte betrachtet, weiterhin sehr bescheiden.

Wir haben nur unzureichende Daten über die tatsächliche Prävalenz der pulmonalen Hypertonie bei COPD. Aus der größten Erhebung, die systematisch ca. 1.000 Patienten mit mittelschwerer bis schwerer COPD mittels Rechtsherzkatheter untersuchte, geht hervor, dass nur 2,7 % dieser Patienten eine schwere pulmonale Hypertonie mit einem mittleren PAP > 40 mmHg hatten. Der Anteil mit einem solchen pulmonal arteriellen Druck ohne zusätzliche Ursachen, wie Lungenembolie, Kollagenose, Linksherzerkrankung etc. lag bei lediglich 1,1 % [1]. Andere Studien fanden teilweise erheblich höhere Prävalenzen bis zu 12 %, wobei allerdings häufig mit einer Verzerrung der Ergebnisse durch eine Selektion von Patienten mit pulmonaler Hypertonie zur Rechtsherzkatheteruntersuchung zu rechnen ist. Wieder andere Untersuchungen hatten die gravierende Schwäche, dass lediglich mittels Echokardiographie die pulmonale Hypertonie vermutet wurde und sie nicht in jedem einzelnen Falle mittels Katheter bestätigt wurde. Selbst wenn man nur mit 1,1 % der COPD Patienten rechnet, ergibt sich daraus eine relativ große Patientenzahl angesichts der hohen Prävalenz der COPD in der Bevölkerung. Kalkulieren wir grob mit 3 % der Menschen > 40 J. als Prävalenz der mittelschweren bis schweren COPD, so ergibt sich in Deutschland bei einer spezifischen Bevölkerung von 47.000.000 Menschen eine Zahl von 15.500 Betroffenen. Das ist gegenüber n = 1.752, der Zahl der im Jahre 2014 bekannten PAH Patienten in Deutschland [2], 9-fach erhöht. Noch weit größer ist die Zahl der COPD Patienten mit einem leicht oder mittelschwer erhöhten pulmonal arteriellen Druck. Wenn wir einen Normalwert des pulmonal arteriellen Mitteldrucks von höchstens 20 mmHg zugrunde legen, betrifft das 90 % aller Patienten mit einem schweren Lungenemphysem [3] und etwa jeder zweite betroffene Patient überschreitet den Grenzwert von 25 mmHg.

3.6.1 Prognostische Bedeutung des pulmonalen Drucks bei COPD

Im Jahre 1980 erschien die erste Studie, die die große prognostische Bedeutung des pulmonal arteriellen Drucks bei COPD aufzeigte [4]. Dies hat sich in allen späteren Studien bestätigt. Interessanterweise reicht bereits eine sehr moderate Druckerhöhung auf über 19 mmHg aus, um die Prognose zu trüben.

Das gleiche gilt im Übrigen auch für die idiopathische pulmonale Fibrose [5]. Bei Patienten mit einer Kombination von Fibrose und Emphysem (*combined pulmonary fibrosis and emphysema*, CPFE) ist die pulmonale Hypertonie besonders ausgeprägt [6].

Interessanterweise gibt es bei COPD einen besonders starken Zusammenhang des pulmonalen Drucks mit der Exazerbationsrate. In einer kleinen Kohorte aus Straßburg, die komplett mittels Rechtsherzkatheter untersucht wurde, waren nur der pulmonale Mitteldruck und der arterielle pCO_2 Wert unabhängige Risikofaktoren für Hospitalisierungen wegen Exazerbation [7]. Interessanterweise war wieder die Exazerbationsrate bereits dann erhöht, wenn der pulmonale Mitteldruck 19 mmHg überschritt. Übereinstimmend damit fand eine prospektive Studie unter ca. 5.000 COPD Patienten im GOLD Stadium 2 und 3, dass ein Parameter aus der CT Thorax Untersuchung die stärkste Assoziation zur Exazerbationsrate zeigte [8]. Genau gesagt war es das Verhältnis des Durchmessers der Pulmonalarterie zur Aorta (P/A-Verhältnis). Ein P/A > 1 war mit einem 5-fachen Exazerbationsrisiko assoziiert. Dieses Maß wurde bei der Erstuntersuchung bestimmt und dann prospektiv evaluiert. Es handelt sich somit um ein qualitativ sehr hochwertiges Ergebnis.

Fragt man sich, wofür ein vergrößertes P/A-Verhältnis steht, so ist es in erster Linie ein konkreter Hinweis auf einen erhöhten pulmonal arteriellen Blutdruck [9]. Insofern schließt sich hiermit der Kreis zu der Studie der Kollegen aus Straßburg. Weniger klar ist, warum diese starke Assoziation zwischen dem PAP und der Exazerbationsrate besteht. Hierzu liefert eine weitere aktuelle Studie eine mögliche Erklärung. Mittels eines in die Pulmonalarterie implantierten Transponders wurde bei einer großen Kohorte von Patienten mit Linksherzinsuffizienz der pulmonale Mitteldruck langfristig verfolgt [10]. Eine Subgruppe von ca. 34 % litt zusätzlich an einer COPD. In dieser Subgruppe traten häufig COPD Exazerbationen auf, die sich aber signifikant verringern ließen, wenn mittels Diuretika frühzeitig einem Anstieg des PAP entgegen gesteuert wurde [11]. Dieser Zusammenhang macht deutlich, dass der pulmonal arterielle Druck bei COPD nicht nur sensitiv für Veränderungen der pulmonalen Vasomotorik, sondern auch die der Herzfunktion ist. Die Studie weist auch darauf hin, dass im Rahmen einer COPD Exazerbation die Herzfunktion eine sehr große Bedeutung hat.

3.6.2 Ursachen eines Anstiegs des pulmonal arteriellen Drucks bei COPD

Die möglichen Ursachen eines pulmonal arteriellen Druckanstiegs sind vielfältig. Hämodynamisch kommen in Frage ein erhöhter Gefäßwiderstand (*pulmonary vascular resistance*, PVR), ein erhöhter Abflussdruck aus der Lunge (*pulmonary arterial wedge pressure*, PAWP) oder ein erhöhter pulmonaler Blutfluss (*cardiac output*, CO). Komplizierend kommt hinzu, dass auch ein erhöhter intrathorakaler Druck im Rahmen eines obstruktiven Emphysems (*air trapping*, AT) den pulmonal arteriellen Druck deutlich erhöhen kann.

Unter körperlicher Belastung steigt CO deutlich an und sorgt dafür, dass der pulmonale Druck steigt. Den Anstieg des CO bei Belastung kann man dadurch korrigieren, dass man den Quotienten des PAP Anstiegs durch den CO-Anstieg kalkuliert (PAP/CO-*slope*). Bei COPD ist aber gerade dieser *slope* stark erhöht. Das wird durch drei Faktoren erklärt, den statisch erhöhten PVR, den dynamischen Anstieg von PAWP und den dynamischen Anstieg von AT bei Belastung. Wegen dieser vielfältigen Möglichkeiten mit ganz unterschiedlichen pathophysiologischen Grundlagen ist der steile PAP/CO-*slope* schwierig zu interpretieren. Dennoch dürfte ihm eine Bedeutung als leistungslimitierender Faktor zukommen, wenn man die Datenlage bei der PAH zugrunde legt [12].

3.6.3 Ursache des pulmonal arteriellen Remodeling bei COPD

Zahlreiche Untersuchungen an Autopsiematerial haben gezeigt, dass die Pulmonalarterien bei COPD vermehrt muskularisiert und verhärtet sind. Dafür hat sich der Begriff *remodeling* eingebürgert. Diese Veränderungen lassen sich im Tiermodell durch die Applikation von chronisch hypoxischer Atemluft nachahmen. Sie werden verschlimmert, wenn mittels VEGF Antagonisten eine endotheliale Dysfunktion herbeigeführt wird [13],[14]. Starke Raucher zeigen ebenfalls ein pulmonal arterielles Remodeling, auch wenn sie keine lungenfunktionell signifikante Lungenkrankheit oder Hypoxie haben [15]. Auch dies lässt sich im Tiermodell nachahmen, indem die Maus chronisch Zigarettenrauch exponiert wird [16]. Diese Tiere entwickeln nach etwa einem halben Jahr ein pulmonal arterielles Remodeling und erst Monate danach ein erkennbares Lungenemphysem. Tiere, die keine induzierbare NO Synthase (iNOS) haben, sind vor den Veränderungen geschützt und Inhibitoren der iNOS sind in der Lage, diese Vorgänge nicht nur aufzuhalten, sondern sogar rückgängig zu machen. Das unterstreicht die Bedeutung von inflammativen Mechanismen bei der Pathogenese des pulmonal arteriellen Remodeling durch Zigarettenrauch.

3.6.4 Abgrenzung zwischen einer PH aufgrund einer Lungenkrankheit (Nizza Gruppe 3) und einer PAH (Nizza Gruppe 1)

Es ist möglich, dass eine pulmonale Hypertonie in Folge einer Lungenkrankheit vorliegt (Nizza Klassifikation Gruppe 3 PH), oder eine PAH mit begleitender Lungenkrankheit (Nizza Klassifikation Gruppe 1 PAH) [17]. Die korrekte Zuordnung des Patienten ist von großer Bedeutung, weil für PAH Patienten eine ganze Reihe von gezielten Therapien zugelassen und verfügbar sind, nicht dagegen für Patienten der Gruppe 3.

Patienten mit sehr schwerer pulmonaler Druck- und Widerstandserhöhung und nur mäßig ausgeprägter Lungenerkrankung werden oft als PAH (Gruppe 1) klassifiziert. Die Kriterien dafür wurden in einer eigenen Arbeitsgruppe im Rahmen der Nizza PH Weltkonferenz erarbeitet [17].

Für eine PAH bei COPD sprechen eine $FEV_1 > 60$ %, das Fehlen schwerer Veränderungen im Dünnschicht CT der Lunge und eine kardiozirkulatorische Leistungslimitierung in der Spiroergometrie.

Ist eines der Kriterien nicht erfüllt liegt eine „PH-COPD" vor, die zur Gruppe 3 zählt.

3.6.5 Therapieempfehlungen für die PH-COPD (Gruppe3)

Aktuell haben sich die Weltkonferenz für pulmonale Hypertonie in Nizza 2013 und die Kölner Konsensus Konferenz 2016 [18] mit dem Thema pulmonale Hypertonie bei Lungenkrankheiten auseinandergesetzt. Die Kölner Konsensus Konferenz liefert dabei eine kritische Kommentierung der Empfehlungen der Weltkonferenz und ergänzt gleichzeitig die Literatur der letzten 3 Jahre. Hinsichtlich der COPD wird die „PH-COPD" durch eine nachgewiesene COPD mit einem pulmonal arteriellen Mitteldruck (PAP) ≥ 25 mmHg definiert, für die „schwere PH-COPD" gibt es eine etwas komplexere Definition. Das ist bedeutsam, weil die schwere PH-COPD therapeutische Konsequenzen haben kann.

3.6.6 Die schwere PH-COPD

Dafür wurden erstmals auf der Kölner Konsensus Konferenz 2010 Kriterien formuliert [19], die 2013 von der spezifischen Arbeitsgruppe auf der PH Weltkonferenz in Nizza aufgenommen [17] und von der Kölner Konsensus Konferenz 2016 erneut bestätigt wurden [18]. Danach liegt eine schwere PH bei Lungenkrankheit dann vor, wenn 2 von 3 der folgenden Kriterien erfüllt sind:

PAP in Ruhe mittels Rechtsherz Katheter gemessen > 35 mmHg, oder ≥ 25 mmHg bei stark erniedrigtem Herzzeitvolumen (CI < 2,0 L/min/m²), PVR > 6 WU (> 480 dyn s cm⁻⁵).

Die drei Kriterien sind so gewählt, dass nur Patienten mit einer wirklich schweren pulmonal vaskulären Erkrankung als „schwere PH" klassifiziert werden können. Die Rationale dafür ist, dass ein hoher pulmonaler Gefäßwiderstand das Substrat für alle derzeit verfügbaren PAH Medikamente darstellt. Bislang fehlt allerdings hochwertige Evidenz dafür.

Es wird übereinstimmend festgehalten, dass für eine leichte bis mittelschwere PH-COPD keine Therapieempfehlung für PAH Medikamente ausgesprochen werden kann. Die randomisierten prospektiven Studien in diesem Indikationsbereich kamen durchweg zu negativen Ergebnissen [20],[21], sie schlossen allerdings überwiegend Patienten mit leichter bis mittelschwerer PH-COPD ein. Weniger klar ist die Situation bei der „schweren PH-COPD".

3.6.7 Welche Effekte kann man bei schwerer PH aufgrund von Lungenkrankheiten von einer PAH Therapie erwarten?

Im Expertenzentrum für pulmonale Hypertonie in Regensburg wurden zwischen 2005 und 2011 insgesamt 72 Patienten mit pulmonaler Hypertonie bei Lungenerkrankung identifiziert und retrospektiv analysiert [22]. 34 dieser Patienten erhielten eine gezielte PAH Therapie und 38 erhielten keine gezielte PAH Therapie. Die therapierten Patienten waren mit 69 Jahren durchschnittlich älter als die nicht therapierten Patienten (65 Jahre), sie waren häufiger weiblich (47 % versus 18 %) und sie hatten einen höheren pulmonal vaskulären Widerstand (652 versus 479 dyn s cm⁻⁵). Diese Werte würden erwarten lassen, dass die Mortalität in der Gruppe mit der PAH Therapie höher sein müsste. Tatsächlich lag das 1-,2- und 3-Jahres Überleben bei den Patienten mit PAH Therapie bei 97 %, 81 % und 75 %, während es bei den anderen Patienten bei lediglich 83 %, 54 % und 19 % lag. Diese Überlegenheit gegenüber der nicht therapierten Gruppe war statistisch signifikant (p = 0,002). Sie ist ein Indiz dafür, dass die PAH Therapie die Prognose von Patienten mit pulmonaler Hypertonie bei Lungenerkrankungen verbessern kann.

Eine zweite Beobachtung stammt aus dem COMPERA Register und bezieht sich auf Patienten mit chronisch fibrosierender idiopathischer interstitieller Pneumonie (IIP). In dieser Studie wurden 151 IIP Patienten mit 798 IPAH Patienten verglichen, die im gleichen Zeitraum, nämlich 2009 bis 2014, in das Register eingeschlossen wurden [23]. Einschlusskriterien waren ein pulmonaler Mitteldruck ≥ 25 mmHg und ein PAWP ≤ 15 mmHg. Die IIP Patienten waren durchschnittlich 71 Jahre alt und damit knapp 7 Jahre älter, als die mit ihnen verglichenen IPAH Patienten. Sie waren außerdem deutlich häufiger männlich (67 %) als die IPAH Patienten (40 %). Die 6-Minuten-Gehstrecke war deutlich schlechter und die DLCO der IIP Patienten lag im Mittel bei nur 28,5 % der Norm. Hämodynamisch hatten die IIP Patienten aber vergleichbare Werte wie die IPAH Patienten, was den prognostisch bedeutsamen Herzindex und die zentralvenöse Sauerstoffsättigung anging, obwohl der pulmonale Mitteldruck mit 37 mmHg etwas niedriger lag, als bei den IPAH Patienten (45 mmHg). Der mittlere Gefäßwiderstand der IIP Patienten lag bei 650 dyn s cm^{-5}, was 8 Wood Einheiten entspricht. Unter der PAH Therapie stieg die 6-Minuten-Gehstrecke bei den IIP Patienten genauso stark an, wie bei den IPAH Patienten. Längerfristig hatten allerdings die IIP Patienten eine deutlich schlechtere Lebenserwartung, als die IPAH Patienten. Es gab keine Hinweise auf gravierende medikamentös induzierte Nebenwirkungen bei den IIP Patienten im Vergleich zu den IPAH Patienten.

Beide Studien zusammen erlauben die Vermutung, dass Patienten mit einer wirklich schweren pulmonal vaskulären Erkrankung bei vorbestehender Lungenkrankheit von einer PAH Therapie profitieren können. Zur Absicherung dieser Hypothese sind allerdings prospektive kontrollierte Studien erforderlich.

3.6.8 Was empfehlen die internationalen Leitlinien?

Die generelle Aussage der internationalen Leitlinien lautet, dass die Anwendung von gezielten PAH Therapien bei Patienten mit Lungenerkrankungen nicht empfohlen wird [24]. Allerdings wird empfohlen, die Patienten mittels Echokardiographie zu untersuchen und solche mit Hinweisen auf eine schwere pulmonale Hypertonie oder eine Rechtsherzdekompensation in einem Expertenzentrum vorzustellen. In einem solchen Expertenzentrum soll dann auf individueller Basis entschieden werden, ob der Patient ein Kandidat für eine gezielte PAH Therapie ist, oder nicht.

3.6.9 Rechtsherzkatheteruntersuchung bei COPD

Die Rechtsherzkatheteruntersuchung ist erforderlich, um die Diagnose einer PH bzw. einer schweren PH bei Lungenkrankheit stellen zu können. Die ESC/ERS Leitlinie empfiehlt allerdings nicht, sie als Suchtest auf PH einzusetzen. Es gibt bei der Untersuchung eine Reihe wichtiger Dinge zu beachten, um systematische Messfehler zu vermeiden. So ist es wichtig, den Nullpunkt korrekt zu wählen. Anders als früher wird empfohlen, ihn auf Höhe des linken Vorhofs zu legen [25], was der Mitte des sagittalen Thoraxdurchmessers entspricht [26].

Besonders wichtig ist die Vermeidung von systematischen Fehlern durch gut gemeinte Atemmanöver. Jedes Atemmanöver führt unweigerlich zu einer Veränderung des intrathorakalen Drucks gegenüber dem Normalzustand. Wenn also unter kontinuierlicher Atmung gemessen wird, ergibt sich die neue Frage, in welcher Atemphase gemessen werden soll, weil bekanntlich große atemabhängige Schwankungen auftreten können. In der ESC/ERS Leitlinie wird bevorzugt eine endexspiratorische Messung empfohlen, aber gerade diese ist bei COPD besonders problematisch, weil die Exspiration oft sehr lange dauert und endexspiratorisch ein abrupter Übergang in die Inspiration stattfindet, so dass hier gar kein Plateau für die Messung entsteht. Demgegenüber ist es einfacher und sicherer, den Druck über mehrere Atemzyklen fortlaufend zu mitteln [27]. Dies ist bei Arbeit ohnehin die einzige Option, um zuverlässige Messungen zu erhalten. Zu dieser Thematik hat eine Task Force der ERS aktuell einen Bericht erstellt [28].

3.6.10 Zusammenfassung

Der pulmonale Druck und Widerstand hat für Patienten mit Lungenkrankheiten eine große prognostische Bedeutung und entscheidet auch über die Exazerbationsrate. Die zugrunde liegenden Mechanismen sind nicht im Detail geklärt. Eine PAH Therapie kommt für solche Patienten in Frage, die eine PAH (Gruppe 1) mit begleitender Lungenkrankheit haben und solche, die eine schwere pulmonale Hypertonie bei Lungenkrankheit (schwere PH-COPD) haben (Gruppe 3 PH). Wichtig ist die strikte Beachtung der Kriterien durch ein ausgewiesenes Expertenzentrum. Zukünftige randomisierte kontrollierte Studien, zumindest solche mit PAH Medikamenten, sollten selektiv solche Patienten einschließen, die diesen strengen Kriterien entsprechen, um der Therapie eine Chance auf ein positives Studienergebnis zu geben.

Literatur

[1]   Chaouat A, Bugnet AS, Kadaoui N, et al. Severe pulmonary hypertension and chronic obstructive pulmonary disease. Am J Respir Crit Care Med. 2005;172:189-194.

[2]   Hoeper MM, Huscher D, Pittrow D. Incidence and prevalence of pulmonary arterial hypertension in Germany. Int J Cardiol. 2016;203:612-613.

[3]   Scharf SM, Iqbal M, Keller C, et al. Hemodynamic characterization of patients with severe emphysema. Am J Respir Crit Care Med. 2002;166:314-322.

[4]   Weitzenblum E. Prognosis of pulmonary hypertension in chronic obstructive pulmonary disease. Cor Vasa. 1980;22:418-427.

[5]   Hamada K, Nagai S, Tanaka S, et al. Significance of pulmonary arterial pressure and diffusion capacity of the lung as prognosticator in patients with idiopathic pulmonary fibrosis. Chest. 2007;131:650-656.

[6]   Cottin V, Le PJ, Prevot G, et al. Pulmonary hypertension in patients with combined pulmonary fibrosis and emphysema syndrome. Eur Respir J. 2010;35:105-111.

[7]   Kessler R, Faller M, Fourgaut G, Mennecier B, Weitzenblum E. Predictive factors of hospitalization for acute exacerbation in a series of 64 patients with chronic obstructive pulmonary disease. Am J Respir Crit Care Med. 1999;159:158-164.

[8]   Wells JM, Washko GR, Han MK, et al. Pulmonary arterial enlargement and acute exacerbations of COPD. N Engl J Med. 2012;367:913-921.

[9]   Lange TJ, Dornia C, Stiefel J, et al. Increased pulmonary artery diameter on chest computed tomography can predict borderline pulmonary hypertension. Pulm Circ. 2013;3:363-368.

[10] Abraham WT, Adamson PB, Hasan A, et al. Safety and accuracy of a wireless pulmonary artery pressure monitoring system in patients with heart failure. Am Heart J. 2011;161:558-566.

[11] Krahnke JS, Abraham WT, Adamson PB, et al. Heart failure and respiratory hospitalizations are reduced in patients with heart failure and chronic obstructive pulmonary disease with the use of an implantable pulmonary artery pressure monitoring device. J Card Fail. 2015;21:240-249.

[12] Hasler ED, Muller-Mottet S, Furian M, et al. Pressure-Flow During Exercise Catheterization Predicts Survival in Pulmonary Hypertension. Chest. 2016;150:57-67.

[13] Taraseviciene-Stewart L, Kasahara Y, Alger L, et al. Inhibition of the VEGF receptor 2 combined with chronic hypoxia causes cell death-dependent pulmonary endothelial cell proliferation and severe pulmonary hypertension. FASEB J. 2001;15:427-438.

[14] Sakao S, Taraseviciene-Stewart L, Cool CD, et al. VEGF-R blockade causes endothelial cell apoptosis, expansion of surviving CD34+ precursor cells and transdifferentiation to smooth muscle-like and neuronal-like cells. FASEB J. 2007;21:3640-3652.

[15] Santos S, Peinado VI, Ramirez J, et al. Characterization of pulmonary vascular remodelling in smokers and patients with mild COPD. Eur Respir J. 2002;19:632-638.

[16] Seimetz M, Parajuli N, Pichl A, et al. Inducible NOS inhibition reverses tobacco-smoke-induced emphysema and pulmonary hypertension in mice. Cell. 2011;147:293-305.

[17] Seeger W, Adir Y, Barbera JA, et al. Pulmonary hypertension in chronic lung diseases. J Am Coll Cardiol. 2013;62:D 109-D 116.

[18] Olschewski H, Behr J, Bremer H, et al. [Pulmonary hypertension due to chronic lung disease: Recommendations of the Cologne Consensus Conference 2016]. Dtsch Med Wochenschr. 2016;141:S 57-S 61.

[19] Hoeper MM, Andreas S, Bastian A, et al. [Pulmonary hypertension due to chronic lung disease. Recommendations of the Cologne Consensus Conference 2010]. Dtsch Med Wochenschr. 2010;135 Suppl 3:S 115-S 124.

[20] Stolz D, Rasch H, Linka A, et al. A randomized, controlled trial of bosentan in severe COPD. Eur Respir J. 2008;32(3):619-28.

[21] Blanco I, Santos S, Gea J, et al. Sildenafil to improve respiratory rehabilitation outcomes in COPD: a controlled trial. Eur Respir J. 2013;42:982-992.

[22] Lange TJ, Baron M, Seiler I, Arzt M, Pfeifer M. Outcome of patients with severe PH due to lung disease with and without targeted therapy. Cardiovasc Ther. 2014;32:202-208.

[23] Hoeper MM, Behr J, Held M, et al. Pulmonary Hypertension in Patients with Chronic Fibrosing Idiopathic Interstitial Pneumonias. PLoS One. 2015;10:e0141911.

[24] Galie N, Humbert M, Vachiery JL, et al. 2015 ESC/ERS Guidelines for the diagnosis and treatment of pulmonary hypertension: The Joint Task Force for the Diagnosis and Treatment of Pulmonary Hypertension of the European Society of Cardiology (ESC) and the European Respiratory Society (ERS): Endorsed by: Association for European Paediatric and Congenital

Cardiology (AEPC), International Society for Heart and Lung Transplantation (ISHLT). Eur Respir J. 2015;46:903-975.

[25] Hoeper MM, Bogaard HJ, Condliffe R, et al. Definitions and diagnosis of pulmonary hypertension. J Am Coll Cardiol. 2013;62:D 42-D 50.

[26] Kovacs G, Avian A, Olschewski A, Olschewski H. Zero reference level for right heart catheterisation. Eur Respir J. 2013;42:1586-1594.

[27] Kovacs G, Avian A, Pienn M, Naeije R, Olschewski H. Reading pulmonary vascular pressure tracings. How to handle the problems of zero leveling and respiratory swings. Am J Respir Crit Care Med. 2014;190:252-257.

[28] Kovacs G, Herve P, Barbera JA, Chaouat A, Chemla D, Condliffe R, Garcia G, Grunig E, Howard L, Humbert M, Lau E, Laveneziana P, Lewis GD, Naeije R, Peacock A, Rosenkranz S, Saggar R, Ulrich S, Vizza D, Vonk Noordegraaf A and Olschewski H. An official European Respiratory Society statement: pulmonary haemodynamics during exercise. Eur Respir J. 2017;50.

3.7 Lungenkarzinom

Achim Rittmeyer

3.7.1 Epidemiologie

Lungenkrebs ist weltweit die führende Krebstodesursache und verursacht jährlich in Deutschland mehr Todesfälle als kolorektales Karzinom und Mammakarzinom zusammen. In 2014 starben in Deutschland 45.084 Patienten an einem Lungenkarzinom (25.025 kolorektales Karzinom, 17.804 Mammakarzinom) [1]. Raucher haben in Abhängigkeit von der Menge täglich gerauchter Zigaretten ein 20–40-mal erhöhtes Risiko sowohl an Lungenkrebs als auch an COPD zu erkranken [2]. Auch andere Faktoren wie Telomerverkürzung, epigenetische Veränderungen und oxidativer Stress sind COPD und Lungenkrebs gemeinsam und werden ebenfalls durch Rauchen verursacht oder begünstigt [3],[4],[5],[6],[7]. 40–70 % aller Lungenkarzinompatienten leiden gleichzeitig an einer COPD [2].

Über die gemeinsame Hauptursache des Rauchens hinaus gibt es aber zunehmend Hinweise, dass es weitere Faktoren gibt, die dazu führen, dass Lungenkarzinome bei COPD-Patienten überproportional häufig auftreten. So gibt es Hinweise, dass COPD ein unabhängiger Risikofaktor für das Auftreten von Plattenepithelkarzinomen ist [8] [9]. Bei Rauchern mit Atemwegsobstruktion tritt Lungenkrebs fünfmal häufiger auf als bei Rauchern mit normaler Lungenfunktion [10],[11]. Young und Mitarbeiter fanden ein sechsfach erhöhtes Vorkommen von COPD bei Patienten mit Lungenkarzinom verglichen mit einer ähnlichen Gruppe von Rauchern ohne Lungenkarzinom. Eine mögliche Ursache hierfür ist die bei COPD-Patienten ausgeprägte chronische Entzündungsreaktion, die ihrerseits als karzinogen bekannt ist. Gleichzeitig wird vermutet, dass das chronisch entzündliche Umfeld bei COPD die Immunabwehr von Krebszellen ungünstig beeinflusst [12],[13],[14]. Darüber hinaus gibt es Hinweise, dass genetische Veränderungen beide Erkrankungen begünstigen, die zum Beispiel DNA-Reparationsmechanismen betreffen [15]. Andere Veränderungen auf Chromosom 4q31, dem sogenannten *Hedgehog*-Signalweg, scheinen vor COPD und Lungenkrebs zu schützen [7],[16].

3.7.2 Prognose

Die Prognose des Lungenkarzinoms ist generell relativ schlecht. So ist die Fünfjahresüberlebensrate für Lungenkrebs unter 45 unterschiedlichen Krebsarten in Europa die fünftschlechteste und beträgt nur ca. 13 % [17]. Keine Komorbidität verschlechtert die Prognose einer COPD so stark wie ein gleichzeitig vorliegendes Lungenkarzinom mit einer Hazard ratio von 2,02 verglichen mit z. B. KHK HR 1,27–1,5, Diabetes mellitus HR 1,54–1,7 oder Pulmonaler Hypertonie HR 1,27–1,4 [18].

3.7.3 Pathologie

Die histologische Einteilung der Lungenkarzinome erfolgt gemäß der aktuellen WHO-Klassifikation [19]. Klinisch bleibt dabei die Einteilung in kleinzellige und nichtkleinzellige Lungenkarzinome wichtig und führt zu getrennten Behandlungsleitlinien [20],[21],[22],[23]. Bei den nicht kleinzelligen Karzinomen NSCLC ist es wichtig Plattenepithelkarzinome abzugrenzen, da bestimmte Medikamente nur für eine der beiden Histologien zugelassen sind und Treibermutationen nahezu ausschließlich bei nicht plattenepithelialen NSCLC auftreten [24].

Bei COPD-Patienten gibt es einen Trend zu gehäuftem Auftreten von Plattenepithelkarzinomen, es fehlen aber größere Studien, die diesen Zusammenhang untersuchen [9]. Große Untersuchungen gibt es zu den unterschiedlichen histologischen Lungenkarzinomtypen bei Rauchern verglichen mit Nichtrauchern. So ist das Risiko für Raucher gegenüber Nichtrauchern, ein Adenokarzinom zu entwickeln etwa vierfach erhöht verglichen mit einem 18–38-fach erhöhten Risiko für Plattenepithel- und kleinzellige Lungenkarzinome.

3.7.4 Screening und Früherkennung

Im *National Lung Screening Trial* (NLST) [25] konnte erstmals durch jährliche *low-dose*-CT-Untersuchungen eine verbesserte chirurgische Heilungsrate und reduzierte Gesamtmortalität durch Früherkennung eines Lungenkarzinoms belegt werden [26]. Mehrere frühere Studien insb. mit regelmäßigen Röntgenuntersuchungen hatten hier keinen Vorteil gezeigt. Allerdings ist die Strahlenbelastung, insbesondere wenn man die Studie auf die Gesamtbevölkerung ausdehnte, beträchtlich und die Rate an falsch positiven Befunden lag mit 92 % sehr hoch. Eingeschlossen in den NSLT waren Patienten mit mindestens 30 PY zwischen 55 und 75 Jahren, die entweder aktive Raucher waren oder das Rauchen erst in den letzten 15 Jahren eingestellt hatten.

3.7.5 Lungenkrebszentren und multidisziplinäres Tumorboard

Bei Verdacht auf ein Lungenkarzinom sollte die Diagnostik und Therapie möglichst an einem zertifizierten Lungenkrebszentrum erfolgen, um eine qualitativ hohe Versorgung durch ein erfahrenes Team zu ermöglichen. Das Überleben nach 1, 2 und 3 Jahren kann dadurch zwischen 13 und 16 % gesteigert werden [27]. In Deutschland sind zurzeit 51 Lungenkrebszentren durch die Deutsche Krebsgesellschaft zertifiziert [28].

Insbesondere die Primärbehandlung, aber auch wesentliche diagnostische Entscheidungen sollten in einem multidisziplinären Tumorboard (MDT) diskutiert und entschieden werden. Teilnehmer eines MDT sind verpflichtend Fachärzte für Thoraxchirurgie, Pathologie, Radiologe, Strahlentherapie, Pneumologie sowie ein auf thorakale Onkologie spezialisierter Facharzt für Hämatologie/Onkologie oder Pneumologie. Die multidisziplinären Tumorboards sind Kernbestandteil des Zertifizierungsprozesses für Lungenkrebszentren und führen zu einer weiteren Verbesserung der Versorgung von Patienten mit Lungenkarzinom [29], [30], [31], [32].

3.7.6 Diagnostik und Staging

Basisuntersuchung für die weitere Diagnostik und das weitere Staging ist das Thorax-CT. Anhand der CT-Untersuchung kann zum einen die Bronchoskopie geplant werden, zum anderen können häufige Metastasierungsorte wie kontralaterale Lunge, Leber, Nebenniere und Thoraxskelett abgeklärt werden [33]. Im Rahmen der Bronchoskopie sollte ausreichend Gewebe gewonnen werden, um eine histologische Einordnung und zusätzliche erforderliche molekularpathologische Untersuchungen zu ermöglichen. Mithilfe des endobronchialen Ultraschalls (EBUS) kann zytologisches Material aus den mediastinalen Lymphknoten entnommen werden, das ein mediastinales Staging erlaubt. Bei kurativem Therapiekonzept, dazu gehören die Resektion aber auch die simultane Chemoradiotherapie bei SCLC und NSCLC, ist die Messung der Lungenfunktion erforderlich. Insbesondere bei gleichzeitig vorliegender COPD ist die Lungenfunktion häufig stark eingeschränkt, so dass eine erweiterte Funktionsdiagnostik mit Lungenperfusionsszintigraphie und Spiroergometrie notwendig wird.

Die Diagnostik von Lungenkarzinomen bei COPD-Patienten unterscheidet sich nicht prinzipiell von der anderer Patienten, wird aber durch die verschlechterte Lungenfunktion und evtl. vorhandene emphysematöse Veränderungen gelegentlich erschwert. So kann eine Bronchoskopie zu einer COPD-Exazerbation beitragen oder eine perkutane Biopsie zu einem Pneumothorax mit konsekutiver Verschlechterung des Zustands des Patienten führen. Das Risiko für einen Pneumothorax steigt bei Patienten mit COPD bei perkutaner Biopsie von 5–7 % auf 39–46 % [34],[35],[36].

Die Stadieneinteilung erfolgt gemäß den aktuellen Empfehlungen der IASLC und UICC für alle Histologien als TNM-Stadium und UICC-Stadium (Tab. 3.4 und Tab. 3.5) [19],[37],[38],[39],[40].

Tab. 3.4: Ausgewählte Definitoren für das T- u. M-Stadium nach [37], die sich von der 7. zur 8. TNM-Klassifikation geändert haben.

	TNM 8	TNM 7
< 1 cm	T 1a	T 1a
< 2 cm	T 1b	
< 3 cm	T 1c	T 1b
< 4 cm	T 2a	T 2a
< 5 cm	T 2b	
5–7 cm	T 3	T 2b
> 7 cm	T 4	T 3
< 2 cm von der Hauptcarina	T 2	T 3
Totalatelektase		
Zwerchfellinvasion	T 4	T 3
Thorakale Metastasen	M1a	M1a
Singuläre extrathorakale Metastase	M1b	M1b
Multiple extrathorakale Metastasen	M1c	M1b

Tab. 3.5: Tumorstadien nach 8. TNM-Klassifikation. Die Lymphknotenstadien wurden im Zuge der 8. TNM-Klassifikation nicht verändert (nach [37]).

	M0				M1		
	N0	N1	N2	N3	M1a	M1b	M1c
T 1	IA	IIB	IIIA	IIIB	IVA		IVB
T 2a	IB						
T 2b	IIA						
T 3	IIB	IIIA	IIIB	IIIC			
T 4	IIIA						

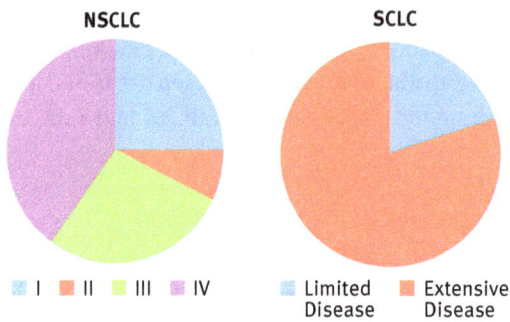

Abb. 3.7: Stadienverteilung NSCLC (links) und SCLC (rechts) bei Erstdiagnose.

Auch bei SCLC sollte das TNM-Stadium ermittelt werden, die tatsächliche Therapieentscheidung erfolgt allerdings weiterhin im Wesentlichen nach der Einteilung in *limited* und *extensive disease* [21][23][41][42].

Zum Zeitpunkt der Erstdiagnose verteilen sich die einzelnen Stadien wie in Abb. 3.7. Etwa 80–85 % aller neu diagnostizierten Lungenkarzinome sind NSCLC und nur 15–20 % SCLC [33].

3.7.7 Therapie bei SCLC

Die Therapie des SCLC erfolgt entsprechend den jeweils aktuellen Leitlinien und beinhaltet nur selten eine kurative Resektion, allerdings kann bei kleineren Herden die primäre Diagnose gelegentlich operativ gestellt werden. Im Vordergrund steht therapeutisch die Chemotherapie mit Platin und Etoposid, wenn möglich kombiniert mit simultaner Radiotherapie. Bei Patienten mit COPD muss hierbei Rücksicht auf die eingeschränkte Lungenfunktion genommen werden, so dass eine großvolumige Bestrahlung häufig nicht möglich sein wird [21],[23].

3.7.8 Operative Behandlung

Bei Patienten mit NSCLC sollte als bestes kuratives Verfahren möglichst eine anatomische Resektion mit radikaler Lymphadenektomie angestrebt werden. Eine anatomische Resektion muss chirurgisch-technisch und funktionell möglich sein. Insbesondere die funktionelle Operabilität ist bei Patienten mit COPD häufig eingeschränkt und bedarf einer sorgfältigen präoperativen Überprüfung nach den aktuellen Leitlinien [33],[43],[44],[45],[46]. Man orientiert sich dabei an den vorhergesagten postoperativen Werten, die sich nach bestmöglicher Messung der FEV_1 und TLCO-Diffusionsmessung errechnen lassen. Von den gemessenen Werten werden die voraussichtlich resezierten Segmente anteilig abgezogen. Die postoperativ geforderten Werte sollten dabei über 40 % des individuell normalen Wertes liegen. Da die perioperative Betreuung sich in den letzten Jahren zunehmend verbessert hat, können im Einzelfall auch Werte bis 30 % postoperativ akzeptiert werden [43]. Eine Behandlung an zertifizierten Lungenkrebszentren sollte angestrebt werden, um eine qualitativ hochwertige Versorgung an erfahrenen Zentren zu ermöglichen. Dies erlaubt Patienten Zugang zu aufwendigeren chirurgischen Eingriffen wie Manschettenresektionen oder VATS-Lobektomien. Dadurch kann insbesondere bei Patienten mit COPD und eingeschränkter Lungenfunktion häufig noch eine Resektion ermöglicht werden [33],[36],[46],[47],[48].

3.7.9 Strahlentherapie

Die Strahlentherapie wird bei einem großen Anteil von Patienten mit Lungenkarzinom zu irgendeinem Zeitpunkt ihrer Erkrankung eingesetzt werden, sei es kurativ intendiert wie bei LD-SCLC oder Stadium III NSCLC, palliativ bei Hirnmetastasen oder schmerzhaften Metastasen, oder prophylaktisch als Hirnschädelbestrahlung bei LD-SCLC [49]. Eine Strahlentherapie der Lunge mit einer üblichen Dosis von 50–60 Gy führt zu einer Perfusionsminderung von 25 % auch ohne eine klinisch manifeste Strahlenpneumonitis. Tritt eine Strahlenpneumonitis auf, steigt die Perfusionsminderung auf 40–45 % [50]. Auch in den Bereichen, die nur eine Strahlendosis von 21–40 Gy erhalten, neben dem tatsächlichen Zielvolumen, wird die Perfusion ohne Strahlenpneumonitis um 10 % gemindert. D.h. dass eine konventionelle Strahlentherapie zu einer Einschränkung der Lungenfunktion führt, die mit einer Lobektomie vergleichbar ist. Entsprechend muss im prätherapeutischen Tumorboard die Indikation zur Strahlentherapie bei Patienten mit COPD interdisziplinär sorgfältig diskutiert werden [43]. Für Patienten mit stark eingeschränkter Lungenfunktion, die nicht für eine Resektion in Frage kommen, aber ein nodal nicht metastasiertes Lungenkarzinom im Stadium T 1–T 2a haben, kann eine kurativ intendierte Therapie durch stereotaktische Bestrahlung empfohlen werden [46]. Auch bei Hirnmetastasen können stereotaktische Verfahren dazu führen, dass die Nebenwirkungen einer Ganzhirnbestrahlung vermieden werden, oder Rezidivmetastasen erneut bestrahlt werden können [51],[52].

3.7.10 Chemotherapie

Chemotherapie erhalten mittlerweile bis zu 90 % aller Patienten mit einem Lungenkarzinom, sei es neo-/adjuvant ergänzend zu einer Operation, simultan mit Radiotherapie oder als alleinige palliativ intendierte Therapie [36]. Standardtherapie ist immer die platinbasierte Dublette, Cis/Carboplatin zusammen mit einem weiteren Medikament. Die Auswahl des Chemotherapieregimes richtet sich dabei in erster Linie nach der Histologie und erfolgt nach aktuellen Leitlinien [20],[21],[33],[36]. Adjuvant sind vier Zyklen Chemotherapie ebenso Standard wie bei kurativ intendierter Chemoradiotherapie des SCLC. Bei simultaner Chemoradiotherapie des NSCLC werden zwei Zyklen Chemotherapie appliziert, die Gabe von vier Zyklen hat hier in mehreren Studien keine verbesserte Wirksamkeit gezeigt [53].

Im metastasierten Stadium werden vier bis sechs Zyklen Chemotherapie verabreicht (sowohl bei SCLC wie bei NSCLC), allerdings konnten in keiner prospektiven Studie oder Metaanalyse jemals gezeigt werden, dass sechs Zyklen Chemotherapie effektiver sind als vier Zyklen, die Toxizität steigt dagegen mit jedem weiteren Zyklus an [54],[55]. Bei nicht plattenepithelialem NSCLC besteht die Möglichkeit einer Erhaltungstherapie, d. h. dass nach vier Zyklen Pemetrexed / Cisplatin mit Pemetrexed (ggf. in Kombination mit Bevacizumab) die Therapie bis zum Auftreten von erheblichen Nebenwirkungen oder Tumorprogress fortgesetzt werden kann. Durch eine Erhaltungstherapie ließ sich in Studien das Überleben der Patienten im Median um 3–4 Monate verlängern, ohne die Lebensqualität zu beeinträchtigen [56],[57],[58],[59],[60],[61].

Bei wieder fortschreitender Erkrankung kann eine Zweitlinientherapie mit einem Checkpointinhibitor (s. Immuntherapie) oder Docetaxel eingesetzt werden [20],[36].

3.7.11 Therapie bei Treibermutationen

Die Therapie bei nachgewiesenen Treibermutationen kann mit Tyrosinkinaseinhibitoren [62] oral erfolgen, setzt aber zunächst den molekularpathologischen Nachweis einer Treibermutation voraus, der auch bei Patienten mit COPD entsprechend den aktuellen Leitlinien erfolgen sollte [36]. Aufgrund des häufig vorhandenen Emphysems kann es schwierig sein, ausreichend Gewebe für diese Untersuchung zu gewinnen. In prospektiven Studien konnte nur in 75 % der Patienten ausreichend Tumorgewebe für alle Mutationstests entnommen werden.

Bei Rauchern allgemein sind EGFR-Mutationen bei Lungenkarzinom in der kaukasischen Bevölkerung etwa sechsmal seltener und eine ALK-Translokation etwa viermal seltener, als bei Nichtrauchern. Eine KRAS-Mutation dagegen, die aber zurzeit nicht therapeutisch gezielt adressiert werden kann, ist etwa fünfmal häufiger [63]. Bei asiatischen Patienten, die gleichzeitig an einem Lungenkarzinom und einer COPD leiden, werden ALK- und EGFR-Mutationen etwa dreimal seltener nachgewiesen als bei Patienten ohne COPD [64]. Gleichzeitig wird eine KRAS-Mutation tendenziell etwas häufiger nachgewiesen [64]. Alternativ steht eine *liquid biopsy* zur Verfügung, bei der im Plasma zirkulierende Tumor-DNA (ctDNA) nachgewiesen werden kann. Die Sensitivität dieses Verfahrens liegt bei 50–70 % verglichen mit der Sensitivität der Gewebeuntersuchung [65],[66].

Bei Patienten mit nicht plattenepithelialem NSCLC liegt die Häufigkeit der Treibermutationen, für die Medikamente zugelassen sind bei 10–15 % für EGFR, 3–5 % für ALK- und 1 % für ROS 1-Translokation [67][68].

Zugelassen zur Behandlung bei EGFR-Mutation sind Gefitinib, Erlotinib (alleine und kombiniert mit Bevacizumab) sowie Afatinib mit Ansprechraten zwischen 55 und

85 %. Ein Wechsel von einem Medikament zum anderen kann bei Nebenwirkungen versucht werden, führt allerdings bei Progress in der Regel zu keinem erneuten Ansprechen. Alle Patienten mit einer Treibermutation entwickeln nach 9–12 Monaten unter zielgerichteter Therapie einen Progress aufgrund von Resistenzmutationen. Die häufigste Resistenzmutation bei EGFR-Mutation ist die T 790M-Mutatation, die wenn sie nachweisbar ist, mit Osimertinib behandelt werden kann. In jedem Fall sollte bei Progress eine erneute Gewebe- oder ctDNA-Probe auf Resistenzmutationen untersucht werden [25],[62],[66],[69],[70],[71],[72],[73].

Zugelassen zur Behandlung bei ALK-Translokation sind Alectinib, Crizotinib und Ceritinib mit Ansprechraten von 60–88 %. Die progressionsfreie Zeit ist bei ALK-Translokation tendenziell etwas länger als bei EGFR-Mutation mit 10–16 Monaten. Darüber hinaus können die zugelassenen Medikamente sequentiell gegeben werden und erneut zu einem Ansprechen führen. Weitere TKIs (Brigatinib, Lorlatinib) befindet sich in fortgeschrittener klinischer Prüfung [74],[75],[76].

Zur Behandlung der ROS 1-Translokation ist nur Crizotinib zugelassen, das zu Ansprechraten von 72 % und einem progressionsfreien Überleben von 19,2 Monaten führt [68].

3.7.12 Antiangiogenese

Bevacizumab, Nintedanib und Ramucirumab blockieren jeweils an unterschiedlichen Stellen den VEGF-Pfad (*Vascular endothelial growth factor*). Bevacizumab ist zugelassen in der Erstlinientherapie als dritte Substanz zur platinbasierten Zweifachtherapie. Nintedanib und Ramucirumab sind jeweils in Kombination mit Docetaxel in der Zweitlinientherapie zugelassen [77],[78]. Unterschiede zwischen Lungenkarzinompatienten mit und ohne COPD sind bislang nicht bewiesen, allerdings gibt es theoretische Überlegungen, dass sich Angiogenesehemmer positiv auf das „Gefäßremodeling" bei COPD auswirken könnten [7],[79].

3.7.13 Immuntherapie

Checkpointinhibitoren hemmen die Interaktion des PD-1-Rezeptors auf zytotoxischen T-Lymphozyten mit seinem korrespondierenden Liganden PD-L 1, der u. a. auf Tumorzellen und anderen Zellen des Immunsystems wie z. B. dendritische Zellen, Makrophagen oder regulatorischen T-zellen vorkommt. Krebszellen entgehen durch Aktivierung des PD-1/PD-L 1-Pfades der Zerstörung durch das Immunsystem. Nivolumab, Pembrolizumab und Atezolizumab haben sich mittlerweile in Phase-III-Studien in der Zweit- oder Drittlinientherapie als Monotherapie deutlich überlegen verglichen mit Docetaxel gezeigt [80],[81],[82],[83]. Pembrolizumab war darüber hinaus bei Patienten mit einem immunhistochemischen Nachweis von PD-L 1 auf mindestens 50 %

der Tumorzellen deutlich effektiver als eine Standardchemotherapie in der Erstlinientherapie [84].

Gesonderte Daten für Patienten mit COPD gibt es bislang nicht, aber in einigen Studien zeichnete sich ein Trend zu Gunsten von Patienten ab, die geraucht haben [80]. Allerdings konnte in einer großen Phase III-Studie gezeigt werden, dass der Vorteil gegenüber Docetaxel für Nichtraucher ähnlich ausgeprägt wie für Raucher war [83].

Die Ansprechraten bei Therapie mit Checkpointinhibitoren sind relativ niedrig (15–20 % Zweitlinientherapie, 45 % bei Erstlinientherapie von PD-L 1 > 50 % der Tumorzellen). Allerdings profitiert ein Teil der Patienten sehr lange von einer Checkpointblockade [80],[81],[82],[83].

3.7.14 Notfallsituationen

Da bei Patienten mit COPD die pulmonale Reserve oft deutlich vermindert ist, können schon kleine Mengen Pleuraerguss oder relative Einengungen der Hauptbronchien durch ein Lungenkarzinom die Luftnot verschlechtern. Interventionelle Maßnahmen wie Drainage oder Stenteinlage sollten daher immer interdisziplinär möglichst an einem Lungenkrebszentrum geprüft werden [33].

3.7.15 Palliativbetreuung

Luftnot gehört zu den häufigsten Symptomen bei Patienten mit Lungenkrebs. Eine umfassende palliative Symptomkontrolle muss daher stets auch die Lungenfunktion des Patienten mitberücksichtigen und eine bestmögliche Therapie der begleitenden COPD mit beinhalten. Sorgen, dass ein vermehrter Einsatz von Opioiden zur Schmerztherapie oder Behandlung der Dyspnoe das Leben der Patienten verkürzen könnte, erscheinen unbegründet. Im Gegenteil, in einer Studie an Patienten mit NSCLC konnte ein Überlebensvorteil für Patienten mit frühzeitiger palliativer Betreuung nachgewiesen werden [85],[86],[87],[88].

Literatur

[1]   Statistisches Bundesamt. Todesursachenstatistik Deutschland 2014, in Statistisches Jahrbuch. 2015: 51.

[2]   Thun MJ, et al. 50-year trends in smoking-related mortality in the United States. N Engl J Med, 2013;368(4):351-64.

[3]   Morla M, et al. Telomere shortening in smokers with and without COPD. Eur Respir J. 2006;27(3):525-8.

[4]   Schwartz AG, Ruckdeschel JC. Familial lung cancer: genetic susceptibility and relationship to chronic obstructive pulmonary disease. Am J Respir Crit Care Med. 2006;173(1):16-22.

[5]   Caramori G, et al. Unbalanced oxidant-induced DNA damage and repair in COPD: a link towards lung cancer. Thorax. 2011;66(6):521-7.

[6]   Sato T, et al. Epigenetic clustering of lung adenocarcinomas based on DNA methylation profiles in adjacent lung tissue: Its correlation with smoking history and chronic obstructive pulmonary disease. Int J Cancer. 2014;135(2):319-34.

[7]   Rooney C, Sethi T. The epithelial cell and lung cancer: the link between chronic obstructive pulmonary disease and lung cancer. Respiration. 2011;81(2):89-104.

[8]   Khuder SA. Effect of cigarette smoking on major histological types of lung cancer: a meta-analysis. Lung Cancer. 2001;31(2-3):139-48.

[9]   Papi A, et al. COPD increases the risk of squamous histological subtype in smokers who develop non-small cell lung carcinoma. Thorax. 2004;59(8):679-81.

[10] Young RP, Hopkins RJ. Link between COPD and lung cancer. Respir Med. 2010;104(5):758-9.

[11] Young RP, et al. Airflow Limitation and Histology Shift in the National Lung Screening Trial. The NLST-ACRIN Cohort Substudy. Am J Respir Crit Care Med. 2015;192(9):1060-7.

[12] Dranoff G. Cytokines in cancer pathogenesis and cancer therapy. Nat Rev Cancer. 2004;4(1):11-22.

[13] Di Stefano A, et al. Association of increased CCL 5 and CXCL 7 chemokine expression with neutrophil activation in severe stable COPD. Thorax. 2009;**64**(11):968-75.

[14] Chang SH, et al. T helper 17 cells play a critical pathogenic role in lung cancer. Proc Natl Acad Sci U S A. 2014;111(15):5664-9.

[15] Young RP, et al. Lung cancer gene associated with COPD: triple whammy or possible confounding effect? Eur Respir J. 2008;32(5):1158-64.

[16] Young RP, et al. Chromosome 4q31 locus in COPD is also associated with lung cancer. Eur Respir J. 2010;36(6):1375-82.

[17] De Angelis R, et al. Cancer survival in Europe 1999-2007 by country and age: results of EUROCARE--5-a population-based study. Lancet Oncol: 2014;15(1):23-34.

[18] Smith MC, Wrobel JP. Epidemiology and clinical impact of major comorbidities in patients with COPD. Int J Chron Obstruct Pulmon Dis. 2014;9:871-88.

[19] Travis WD, et al. The 2015 World Health Organization Classification of Lung Tumors: Impact of Genetic, Clinical and Radiologic Advances Since the 2004 Classification. J Thorac Oncol. 2015;10(9):1243-60.

[20] Onkopedia Leitlinien NSCLC. online, 2016. www.onkopedia.com.

[21] Onkopedia Leitlinie zur Behandlung des SCLC. 2012. www.onkopedia.com.

[22] Reck M, et al. Metastatic non-small-cell lung cancer (NSCLC): ESMO Clinical Practice Guidelines for diagnosis, treatment and follow-up. Ann Oncol. 2014;25(Suppl 3):iii27-39.

[23] Fruh M, et al. Small-cell lung cancer (SCLC): ESMO Clinical Practice Guidelines for diagnosis, treatment and follow-up. Ann Oncol. 2013;24(Suppl 6):vi99-105.

[24] Leighl NB, et al. Molecular testing for selection of patients with lung cancer for epidermal growth factor receptor and anaplastic lymphoma kinase tyrosine kinase inhibitors: American Society of Clinical Oncology endorsement of the College of American Pathologists/International Association for the study of lung cancer/association for molecular pathology guideline. J Clin Oncol. 2014;32(32):3673-9.

[25] Zhou C, et al. Erlotinib versus chemotherapy as first-line treatment for patients with advanced EGFR mutation-positive non-small-cell lung cancer (OPTIMAL, CTONG-0802): a multicentre, open-label, randomised, phase 3 study. Lancet Oncol. 2011;12(8):735-42.

[26] National Lung Screening Trial Research Team, Aberle DR, Adams AM, et al. Reduced lung-cancer mortality with low-dose computed tomographic screening. N Engl J Med. 2011;365(5):395-409.

[27] Kambartel K, Griesinger F, Krbek T, Voshaar T, Willborn K. Die Behandlung in einem Lungen-krebszentrum ist mit einem längeren Überleben assoziiert. Pneumologie. 2015;69:223.

[28] Onkozert; 2017, http://www.onkozert.de/organ/lunge/.

[29] Boxer MM, et al. Do multidisciplinary team meetings make a difference in the management of lung cancer? Cancer. 2011;117(22):5112-20.

[30] Coory M, et al. Systematic review of multidisciplinary teams in the management of lung cancer. Lung Cancer. 2008;60(1):14-21.

[31] Gaga M, et al. An official American Thoracic Society/European Respiratory Society statement: the role of the pulmonologist in the diagnosis and management of lung cancer. Am J Respir Crit Care Med. 2013;188(4):503-7.

[32] Blum TG, et al. The European initiative for quality management in lung cancer care. Eur Respir J. 2014;43(5):1254-77.

[33] Goeckenjan G, et al. Prevention, diagnosis, therapy, and follow-up of lung cancer: inter-disciplinary guideline of the German Respiratory Society and the German Cancer Society. Pneumologie. 2011;65(1):39-59.

[34] Boskovic T, et al. Pneumothorax after transthoracic needle biopsy of lung lesions under CT guidance. J Thorac Dis. 2014;6(1):99-107.

[35] Heck SL, Blom P, Berstad A. Accuracy and complications in computed tomography fluoroscopy-guided needle biopsies of lung masses. Eur Radiol. 2006;16(6):1387-92.

[36] Ettinger DS, et al. NCCN Guidelines Insights: Non-Small Cell Lung Cancer, Version 4.2016. J Natl Compr Canc Netw. 2016;14(3):255-64.

[37] Detterbeck FC, et al. The IASLC Lung Cancer Staging Project: Summary of Proposals for Revisions of the Classification of Lung Cancers with Multiple Pulmonary Sites of Involvement in the Forthcoming Eighth Edition of the TNM Classification. J Thorac Oncol. 2016;11(5):639-50.

[38] Travis WD, Brambilla E, Geisinger KR. Histological grading in lung cancer: one system for all or separate systems for each histological type? Eur Respir J. 2016;47(3):720-3.

[39] Travis WD, et al. International association for the study of lung cancer/american thoracic society/european respiratory society international multidisciplinary classification of lung adenocarcinoma. J Thorac Oncol. 2011;6(2):244-85.

[40] Travis WD, Brambilla E, Riely GJ. New pathologic classification of lung cancer: relevance for clinical practice and clinical trials. J Clin Oncol. 2013;31(8):992-1001.

[41] Goldstraw P, et al. The IASLC Lung Cancer Staging Project: Proposals for Revision of the TNM Stage Groupings in the Forthcoming (Eighth) Edition of the TNM Classification for Lung Cancer. J Thorac Oncol. 2016;11(1):39-51.

[42] Shepherd FA, et al. The International Association for the Study of Lung Cancer lung cancer staging project: proposals regarding the clinical staging of small cell lung cancer in the forth-coming (seventh) edition of the tumor, node, metastasis classification for lung cancer. J Thorac Oncol. 2007;2(12):1067-77.

[43] Brunelli A, et al. ERS/ESTS clinical guidelines on fitness for radical therapy in lung cancer patients (surgery and chemo-radiotherapy). Eur Respir J. 2009;34(1):17-41.

[44] Colice GL, et al. Physiologic evaluation of the patient with lung cancer being considered for resectional surgery: ACCP evidenced-based clinical practice guidelines (2nd edition). Chest. 2007;132(3 Suppl):161S-77S.

[45] Lim E, et al. Guidelines on the radical management of patients with lung cancer. Thorax. 2010;65(Suppl 3):iii1-27.

[46] Vansteenkiste J, et al. 2nd ESMO Consensus Conference on Lung Cancer: early-stage non-small-cell lung cancer consensus on diagnosis, treatment and follow-up. Ann Oncol. 2014;25(8):1462-74.

[47] von Meyenfeldt EM, et al. The relationship between volume or surgeon specialty and outcome in the surgical treatment of lung cancer: a systematic review and meta-analysis. J Thorac Oncol. 2012;7(7):1170-8.

[48] Luchtenborg M, et al. High procedure volume is strongly associated with improved survival after lung cancer surgery. J Clin Oncol. 2013;31(25):3141-6.

[49] Bezjak A, et al. Definitive and Adjuvant Radiotherapy in Locally Advanced Non-Small-Cell Lung Cancer: American Society of Clinical Oncology Clinical Practice Guideline Endorsement of the American Society for Radiation Oncology Evidence-Based Clinical Practice Guideline. J Clin Oncol. 2015;33(18):2100-5.

[50] Farr KP, et al. Loss of lung function after chemo-radiotherapy for NSCLC measured by perfusion SPECT/CT: Correlation with radiation dose and clinical morbidity. Acta Oncol. 2015;54(9):1350-4.

[51] Andrews DW, et al. Whole brain radiation therapy with or without stereotactic radiosurgery boost for patients with one to three brain metastases: phase III results of the RTOG 9508 randomised trial. Lancet. 2004;363(9422):1665-72.

[52] Lippitz B, et al. Stereotactic radiosurgery in the treatment of brain metastases: the current evidence. Cancer Treat Rev. 2014;40(1):48-59.

[53] Flentje M, et al. GILT--A randomised phase III study of oral vinorelbine and cisplatin with concomitant radiotherapy followed by either consolidation therapy with oral vinorelbine and cisplatin or best supportive care alone in stage III non-small cell lung cancer. Strahlenther Onkol. 2016;192(4)216-22.

[54] Soon YY, et al. Duration of chemotherapy for advanced non-small-cell lung cancer: a systematic review and meta-analysis of randomized trials. J Clin Oncol. 2009;27(20):3277-83.

[55] Rossi A, et al. Six versus fewer planned cycles of first-line platinum-based chemotherapy for non-small-cell lung cancer: a systematic review and meta-analysis of individual patient data. Lancet Oncol. 2014;15(11):1254-62.

[56] Paz-Ares L, et al. Maintenance therapy with pemetrexed plus best supportive care versus placebo plus best supportive care after induction therapy with pemetrexed plus cisplatin for advanced non-squamous non-small-cell lung cancer (PARAMOUNT): a double-blind, phase 3, randomised controlled trial. Lancet Onco., 2012;13(3):247-55.

[57] Paz-Ares LG, et al. PARAMOUNT: Final overall survival results of the phase III study of maintenance pemetrexed versus placebo immediately after induction treatment with pemetrexed plus cisplatin for advanced nonsquamous non-small-cell lung cancer. J Clin Oncol. 2013;31(23):2895-902.

[58] Barlesi F, et al. Randomized phase III trial of maintenance bevacizumab with or without pemetrexed after first-line induction with bevacizumab, cisplatin, and pemetrexed in advanced nonsquamous non-small-cell lung cancer: AVAPERL (MO22089). J Clin Oncol. 2013;31(24):3004-11.

[59] Rittmeyer A, et al. Health-related quality of life in patients with advanced nonsquamous nonsmall-cell lung cancer receiving bevacizumab or bevacizumab-plus-pemetrexed maintenance therapy in AVAPERL (MO22089). J Thorac Oncol. 2013;8(11):1409-16.

[60] Barlesi F, et al. Maintenance bevacizumab-pemetrexed after first-line cisplatin-pemetrexed-bevacizumab for advanced nonsquamous nonsmall-cell lung cancer: updated survival analysis of the AVAPERL (MO22089) randomized phase III trial. Ann Oncol. 2014;25(5):1044-52.

[61] Rittmeyer A. Quality of Life in Patients with NSCLC Receiving Maintenance Therapy. Cancers (Basel). 2015;7(2):950-62.

[62] Mok TS, et al. Gefitinib or carboplatin-paclitaxel in pulmonary adenocarcinoma. N Engl J Med. 2009;361(10):947-57.

[63] Chapman AM, et al. Lung cancer mutation profile of EGFR, ALK, and KRAS: Meta-analysis and comparison of never and ever smokers. Lung Cancer. 2016;102:122-134.

[64] Lim JU, et al. Chronic Obstructive Pulmonary Disease-Related Non-Small-Cell Lung Cancer Exhibits a Low Prevalence of EGFR and ALK Driver Mutations. PLoS One. 2015;10(11):e0142306.

[65] Oxnard GR, et al. Noninvasive detection of response and resistance in EGFR-mutant lung cancer using quantitative next-generation genotyping of cell-free plasma DNA. Clin Cancer Res. 2014;20(6):1698-705.

[66] Mok TS, et al. Osimertinib or Platinum-Pemetrexed in EGFR T 790M-Positive Lung Cancer. N Engl J Med. 2017;376(7):629-640.

[67] Barlesi F, et al. Routine molecular profiling of patients with advanced non-small-cell lung cancer: results of a 1-year nationwide programme of the French Cooperative Thoracic Intergroup (IFCT). Lancet. 2016;387(10026):1415-26.

[68] Shaw AT, Solomon BJ. Crizotinib in ROS 1-rearranged non-small-cell lung cancer. N Engl J Med. 2015;372(7):683-4.

[69] Sequist LV, et al. Phase III study of afatinib or cisplatin plus pemetrexed in patients with metastatic lung adenocarcinoma with EGFR mutations. J Clin Oncol. 2013;31(27):3327-34.

[70] Wu YL, et al. Afatinib versus cisplatin plus gemcitabine for first-line treatment of Asian patients with advanced non-small-cell lung cancer harbouring EGFR mutations (LUX-Lung 6): an open-label, randomised phase 3 trial. Lancet Oncol. 2014;15(2):213-22.

[71] Rosell R, et al. Erlotinib versus standard chemotherapy as first-line treatment for European patients with advanced EGFR mutation-positive non-small-cell lung cancer (EURTAC): a multicentre, open-label, randomised phase 3 trial. Lancet Oncol. 2012;13(3):239-46.

[72] Seto T, et al. Erlotinib alone or with bevacizumab as first-line therapy in patients with advanced non-squamous non-small-cell lung cancer harbouring EGFR mutations (JO25567): an open-label, randomised, multicentre, phase 2 study. Lancet Oncol. 2014;15(11):1236-44.

[73] Goss G, et al. Osimertinib for pretreated EGFR Thr790Met-positive advanced non-small-cell lung cancer (AURA2): a multicentre, open-label, single-arm, phase 2 study. Lancet Oncol. 2016;17(12):1643-1652.

[74] Shaw AT, et al. Alectinib in ALK-positive, crizotinib-resistant, non-small-cell lung cancer: a single-group, multicentre, phase 2 trial. Lancet Oncol. 2016;17(2):234-42.

[75] Shaw AT, et al. Ceritinib in ALK-rearranged non-small-cell lung cancer. N Engl J Med. 2014;370(13):1189-97.

[76] Shaw AT, et al. Crizotinib versus chemotherapy in advanced ALK-positive lung cancer. N Engl J Med. 2013;368(25):2385-94.

[77] Reck M, Mellemgaard A. Emerging treatments and combinations in the management of NSCLC: clinical potential of nintedanib. Biologics. 2015;9:47-56.

[78] Garon EB, et al. Ramucirumab plus docetaxel versus placebo plus docetaxel for second-line treatment of stage IV non-small-cell lung cancer after disease progression on platinum-based therapy (REVEL): a multicentre, double-blind, randomised phase 3 trial. Lancet. 2014;384(9944):665-73.

[79] Durham AL, Adcock IM. The relationship between COPD and lung cancer. Lung Cancer. 2015;90(2):121-7.

[80] Borghaei H, et al. Nivolumab versus Docetaxel in Advanced Nonsquamous Non-Small-Cell Lung Cancer. N Engl J Med. 2015;373(17):1627-39.

[81] Brahmer J, et al. Nivolumab versus Docetaxel in Advanced Squamous-Cell Non-Small-Cell Lung Cancer. N Engl J Med. 2015;373(2):123-35.

[82] Herbst RS, et al. Pembrolizumab versus docetaxel for previously treated, PD-L 1-positive, advanced non-small-cell lung cancer (KEYNOTE-010): a randomised controlled trial. Lancet. 2016;387(10027):1540-50.

[83] Rittmeyer A, et al. Atezolizumab versus docetaxel in patients with previously treated non-small-cell lung cancer (OAK): a phase 3, open-label, multicentre randomised controlled trial. Lancet. 2017;389(10066):255-265.

[84] Reck M, et al. Pembrolizumab versus Chemotherapy for PD-L 1-Positive Non-Small-Cell Lung Cancer. N Engl J Med. 2016;375(19):1823-1833.

[85] Ferrell BR, et al. Integration of Palliative Care Into Standard Oncology Care: American Society of Clinical Oncology Clinical Practice Guideline Update. J Clin Oncol. 2017;35(1):96-112.

[86] Greer JA, et al. Effect of early palliative care on chemotherapy use and end-of-life care in patients with metastatic non-small-cell lung cancer. J Clin Oncol. 2012;30(4):394-400.

[87] Temel JS, et al. Effects of Early Integrated Palliative Care in Patients With Lung and GI Cancer: A Randomized Clinical Trial. J Clin Oncol. 2016;35(8):834-841.

[88] Temel JS, et al. Early palliative care for patients with metastatic non-small-cell lung cancer. N Engl J Med. 2010;363(8):733-42.

3.8 Schlafstörungen bei COPD

Richard Schulz und Winfried Randerath

3.8.1 Einleitung

Die COPD kann Struktur und Qualität des Schlafes erheblich beeinträchtigen. Dabei haben schlafbezogene Atmungsstörungen (SBAS) eine besondere Bedeutung. Diese können einerseits Folge der eingeschränkten Lungenfunktion sein (schlafbezogene Hypoxämie und Hypoventilation), andererseits kann es sich um die Koexistenz von Erkrankungen ohne sicheren Nachweis kausaler Verknüpfungen zur COPD handeln (obstruktive Schlafapnoe, OSA). Das Zusammentreffen von COPD und SBAS beeinträchtigt nicht nur die Lebensqualität, sondern auch die Prognose betroffener Patienten. Die aktuell gültigen Definitionen von SBAS gemäß ICSD-3 [1] sind in Tab. 3.6 zu finden.

Tab. 3.6: Definitionen von schlafbezogenen Atmungsstörungen gemäß ICSD-3.

Schlafbezogene Hypoxämie	Abfall der Sauerstoffsättigung auf Werte ≤ 88 % über einen Zeitraum von mindestens 5 Minuten Schlafzeit, ohne dass eine Hypoventilation auftritt.
Schlafbezogene Hypoventilation	pCO_2-Anstieg über mindestens 10 Minuten, bei dem entweder 55 mmHg überschritten werden oder dieser mindestens 10 mmHg beträgt und dabei Werte von 50–55 mmHg erreicht werden.
obstruktive Schlafapnoe	Apnoe-Hypopnoe-Index ≥ 5/h *und* Symptome (Tagesmüdigkeit / Tagesschläfrigkeit) *oder* Komorbiditäten (kardiovaskuläre/psychische Begleiterkrankungen) Apnoe-Hypopnoe-Index ≥ 15/h, auch *ohne* Symptome / Komorbiditäten

3.8.2 Physiologische Veränderungen der Atmung im Schlaf

Zum besseren Verständnis der SBAS bei COPD soll zunächst ein kurzer Überblick über die physiologischen Veränderungen der Atmung im Schlaf gegeben werden. Schon beim Gesunden kommt es im Schlaf zu einer milden Hypoventilation, was durch mehrere Faktoren bedingt ist (Übersicht siehe [2] und Tab. 3.7). Im Schlaf entfällt die willkürliche Steuerung der Atmung, sie ist dann primär von Veränderungen des pO_2 und pCO_2 abhängig. Bei Männern nehmen die Atemantworten auf diese chemischen Stimuli bereits im NREM-Schlaf ab. Im REM-Schlaf findet sich dann geschlechtsunabhängig eine weitere Reduktion der Chemosensitivität.

Tab. 3.7: Physiologische Veränderungen der Atmung im Schlaf.

Physiologische Veränderungen der Atmung im Schlaf
– Wegfall der willkürlichen Steuerung der Atmung
– Reduktion der CO_2- und O_2-Atemantwort
– Abnahme des Tonus des M. genioglossus und der Interkostalmuskeln
– Abnahme von FRC und TLC
– Abnahme des Atemzugvolumens
– Abnahme des Atemminutenvolumens
– Abfall von pO_2 (3–9 mmHg)
– Anstieg von pCO_2 (2–4 mmHg)

Weiterhin nimmt im Schlaf der Muskeltonus ab, was u. a. die den Pharynx dilatierenden Muskeln wie den M. genioglossus betrifft. Hierdurch wird das Auftreten von Apnoen begünstigt. Auch die an der Inspiration beteiligten Interkostalmuskeln zeigen eine Abnahme ihres Tonus im Schlaf. Das Zwerchfell bleibt im Schlaf hingegen aktiv. Hinzu kommen Abnahmen der funktionellen Residualkapazität und der totalen Lungenkapazität mit Wechsel von der aufrechten in die liegende Körperposition. In der Summe bewirken die genannten Veränderungen eine Abnahme des Atemzugvolumens bei im wesentlichen gleichbleibender Atemfrequenz. Das Atemminutenvolumen fällt dadurch im REM-Schlaf um 10–20 % ab. Die Folge ist ein Abfall des pO_2 um 3–9 mmHg und ein Anstieg des pCO_2 um 2–4 mmHg.

3.8.3 Atmung im Schlaf bei COPD

Aufgrund mehrerer Faktoren stellen die im vorangehenden Abschnitt skizzierten physiologischen Veränderungen der Atmung im Schlaf für COPD-Patienten eine zusätzliche Belastung dar, sodass sich schlafbezogene Hypoxämien und Hypoventilationen manifestieren können. So liegt infolge der bronchialen Obstruktion und des Verlustes von Alveolargewebe ein Mismatch von Ventilation und Perfusion vor. Darüber hinaus bringen der horizontale Verlauf der Rippen, die Abflachung des Zwerchfells und die Aktivierung der akzessorischen Atemmuskulatur ein Missverhältnis zwischen Belastung und Kapazität der Atempumpe mit sich. Auf diese Weise kann das Atemminutenvolumen bei COPD-Patienten im Non-REM-Schlaf um 20 % und im REM-Schlaf um 40 % abfallen, also doppelt so viel wie beim Gesunden [3]. Dies kann schließlich in eine hypoxische und hyperkapnische respiratorische Insuffizienz münden, wobei Hypoxie und Hyperkapnie zuerst im Schlaf auftreten und erst später auch pathologische Veränderungen der Blutgase im Wachzustand festzustellen sind.

3.8.4 Schlafstörungen bei COPD

Der Schlaf von Patienten mit COPD kann durch Husten oder Dyspnoe gestört werden [4]. Nächtliche Symptome treten mit zunehmendem Schweregrad der COPD (gemessen an der FEV_1) zunehmend in den Vordergrund. Bei einer $FEV_1 \geq 80$ % leiden 46,1 %, bei einer $FEV_1 < 30$ % 74,5 % unter nächtlichen Symptomen [5]. Auch psychische Probleme wie Angst und Depression, die bei COPD gehäuft zu finden sind, können den Schlaf dieser Patienten beeinträchtigen und zu insomnischen Beschwerden führen [6]. Weitere ursächliche Faktoren für Schlafstörungen bei COPD sind SBAS, welche in den folgenden Abschnitten näher besprochen werden.

Die Schlafstörungen bei COPD können eine schlechte Schlafqualität bewirken. Hierdurch kann am Tage Müdigkeit und/oder Schläfrigkeit resultieren [7]. Weiterhin kann die Lebensqualität negativ beeinflusst werden [8]. Schließlich ist ein gestörter Schlaf bei COPD longitudinal mit häufigeren Exazerbationen und erhöhter Mortalität assoziiert [9].

3.8.5 Schlafbezogene Hypoxämie und Hypoventilation bei COPD

COPD-Patienten mit am Tage bereits erniedrigten pO_2-Werten, aber noch im Normbereich liegender O_2-Sättigung können isoliert im Schlaf desaturieren, d. h. eine schlafbezogene Hypoxämie entwickeln [10]. Diagnostiziert wird die schlafbezogene Hypoxämie durch pulsoximetrische Messungen.

Sind zusätzlich zu den Entsättigungen spiegelbildliche Anstiege des pCO_2, d. h. eine Hyperkapnie, zu beobachten spricht man von einer schlafbezogenen Hypoventilation (Abb. 3.8). Typischerweise ist dies vor allem im REM-Schlaf der Fall, da in diesem Schlafstadium der Muskeltonus am niedrigsten ist und auch die Chemosensitivität am stärksten abnimmt [11]. Die diagnostische Methode der Wahl zur Erkennung der schlafbezogenen Hypoventilation ist die transkutane Kapnometrie, welche über eine in der Regel am Ohrläppchen angelegte Messelektrode erfolgt. Klinisch tritt die Hypoventilation durch Müdigkeit, Konzentrationsstörungen, morgendliche Kopfschmerzen und Schwindel in Erscheinung.

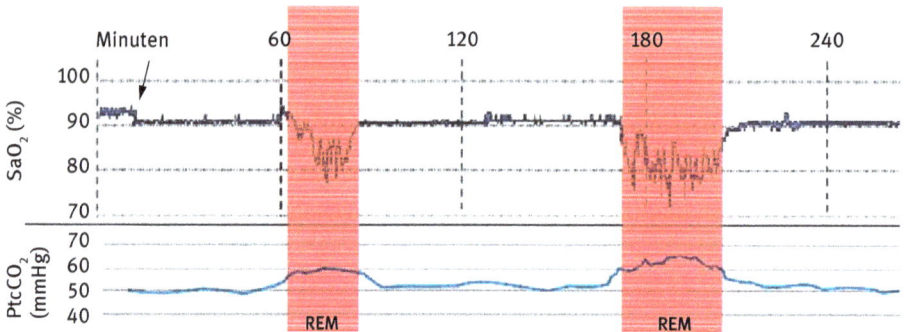

Abb. 3.8: Schlafbezogene Hypoventilation bei einem Patienten mit COPD (Pulsoximetrie und Kapnometrie).

3.8.6 Obstruktive Schlaf-Apnoe bei COPD (Overlap-Syndrom)

Das gemeinsame Auftreten von COPD und OSA wird als Overlap-Syndrom bezeichnet [12]. Sowohl COPD als auch OSA sind Erkrankungen mit hoher Prävalenz. So leiden etwa 10 % der Bevölkerung unter einer COPD und 13 % der Männer sowie 9 % der Frauen unter einer OSA [13],[14]. Shawon et al. führten eine Metaanalyse zur Prävalenz des Overlap-Syndroms durch, welche 21 Beobachtungsstudien mit insgesamt 29.341 Teilnehmern einschloss. Die Prävalenz des Overlap-Syndroms lag in der allgemeinen und Krankenhauspopulation zwischen 1 und 3,6 %. Patienten mit OSA litten zu 7,6–55,7 %, Patienten mit COPD in 2,9–65,9 % unter einem Overlap-Syndrom [15].

COPD-Patienten mit koexistenter OSA sind durch ausgeprägtere nächtliche Desaturationen als Patienten mit alleiniger COPD charakterisiert. Das typische Bild eines Overlap-Syndroms zeichnet sich durch einen Abfall der Sauerstoffsättigung mit Schlafbeginn, eine erniedrigte Grundsättigung während der Nacht sowie zusätzliche zyklische Entsättigungen, insbesondere während des REM-Schlafes aus.

Eine alveoläre Hypoxie, wie sie für die COPD typisch ist, begünstigt eine Vasokonstriktion der pulmonalen Gefäße, ihren Umbau und damit die Entwicklung einer präkapillären pulmonalen Hypertonie (PH). Die mit der OSA verbundenen nächtlichen Desaturationen können ebenfalls zu einer Erhöhung des pulmonalarteriellen Druckes führen. Insofern ist anzunehmen, dass beim Overlap-Syndrom das Risiko eine PH zu entwickeln erhöht ist. Hierfür sprechen auch einige Studien. So fanden Hawrylkiewicz et al. bei 11 von 67 OSA-Patienten (16 %) einen Lungenhochdruck. Hingegen war die Prävalenz der PH bei Overlap-Patienten deutlich höher: bei insgesamt 14 von 17 untersuchten Patienten (82 %) war der pulmonalarterielle Druck in den pathologischen Bereich erhöht [16]. Eine erhöhte Prävalenz der PH beim Overlap-Syndrom wurde auch von anderen Arbeitsgruppen beschrieben [17]. Sharma et al. wiesen schließlich kernspintomographisch Umbauvorgänge des rechten Ventrikels bei Patienten mit Overlap-Syndrom nach. Sie fanden eine Zunahme der rechtsventrikulären Masse und des rechtsventrikulären Remodeling-Index bei Overlap-Syndrom im Vergleich zu COPD-Patienten ohne OSA. Zudem korrelierte das Remodeling mit dem Ausmaß der Sauerstoffdesaturationen [18].

Ob außer der PH auch andere Herz-Kreislauf-Erkrankungen bei Overlap-Patienten gehäuft auftreten, ist noch nicht hinreichend geklärt. Dies ist aber prinzipiell denkbar, da sowohl die COPD als auch die OSA unabhängige Risikofaktoren für kardiovaskuläre Erkrankungen darstellen (siehe Kapitel 3.1). Ein Hinweis in diese Richtung ist die Beobachtung, dass Overlap-Patienten eine stärkere Sympathikusaktivierung aufweisen als Patienten, die nur an einer COPD oder OSA leiden [19]. Dies könnte z. B. die Grundlage für das beschriebene gehäufte Auftreten von Vorhofflimmern beim Overlap-Syndrom sein [20].

Einige Studien haben gezeigt, dass das Überleben von Overlap-Patienten im Vergleich zu COPD-Patienten ohne OSA reduziert ist. Marin et al. veröffentlichten 2010 eine Beobachtungsstudie über 12 Jahre, in der sie 228 Patienten mit Overlap-Syndrom unter CPAP-Therapie, 213 Overlap-Patienten ohne CPAP-Therapie und 210 Patienten mit alleiniger COPD nachverfolgten. Zum Einschlusszeitpunkt litten die Patienten nicht unter kardiovaskulären Begleiterkrankungen. Die mittlere Nachverfolgungsdauer lag bei 9,4 Jahren. Es zeigte sich ein signifikant schlechteres Überleben bei unbehandelten Overlap-Patienten im Vergleich zu Overlap-Patienten mit CPAP-Therapie oder Patienten mit alleiniger COPD [21]. Stanchina et al. führten eine Post-Hoc-Analyse von 3.396 ambulanten Patienten durch, von denen 1.112 unter einer alleinigen COPD und 2.284 unter einem OSAS litten. 227 Patienten zeigten ein Overlap-Syndrom, von denen 7,4 % im Beobachtungszeitraum von bis zu 1.400 Tagen starben [22]. Unabhängiger Prädiktor der Mortalität war das Lebensalter (Hazard Ratio 1,14; $p < 0,002$), während eine gute CPAP-Compliance einen günstigen Prognosefaktor darstellte (Hazard Ratio 0,71; $p < 0,001$)

Die erhöhte Mortalität des Overlap-Syndroms könnte nicht nur kardiovaskulär, sondern auch durch häufigere Exazerbationen bedingt sein, wie dies in der Studie von Marin et al. gezeigt wurde [21]. Passend hierzu sind bei Overlap-Patienten erhöhte inflammatorische Marker in der bronchoalveolären Lavage beschrieben worden. Wang et al. verglichen in einer prospektiven Studie 57 Overlap-Patienten mit 28 Patienten mit mittelschwerer bis schwerer COPD. 25 der Patienten nutzten die verordnete CPAP-Therapie suffizient, während 22 sie in den ersten beiden Wochen ablehnten oder beendeten. Im Vergleich zu COPD-Patienten zeigten die Overlap-Patienten eine erhöhte Anzahl neutrophiler Granulozyten sowie von IL-8 und TNF α in der bronchoalveolären Lavage. Unter suffizienter CPAP-Therapie reduzierten sich diese Inflammationsparameter [23].

Ein interessanter und relativ neuer Aspekt ist die Frage, ob die COPD einen Einfluss auf die Entstehung und Ausprägung einer OSA besitzt. Möglicherweise steigert die COPD das OSA-Risiko, da das Zigarettenrauchen als Risikofaktor für beide Erkrankungen gilt [24]. Ein anderer die OSA begünstigender Faktor könnte eine Flüssigkeitsverschiebung im Liegen von der unteren in die obere Körperhälfte sein, wodurch der pharyngeale Atemweg eingeengt wird. Dies könnte insbesondere COPD-Patienten vom Typ *blue bloater* mit begleitender PH und Beinödemen betreffen. In ähnlicher Weise könnte die Einnahme von systemischen Steroiden via Vermehrung des Weichteilgewebes um die oberen Atemwege zur Entwicklung einer OSA beitragen. Zu bemerken ist in diesem Zusammenhang natürlich, dass eine dauerhafte Einnahme dieser Medikamente bei COPD nicht mehr empfohlen wird, man trifft sie in der Praxis aber bei einigen Patienten immer noch an.

Andererseits könnte die COPD aber auch einen protektiven Einfluss auf die Entstehung einer OSA haben. Dies trifft wahrscheinlich vor allem für Patienten mit Emphysem zu. Es handelt sich hierbei oft um COPD-Patienten vom Typ *pink puffer*, die untergewichtig sind und evtl. sogar eine pulmonale Kachexie aufweisen. Der erniedrigte BMI bei diesen Patienten schützt dann quasi vor einer OSA. Ein weiterer Mechanismus könnte sein, dass das im Rahmen des Emphysems erhöhte Lungenvolumen einem pharyngealen Kollaps entgegenwirkt, es kommt gleichsam zu einer Dehnung und Straffung der oberen Atemwege. So korrelieren bei Rauchern mit OSA bestimmte CT-Kenngrößen des Emphysems invers mit dem Apnoe-Hypopnoe-Index [25].

In die gleiche Richtung deutet eine Studie von Biselli et al. Diese Autoren untersuchten 18 COPD-Patienten und 18 nach Alter, Geschlecht und BMI vergleichbare Kontrollpersonen. Sie maßen den kritischen Verschlussdruck der oberen Atemwege, also den intraluminalen Druck, unterhalb dessen es zum Kollaps und zur Atemwegsobstruktion kommt. COPD-Patienten wiesen einen niedrigeren passiven kritischen Verschlussdruck auf, das heißt ihre Atemwege waren weniger kollapsibel. Zudem war dieser Effekt umso stärker ausgeprägt, je stärker die Lungenüberblähung war [26]. Weiterhin könnte die COPD dadurch einer OSA entgegenwirken, dass durch diese Erkrankung der REM-Schlaf-Anteil reduziert wird, währenddessen Apnoen und Hypopnoen zumeist auftreten.

3.8.7 Therapie der Schlafstörungen bei COPD

Bei der Therapie der Schlafstörungen bei COPD ist zunächst immer zu prüfen, ob die Behandlung der Grunderkrankung optimiert werden kann. So können sich nächtliche Symptome wie Husten oder Dyspnoe durch die abendliche Inhalation von langwirksamen Bronchodilatatoren bessern [27]. Gleiches gilt für die schlafbezogene Hypoxämie [28],[29]. Bei insomnischen Beschwerden ist eine psychotherapeutische Betreuung in Erwägung zu ziehen.

Hypnotika sollten nur kurzfristig eingesetzt werden und es ist dabei der atemdepressive Effekt der Benzodiazepine zu berücksichtigen [30]. Insofern sind Nicht-Benzodiazepine zu bevorzugen, die mit der Atmung nicht interferieren [31],[32].

Für COPD-Patienten mit SBAS stehen die O_2-Gabe, die CPAP-Therapie sowie die nichtinvasive Beatmung (NIV) zur Verfügung. Die therapeutische Entscheidung sollte hierbei nach der zugrundeliegenden Erkrankung sowie der begleitenden hypoxischen oder hyperkapnischen Atmungsinsuffizienz getroffen werden.

Patienten mit einer reinen COPD und persistierender Hypoxie, d. h. einer schlafbezogenen Hypoxämie, können mit einer O_2-Langzeittherapie behandelt werden, wobei hierfür noch keine verbindlichen, evidenzbasierten Kriterien festgelegt wurden. Zu beachten ist, dass die O_2-Gabe bei COPD-Patienten zu Anstiegen des pCO_2 infolge Suppression des hypoxischen Atemantriebs führen kann, sodass bei der Titration der nächtlichen O_2-Therapie zumindest Blutgasanalysen oder sogar kapnometrische Kontrollen zu fordern sind. Bei einer alleinigen obstruktiven Schlafapnoe mit zyklischen Desaturationen ist die CPAP-Therapie Mittel der Wahl. Besteht eine Hypoventilation im Schlaf oder bereits am Tag (hyperkapnische Insuffizienz), kann zunächst ein Versuch mit einer CPAP- oder Bi-Level-Therapie im Spontanmodus erfolgen, da die Verbesserung des Ventilations-Perfusions-Missverhältnisses und die Stabilisierung der oberen Atemwege bei einem Teil der Patienten bereits zu einer Normoventilation führen kann. Bei ausgeprägter Hyperkapnie wird bei dieser Klientel jedoch eine nichtinvasive Beatmung notwendig werden.

Hervorzuheben ist, dass die Therapie der SBAS bei COPD nicht nur die Schlafqualität und das Tagesbefinden der betroffenen Patienten verbessert, sondern auch zu einer Reduktion der Mortalität führt. Für das Overlap-Syndrom ist dies bisher nur anhand zweier bereits besprochener Beobachtungsstudien gezeigt worden [21],[22]. Für die COPD-assoziierte Hypoventilation existiert hingegen eine randomisiert-kontrollierte Studie zur NIV-Therapie [33]. Details hierzu finden sich im Kap. 4.5.

3.8.8 Zusammenfassung

Der Schlaf kann bei COPD durch nächtliches Auftreten von Husten und Dyspnoe, Insomnien infolge von Angst oder Depression sowie SBAS gestört sein. Letztere umfassen die schlafbezogene Hypoxämie und Hypoventilation sowie die OSA (sogen. Overlap-Syndrom). Die negativen Auswirkungen der genannten Schlafstörungen sind schlechte Schlafqualität, Tagesmüdigkeit und -schläfrigkeit sowie reduzierte Lebensqualität. Insbesondere die SBAS bei COPD sind zudem mit erhöhtem Risiko für Exazerbationen und erhöhter Mortalität verbunden. Die Behandlung der SBAS bei COPD besteht aus nächtlicher O_2-Gabe, CPAP-Therapie sowie Heimbeatmung, wodurch nicht nur die klinische Symptomatik, sondern auch die Prognose der betroffenen Patienten verbessert werden kann.

Literatur

[1] American Academy of Sleep Medicine. International classification of sleep disorders, 3. Auflage, 2014. American Academy of Sleep Medicine, Darien, IL.

[2] Sowho M, Amatoury J, Kirkness JP, Patil SP. Sleep and respiratory physiology in adults. Clin Chest Med. 2014;35:469-81.

[3] Becker HF, Piper AJ, Flynn WE, et al. Breathing during sleep in patients with nocturnal desaturation. Am J Respir Crit Care Med. 1999;59:112-118.

[4] Agusti A, Hedner J, Marin JM, et al. Night-time symptoms : a forgotten dimension of COPD. Eur Respir Rev. 2011;20:183-94.

[5] Price D, Small M, Milligan G. The prevalence and impact of night-time symptoms in COPD patients – results of a cross-sectional study in five European countries. Proceedings of the IV World Asthma and COPD Forum, Paris, France, April 30 – May 3, 2011.

[6] Budhiraja R, Parthasarathy S, Budhiraja P, et al. Insomnia in patients with COPD. Sleep 2012;35:360-375.

[7] Ali Zohal M, Yazdi Z, Kazemifar AM. Daytime sleepiness and quality of sleep in patients with COPD compared to control group. Glob J Health Sci. 2013;5(3):150-5.

[8] Scharf SM, Maimon N, Simon-Tuval T, et al. Sleep quality predicts quality of life in chronic obstructive pulmonary disease. Int J Chron Obstruct Pulmon Dis. 2010;6:1-12

[9] Omachi TA, Blanc PD, Claman DM, et al. Disturbed sleep among COPD patients is longitudinally associated with mortality and adverse COPD outcomes. Sleep Med. 2012;13:476-483.

[10] Fletcher EC, Miller J, Divine GW, Fletcher JG, Miller T. Nocturnal oxyhemoglobin desaturation in COPD patients with arterial oxygen tensions above 60 mm Hg. Chest. 1987;92:604e8.

[11] Mulloy E, McNicholas WT. Ventilation and gas exchange during sleep and exercise in severe COPD. Chest. 1996;109:387-394.

[12] Flenley DC. Sleep in chronic obstructive lung disease. Clin Chest Med. 1985;6:651-61.

[13] Buist AS, McBurnie MA, Vollmer WM, et al. BOLD Collaborative Research Group. International variation in the prevalence of COPD (the BOLD Study): a population-based prevalence study. Lancet. 2007;370(9589):741-50.

[14] Young T, Palta M, Dempsey J, et al. The occurrence of sleep-disordered breathing among middle-aged adults. N Engl J Med. 1993;328(17):1230-5.

[15] Shawon MS, Perret JL, Senaratna CV, et al. Current evidence on prevalence and clinical outcomes of co-morbid obstructive sleep apnea and chronic obstructive pulmonary disease: A systematic review. Sleep Med Rev. 2017;32:58-68.

[16] Hawrylkiewicz I, Sliwinski P, Gorecka D, Plywaczewski R, Zielinski J. Pulmonary haemodynamics in patients with OSAS or an overlap syndrome. Monaldi Arch Chest Dis. 2004;61(3):148-52.

[17] Chaouat A, Weitzenblum E, Krieger J, et al. Association of chronic obstructive pulmonary disease and sleep apnea syndrome. Am J Respir Crit Care Med. 1995;151:82-86.

[18] Sharma B, Neilan TG, Kwong RY, et al. A. Evaluation of right ventricular remodeling using cardiac magnetic resonance imaging in co-existent chronic obstructive pulmonary disease and obstructive sleep apnea. COPD. 2013;10(1):4-10.

[19] Taranto-Montemurro L, Messineo L, Perger E, et al. Cardiac sympathetic hyperactivity in patients with chronic obstructive pulmonary disease and obstructive sleep apnea. COPD. 2016;13(6):706-711.

[20] Ganga HV, Nair SU, Puppala VK, Miller WL. Risk of new-onset atrial fibrillation in elderly patients with the overlap syndrome: a retrospective cohort study. Journal of Geriatr Cardiol. 2013;10(2):129-34.

[21] Marin JM, Soriano JB, Carrizo SJ, Boldova A, Celli BR. Outcomes in patients with chronic obstructive pulmonary disease and obstructive sleep apnea: the overlap syndrome. Am J Respir Crit Care Med. 2010;182:325-331.

[22] Stanchina ML, Welicky LM, Donat W, et al. Impact of CPAP use and age on mortality in patients with combined COPD and obstructive sleep apnea: the overlap syndrome. J Clin Sleep Med. 2013;9(8):767-72.

[23] Wang Y, Hu K, Liu K, et al. Obstructive sleep apnea exacerbates airway inflammation in patients with chronic obstructive pulmonary disease. Sleep Med. 2015;16(9):1123-30.

[24] Kim KS, Kim JH, Park SY, et al. Smoking induces oropharyngeal narrowing and increases the severity of obstructive sleep apnea syndrome. J Clin Sleep Med. 2012;8:367-74.

[25] Krachman SL, Tiwari R, Vega ME, et al. COPDGene Investigators. Effect of emphysema severity on the apnea-hypopnea index in smokers with obstructive sleep apnea. Ann Am Thorac Soc. 2016;13(7):1129-35.

[26] Biselli P, Grossman PR, Kirkness JP, et al. The effect of increased lung volume in chronic obstructive pulmonary disease on upper airway obstruction during sleep. J Appl Physiol. 2015;119(3):266-71.

[27] Calverley PM, Rennard SI, Clerisme-Beaty E, et al. Effect of tiotropium on night-time awakening and daily rescue medication use in patients with COPD. Respir Res. 2016;17:27.

[28] McNicholas WT, Calverley PM, Lee A, et al. Long-acting inhaled anticholinergic therapy improves sleeping oxygen saturation in COPD. Eur Respir J. 2004;23:825-831.

[29] Magnussen H, Arzt M, Andreas S, et al. Aclidinium bromide improves symptoms and sleep quality in COPD: a pilot study. Eur Respir J. 2017;49(6). pii: 1700485. doi: 10.1183/13993003.00485-2017. Print 2017 Jun.

[30] Chen SJ, Yeh CM, Chao TF, et al. The use of benzodiazepine receptor agonists and risk of respiratory failure in patients with chronic obstructive pulmonary disease: a nationwide population-based case-control study. Sleep. 2015;38:1045-1050.

[31] Kryger M, Roth T, Wang-Weigand S, Zhang J. The effects of ramelteon on respiration during sleep in subjects with moderate to severe chronic obstructive pulmonary disease. Sleep Breath. 2009;13:79-84.

[32] Sun H, Palcza J, Rosenberg R, et al. Effects of suvorexant, an orexin receptor antagonist, on breathing during sleep in patients with chronic obstructive pulmonary disease. Respir Med. 2015;109:416-426.

[33] Köhnlein T, Windisch W, Köhler D, et al. Non-invasive positive pressure ventilation for the treatment of severe stable chronic obstructive pulmonary disease: a prospective, multicentre, randomised, controlled clinical trial. Lancet Respir Med. 2014;2(9):698-705

4 Therapie

4.1 Tabakentwöhnung

Stefan Andreas, Michael Kreuter, Claudia Bauer

4.1.1 Epidemiologie des Zigarettenrauchens

Tabakrauch ist der wesentliche Risikofaktor für die COPD [1]. In einer Metaanalyse des SmokeHAZ der *European Respiratory Society* über die Folgen des Tabakrauchens auf pulmonale Erkrankungen wurde das relative Risiko für COPD mit 4 quantifiziert [2]. Über 90 % aller COPD-Patienten sind aktuelle Raucher oder haben lange Zeit geraucht [3]. Jüngste Daten zur Raucherprävalenz in Deutschland (aus dem Mikrozensus 2013) zeigen, dass im Alter von 15–70 Jahre 28 % der Männer und 21 % der Frauen rauchen. Dabei unterscheidet sich allerdings die Raucherprävalenz in den unterschiedlichen Altersklassen erheblich (Tab. 4.1) [4].

Tab. 4.1: Raucherprävalenz in Deutschland nach Altersgruppen (Quelle: Statistisches Bundesamt [Hrsg.] 2014: Gesundheitswesen – Fragen zur Gesundheit – Rauchgewohnheiten der Bevölkerung – Mikrozensus 2013. Wiesbaden).

Alter	Männer %	Frauen %
15–19 Jahre	15,9	11,2
20–29 Jahre	38,0	28,8
30–39 Jahre	40,7	27,8
40–49 Jahre	36,5	28,4
50–59 Jahre	34,0	27,3
60–69 Jahre	22,7	16,0
ab 70 Jahre	9,8	5,2

Etwa 25 bis 50 % aller Raucher entwickeln eine chronisch obstruktive Ventilationsstörung (COPD) [5]. Bisher wurde die Erkrankung häufig zwischen dem 40. und 55. Lebensjahr symptomatisch, wobei im Alter ab 50 Jahren die Erkrankungshäufigkeit deutlich zunahm und im siebten Lebensjahrzehnt ihren Höhepunkt erreichte. Infolge des inzwischen sehr frühen Konsums von Tabak bereits im Jugendalter (das durchschnittliche Einstiegsalter liegt in Deutschland bei 14,8 Jahren) und des hohen Suchtpotentials von Nikotin (bereits das Rauchen einer einzigen Zigarette im Alter von 11 Jahren verdoppelt nach 3 weiteren Jahren das Risiko, mit einem regelmäßigen Tabakkonsum zu beginnen [1]), muss davon ausgegangen werden, dass eine COPD künftig in noch jüngeren Jahren auftreten kann [6].

https://doi.org/10.1515/9783110494341-004

4.1.2 Tabakrauchen als Ursache der COPD

Zigarettenrauch ist ein Aerosol aus bis zu 9.500 verschiedenen festen, flüssigen und gasförmigen Stoffen [7]. Der Rauch einer Zigarette enthält alle organischen Verbindungen in unterschiedlichen Oxidations- und Zerfallsformen, die aus dem brennenden Tabak und der Umhüllung entstehen und nicht in der Asche verbleiben. Neben allgemein bekannten Schadstoffen wie Benzol, Blausäure, Formaldehyd und Nitrosaminen enthält Tabakrauch eine Vielzahl weiterer karzinogener (z. B. Cadmium, Benzol, Benzpyren, Polonium), (blut-)toxischer (z. B. Kohlenmonoxid), neurotoxischer (z. B. Nikotin) und reizender (z. B. NH_3, NO, NO_2 und N_2O_4) Inhaltsstoffe [8].

Die extrem hohe Konzentration freier Radikale sowohl in der Teer- (Gemisch aus Partikeln) als auch der Gasphase des Zigarettenrauchs schädigt die zentralen und peripheren Atemwege sowie das Lungenparenchym [9],[10],[11]. Durch das Ungleichgewicht zwischen den schädigenden ungebundenen Radikalen und den schützenden Antioxidantien entsteht oxidativer Stress, der entzündliche Prozesse in den Bronchien und dem Lungengewebe verursacht [11]. Durch die ständige Reizung der Luftwege mit den Inhaltsstoffen des Tabakrauches kommt es zu einem kontinuierlichen und sich verstärkenden Entzündungskreislauf, der die Schleimproduktion erhöht und normale Reparatur- und Abwehrmechanismen unterbricht. In der Folge resultieren Gewebeschädigung und Zelltod [11]. Dabei wird die Bronchitis erzeugende Wirkung des Tabakrauches überwiegend den Phenol- und Säureanteilen im Tabakrauch sowie den Carbonylverbindungen zugeschrieben (Alkanale und Alkanone): zusätzlich unterdrücken Blausäure und Acrolein die Regeneration und Selbstreinigung des Flimmerepithels im Atemtrakt sowie die Bildung der Leukozyten. NO_2 scheint durch die Zerstörung der Lungenalveolen zur Emphysembildung beizutragen. Zwar spielen sich derartige entzündliche Prozesse in den Bronchien und der Lunge aller Raucher ab, dennoch erkranken nicht alle Raucher an COPD. Genetische Variationen bei der Vererbung scheinen die Anfälligkeit für die Entwicklung einer COPD zu beeinflussen [11].

Eine Zigarette liefert zwei Arten von Tabakrauch. Vom brennenden Ende der Zigarette geht der Nebenstromrauch in die Umgebung ab, vom Zigarettenende im Mund wird der Hauptstromrauch eingeatmet und wieder in die Umgebung ausgeblasen. Qualitativ und quantitativ weisen Haupt- und Nebenstromrauch deutliche Unterschiede in der chemischen Zusammensetzung auf. Im Hauptstromrauch einer filterlosen Zigarette finden sich insgesamt zwischen 15 und 40 Milligramm biologisch aktive Schad- und Giftstoffe. In der Regel sind die Konzentrationen toxischer und krebserzeugender Gefahrstoffe im Nebenstromrauch noch wesentlich höher als diejenigen im Hauptstromrauch [10]. Passivraucher sind sowohl dem Nebenstromrauch als auch dem exhalierten Hauptstromrauch ausgesetzt und haben dadurch ebenfalls ein erhöhtes Risiko für die Entstehung einer COPD (relatives Risiko von 1,4) [12]. Aber auch bei aktiven Rauchern aggraviert der zusätzliche Passivrauch die Symptomatik der COPD und erhöht die Häufigkeit notwendiger Arztbesuche [12].

4.1.3 Schädlicher Gebrauch von Tabak und Tabakabhängigkeit

„Schädlicher Gebrauch" (F17.1) oder „Missbrauch" ist nach ICD-10 ein Konsummuster psychotroper Substanzen, das zu einer Gesundheitsschädigung führt. Die Diagnose „Schädlicher Gebrauch" benötigt das Vorliegen einer körperlichen oder seelischen Störung, die durch den Substanzkonsum verursacht und/oder aggraviert wird [12]. Diese Diagnose ist folglich bei einem nicht tabakabhängigen Raucher mit einer chronisch-obstruktiven Lungenerkrankung (COPD) zu stellen [12].

„Abhängiges Rauchen" (F 17.2) ist nach ICD-10 durch ein eingeengtes Verhaltensmuster im Umgang mit Tabak sowie durch einen starken Wunsch nach Tabakkonsum charakterisiert und als „Psychische- und Verhaltensstörung durch psychotrope Substanzen" klassifiziert. Zur sicheren Diagnose „Tabakabhängigkeit" werden sechs Kriterien herangezogen, von denen drei in den letzten 12 Monaten in Erscheinung getreten sein müssen [13].

Kriterien für Tabakabhängigkeit:
- Starker Wunsch oder Zwang, Tabak zu konsumieren
- Eingeschränkte Kontrolle über Beginn, Beendigung und Menge des Konsums
- Entzugserscheinungen bei Reduktion oder Beendigung des Konsums, sowie Konsum, um die Entzugserscheinungen zu mildern
- Toleranzentwicklung: Um eine gleichbleibende Wirkung zu erzielen, sind zunehmend höhere Dosen erforderlich
- Zunehmende Vernachlässigung anderer Aktivitäten und Interessen zugunsten des Konsums
- Anhaltender Konsum trotz des Nachweises von Folgeschäden

Je früher ein Mensch mit dem Rauchen beginnt, desto schneller wird er abhängig davon – und desto schwerer fällt es ihm später damit aufzuhören. Neben der reinen Gewohnheit und sozialen Faktoren spielt die psychotrope Wirkung des Nikotins eine entscheidende Rolle bei der Entwicklung der Tabakabhängigkeit. Nikotin vermittelt die wahrgenommenen positiven Effekte, ist aber auch für das Auftreten von Entzugssymptomen nach einem Abstinenzversuch verantwortlich zu machen. Die unmittelbaren nikotinbezogenen Effekte sind auf die direkte zentrale Substanzwirkung zurückzuführen [14]. Für die Entwicklung und Aufrechterhaltung der Tabakabhängigkeit ist neben den neurobiologischen Faktoren das komplexe Zusammenspiel von psychologischen und sozialen Faktoren maßgeblich [15]. Aus verhaltenstheoretischer Sicht ist Rauchen ein erlerntes Verhalten. Bei der Entwicklung und Aufrechterhaltung des Konsums und der Abhängigkeit von Tabak kommen verschiedene Lernprinzipien (Modelllernen, klassische und operante Konditionierung, kognitives Lernen) zum Tragen [14].

Zur Diagnostik einer Tabakabhängigkeit ist der Fagerström-Test für Zigarettenabhängigkeit (*Fagerström Test for Cigarette Dependence*) international gebräuchlich.

Als psychometrischer Test bietet er die Möglichkeit, mit sechs Fragen zum Rauchverhalten wichtige Dimensionen der Tabakabhängigkeit zu erfassen. Er ist ein wichtiger Prädiktor zur Vorhersage kurz- oder langfristig erreichbarer Abstinenz. Studien belegen, je höher der Wert im Fagerström-Test, desto stärker die Abhängigkeit und desto geringer die erreichten Abstinenzquoten (Tab. 4.2) [4].

Tab. 4.2: Fagerström-Test.

Fragen	Antwort	Punkte
Wann nach dem Aufstehen rauchen Sie Ihre erste Zigarette?	innerhalb von 5 Min.	3
	6 bis 30 Minuten	2
	31 bis 60 Minuten	1
	nach 60 Minuten	0
Finden Sie es schwierig, an Orten, wo das Rauchen verboten ist (z. B. Kirche, Bücherei, Kino usw.) das Rauchen zu unterlassen?	Ja	1
	Nein	0
Auf welche Zigarette würden Sie nicht verzichten wollen?	die erste am Morgen	1
	andere	0
Wie viele Zigaretten rauchen Sie im Allgemeinen pro Tag?	bis 10	0
	11 bis 20	1
	21 bis 30	2
	31 und mehr	3
Rauchen Sie am Morgen im Allgemeinen mehr als am Rest des Tages?	Ja	1
	Nein	0
Kommt es vor, dass Sie rauchen, wenn Sie krank sind und tagsüber im Bett bleiben müssen?	Ja	1
	Nein	0
Ihre Punkteanzahl		

Ergebnis: 0 bis 2 Punkte: keine bzw. nur sehr geringe Nikotinabhängigkeit
3 bis 4 Punkte: geringe Nikotinabhängigkeit
5 bis 10 Punkte: mittlere (5–6) bis hohe (7–10) Nikotinabhängigkeit

4.1.4 Tabakrauchen bei COPD

Raucher mit COPD erreichen beim Fagerström-Test für Nikotinabhängigkeit höhere Punktwerte als Raucher ohne COPD [15],[16]. Raucher mit COPD rauchen nicht nur mehr Zigaretten als diejenigen ohne COPD, sondern inhalieren eine größere Menge an Rauch und inhalieren auch intensiver, sodass mehr toxische Substanzen die Lunge erreichen als bei Rauchern ohne COPD [17],[18]. Dadurch ist der Suchtgrad bei rauchenden Patienten mit COPD im Mittel höher als beim Durchschnittsraucher. Zudem leiden betroffene Patienten deutlich häufiger an einer Depression, sodass der Zufuhr von Nikotin der Charakter einer Selbstmedikation zukommt, denn Nikotin induziert eine Dopaminausschüttung, woraus eine – wenn auch schwache – antidepressive Wirkung resultiert [1],[19]. Aufgrund der häufig geringen Lebensqualität bei fortgeschrittener COPD und einem geringen Selbstvertrauen und Selbstwertgefühl erkrankter Patienten, wird das Zigarettenrauchen als eines der wenigen Dinge betrachtet, das noch irgendeine Art von Lebensqualität bietet [20].

Der Verzicht auf Tabakrauchen ist die effektivste Einzelmaßnahme zur Reduktion des COPD-Risikos und der Progression der bereits eingetretenen Erkrankung [21]. Aktuelle Studien mit einem Follow-up von über 60 Jahren legen nahe, dass die chronische Bronchitis mit einem Abfall der FEV_1 verbunden ist, wenn bei chronischer Bronchitis weiter geraucht wird [22]. Nach Beendigung des Rauchens haben sich die Symptome der chronischen Bronchitis rasch gebessert. Ein Rauchstopp ist die einzige Intervention, die sich deutlich auf die Lebenserwartung der Betroffenen auswirkt [23],[24]. Dennoch geben 30-70 % der COPD Patienten das Rauchen nach Stellen der Diagnose „COPD" nicht auf [25]. Die Ursache dafür liegt – im Vergleich zu „gesunden" Rauchern – nicht an fehlender Motivation zu einem Rauchstopp [20], sondern an den oben genannten spezifischen Faktoren, die es Rauchern mit COPD erschweren, das Rauchen aufzugeben. Deshalb benötigen COPD-Patienten deutlich mehr Unterstützung für einen Rauchstopp als „gesunde" Raucher [20].

Daher sollte Raucherentwöhnung ein integraler Bestandteil jeglicher Behandlung eines COPD-Patienten sein und jeder Pneumologe sollte über die notwendigen Kenntnisse für eine Raucherentwöhnung verfügen.

4.1.5 Positive Effekte der Tabakentwöhnung

Anders als oft angenommen führt die erfolgreiche Tabakentwöhnung zu einer Abnahme von Depressionen, Angst und Stress. Weiter verbessert Tabakentwöhnung die Stimmung und die Lebensqualität. Dies trifft sowohl auf Patienten mit und ohne psychiatrische Komorbidität zu [26]. Nach dem Rauchstopp bessert sich bei Patienten mit leichter bis mittelgradiger COPD die Lungenfunktion innerhalb des ersten Jahres und fällt in den Folgejahren nur halb so schnell wie bei Rauchern ab. Je jünger der Raucher zum Zeitpunkt des Rauchstopps ist, desto größer ist dabei der Effekt auf die Lungenfunktion [12]. Zudem ist bei COPD-Patienten die Exazerbationsrate und die Sterblichkeit nach dem Rauchstopp gesenkt [12]. Auch Patienten mit Lungenkarzinom profitieren zu jedem Zeitpunkt der Therapie und stadienunabhängig von einer Tabakentwöhnung [27].

Daher sollen COPD-Patienten, die noch rauchen, unabhängig vom Alter klar, deutlich und mit persönlichem Bezug dazu motiviert werden, den Tabakkonsum zu beenden [12]. Dies betonen auch die aktuellen GOLD Empfehlungen von 2017. Zusätzlich hat die Besprechung einer eingeschränkten Lungenfunktion einen signifikanten Einfluss auf den Erfolg der Tabakentwöhnung [12],[28]. Patienten schätzen es, wenn Ärzte das Tabakrauchen ansprechen. So zeigt eine aktuelle Befragung von Patienten mit Lungenerkrankungen durch die *European Lung Foundation*, dass diese sich eine intensive Betreuung hinsichtlich der Tabakentwöhnung wünschen.

Bei bis zu 80 % aller Raucher tritt nach einem Rauchstopp eine Gewichtszunahme von etwa 3–4 kg auf. Dies kann zum Abbruch des Rauchstoppversuchs führen. Jeder entwöhnungswillige Raucher sollte über die Problematik der Gewichtszunahme und über individuelle Strategien im Umgang hiermit aufgeklärt werden. Medikamente zur Tabakentwöhnung können die Gewichtszunahme zumindest im Einnahmezeitraum verringern. Der gesundheitliche Benefit durch die Tabakentwöhnung überwiegt die möglichen Nachteile der Gewichtszunahme bei weitem. Bei kachektischen COPD Patienten ist eine Gewichtszunahme sogar günstig.

Mehrere Studien zeigen, dass eine Rauchreduktion (im Gegensatz zum Rauchstopp) keinen positiven Einfluss auf den Verlauf der Lungenfunktion hat und daher nicht empfohlen werden kann [12]. Der fehlende positive Effekt der Rauchreduktion wird durch ein verändertes Rauchverhalten (tiefere und längere Inhalation) erklärt.

Tab. 4.3: Positive Auswirkungen der Tabakentwöhnung bei COPD (nach [12]).

Tabakentwöhnung hat einen positiven Effekt auf:
– Lungenfunktion, insb. FEV_1
– Diffusionskapazität
– Luftnot, Husten, Sputumproduktion
– Bronchiale Hyperreagibilität
– Entzündung / Infekte der Atemwege
– Exazerbationsrate
– Mortalität

4.1.6 Motivierendes Interview

Etwa zwei Drittel aller Raucher würden gern mit dem Rauchen aufhören. Sie haben daher schon über ihr Verhalten nachgedacht und einige machen danach eine Entwicklung durch, die mit einem Rauchstopp abschließt. In einer großen britischen Umfrage gaben 49 % der befragten Raucher an, dass ihr letzter Rauchstopp völlig spontan ohne Vorbereitung erfolgte. Dabei stellte sich zudem heraus, dass die Phase der Abstinenz in dieser Gruppe sogar länger anhielt, als bei denjenigen Rauchern, die ihren Rauchstopp zuvor geplant hatten [29].

Raucher versuchen Ihrer ambivalenten Situation oft durch Leugnung, Aufschieben oder Verdrängen auszuweichen. Hier greift das sogenannte *motivierende Interview* an, bei dem die oben genannten Ambivalenzen in einem offenen, nichtwertenden Gespräch herausgearbeitet werden. Dabei wird Bezug zur individuellen Situation des einzelnen Rauchers genommen. Der Raucher soll die Motivation zum Rauchstopp aus sich selbst heraus entwickeln. Das motivierende Interview entspricht nicht der gängigen Arzt-Patienten-Kommunikation und erfordert daher Hintergrundwissen und Übung, ist jedoch effektiv. Wenn diese Technik z. B. von Hausärzten angewandt wird, erhöht sich nach einer Cochrane Metaanalyse die Abstinenzrate um das 3,5-fache.

4.1.7 Nichtraucherprogramme

Nichtraucherprogramme werden von verschiedenen Anbietern und insbesondere von Pneumologen angeboten (Tab. 4.4). Informationen über lokal angebotene Programme werden vom Deutschen Krebsforschungszentrum und der Bundeszentrale für gesundheitliche Aufklärung zusammengetragen (http://www.anbieter-raucherberatung.de). Neben diesen evaluierten Programmen existieren eine ganze Reihe anderer Angebote, welche aufgrund der gezielten Werbung in der Bevölkerung sehr bekannt aber oft wirkungslos sind [12]. In Nichtraucherprogrammen wird zumeist eine Gruppe von etwa 10 Rauchern an 3–6 Terminen durch einen speziell geschulten Therapeuten betreut. Hierbei werden u. a. Verhaltensbeobachtung, Identifikation von Risikosituationen, operante Verstärkung und Rückfallverhütung thematisiert und eingeübt. Der Effekt dieser Maßnahmen ist in Studien gut belegt [12]. Die Teilnahmegebühren werden zumindest teilweise von den gesetzlichen Krankenkassen übernommen.

Tab. 4.4: Evaluierte Tabakentwöhnungsprogramme.

Nichtraucher in 6 Wochen:
www.medizin.uni-tuebingen.de/ukpp/akr
Rauchfrei-Programm – IFT, BZGA:
www.rauchfrei-programm.de/
Rauchersprechsunde DKFZ:
www.dkfz.de/de/tabakkontrolle/Rauchersprechstunde.html
Mein Nichtraucherprogramm (BdP):
www.pneumologenverband.de/37.html

Telefonberatung:
01805/31 31 31 BzgA – Telefonberatung zur Rauchentwöhnung, Köln
06221/42 42 00 Rauchertelefon, DKFZ Heidelberg

Wenn Patienten mit COPD ein Nichtraucherprogramm zusammen mit medikamentöser Unterstützung nutzen, verfünffacht sich die 1 Jahres Erfolgsrate [30]. Daher wird in Leitlinien und Dokumenten nationaler und internationaler Fachgesellschaften betont, das allen COPD-Patienten, die ihren Tabakkonsum beenden wollen, eine Tabakentwöhnung mit medikamentöser und psychosozialer Unterstützung angeboten werden soll [12],[31]. Augenblicklich wird unter Federführung der Deutschen Gesellschaft für Pneumologie ein *„OPS Multimodale stationäre Behandlung zur Tabakentwöhnung"* kalkuliert. Hierbei wird die Tabakentwöhnung stationär eingeleitet und eine Weiterbetreuung in ambulante Entwöhnungsprogramme organisiert. Falls der OPS im Jahr 2020 implementiert werden kann, würde dies den Krankenhäusern ermöglichen eine professionelle Tabakentwöhnung anzubieten und abzurechnen. Weiter würden die ambulanten Strukturen profitieren.

4.1.8 Pharmakologische Unterstützung

Wie oben dargestellt erhöht die medikamentöse Unterstützung die Abstinenzrate bei Tabakentwöhnung deutlich und sollte daher allen Patienten mit COPD angeboten werden [12],[31]. Die Kosten für die medikamentöse Unterstützung der Tabakentwöhnung werden in Deutschland allerdings noch nicht von den Krankenkassen übernommen. Dies wird durch die inhaltlich nicht nachzuvollziehende Einstufung der Medikamente als „Life-Style-Präparate" begründet.

Bei der **Nikotinersatztherapie** wird Nikotin auf alternativem Wege zugeführt, um die durch den Rauchstopp bedingten Nikotinentzugssymptome zu reduzieren. Die Wirksamkeit der Nikotinersatztherapie ist durch viele Metaanalysen belegt und auch bei Patienten mit COPD gut untersucht und effektiv [12]. Neben dem Nikotinpflaster gibt es weitere unterschiedliche Applikationsformen mit anderen pharmakokinetischen Eigenschaften. Während durch Nikotinpflaster ein gleichmäßiger Nikotinspiegel aufrechterhalten wird, führen Kaugummi, Lutschtabletten oder Mundspray zu einer schnellen Freisetzung von Nikotin. Letztere dienen daher mehr dazu, ein unmittelbar einsetzendes Verlangen nach der Zigarette (*Craving*) zu unterdrücken und können mit dem Nikotinpflaster kombiniert werden wodurch die Effektivität deutlich erhöht wird. Die Nikotinersatztherapie sollte über mindestens 8 Wochen durchgeführt werden. Längere Anwendung der Nikotinersatztherapie ist problemlos möglich.

Vareniclin ist apothekenpflichtig und seit 2007 zur Tabakentwöhnung zugelassen. Die Dosis wird gesteigert. Ab Woche 2 wird dann 1 mg zweimal tgl. eingenommen. Der Rauchstopp sollte 7–14 Tage nach Therapiebeginn erfolgen.

In Metaanalysen war Vareniclin wirksamer als die Nikotinersatztherapie [32]. Vareniclin wurde bei 499 Patienten mit COPD untersucht. Nach einem Jahr zeigte sich unter Vareniclin eine etwa 4-fach höhere kontinuierliche Abstinenzrate im Vergleich zu Placebo [33]. Real Word Daten, die in einer nicht kontrollierten Studie mit deutschen Hausärzten erhoben wurden, zeigen mit 71 % Rauchfreiheit nach 12 Wochen vergleichbare Ergebnisse [34].

Initial wurde über kardiovaskuläre Ereignisse berichtet. Dies konnte im Verlauf durch gut kontrollierte Metaanalysen und Studien an Patienten mit koronarer Herzerkrankung wiederlegt werden [35]. Ebenfalls wurde initial über vermehrte Suizide berichtet. In einer großen randomisierten klinischen Studie mit über 8.000 Teilnehmern mit und ohne psychiatrische Erkrankungen gab es unter Vareniclin keinesfalls mehr neuropsychiatrische Nebenwirkungen oder suizidale Tendenzen [36]. Die Abstinenzraten waren unter Vareniclin höher als unter Nikotinpflaster oder Bupropion [36]. Große Registerstudien bestätigen aktuell die Sicherheit hinsichtlich Suizid, Depression und anderen psychiatrischen Diagnosen. Als unerwünschte Arzneimittelwirkungen werden Schwindel, Übelkeit, lebhafte Träume, Kopfschmerzen und Schlaflosigkeit beobachtet.

Cytisine wird aus Goldregen gewonnen, ist mindestens so effektiv wie die Nikotinersatztherapie und sehr kostengünstig. Augenblicklich steht diese Therapie in Deutschland jedoch nicht zur Verfügung. Bupropion wird aufgrund seiner Kontraindikationen und Nebenwirkungen zunehmend seltener angewandt.

4.1.9 Prävention und gesundheitsökonomische Aspekte

Eine systematische Übersicht von Studien zur Kosteneffektivität der Tabakentwöhnung bei COPD zeigt, dass in vielen Studien durch die Tabakentwöhnung Kosten reduziert wurden [37]. Die Autoren sehen keinerlei Gründe, aus ökonomischen Erwägungen eine Tabakentwöhnung nicht zu vergüten. In einem weiteren systematischen Review war die Tabakentwöhnung bei COPD besonders kosteneffektiv, wenn neben einer Beratung auch eine Pharmakotherapie genutzt wurde. Patienten mit COPD, wie auch Raucher, sind häufig sozioökonomisch benachteiligt. Durch die kostenlose Abgabe von Nikotinersatztherapie lassen sich die Abstinenzraten in diesen Gruppen um ca. 50 % erhöhen [38]. Auch hinsichtlich der Rentensituation ist die Tabakentwöhnung hilfreich. Raucher werden früher berentet und zahlen weniger in die Rentenkassen ein [39].

Tab. 4.5: Wirksamkeit unterschiedlicher Interventionen im Überblick (aus verschiedenen Metaanalysen).

	OR
Nichtärztliche Intervention	1,3
Motivierendes Interview	1,5
Ärztlicher Rat	1,7
Tabakentwöhnung im Krankenhaus	1,7
Tabakentwöhnung in Gruppen	2,0
Nikotinpflaster	1,9
Nikotininhaler, Sublingualtbl.	2,0
Vareniclin	2,9
Beratung plus pharmakol. Therapie	5,1

4.1.10 E-Zigarette

Wie andere Fachgesellschaften, z. B. die amerikanische Krebsgesellschaft (ASCO), hat die Deutsche Gesellschaft für Pneumologie in einem Positionspapier vor den Gefahren der E-Zigarette gewarnt [40]. Jugendliche, die E-Zigaretten nutzen, wurden im weiteren Verlauf häufiger regelmäßige Raucher [41]. In einer Metaanalyse waren E-Zigaretten mit einer signifikant reduzierten Anzahl erfolgreicher Entwöhnungsversuche assoziiert [42]. Auch wenn die gesundheitlichen Gefahren durch E-Zigaretten kleiner als durch konventionelle Zigaretten sind, so besteht doch ein gesundheitliches Risiko. In diesem Zusammenhang sollte darauf hingewiesen werden, dass die Nikotinersatztherapie zwar mit lokalen Reaktionen verbunden sein kann, jedoch bei extrem guter Datenlage nicht mit einem Gesundheitsrisiko verbunden ist.

Literatur

[1] Andreas S, Hering T, Mühlig S, et al. Tabakentwöhnung bei chronisch obstruktiver Lungenerkrankung. Deutsches Ärzteblatt. 2009;106:276-282.

[2] Jayes L, Haslam PL, Gratziou CG, et al. SmokeHaz -Systematic Reviews and Meta-analyses of the Effects of Smoking on Respiratory Health. CHEST. 2016;150:164-179.

[3] https://www.lungeninformationsdienst.de/krankheiten/copd/index.html. Letzter Aufruf 19.12.2016

[4] Deutsche Hauptstelle für Suchtfragen. Tabak. http://www.dhs.de/datenfakten/tabak.html. Letzter Aufruf 14.11.2016

[5] Hering T. Qualitätsmanuale Tabakentwöhnung. Heidenheim, Deutschland, med info GmbH, 2011

[6] Lungenärzte im Netz. http://www.lungenaerzte-im-netz.de/krankheiten/copd/haeufigkeit/. Letzter Aufruf 15.11.16

[7] Loddenkemper R, Kreuter M. The Tobacco Epidemic. Heidelberg, Berlin. Karger Verlag, 2015

[8] http://www.chemie.de/lexikon/Tabakrauch.html. Letzter Aufruf 15.11.16

[9] U.S. Department of Health and Human Services. How Tobacco Smoke Causes Disease: The Biology and Behavioral Basis for Smoking-Attributable Disease: A Report of the Surgeon General. Atlanta, GA: U.S. Department of Health and Human Services, Centers for Disease Control and Prevention, National Center for Chronic Disease Prevention and Health Promotion, Office on Smoking and Health, 2010

[10] Laniado-Laborín R. Smoking and Chronic Obstructive Pulmonary Disease (COPD). Parallel Epidemics of the 21st Century. Int. J. Environ. Res. Public Health. 2009;6:209-224.

[11] Khan S, Fell P, James P . Smoking-related chronic obstructive pulmonary disease (COPD). Diversity and Equality in Health and Care. 2014;11:267-71

[12] Andreas S, Bartsch G, Batra A, et al. S 3-Leitlinie "Screening, Diagnostik und Behandlung des schädlichen und abhängigen Tabakkonsums". Pneumologie. 2014;68:237.

[13] DKFZ . Diagnosekriterien für Tabakabhängigkeit nach ICD-10 und DSM-IV. https://www.dkfz.de/de/tabakkontrolle/Diagnosekriterien.html. Letzter Aufruf 14.11.16

[14] Friederich HM, Batra A. Biologische und psychosoziale Bedingungen der Tabakabhängigkeit. Zeitschrift für Medizinische Psychologie. Heft 4, 2002.

[15] Tabakabhängigkeit und Tabakentwöhnung. https://www.dkfz.de/de/tabakkontrolle/Tabakabhaengigkeit_und_Tabakentwoehnung.html. Letzter Aufruf 14.11.16

[16] Jiménez-Ruiz CA, Masa F, Miravitlles M, et al. Smoking characteristics: differences in attitudes and dependence between healthy smokers and smokers with COPD. Chest. 2001;119:1365-1370.

[17] Shahab L, Jarvis MJ, Britton J, et al. Prevalence, diagnosis and relation to tobacco dependence of chronic obstructive pulmonary disease in a nationally representative population sample. Thorax. 2006;61:1043-1047.

[18] Sherrill DL, Lebowitz MD, Knudson RJ, et al. Smoking and symptom effects on the curves of lung function growth and decline. Am Rev Respir Dis. 1991;144:17-22.

[19] Raucherentwöhnung – bei COPD die wichtigste Maßnahme. http://www.aerztezeitung.de/ medizin/krankheiten/asthma/article/596198/raucherentwoehnung-copd-wichtigste-mass-nahme.html. Letzter Aufruf 14.11.16

[20] Gratziou Ch, Florou A, Ischaki E, et al. Smoking cessation effectiveness in smokers with COPD and asthma under real life conditions. Respiratory Medicine. 2014;108:577-583.

[21] Vogelmeier C, Buhl R, Criée CP, et al. Leitlinie der Deutschen Atemwegsliga und der Deutschen Gesellschaft für Pneumologie und Beatmungsmedizin zur Diagnostik und Therapie von Patienten mit chronisch obstruktiver Bronchitis und Lungenemphysem (COPD). Pneumologie. 2007;61:e1–e40.

[22] Allinson JP, Hardy R, Donaldson GC, et al. The Presence of Chronic Mucus Hypersecretion across Adult Life in Relation to Chronic Obstructive Pulmonary Disease Development. American Journal of Respiratory and Critical Care Medicine. 2016;193:662-672.

[23] Laniado-Laborin R. Smoking and Chronic Obstructive Pulmonary Disease (COPD). Parallel Epidemics of the 21st Century Int. J. Environ. Res. Public Health. 2009;6:209-224.

[24] Thompson WH, St-Hilaire S. Prevalence of Chronic Obstructive Pulmonary Disease and Tobacco Use in Veterans at Boise Veterans Affairs Medical Center. Respir Care. 2010;55:555-60.

[25] Jiménez-Ruiz CA, Andreas S, Lewis KE, et al. Statement on smoking cessation in COPD and other pulmonary diseases and in smokers with comorbidities who find it difficult to quit. Eur Respir J. 2015;46:61-79.

[26] Taylor G, McNeill A, Girling A, et al. Change in mental health after smoking cessation: systematic review and meta-analysis. BMJ. 2014;348:g1151.

[27] Andreas S, Rittmeyer A, Hinterthaner M, Huber RM. Smoking Cessation in Lung Cancer-Achievable and Effective. Deutsches Arzteblatt international. 2013;110:719-724.

[28] Parkes G, Greenhalgh T, Griffin M, Dent R. Effect on smoking quit rate of telling patients their lung age: the Step2quit randomised controlled trial. BMJ. 2008;336:598-600.

[29] West R, Sohal T. „Catastrophic" pathways to smoking cessation: findings from national survey. BMJ. 2006;332:458-460.

[30] Strassmann R, Bausch B, Spaar A, et al. Smoking cessation interventions in COPD: a network meta-analysis of randomised trials. Eur Respir J. 2009;34:634-640.

[31] Jimenez-Ruiz CA, Andreas S, Lewis KE, et al. Statement on smoking cessation in COPD and other pulmonary diseases and in smokers with comorbidities who find it difficult to quit. Eur Respir J. 2015;46:61-79.

[32] Cahill K, Stevens S, Perera R, Lancaster T. Pharmacological interventions for smoking cessation: an overview and network meta-analysis. Cochrane Database Syst Rev. 2013: CD009329.

[33] Tashkin DP, Rennard S, Hays JT, et al. Effects of varenicline on smoking cessation in patients with mild to moderate COPD: a randomized controlled trial. Chest. 2011;139:591-599.

[34] Andreas S, Chenot J-F, Diebold R, Peachey S, Mann K. Effectiveness of varenicline as an aid to smoking cessation in primary care: An observational study Eur Addict Res. 2013;19:47-54.

[35] Mills EJ, Thorlund K, Eapen S, Wu P, Prochaska JJ. Cardiovascular events associated with smoking cessation pharmacotherapies: a network meta-analysis. Circulation. 2014;129:28-41.

[36] Anthenelli RM, Benowitz NL, West R, et al. Neuropsychiatric safety and efficacy of varenicline, bupropion, and nicotine patch in smokers with and without psychiatric disorders (EAGLES): a double-blind, randomised, placebo-controlled clinical trial. Lancet. 2016;387:2507-2520.

[37] Kirsch F. A systematic review of quality and cost-effectiveness derived from Markov models evaluating smoking cessation interventions in patients with chronic obstructive pulmonary disease. Expert review of pharmacoeconomics & outcomes research. 2015;15:301-316.

[38] Fu SS, van Ryn M, Nelson D, et al. Proactive tobacco treatment offering free nicotine replacement therapy and telephone counselling for socioeconomically disadvantaged smokers: a randomised clinical trial. Thorax. 2016;71:446-453.

[39] Koskenvuo K, Broms U, Korhonen T, et al. Smoking strongly predicts disability retirement due to COPD: the Finnish Twin Cohort Study. Eur Respir J. 2011;37:26-31.

[40] Nowak D, Gohlke H, Hering T, et al. [Position paper of the German Respiratory Society (DGP) on electronic cigarettes (E-cigarettes) in cooperation with the following scientific societies and organisations: BVKJ, BdP, DGAUM, DGG, DGIM, DGK, DKG, DGSMP, GPP]. Pneumologie. 2015;69:131-134.

[41] Leventhal AM, Strong DR, Kirkpatrick MG, et al. Association of Electronic Cigarette Use With Initiation of Combustible Tobacco Product Smoking in Early Adolescence. JAMA. 2015;314:700-707.

[42] Kalkhoran S, Glantz SA. E-cigarettes and smoking cessation in real-world and clinical settings: a systematic review and meta-analysis. The Lancet Respiratory medicine. 2016;4:116-128.

4.2 Pharmakotherapie der COPD

Timm Greulich, Claus Vogelmeier

4.2.1 Überblick

Die pharmakologische Therapie der COPD ist in der Lage, die Symptomlast und das Exazerbationsrisiko der Patienten zu verringern, sowie die Belastbarkeit und die Lebensqualität des Patienten signifikant zu verbessern. Nach streng wissenschaftlichen Kriterien gibt es jedoch bislang keinen Beweis dafür, dass die vorhandenen Therapien den Langzeitverlauf der COPD (abgebildet als Verlust der Lungenfunktion) modifizieren können [1],[2],[3],[4],[5]. Dem gegenüber steht eine Reihe von post-hoc-Analysen einiger großer Studien der letzten zehn Jahre, in welchen ein solcher Effekt herausgearbeitet werden konnte [6],[7].

Im Folgenden werden zunächst die verfügbaren Medikamentenklassen dargestellt. Im Anschluss werden vorgeschlagene Algorithmen zur pharmakologischen Therapie der COPD beschrieben. Schließlich wird kurz auf die Therapie der Exazerbation eingegangen.

4.2.2 Verfügbare Medikamentenklassen

Die in Deutschland zur Behandlung der COPD verfügbaren und üblicherweise verwendeten Substanzen umfassen Bronchodilatatoren (Beta-2-Adrenozeptor-Agonisten, Acetylcholinrezeptor-Antagonisten), antiinflammatorische Substanzen (systemische und inhalative Steroide, selektive Phosphodiesterase-4-Inhibitoren) sowie das Alpha-1-Antitrypsin (Tab. 4.6).

Tab. 4.6: Medikamentöse Therapie der COPD

Wirkprinzip	Wirkstoffgruppe		Wirkstoff
Inhalative Bronchodilatatoren	Kurz wirksam	Betamimetika	Fenoterol Salbutamol Terbutalin
		Anticholinergika	Ipratropium
		Kombinationen	Ipratropium / Fenoterol
	Lang wirksam	Betamimetika	Indacaterol Formoterol Olodaterol Salmeterol Vilanterol [*]
		Anticholinergika	Aclidinium Glycopyrronium Tiotropium Umeclidinium
		Kombinationen	Formoterol / Aclidinium Indacaterol / Glycopyrronium Tiotropium / Olodaterol Umeclidinium / Vilanterol
Antientzündliche Substanzen	Inhalierbare Steroide	Monopräparate	Beclometason Budesonid Fluticasonpropionat
		Kombinationen mit Bronchodilatatoren	Beclometason / Formoterol Budesonid / Formoterol Fluticasonpropionat / Salmeterol Fluticasonfuroat / Vilanterol
	Phosphodiestase-4-Inhibitoren		Roflumilast
Spezifische Therapie	Substitutionstherapie		Alpha-1-Antitrypsin

[*] nicht als Monopräparat verfügbar

4.2.3 Bronchodilatatoren

In der Behandlung der COPD verbessern Bronchodilatatoren die chronisch-obstruktive Ventilationsstörung durch Relaxation der glatten Muskulatur in den Atemwegen. In der spirometrischen Untersuchung findet man daher eine Verbesserung des FEV_1. Darüber hinaus reduzieren Bronchodilatatoren die Überblähung der Lunge in Ruhe und unter Belastung (die inspiratorische Kapazität steigt) und verbessern die körperliche Belastbarkeit der Patienten [8],[9]. Für den individuellen Patienten lässt sich allerdings das Ausmaß des Effekts (insbesondere unter Belastung) schlecht vorhersagen [10],[11].

Generell ist die Dosis-Wirkungs-Beziehung der üblicherweise verwendeten Bronchodilatatoren relativ flach [12],[13],[14],[15]. In den Akutphasen der Erkrankung (Exazerbationen) kann aber eine deutliche Erhöhung der Dosis kurz wirksamer Bronchodilatatoren zu einer wesentlichen Symptomverbesserung führen [16], auch wenn dies in der stabilen Phase der Erkrankung nicht der Fall zu sein scheint [17].

4.2.3.1 Beta-2-Adrenozeptor-Agonisten

Beta-2-Adrenozeptor-Agonisten (Beta-2-Agonisten, Beta-Mimetika) stimulieren beta-2-adrenerge Rezeptoren, was zu einer Erhöhung der intrazellulären Konzentration von cAMP führt. Dies wiederum führt zur Relaxation (zum erniedrigten Muskeltonus) der glatten Muskulatur und darüber zur Erweiterung der Atemwege. Nach der Wirkdauer kann man zwei (bis drei) Gruppen unterscheiden (Tab. 4.6):
- Kurz wirksame Beta-2-Agonisten (*Short Acting Beta Agonists* – SABA) entfalten ihre Wirkung schnell und haben eine Wirkdauer von ca. 4–6 h. Typische Vertreter dieser Gruppe sind Salbutamol, Fenoterol und Terbutalin. Die regelmäßige oder bedarfsweise Inhalation dieser Substanzen verbessert das FEV_1 und reduziert Symptome [18].
- Lang wirksame Beta-Agonisten (*Long Acting Beta Agonists* – LABA) besitzen eine Wirkdauer von mindestens 12 h. In dieser Gruppe befinden sich sowohl Substanzen, welche zwei Mal täglich gegeben werden (Wirkdauer um die 12 h – Formoterol und Salmeterol) als auch solche, bei denen aufgrund der langen Wirkdauer eine einmal tägliche Gabe möglich ist (Indacaterol, Olodaterol, Vilanterol). Die am breitesten untersuchten Substanzen sind Formoterol und Salmeterol.

In der regelmäßigen Anwendung verbessern inhalative Beta-2-Agonisten das FEV_1, die Dyspnoe, die krankheitsbezogene Lebensqualität sowie die Rate an Exazerbationen und Hospitalisierungen [19]. Die Datenbasis für einmal täglich anzuwendende Beta-2-Agonisten ist aktuell noch schmaler, wächst aber rasch. Zusammengenommen verbessern sie ebenfalls die Lungenfunktion, Symptome, Lebensqualität und mindern die Exazerbationsrate [20],[21],[22],[23].

Unerwünschte Wirkungen

Die klinisch relevantesten unerwünschten Wirkungen der inhalativen Beta-2-Agonisten spielen sich am Herzen ab. Die Ursache hierfür liegt in der Abnahme der relativen Spezifität der Substanzen für Beta-2-Rezeptoren (versus Beta-1-Rezeptoren) bei höheren Wirkstoffkonzentrationen. Die klinischen Manifestationen sind Herzrhythmusstörungen wie Tachykardien, welche nicht selten die Anwendung von Beta-2-Agonisten in der schweren Exazerbation limitieren können. Teilweise tritt unter Beta-2-Agonisten ein störender Tremor auf, vor allem bei älteren Patienten. Die in der Literatur beschriebenen weiteren Komplikationen (Hypokaliämie, leichter Abfall des Sauerstoffpartialdrucks) lassen sich in der klinischen Anwendung nur sehr selten beobachten und sind von untergeordneter klinischer Relevanz. Während bei Asthma die alleinige Anwendung eines inhalativen Beta-2-Agonisten in einer großen Studie mit einer erhöhten Mortalität assoziiert war (SMART-Studie) [24], findet sich dieser Zusammenhang bei der COPD nicht [19].

4.2.3.2 Antagonisten am muskarinischen Acetylcholin-Rezeptor

Der Einfachheit halber werden die inhalativen Acetylcholin-Rezeptor-Antagonisten im klinischen Alltag als inhalative Anticholinergika bezeichnet. Sie inhibieren den bronchokonstriktorischen Effekt von Acetylcholin am muskarinischen (Subtyp M3) Rezeptor der glatten Muskulatur in den Bronchien und führen so zur Bronchodilatation. Wie bei den Beta-2-Agonisten kann man auch bei den Anticholinergika die weitere Einteilung anhand der Wirkdauer vornehmen (Tab. 4.6):

- Als kurz wirksames Anticholinergikum (*Short Acting Muscarinic Acetylcholinreceptor Antagonist* – SAMA) ist in Deutschland Ipratropium verfügbar.
- Lang wirksame Anticholinergika (*Long Acting Muscarinic Acetylcholinreceptor Antagonist* – LAMA) verbleiben länger am M3-Rezeptor und verfügen daher über eine längere Wirkdauer [25]. Die entsprechenden pharmakokinetischen Eigenschaften erlauben bei Tiotropium, Glycopyrronium und Umeclidinium eine einmal tägliche Gabe, bei Aclidinium die zwei Mal tägliche Gabe.

Die regelmäßige Therapie mit einem LAMA verbessert Lungenfunktion, Symptome und Lebensqualität der behandelten Patienten und reduziert die Rate von Exazerbationen und Hospitalisierungen [25],[26],[27]. Darüber hinaus steigert sie im Studiensetting die Effektivität von pulmonaler Rehabilitation bzw. von Ausdauer- und Muskelaufbautraining [28],[29].

Obwohl der Effekt von LAMAs und LABAs auf Lungenfunktion und Symptomatik in etwa gleich stark ausgeprägt ist, haben mehrere Studien zeigen können, dass das LAMA Tiotropium in der Senkung der Exazerbationsrate effektiver war als die LABAs Salmeterol bzw. Indacaterol [30],[31].

In der randomisierten doppelblinden POET-Studie wurden insgesamt 7.376 Patienten mit moderater bis schwerer COPD und einer Exazerbationshistorie über den

Zeitraum eines Jahres entweder mit Tiotropium (3.707 Patienten) oder Salmeterol (3.669 Patienten) behandelt [30]. Tiotropium verlängerte dabei die Zeit bis zur ersten Exazerbation (primärer Endpunkt; p < 0,001) und bis zur ersten schweren Exazerbation (p < 0,001) und reduzierte darüber hinaus die Rate moderat und schwerer Exazerbationen (p = 0,002) bzw. schwerer Exazerbationen (p < 0,001). Die genauen Gründe für die Überlegenheit von LAMA gegenüber LABA in Bezug auf Prävention von Exazerbationen sind nicht verstanden.

Unerwünschte Wirkungen

Die häufigste Nebenwirkung ist ein trockener Mund nach Inhalation. Vereinzelt wurden Schwierigkeiten beim Wasserlassen berichtet, so dass die Anwendung bei Männern mit Prostatahyperplasie unter sorgfältiger Abwägung von Wirkung und Nebenwirkung erfolgen sollte. Bei Verneblung von kurz wirksamen Bronchodilatatoren über eine nicht abgeschlossene Gesichtsmaske, kann es – wohl im Rahmen einer lokalen Wirkung am Auge – zum Engwinkelglaukom kommen [32],[33]. Zwischenzeitlich waren Bedenken aufgekommen, ob die Inhalation von Tiotropium im *Respimat* mit einer Übersterblichkeit assoziiert sein könnte. In einer sehr großen Studie (Tiotropium im Respimat in zwei Dosierungen vs. Tiotropium im *Handyhaler* – TIOSPIR) konnte kein Mortalitätsunterschied zwischen den Therapiearmen mit den unterschiedlichen Inhalatoren gesehen werden [34]. Bereits zuvor war in der damals größten randomisiert-doppelblinden Studie (Tiotropium vs. Placebo auf dem Boden „üblicher" COPD-Therapie – UPLIFT-Studie) gezeigt worden, dass Tiotropium die Mortalitätsrate nicht anhebt [5]. Zusammengenommen zeigen die Studien ein sicheres Nebenwirkungsprofil von Tiotropium. Obwohl für die anderen Substanzen der gleichen Klasse deutlich weniger Daten existieren, kann man zum jetzige Zeitpunkt davon ausgehen, dass die Nebenwirkungen der inhalativen Anticholinergika eher selten und zumeist nicht klinisch limitierend sind.

4.2.3.3 Kombinationen von Bronchodilatatoren

In den letzten Jahren sind eine Reihe von LABA/LAMA-Präparaten zugelassen worden, welche je einen Wirkstoff aus beiden Klassen in fester Dosiskombination (*Fixed Dose Combination* – FDC) miteinander kombinieren (Tab. 4.6). Aus pharmakologischen Überlegungen heraus ist das günstig, da die Wirkstoffklassen ihre Wirkung über unterschiedliche intrazelluläre Systeme vermitteln. Daher kann der Effekt der beiden Mechanismen auf die Bronchodilatation annähernd additiv sein, ohne dass Nebenwirkungen signifikant zunehmen würden [35]. Die durchgeführten Studien bestätigen diese Überlegungen: Die bronchodilatatorischen Effekte der inhalativen FDCs sind durchgängig signifikant besser als Placebo und numerisch immer höher als die Effekte der beteiligten Einzelsubstanzen [36]. In vielen Studien, bei denen patientenzentrierte Endpunkte auch die entscheidenden Zielparameter waren, zeigten sich die Kombinationspräparate den Monokomponenten gegenüber überlegen

[37],[38],[39],[40],[41]. Auch in Bezug auf die Prävention von Exazerbationen zeigen sich die LABA/LAMA Kombinationstherapien den jeweiligen Monotherapieformen gegenüber überlegen, wenn Patienten eingeschlossen werden, welche eine relevante Exazerbationshistorie aufweisen: Unter Indacaterol/Glycopyrronium waren in der dreiarmigen SPARK-Studie signifikant weniger Exazerbationen zu beobachten als in den beiden anderen Therapiearmen (Glycopyrronium, bzw. Tiotropium open-label) [42].

In der viel beachteten, randomisiert doppelblinden FLAME-Studie wurden 1.680 Patienten dem Indacaterol/Glycopyrronium-Arm, 1.682 Patienten dem Salmeterol/Fluticason-Arm zugeteilt [43]. Nach 52 Wochen war die jährliche Rate aller Exazerbationen (sowie die Rate der moderaten oder schweren Exazerbationen) im LABA/LAMA-Arm signifikant niedriger als im ICS/LABA-Arm (p = 0,003; p < 0,001). Auch bezüglich der Zeit bis zur ersten Exazerbation („alle" oder „moderat oder schwer" oder „schwer") war Indacaterol/Glycopyrronium der Vergleichskombination Salmeterol/Fluticason überlegen [43].

4.2.3.4 Xanthinderivate

Aus der Gruppe der Xanthinderivate wird in Deutschland fast ausschließlich Theophyllin verwendet. Das Präparat gehört zu den umstrittenen Therapeutika in der Therapie der COPD. Als non-selektiver Phosphodiesterase-Inhibitor bewirkt Theophyllin einen moderaten bronchodilatatorischen Effekt. Das Problem an der Substanz ist, dass der therapeutische Bereich klein ist und die Nebenwirkungen erheblich sein können [44]. Toxische Effekte beinhalten auch das seltene Auftreten von potentiell tödlichen Tachykardien. In einer sehr großen, allerdings rein retrospektiven Analyse von fast 200.000 Patienten fand sich unter Therapie mit Theophyllin eine sehr dezente, aber statistisch signifikante Erhöhung der Mortalität [45]. In den meisten Leitlinien ist der Stellenwert dieser Therapieoption gering.

4.2.4 Antiinflammatorische Therapie

4.2.4.1 Inhalative Kortikosteroide (*inhaled corticosteroids* – ICS)

Wie systemische Steroide wirken auch inhalative Kortikosteroide nach Bindung an ihren im Cytosol lokalisierten nukleären Rezeptor, der gebunden am Hitzeschockprotein 90 (Hsp90) zunächst inaktiv ist. Durch Bindung des Liganden dissoziiert Hsp90 ab. Der Rezeptor-Ligand-Komplex dimerisiert und wandert in den Zellkern, wo der Komplex als Transkriptionsfaktor regulatorische, zumeist antiinflammatorische Wirkungen entfaltet. Dies wird unter anderem durch Bindung an den proinflammatorischen Transkriptionsfaktor NFκB vermittelt.

Klinische Studien von ICS in der Monotherapie haben bei der COPD keinen konklusiven Effekt auf den jährlichen Verlust von Lungenfunktion oder auf Mortalität zeigen können. In der TORCH-Studie (vierarmige Studie mit 6.112 Patienten und einem Behandlungszeitraum von 3 Jahren: ICS/LABA vs. ICS vs. LABA vs. Placebo) hatte sich ein leichter Trend zu einer höheren Mortalität unter alleiniger ICS-Therapie gezeigt [46]. In der kürzlich veröffentlichten, deutlich größeren SUMMIT-Studie (ebenfalls vierarmige Studie mit 16.485 Patienten und einem Beobachtungszeitraum von 3 Jahren: ICS/LABA vs. ICS vs. LABA vs. Placebo) wurde dies so nicht gesehen [47]. Hier zeigten alle Therapiearme (auch ICS mono) gegenüber Placebo weniger kardiovaskulär bedingte Todesfälle, wobei die Unterschiede nicht signifikant waren.

Klinische Studien der FDC ICS/LABA (Tab. 4.6) zeigen bezüglich Exazerbationen ein günstigeres Bild: Bei Patienten mit moderater bis sehr schwerer COPD und Exazerbationshistorie ist in großen Metaanalysen die Kombination ICS/LABA bezüglich Lungenfunktion, Lebensqualität und Reduktion von Exazerbationen effektiver als die Einzelsubstanzen [48],[49]. In den beiden größten, auf Senkung der Mortalität ausgerichteten Studien dieser Medikamentenklassen (TORCH und SUMMIT) konnte eine signifikante Reduktion der Mortalität (jedweder Ursache, bzw. kardiovaskulärer Ursache) aber nicht gezeigt werden.

Post-hoc-Analysen einiger Studien zu relativen Effektivität von ICS/LABA (vs. LABA bzw. vs. LABA/LAMA) bezüglich der Senkung der Exazerbationsrate legen die Vermutung nahe, dass eine erhöhte Zahl eosinophiler Granulozyten mit einer erhöhten Effektivität von inhalativen Steroiden einhergeht [50],[51],[52]. Bislang fehlen hierzu prospektiv durchgeführte Studien in den entsprechenden Subkollektiven, so dass man noch keine allgemein gültigen Empfehlungen aussprechen kann.

Die Therapie mit ICS/LABA/LAMA (inhalative Triple-Therapie) ist bislang nicht erschöpfend mit Daten unterlegt. Zwar gibt es mittlerweile klare Hinweise, dass die Triple-Therapie der alleinigen Therapie mit einem LAMA [53],[54] und einer Therapie mit ICS/LABA [55] überlegen ist. Die entscheidende Frage ist aber, welchen zusätzlichen Effekt ICS auf dem Boden einer dualen Bronchodilatation haben.

Indirekte Evidenz hierzu kann aus der WISDOM-Studie abgeleitet werden [56]. In der Studie wurde der Effekt eines schrittweisen Ausschleichens des ICS bei klinisch stabiler COPD unter Beibehaltung einer dualen Bronchodilatation untersucht. Als primärer Endpunkt wurde die Zeit bis zum Auftreten einer moderaten oder schweren Exazerbation festgelegt. Vor dem stufenweisen Ausschleichen des ICS (Fluticason) wurden in einer „*run-in-period*" über sechs Wochen alle Patienten mit einer Triple-Therapie aus ICS/LABA/LAMA behandelt [56]. Die Kontrollgruppe (1.243 Patienten) führte dann die Triple-Therapie über insgesamt ein Jahr fort, bei der Interventionsgruppe (1.242 Patienten) wurde das ICS über einen Zeitraum von 3 Monaten stufenweise (500 µg/d, 200 µg/d) ausgeschlichen. Trotz Beendigung der ICS-Therapie konnte in dem Studienarm, der weitere neun Monate ohne ICS (aber unter dualer Bronchodilatation) fortgeführt wurde, kein signifikant früheres Auftreten von Exazerbationen festgestellt werden [57]. Auch in den sekundären Endpunkten (unter anderem Mortalität, Exazerbationszahl, Dyspnoe) fanden sich keine signifikanten Unterschiede. Allerdings kam es sechs Wochen nach vollständigem Absetzen der ICS-Medikation (Woche 18) zu einem signifikanten Abfall der FEV_1 um 38 ml, welcher am Ende der Studie (Woche 52) mit 43 ml fortbestand [57]. In einer Subgruppenanalyse konnte gezeigt werden, dass Patienten mit hohen Bluteosinophilen im Placebo-Arm zu einem früheren und vermehrten Auftreten von Exazerbationen neigten [58]. In dieser Hinsicht bestätigen die Ergebnisse die oben erwähnte Assoziation zwischen Eosinophilenzahlen im Blut und ICS-Effekt. Die große Einschränkung ist, dass auch diese Analysen post-hoc-Analysen waren und nur als hypothesengenerierend angesehen werden dürfen.

Zwei weitere, kürzlich veröffentlichte Studien haben sich prospektiv im Parallel-Gruppen-Design der Frage gewidmet, welchen zusätzlichen Effekt ein inhalatives Steroid auf dem Boden einer dualen Bronchodilatation hat: In der TRIBUTE-Studie wurden 1.532 Patienten (mindestens eine moderate/schwere Exazerbation im vergangenen Jahr, FEV_1 < 50 % des Solls) randomisiert und für den Zeitraum eines Jahres entweder mit Indacaterol/Glycopyrronium im Breezhaler™ oder mit der Triple-Therapie Beclometason/Formoterol/Glycopyrronium (Dosieraerosol, FDC) behandelt [59]. Der primäre Endpunkt wurde erreicht: Unter Triple-Therapie war die jährliche Rate der moderaten und schweren Exazerbationen um ca. 15 % niedriger als unter dualer Bronchodilatation (0,50 vs. 0,59; p = 0,043). Bezüglich der Zeit bis zur ersten Exazerbation (sekundärer Endpunkt) zeigte sich zwischen beiden Therapiearmen kein signifikanter Unterschied [59]. In der ebenfalls randomisierten, dreiarmigen IMPACT-Studie wurden 10.335 Patienten über ein Jahr im Verhältnis 2:2:1 entweder mit der FDC Fluticasonfuroat/Umeclidinium/Vilanterol, der FDC Fluticasonfuroat/Vilanterol oder der FDC Umeclidinium/Vilanterol (alle im Ellipta™ DPI) behandelt. Die eingeschlossenen Patienten mussten relevante Symptome (CAT ≥ 10) haben und eine Exazerbationshistorie aufweisen (≥ 1 moderate/schwere Exazerbation bei einer FEV_1 < 50 %; ≥ 2 moderate oder ≥ schwere Exazerbation bei einer FEV_1 von 50 %–80 %) [60]. Auch hier wurde der primäre Endpunkt erreicht: Die jährliche Rate moderater/schwerer Exazerbationen war 0,91 in der Gruppe unter Triple-Therapie und damit signifikant niedriger als in der Gruppe unter ICS/LABA (1,07; rate ratio 0,85; p < 0,0001) und in der LABA/LAMA-Gruppe (1,21; rate ratio 0,75; p < 0,001). Darüber hinaus war auch die Rate schwerer (hospitalisierungspflichtiger) Exazerbationen unter Triple-Therapie (0,13) zahlenmäßig niedriger als unter ICS/LABA (0,15; rate ratio 0,87; p = 0,06) und signifikant niedriger als unter LABA/LABA (0,19; rate ratio 0,66; p < 0,001) [60]. Zusammenfassend ist also in beiden Studien unter Triple-Therapie eine signifikante Reduktion der Rate moderater/schwerer Exazerbationen im Vergleich zu dualer Bronchodilatation zu erkennen.

In der genaueren Betrachtung ergaben sich eine Reihe ungelöster Probleme in der Deutung der Ergebnisse, die eine abschließende Beurteilung erschweren:

1. Die Vergleichsarme in beiden Studien führen zu Interpretationsschwierigkeiten: In der TRIBUTE-Studie beinhaltet die Triple-Kombination die Bronchodilatatoren Formoterol und Glycopyrronium (2 × täglich, als Dosieraerosol), wohingegen der Vergleichsarm aus Indacaterol und Glycopyrronium (1 × täglich, als Trockenpulver) bestand. Insofern ist der Unterschied zwischen beiden Armen nicht streng

auf das inhalative Steroid Beclometason zurückzuführen. In der IMPACT-Studie wurde als LABA/LAMA-Vergleichsarm Umeclidinium/Vilanterol gewählt. Da über diese Kombination bislang keine Exazerbationsdaten vorlagen, ist zwar klar, dass Fluticasonfuroat auf dem Boden dieser LABA/LAMA-Kombination einen zusätzlichen Effekt bringt, nicht aber, ob dies auf andere LABA/LAMA-Kombinationen übertragbar ist.

2. In beiden Studien waren Patienten mit einer Vorgeschichte eines Asthma bronchiale erlaubt. Darüber hinaus finden sich in beiden Studien in den bislang spärlich inkludierten Subgruppenanalysen zu Bluteosinophilen Hinweise dafür, dass höhere Eosinophilenzahlen auch mit einem stärkeren Effekt von ICS einhergehen. Über den relativen prädiktiven Wert von klinischen Charakteristika (früheres Asthma, Sensibilisierung, allergische Rhinokonjunktivitis, Exazerbationshistorie) und gemessenen Werten (Lungenfunktion, Bluteosinophilie) kann daher noch keine verlässliche Aussage getroffen werden.

3. In beiden Studien waren ca. 2/3 der Patienten vor Studieneinschluss mit inhalativen Steroiden vorbehandelt. In diesem Zusammenhang findet man in der Darstellung der Zeit bis zur ersten Exazerbation eine relativ frühe Separation der Kurven und hiernach einen relativ parallelen Verlauf. Es ist daher möglich, dass der beobachtete Benefit des Steroids zum Teil erklärt wird über eine Exazerbation nach dem (im Gegensatz zur WISDOM-Studie abrupten) Absetzen des inhalativen Steroids in den Armen, die ohne ICS weitergeführt wurden [61].

Zum jetzigen Zeitpunkt kann festgestellt werden, dass es in der Population von Patienten, die unter dualer Bronchodilatation noch exazerbieren, Patienten gibt, die von einem zusätzlichen inhalativen Steroid profitieren. Es darf aber bezweifelt werden, dass dies für alle Patienten zutrifft. Vor diesem Hintergrund ist zu empfehlen, eine individuelle Entscheidung unter Zuhilfenahme von klinischen Charakteristika (Vorgeschichte asthmatischer Beschwerden, andere Erkrankungen aus dem atopischen Formenkreis, Exazerbationshistorie) und potentiell der Messung der Eosinophilen im Blut zu treffen.

4.2.4.2 Systemische Kortikosteroide

Noch stärker als inhalative Kortikosteroide wirken systemisch verabreichte Steroide als starke Entzündungshemmer, unter anderem durch Wechselwirkungen mit dem Transkriptionsfaktor NF-κB. Während sie in der Exazerbation praktisch unverzichtbar sind, sollen sie in der Langzeittherapie nicht eingesetzt werden, da hier die negativen Effekte überwiegen: Unter dauerhafter systemischer Kortikosteroidgabe kommt es bei Patienten mit einer COPD zur Steroidmyopathie, zu einer Verschlechterung eines Diabetes, einer arteriellen Hypertonie und zu einer leicht erhöhter Mortalität [62],[63],[64],[65].

4.2.4.3 Selektive Phosphodiesterase-4-Inhibitoren

Als einziger Vertreter der Gruppe der selektiven Inhibitoren der Phosphodiesterase-4 (PDE4) ist Roflumilast zugelassen. Roflumilast ist indiziert zur Prävention von COPD-Exazerbationen bei Patienten mit schwerer oder sehr schwerer COPD (FEV_1 < 50 % des Sollwertes) mit den klinischen Zeichen einer chronischen Bronchitis und der Anamnese von gehäuften Exazerbationen. Die Wirkung beruht auf der selektiven Hemmung der PDE4 in Zellen des Immunsystems, wodurch die Hydrolyse von cyclischem Adenosinmonophosphat (cAMP) inhibiert wird. Es resultieren erhöhte intrazelluläre cAMP-Level, welche in diesen Zellen letztlich entzündungshemmende Effekte vermitteln, so zum Beispiel eine verringerte Freisetzung von proinflammatorischen Mediatoren aus Neutrophilen, die verringerte Expression von Zelloberflächenmarkern und eine erniedrigten Apoptoserate. Da Patienten mit häufigen COPD-Exazerbationen in der Regel eine erhöhte inflammatorische Aktivität haben, lässt sich der klinische Benefit einer erniedrigten Exazerbationsrate unter Therapie so erklären.

Es ist bemerkenswert, dass nicht der Effekt auf die FEV_1 zulassungsrelevant war, sondern die Senkung der Exazerbationsrate, was einen Paradigmenwechsel darstellte. Darüber hinaus ist anzuerkennen, dass die Entwicklung und Zulassung sich nicht auf COPD allgemein, sondern auf den chronischen Bronchitiker mit häufigen Exazerbationen, konzentriert hat und damit erstmals eine phänotypspezifische Zulassung erfolgte.

Eine Subgruppenanalyse der gepoolten Daten früher Studien kam zu dem Schluss, dass insbesondere Patienten mit den klinischen Zeichen einer chronischen Bronchitis bzw. mit einem erhöhten Husten- oder Sputum-Score bei Studienbeginn profitierten. In diesen Gruppen konnte eine signifikante Senkung der Exazerbationsrate (moderat und schwer) um 18 %–30 % gesehen werden [66]. In weiteren Studien konnte ein additiver Effekt auch in LABA- bzw. LAMA-vorbehandelten Patienten gesehen werden [67].

In der Gruppe der Häufig-Exazerbierer (Subgruppen-Analyse aus M-127 und M2-128) konnte die bedeutsamste Reduktion von Exazerbationen erreicht werden (−22,3 % im Vergleich zu Placebo) [68]. Zuletzt konnte gezeigt werden (REACT-Studie), dass Roflumilast auch in der Gruppe der mit Triple-Therapie vortherapierten Patienten in der Lage ist, die Zahl insbesondere der schweren Exazerbationen zu vermindern [69].

In allen Studien traten unerwünschte Wirkungen signifikant häufiger unter Roflumilast als unter Placebo auf, was mit einer erhöhten Abbruchrate unter Verum assoziiert war. Auch in der klinischen Praxis ist zu beachten, dass die Wirkungen und zu erwartenden Nebenwirkungen (allen voran gastrointestinal) mit dem Patienten vor Therapiebeginn zu diskutieren sind.

4.2.4.4 Antibiotika

Zuletzt sind einige Studien zur Dauertherapie mit Makrolid-Antibiotika erschienen. In der ersten der veröffentlichten doppelblinden, randomisierten Studie wurden über den Zeitraum eines Jahres 570 COPD-Patienten mit Azithromycin 250 mg/d und 572 COPD-Patienten mit Placebo zusätzlich zur Standardtherapie behandelt [70]. Die Zeit bis zur ersten Exazerbation betrug in der Verum-Gruppe 266 Tage, in der Placebo-Gruppe nur 174 Tage. Auch die beiden Parameter Exazerbationsrate und Lebensqualität wurden durch Azithromycin signifikant gebessert. Eine Post-Hoc-Analyse zeigte jedoch, dass die größte Wirkung bei Patienten mit mildem Schweregrad aufgetreten war [71]. Darüber hinaus wurden die positiven Effekte mit signifikanten unerwünschten Wirkungen erkauft: In der Verum-Gruppe kam es signifikant häufiger zu Einschränkungen des Gehörs. Auch die Kolonialisierung mit Makrolid-resistenten Keimen traten in der Verum-Gruppe signifikant häufiger auf als in der Placebo-Gruppe. Im Kontext global zunehmender Resistenzen kann diese Therapie daher aktuell nicht als Standardtherapie empfohlen werden.

4.2.5 Therapie des Alpha-1-Antitrypsin-Mangels

4.2.5.1 Hintergrund

Bei etwa 1 % der Patienten mit einer COPD (vor allem des emphysematischen Typs) liegt ein Alpha-1-Antitrypsin-Mangel (AATM) als wichtige oder alleinige Ursache der Lungenerkrankung vor [72]. Im Jahr 1963 beobachteten Laurell und Erikson, dass Patienten mit einem Alpha-1-Antitrypsin-Mangel überdurchschnittlich häufig an einer emphysematischen Lungenerkrankung litten [73]. Aufgrund von Autopsiestudien, kleinen Fallserien und Expertenmeinungen wird das Risiko der Emphysementstehung bei rauchenden Pi * ZZ Individuen (homozygoter Status) heutzutage auf ca. 90 %, bei nichtrauchenden Individuen auf ca. 60 %–80 % geschätzt [74],[75].

4.2.5.2 Grundlagen

Im Wesentlichen wird die „AATM-COPD" genauso behandelt wird wie eine "gewöhnliche" COPD. Die non-pharmakologischen Optionen umfassen Tabakentwöhnung, multimodale pulmonale Rehabilitation, Impfungen gegen Influenza und Pneumokokken sowie die Langzeitsauerstofftherapie. In Einzelfällen stehen die endoskopischen Verfahren der Lungenvolumenreduktion und die chirurgische Lungenvolumenreduktion zur Verfügung. Auf der pharmakologischen Seite folgt die Therapie der stabilen AATM-assoziierten COPD den oben dargestellten Grundlagen (Bronchodilatatoren, inhalative Steroide, Phosphodiesterase-4-Inhibitor).

4.2.5.3 Substitutionstherapie

Als spezifische Therapieoption der AATM-assoziierten Lungenerkrankung steht die Substitutionstherapie (Augmentation) zur Verfügung. Das aus humanem Plasma gewonnene Protein wird dabei in der Dosis 60 mg/kg KG einmal wöchentlich infundiert [76]. In einer nicht-randomisierten Beobachtungsstudie zweier Kollektive (deutsche behandelte Patienten vs. dänische unbehandelte Patienten) konnte bei Patienten mit einer FEV_1 zwischen 30 % und 65 % in der Substitutionsgruppe eine Reduktion des jährlichen FEV_1-Verlustes beobachtet werden [77]. In einer Untersuchung des amerikanischen Registers war die Mortalität bei substituierten Patienten signifikant niedriger als bei nicht-substituierten [78]. In einer Metaanalyse (zusammen 1.509 Patienten) wiesen substituierte Patienten einen niedrigeren jährlichen FEV_1-Abfall auf als Patienten, die nicht substituiert wurden. Der Effekt war in der Gruppe von Patienten mit einer FEV_1 von 30 %–65 % des Sollwertes am stärksten ausgeprägt [79]. In der letzten Dekade wurden doppeltblinde randomisierte Studien durchgeführt, bei welchen die CT-densitometrisch gemessene Lungendichte als primärer Zielparameter diente. Die auf diese Art und Weise durchgeführten Studien zeigen uniform statistische Trends (zumeist grenzwertig signifikant) dahingehend, dass der Verlust der Lungendichte bei substituierten deutlich verlangsamt werden kann [80],[81]. Die größte unter dieser Fragestellung durchgeführte Studie ist der RAPID-Trial. Hier wurden 180 homozygote AATM-Patienten über einen Zeitraum von 2 Jahren randomisiert und doppelblind entweder mittels AAT-Infusionen (60 mg/kg KG einmal pro Woche) oder Placebo behandelt. Auch hier zeigte sich CT-densitometrisch ein klarer Trend zur Wirksamkeit der Substitutionstherapie [82]. Zusammengefasst zeigen die Daten aus randomisierten klinischen Studien, dass die Substitutionstherapie wahrscheinlich in der Lage ist, das Fortschreiten des Emphysems, gemessen mittels CT-Densitometrie, zu verlangsamen. Hieraus folgt, dass die frühzeitige Identifikation der betroffenen Patienten wichtig ist, um rechtzeitig in den Verlauf der Erkrankung eingreifen zu können.

4.2.6 Behandlungsalgorithmen der stabilen COPD

Da nicht alle Wissenslücken bezüglich der Behandlung der stabilen COPD geschlossen sind, unterscheiden sich veröffentlichte nationale und internationale Leitlinien voneinander [83],[84],[85].

4.2.6.1 Nationale Versorgungsleitlinie

Die nationale Versorgungsleitlinie COPD wurde zuletzt 2007 veröffentlicht und kann daher nicht alle aktuellen Erkenntnisse beinhalten [84]. Sie orientiert sich in erster Linie am FEV_1 und schlägt ein stufenweises Vorgehen vor (Abb. 4.1).

Begonnen wird mit einem kurz wirksamen Bronchodilatator bei Bedarf. Bei einem FEV_1 < 80 % des Sollwertes werden (je nach Symptomatik) zusätzlich ein oder zwei

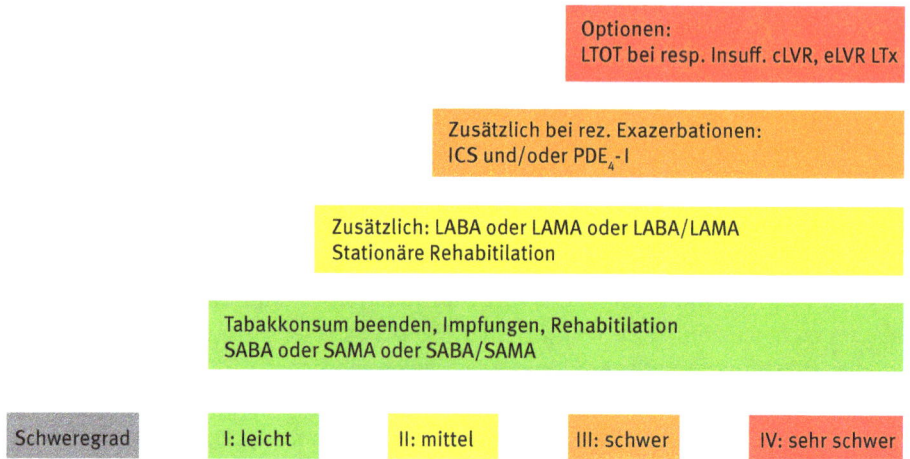

| | Optionen: |
| LTOT bei resp. Insuff. cLVR, eLVR LTx |

| Zusätzlich bei rez. Exazerbationen: |
| ICS und/oder PDE$_4$-I |

| Zusätzlich: LABA oder LAMA oder LABA/LAMA |
| Stationäre Rehabitilation |

| Tabakkonsum beenden, Impfungen, Rehabitilation |
| SABA oder SAMA oder SABA/SAMA |

| Schweregrad | I: leicht | II: mittel | III: schwer | IV: sehr schwer |

Abb. 4.1: In der NVL von 2007 wird ein stufenweises Vorgehen vorgeschlagen (zum damaligen Zeitpunkt ohne PDE4-I). cLVR: chirurgische Lungenvolumenreduktion; eLVR: endoskopische Lungen-volumenreduktion; LABA: lang wirksames Beta-Mimetikum; LAMA: Lang wirksames Anticholinergi-kum; LTx: Lungentransplantation; PDE4-I: Phosphodiestera-se-4-Inhibitor; SABA: kurz wirksames Beta-Mimetikum; SAMA: kurz wirksames Anticholinergikum. (modifiziert nach [84])

lang wirksame Bronchodilatatoren eingesetzt. Liegt das FEV$_1$ unter 50 % und treten zusätzlich Exazerbationen auf, so können zusätzlich inhalative Steroide zum Einsatz kommen (an dieser Stelle müsste auch Roflumilast eingefügt werden, was zu diesem Zeitpunkt noch nicht zugelassen war). Bei weiter sinkendem FEV$_1$ stehen schließlich weitere Verfahren (Langzeit-Sauerstofftherapie, endoskopische oder chirurgische Lungenvolumenreduktion, Transplantation) zur Verfügung.

4.2.6.2 Therapiealgorithmus des GOLD-Komitees

In der zuletzt vorgestellten Version des Therapiealgorithmus des GOLD-Komitees wer-den die Patienten entsprechend ihrer initialen Evaluation (Ausmaß der Symptome und Risikostratifizierung anhand der Exazerbationshistorie) in vier Gruppen einge-teilt [84]. Im Gegensatz zu den Reports aus den Jahren 2011 bis 2016 wurde die „Dop-pelbelegung" der Y-Achse (Exazerbationen und/oder Lungenfunktion) verlassen, so dass nun nur noch die Exazerbationshistorie das zukünftige Risiko kodiert (Abb. 4.2).

Patienten ohne relevante Exazerbationshistorie (Gruppen A und B) werden nach den aktualisierten Empfehlungen (wie in den deutschen Versorgungsleitlinien auch) ohne ICS behandelt. Die Wahl zwischen einem oder mehreren Bronchodilatatoren richtet sich nach dem Ausmaß der Symptome bei Therapieinitiierung und unter The-rapie (Abb. 4.3).

Im Gegensatz dazu sind die Therapieoptionen in den Gruppen C und D weiter auf-gefächert (Abb. 4.4). Während in den Gruppen A/B (keine relevante Exazerbationshis-torie) die Therapie allein nach der Symptomlast initiiert und gesteuert wird, kommen

Abb. 4.2: Im aktuellen GOLD-Report werden die Patienten nach Exazerbationshistorie und Symptome in vier Gruppen eingeteilt. CAT: COPD-Assessment-Test; mMRC: modified Medical Research Council Score. (modifiziert nach [83])

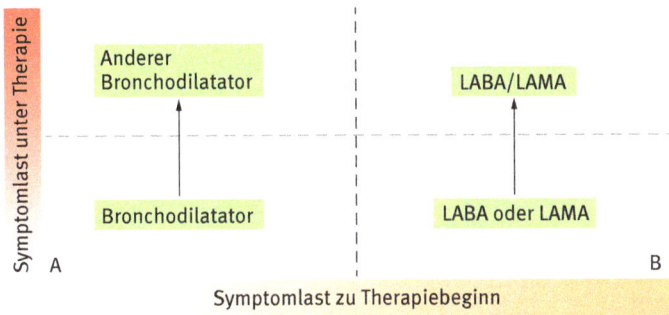

Abb. 4.3: Je nach Ausmaß der Symptome zu Therapiebeginn und unter Therapie werden in den Gruppen A und B Bronchodilatatoren (kurz bzw. lang) allein oder in Kombination verwendet. (modifiziert nach [84])

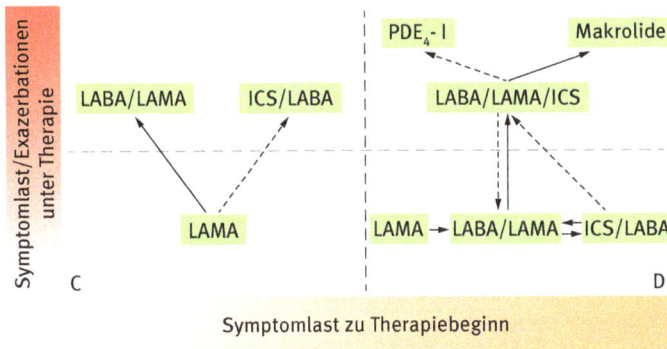

Abb. 4.4: Je nach Ausmaß der Symptome zu Therapiebeginn und nach Exazerbationen und Symptomen unter Therapie werden in den Gruppen C und D die verfügbaren Medikamente in unterschiedlichen Kombination verwendet. Dabei bezeichnen durchgezogene Linien und weiß hinterlegte Kästchen die bevorzugten therapeutischen Alternativen. Im Original-GOLD-Dokument wird der Stellenwert der PDE4-Inhibitoren weniger günstig gesehen. (modifiziert nach [83])

nun Exazerbationen als wichtiges Kriterium, auch der Therapiesteuerung, hinzu. In diesen Gruppen finden auch die zusätzlichen Therapieoptionen ICS, PDE4-Inhibitoren sowie Makrolide ihren Platz. Dabei haben die Autoren des GOLD-Reports sich dazu entschlossen, sogenannte „bevorzugte" (*preferred*) Behandlungsoptionen und Strategien der Eskalation/Deeskalation zu nennen (diese sind die in Abb. 4.4 durchgezogenen Pfeile) und Pfade/Therapieoptionen zu kennzeichnen, welche weniger gut oder gar nicht durch Daten aus guten klinischen Studien belegt sind (gestrichelte Pfeile und grau hinterlegte Optionen).

Vergleicht man die bevorzugten Therapieoptionen in Abb. 4.3 und Abb. 4.4 mit dem Stufenschema der NVL, so sind die Unterschiede eher gering. In beiden Empfehlungen startet die Therapie mit Bronchodilatatoren (je nach Ausmaß der Symptome) und in beiden Empfehlungen ist die Entscheidung für ein ICS mit Vorhandensein von Exazerbationen verbunden.

Es bleibt abzuwarten, ob zukünftig die Entscheidung für oder gegen ein ICS auch von der Zahl der Bluteosinophilen abhängig gemacht werden wird. Wie oben beschrieben, gibt es diesbezüglich vielversprechende Daten [50],[51],[52],[58]. Die Autoren des GOLD-Reports schreiben zur Gruppe D, dass bei Patienten mit zusätzlichen klinischen Charakteristika oder hohen Bluteosinophilen die Therapie mit ICS/LABA (gegenüber LABA/LAMA) als erste Wahl zu bevorzugen sein könnte, weisen aber darauf hin, dass die Datenlage hierfür noch dünn ist.

Literatur

[1] Burge PS, Calverley PM, Jones PW, et al. Randomised, double blind, placebo controlled study of fluticasone propionate in patients with moderate to severe chronic obstructive pulmonary disease: the ISOLDE trial. BMJ. 2000;320(7245):1297-303.

[2] Anthonisen NR, Connett JE, Kiley JP, et al. Effects of smoking intervention and the use of an inhaled anticholinergic bronchodilator on the rate of decline of FEV1. The Lung Health Study. JAMA. 1994;272(19):1497-505.

[3] Pauwels RA, Lofdahl CG, Laitinen LA, et al. Long-term treatment with inhaled budesonide in persons with mild chronic obstructive pulmonary disease who continue smoking. European Respiratory Society Study on Chronic Obstructive Pulmonary Disease. N Engl J Med. 1999;340(25):1948-53.

[4] Vestbo J, Sorensen T, Lange P, et al. Long-term effect of inhaled budesonide in mild and moderate chronic obstructive pulmonary disease: a randomised controlled trial. Lancet. 1999;353(9167):1819-23.

[5] Tashkin DP, Celli B, Senn S, et al. A 4-year trial of tiotropium in chronic obstructive pulmonary disease. N Engl J Med. 2008;359(15):1543-54.

[6] Decramer M, Celli B, Kesten S, et al. Effect of tiotropium on outcomes in patients with moderate chronic obstructive pulmonary disease (UPLIFT): a prespecified subgroup analysis of a randomised controlled trial. Lancet. 2009;374(9696):1171-8.

[7] Celli BR, Thomas NE, Anderson JA, et al. Effect of Pharmacotherapy on Rate of Decline of Lung Function in COPD: Results from the TORCH Study. Am J Respir Crit Care Med. 2008;178(4):332-8.

[8]   O'Donnell DE, Fluge T, Gerken F, et al. Effects of tiotropium on lung hyperinflation, dyspnoea and exercise tolerance in COPD. Eur Respir J. 2004;23(6):832-40.

[9]   O'Donnell DE, Sciurba F, Celli B, et al. Effect of fluticasone propionate/salmeterol on lung hyperinflation and exercise endurance in COPD. Chest. 2006;130(3):647-56.

[10] Berger R, Smith D. Effect of inhaled metaproterenol on exercise performance in patients with stable „fixed" airway obstruction. Am Rev Respir Dis. 1988;138(3):624-9.

[11] Hay JG, Stone P, Carter J, et al. Bronchodilator reversibility, exercise performance and breathlessness in stable chronic obstructive pulmonary disease. Eur Respir J. 1992;5(6):659-64.

[12] Higgins BG, Powell RM, Cooper S, Tattersfield AE. Effect of salbutamol and ipratropium bromide on airway calibre and bronchial reactivity in asthma and chronic bronchitis. Eur Respir J. 1991;4(4):415-20.

[13] Gross NJ, Petty TL, Friedman M, et al. Dose response to ipratropium as a nebulized solution in patients with chronic obstructive pulmonary disease. A three-center study. Am Rev Respir Dis. 1989;139(5):1188-91.

[14] Donohue JF, Kalberg C, Shah P, et al. Dose response of umeclidinium administered once or twice daily in patients with COPD: a pooled analysis of two randomized, double-blind, placebo-controlled studies. J Clin Pharmacol. 2014;54(11):1214-20.

[15] Chowdhury BA, Seymour SM, Michele TM, et al. The risks and benefits of indacaterol--the FDA's review. N Engl J Med. 2011;365(24):2247-9.

[16] O'Driscoll BR, Kay EA, Taylor RJ, et al. A long-term prospective assessment of home nebulizer treatment. Respir Med. 1992;86(4):317-25.

[17] Jenkins SC, Heaton RW, Fulton TJ, Moxham J. Comparison of domiciliary nebulized salbutamol and salbutamol from a metered-dose inhaler in stable chronic airflow limitation. Chest. 1987;91(6):804-7.

[18] Sestini P, Renzoni E, Robinson S, Poole P, Ram FS. Short-acting beta 2 agonists for stable chronic obstructive pulmonary disease. Cochrane Database Syst Rev. 2002(4):CD001495.

[19] Kew KM, Mavergames C, Walters JA. Long-acting beta2-agonists for chronic obstructive pulmonary disease. Cochrane Database Syst Rev. 2013(10):CD010177.

[20] Han J, Dai L, Zhong N. Indacaterol on dyspnea in chronic obstructive pulmonary disease: a systematic review and meta-analysis of randomized placebo-controlled trials. BMC Pulm Med. 2013;13:26.

[21] Geake JB, Dabscheck EJ, Wood-Baker R, Cates CJ. Indacaterol, a once-daily beta2-agonist, versus twice-daily beta(2)-agonists or placebo for chronic obstructive pulmonary disease. Cochrane Database Syst Rev. 2015;1:CD010139.

[22] Koch A, Pizzichini E, Hamilton A, et al. Lung function efficacy and symptomatic benefit of olodaterol once daily delivered via Respimat(R) versus placebo and formoterol twice daily in patients with GOLD 2-4 COPD: results from two replicate 48-week studies. Int J Chron Obstruct Pulmon Dis. 2014;9:697-714.

[23] Kempsford R, Norris V, Siederer S. Vilanterol trifenatate, a novel inhaled long-acting beta2 adrenoceptor agonist, is well tolerated in healthy subjects and demonstrates prolonged bronchodilation in subjects with asthma and COPD. Pulm Pharmacol Ther. 2013;26(2):256-64.

[24] Cazzola M, Matera MG. Safety of long-acting beta2-agonists in the treatment of asthma. Ther Adv Respir Dis. 2007;1(1):35-46.

[25] Melani AS. Long-acting muscarinic antagonists. Expert Rev Clin Pharmacol. 2015;8(4):479-501.

[26] Jones PW, Singh D, Bateman ED, et al. Efficacy and safety of twice-daily aclidinium bromide in COPD patients: the ATTAIN study. Eur Respir J. 2012;40(4):830-6.

[27] Karner C, Chong J, Poole P. Tiotropium versus placebo for chronic obstructive pulmonary disease. Cochrane Database Syst Rev. 2014(7):CD009285.

[28] Kesten S, Casaburi R, Kukafka D, Cooper CB. Improvement in self-reported exercise participation with the combination of tiotropium and rehabilitative exercise training in COPD patients. Int J Chron Obstruct Pulmon Dis. 2008;3(1):127-36.

[29] Casaburi R, Kukafka D, Cooper CB, Witek TJ Jr., Kesten S. Improvement in exercise tolerance with the combination of tiotropium and pulmonary rehabilitation in patients with COPD. Chest. 2005;127(3):809-17.

[30] Vogelmeier C, Hederer B, Glaab T, et al. Tiotropium versus salmeterol for the prevention of exacerbations of COPD. N Engl J Med. 2011;364(12):1093-103.

[31] Decramer ML, Chapman KR, Dahl R, et al. Once-daily indacaterol versus tiotropium for patients with severe chronic obstructive pulmonary disease (INVIGORATE): a randomised, blinded, parallel-group study. Lancet Respir Med. 2013;1(7):524-33.

[32] Packe GE, Cayton RM, Mashhoudi N. Nebulised ipratropium bromide and salbutamol causing closed-angle glaucoma. Lancet. 1984;2(8404):691.

[33] Hall SK. Acute angle-closure glaucoma as a complication of combined beta-agonist and ipratropium bromide therapy in the emergency department. Ann Emerg Med. 1994;23(4):884-7.

[34] Wise RA, Anzueto A, Cotton D, et al. Tiotropium Respimat inhaler and the risk of death in COPD. N Engl J Med. 2013;369(16):1491-501.

[35] Cazzola M, Molimard M. The scientific rationale for combining long-acting beta2-agonists and muscarinic antagonists in COPD. Pulm Pharmacol Ther. 2010;23(4):257-67.

[36] Calzetta L, Rogliani P, Matera MG, Cazzola M. A Systematic Review With Meta-Analysis of Dual Bronchodilation With LAMA/LABA for the Treatment of Stable COPD. Chest. 2016;149(5):1181-96.

[37] Mahler DA, Decramer M, D'Urzo A, et al. Dual bronchodilation with QVA149 reduces patient-reported dyspnoea in COPD: the BLAZE study. Eur Respir J. 2014;43(6):1599-609.

[38] Mahler DA, Kerwin E, Ayers T, et al. FLIGHT 1 and FLIGHT 2: Efficacy and Safety of QVA149 (Indacaterol/Glycopyrrolate) versus Its Monocomponents and Placebo in Patients with Chronic Obstructive Pulmonary Disease. Am J Respir Crit Care Med. 2015;192(9):1068-79.

[39] van der Molen T, Cazzola M. Beyond lung function in COPD management: effectiveness of LABA/LAMA combination therapy on patient-centred outcomes. Prim Care Respir J. 2012;21(1):101-8.

[40] Singh D, Ferguson GT, Bolitschek J, et al. Tiotropium + olodaterol shows clinically meaningful improvements in quality of life. Respir Med. 2015;109(10):1312-9.

[41] Bateman ED, Chapman KR, Singh D, et al. Aclidinium bromide and formoterol fumarate as a fixed-dose combination in COPD: pooled analysis of symptoms and exacerbations from two six-month, multicentre, randomised studies (ACLIFORM and AUGMENT). Respir Res. 2015;16:92.

[42] Wedzicha JA, Decramer M, Ficker JH, et al. Analysis of chronic obstructive pulmonary disease exacerbations with the dual bronchodilator QVA149 compared with glycopyrronium and tiotropium (SPARK): a randomised, double-blind, parallel-group study. Lancet Respir Med. 2013;1(3):199-209.

[43] Wedzicha JA, Banerji D, Chapman KR, et al. Indacaterol-Glycopyrronium versus Salmeterol-Fluticasone for COPD. N Engl J Med. 2016;374(23):2222-34.

[44] Ram FS. Use of theophylline in chronic obstructive pulmonary disease: examining the evidence. Curr Opin Pulm Med. 2006;12(2):132-9.

[45] Lee TA, Schumock GT, Bartle B, Pickard AS. Mortality risk in patients receiving drug regimens with theophylline for chronic obstructive pulmonary disease. Pharmacotherapy. 2009;29(9):1039-53.

[46] Calverley PM, Anderson JA, Celli B, et al. Salmeterol and fluticasone propionate and survival in chronic obstructive pulmonary disease. N Engl J Med. 2007;356(8):775-89.

[47] Vestbo J, Anderson JA, Brook RD, et al. Fluticasone furoate and vilanterol and survival in chronic obstructive pulmonary disease with heightened cardiovascular risk (SUMMIT): a double-blind randomised controlled trial. Lancet. 2016;387(10030):1817-26.

[48] Nannini LJ, Lasserson TJ, Poole P. Combined corticosteroid and long-acting beta(2)-agonist in one inhaler versus long-acting beta(2)-agonists for chronic obstructive pulmonary disease. Cochrane Database Syst Rev. 2012(9):CD006829.

[49] Nannini LJ, Poole P, Milan SJ, Kesterton A. Combined corticosteroid and long-acting beta(2)-agonist in one inhaler versus inhaled corticosteroids alone for chronic obstructive pulmonary disease. Cochrane Database Syst Rev. 2013(8):CD006826.

[50] Pascoe S, Locantore N, Dransfield MT, Barnes NC, Pavord ID. Blood eosinophil counts, exacerbations, and response to the addition of inhaled fluticasone furoate to vilanterol in patients with chronic obstructive pulmonary disease: a secondary analysis of data from two parallel randomised controlled trials. Lancet Respir Med. 2015;3(6):435-42.

[51] Siddiqui SH, Guasconi A, Vestbo J, et al. Blood Eosinophils: A Biomarker of Response to Extra-fine Beclomethasone/Formoterol in Chronic Obstructive Pulmonary Disease. Am J Respir Crit Care Med. 2015;192(4):523-5.

[52] Pavord ID, Lettis S, Locantore N, et al. Blood eosinophils and inhaled corticosteroid/long-acting beta-2 agonist efficacy in COPD. Thorax. 2016;71(2):118-25.

[53] Saito T, Takeda A, Hashimoto K, et al. Triple therapy with salmeterol/fluticasone propionate 50/250 plus tiotropium bromide improve lung function versus individual treatments in moderate-to-severe Japanese COPD patients: a randomized controlled trial – Evaluation of Airway sGaw after treatment with tripLE. Int J Chron Obstruct Pulmon Dis. 2015;10:2393-404.

[54] Singh D, Brooks J, Hagan G, Cahn A, O'Connor BJ. Superiority of „triple" therapy with salmeterol/fluticasone propionate and tiotropium bromide versus individual components in moderate to severe COPD. Thorax. 2008;63(7):592-8.

[55] Singh D, Papi A, Corradi M, et al. Single inhaler triple therapy versus inhaled corticosteroid plus long-acting beta2-agonist therapy for chronic obstructive pulmonary disease (TRILOGY): a double-blind, parallel group, randomised controlled trial. Lancet. 2016;388(10048):963-73.

[56] Magnussen H, Watz H, Kirsten A, et al. Stepwise withdrawal of inhaled corticosteroids in COPD patients receiving dual bronchodilation: WISDOM study design and rationale. Respir Med. 2014;108(4):593-9.

[57] Magnussen H, Disse B, Rodriguez-Roisin R, et al. Withdrawal of inhaled glucocorticoids and exacerbations of COPD. N Engl J Med. 2014;371(14):1285-94.

[58] Watz H, Tetzlaff K, Wouters EF, et al. Blood eosinophil count and exacerbations in severe chronic obstructive pulmonary disease after withdrawal of inhaled corticosteroids: a post-hoc analysis of the WISDOM trial. Lancet Respir Med. 2016;4(5):390-8.

[59] Papi A, Vestbo J, Fabbri L, et al. Extrafine inhaled triple therapy versus dual bronchodilator therapy in chronic obstructive pulmonary disease (TRIBUTE): a double-blind, parallel group, randomised controlled trial.Lancet. 2018;391:1076-1084.

[60] Lipson DA, Barnhart F, Brealey N, et al. Once-Daily Single-Inhaler Triple versus Dual Therapy in Patients with COPD. N Engl J Med. 2018;378(18):1671-1680.

[61] Suissa S, Drazen JM. Making Sense of Triple Inhaled Therapy for COPD. N Engl J Med. 2018;378(18):1723-1724.

[62] Walters JA, Walters EH, Wood-Baker R. Oral corticosteroids for stable chronic obstructive

[63] pulmonary disease. Cochrane Database Syst Rev. 2005(3):CD005374.

[64] Calverley PM. The role of corticosteroids in chronic obstructive pulmonary disease. Semin Respir Crit Care Med. 2005;26(2):235-45.

[65] Decramer M, Lacquet LM, Fagard R, Rogiers P. Corticosteroids contribute to muscle weakness in chronic airflow obstruction. Am J Respir Crit Care Med. 1994;150(1):11-6.

[66] Rennard SI, Calverley PM, Goehring UM, Bredenbroker D, Martinez FJ. Reduction of exacerbations by the PDE4 inhibitor roflumilast--the importance of defining different subsets of patients with COPD. Respir Res. 2011;12:18.

[67] Fabbri LM, Calverley PM, Izquierdo-Alonso JL, et al. Roflumilast in moderate-to-severe chronic obstructive pulmonary disease treated with longacting bronchodilators: two randomised clinical trials. Lancet. 2009;374(9691):695-703.

[68] Bateman ED, Rabe KF, Calverley PM, et al. Roflumilast with long-acting beta2-agonists for COPD: influence of exacerbation history. Eur Respir J. 2011;38(3):553-60.

[69] Martinez FJ, Calverley PM, Goehring UM, et al. Effect of roflumilast on exacerbations in patients with severe chronic obstructive pulmonary disease uncontrolled by combination therapy (REACT): a multicentre randomised controlled trial. Lancet. 2015;385(9971):857-66.

[70] Albert RK, Connett J, Bailey WC, et al. Azithromycin for prevention of exacerbations of COPD. N Engl J Med. 2011;365(8):689-98.

[71] Han MK, Tayob N, Murray S, et al. Predictors of chronic obstructive pulmonary disease exacerbation reduction in response to daily azithromycin therapy. Am J Respir Crit Care Med. 2014;189(12):1503-8.

[72] Greulich T, Vogelmeier CF. Alpha-1-antitrypsin deficiency: increasing awareness and improving diagnosis. Ther Adv Respir Dis. 2015;10(1):72-84.

[73] Laurell CB, Eriksson S. The electrophoretic alpha1-globulin pattern of serum in alpha1-antitrypsin deficiency. 1963. COPD. 2013;10 Suppl 1:3-8.

[74] Tobin MJ, Cook PJ, Hutchison DC. Alpha 1 antitrypsin deficiency: the clinical and physiological features of pulmonary emphysema in subjects homozygous for Pi type Z. A survey by the British Thoracic Association. Br J Dis Chest. 1983;77(1):14-27.

[75] Eriksson S. A 30-year perspective on alpha 1-antitrypsin deficiency. Chest. 1996;110(6 Suppl):237S-42S.

[76] Wewers MD, Casolaro MA, Sellers SE, et al. Replacement therapy for alpha 1-antitrypsin deficiency associated with emphysema. N Engl J Med. 1987;316(17):1055-62.

[77] Seersholm N, Wencker M, Banik N, et al. Does alpha1-antitrypsin augmentation therapy slow the annual decline in FEV1 in patients with severe hereditary alpha1-antitrypsin deficiency? Wissenschaftliche Arbeitsgemeinschaft zur Therapie von Lungenerkrankungen (WATL) alpha1-AT study group. Eur Respir J. 1997;10(10):2260-3.

[78] Survival and FEV1 decline in individuals with severe deficiency of alpha1-antitrypsin. The Alpha-1-Antitrypsin Deficiency Registry Study Group. Am J Respir Crit Care Med. 1998;158(1):49-59.

[79] Chapman KR, Stockley RA, Dawkins C, Wilkes MM, Navickis RJ. Augmentation therapy for alpha1 antitrypsin deficiency: a meta-analysis. COPD. 2009;6(3):177-84.

[80] Dirksen A, Piitulainen E, Parr DG, et al. Exploring the role of CT densitometry: a randomised study of augmentation therapy in alpha1-antitrypsin deficiency. Eur Respir J. 2009;33(6):1345-53.

[81] Dirksen A, Dijkman JH, Madsen F, et al. A randomized clinical trial of alpha(1)-antitrypsin augmentation therapy. Am J Respir Crit Care Med. 1999;160(5 Pt 1):1468-72.

[82] Chapman KR, Burdon JG, Piitulainen E, et al. Intravenous augmentation treatment and lung density in severe alpha1 antitrypsin deficiency (RAPID): a randomised, double-blind, placebo-controlled trial. Lancet. 2015;386(9991):360-8.

[83] Vogelmeier CF, Criner GJ, Martinez FJ, et al. Global Strategy for the Diagnosis, Management, and Prevention of Chronic Obstructive Lung Disease 2017 Report: GOLD Executive Summary. Eur Respir J. 2017.

[84] Vogelmeier C, Buhl R, Criee CP, et al. Leitlinie der Deutschen Atemwegsliga und der Deutschen Gesellschaft für Pneumologie und Beatmungsmedizin zur Diagnostik und Therapie von Patienten mit chronisch obstruktiver Bronchitis und Lungenemphysem (COPD). Pneumologie. 2007;61(5):e1-40.

[85] Miravitlles M, Vogelmeier C, Roche N, et al. A review of national guidelines for management of COPD in Europe. Eur Respir J. 2016;47(2):625-37.

4.3 Impfungen bei COPD

Andrea Gerber, Bettina Wollschläger

Impfungen als rein prophylaktische Maßnahmen unterliegen in Deutschland einer zentralen Regulierung. Federführend ist die ständige Impfkommission (STIKO), ein Expertengremium, das die Empfehlungen für Schutzimpfungen anhand aktueller Daten erarbeitet und jährlich in revidierter Form vorlegt. Nach Prüfung und Verhandlung im gemeinsamen Bundesausschuss (G-BA), dem obersten Beschlussgremium der Selbstverwaltung der Ärzte, Zahnärzte, Psychotherapeuten, Krankenhäuser und Krankenkassen, können die Empfehlungen umgesetzt werden. Auf Länderebene kann es Abweichungen geben. Insbesondere der Freistaat Sachsen gibt unabhängige Empfehlungen heraus, erstellt von der eigenständigen sächsischen Impfkommission (SIKO). Die Regulierung garantiert dem impfenden Arzt Rechtssicherheit bei etwaigen Impfkomplikationen und regelt die Kostenübernahme durch die Krankenkassen. Gleichzeitig ist eine individuelle Impfentscheidung nicht rechtlich und finanziell abgesichert. Bei Impfungen außerhalb der STIKO-Empfehlungen würde im Fall eines Impfschadens der Arzt allein haften, außerdem ist die Kostenübernahme durch die Kassen nicht garantiert [1].

Der impfende Arzt ist angehalten sich regelmäßig über die sich ändernden Impfempfehlungen und Verhandlungsergebnisse mit dem G-BA zu informieren. Das Robert-Koch-Institut bietet die Daten in regelmäßigen Veröffentlichungen (Epidemiologisches Bulletin) und online über seine Homepage des RKI an (www.rki.de).

Trotz der Empfehlungen werden die Impfungen in Deutschland nicht in dem von der WHO geforderten Maß durchgeführt. Bei der Influenzaimpfung, die als Regelimpfung für alle Personen über 60 Jahre empfohlen wird, liegt die Impfquote beispielsweise weit unter der von der WHO geforderten Quote von 75 % und ist in den Jahren 08/09 bis 14/15 von 47,9 % kontinuierlich auf 36,7 % gesunken [2].

Dieser Trend scheint sich fortzusetzen, wobei die Datenlage durch die nicht vollständige Erhebung eher dünn ist. Mit Ausnahme der Schuleingangsuntersuchung findet in Deutschland keine flächendeckende Erhebung der Impfdaten statt.

4.3.1 Influenza

Influenzaviren verursachen jährliche Epidemien, die auf der nördlichen Hemisphäre in den Monaten Dezember bis April zu erwarten sind. In der Regel geht die Epidemie von in Gemeinschaftseinrichtungen betreuten Kindern aus und breitet sich rasch in der Bevölkerung aus. Jede dieser Epidemien führt zu einem Anstieg der Todesfälle in der Bevölkerung. Punktmutationen im Virusgenom führen zu immer neuen Stämmen mit unterschiedlichen Oberflächenproteinen (Antigendrift) und sind für die jährlich wiederkehrenden Epidemien verantwortlich. Durch Genrekombination humaner und aviärer Influenzaviren (Antigenshift) drohen Pandemien, da völlig neue Virussub-typen entstehen, für die kein Schutz in der Bevölkerung besteht.

Die Erkrankung verläuft nach kurzer Inkubationszeit hochakut mit Fieber und Atemwegssymptomen. In bis zu 30 % der Fälle kommt es zu bakteriellen Super-infektionen. Bei bis zu 10 % der älteren Erwachsenen kommt es zu Herz-Kreislauf-Problemen wie Hypotonie oder Herzrhythmusstörungen, die bei vorbestehenden Er-krankungen wesentlich zur Letalität beitragen [3].

Influenzaviren können laut einer Erhebung von Zwaans im Rahmen von Exacer-bationen bei COPD bei etwa 8 % der Proben nachgewiesen werden. Der Erreger steht hier nach Rhino-/Enteroviren (ca. 16 %) und RSV (ca. 10 %) in der Häufigkeit an der dritten Stelle [4]. Im Rahmen primär viraler, ambulant erworbener Pneumonien in der Allgemeinbevölkerung nimmt die Influenza mit 10 % den ersten Rang ein [5].

Nach Empfehlung der STIKO sollen alle Personen ≥ 60 Jahre und beruflich Exponier-te jährlich im Herbst mit dem von der WHO empfohlenen saisonalen Impfstoff geimpft werden. Seit 2018 steht in Deutschland für alle Indikationen ein quadrivalenter Impfstoff zur Verfügung, der zwei Influenza A und zwei Influenza B Stämme enthält. Im Rahmen der H1N1-Pandemie 2009 mussten Adjuvantien verwendet werden, um ausreichend Impfstoff produzieren zu können, was die Akzeptanz des Impfstoffes in der Bevölkerung deutlich aus Angst vor möglichen negativen Effekten beeinträchtigt hat [3],[6].

Als Indikationsimpfung ist die Influenzaimpfung für Schwangere ab dem 2. Trime-non und chronisch Kranke (chronische Krankheiten der Atmungsorgane, Herz- oder Kreislaufkrankheiten, Leber- oder Nierenkrankheiten, Diabetes oder andere Stoff-wechselkrankheiten, chronische neurologische Grundkrankheiten wie z. B. Multiple Sklerose mit durch Infektionen getriggerten Schüben, angeborene oder erworbene Immundefizienz oder HIV) jährlich vorgesehen. Des Weiteren sollen Bewohner von Alten- und Pflegeheimen sowie Angehörige gefährdeter Personen geimpft werden.

Die Akzeptanz ist auch hier gering: in der Saison 2013/14 waren nur 40 % der Per-sonen mit chronischen Erkrankungen gegen Grippe geimpft, bei den über 60-Jährigen immerhin 49 %. Die Zielvorgabe der EU mit einer Impfquote von mindestens 75 % wird damit nicht erreicht. Grund für die niedrige Impfquote ist vor allem ein fehlen-des Risikobewusstsein [7].

Nach GOLD-Empfehlungen sollen alle Patienten mit COPD jährlich mit dem ak-tuellen Grippe-Impfstoff geimpft werden. Schwere Infektionen mit Beteiligung des unteren Respirationstraktes und grippeassoziierte Todesfälle können nach Aussage der zitierten Studien so gesenkt werden. Auch die Anzahl von pulmonalen Exazerba-tionen kann im Vergleich zu Placebo reduziert werden [8],[9],[10]. Des Weiteren kann ein kardioprotektiver Effekt bei jährlichen Impfungen in der älteren Allgemeinbevöl-kerung angenommen werden [8],[11]. Die Empfehlungen zur Vermeidung ambulant erworbener Pneumonien stellen zwar fest, dass es bezüglich der Influenza keine Evi-denz für die Vermeidung von Pneumonien durch Impfung gibt, auch nicht bei COPD-Patienten, dennoch wird vor dem Hintergrund, dass jede Exazerbation die Prognose der COPD- Patienten verschlechtert, eine Impfempfehlung gegeben [12].

4.3.2 Pneumokokken

Streptokokkus pneumoniae sind charakteristische bekapselte Diplokokken. Aufgrund der Eigenschaften der Kapselpolysaccharide werden über 90 Serotypen unterschieden. Pneumokokken können die Schleimhäute der oberen Atemwege kolonisieren und über diese Eintrittspforte zu lokalen (Otitis media, Sinusitis, Pneumonie) oder systemischen (Sepsis, Meningitis) Infektionen führen. Die Fähigkeit invasive Infektionen auszulösen ist an bestimmte Serotypen gekoppelt. Pneumokokkeninfektionen verlaufen schwerer als entsprechende Infektionen mit anderen Erregern (z. B. bei der Otitis media) und insbesondere die Pneumokokken-Meningitis ist wegen ihrer hohen Letalität und der teilweise ausgeprägten und dauerhaften Folgeschäden wie Taubheit oder geistige Behinderung gefürchtet. Die Inzidenz für invasive Pneumokokkeninfektionen ist bei Kleinkindern und älteren Menschen am höchsten.

Zunächst wurde ein Polysaccharidimpfstoff entwickelt der anfänglich 14, inzwischen 23 Kapselantigene (PSV23) von invasiven Pneumokokkenstämmen enthält. Die Immunantwort ist T-Zell-unabhängig und der Impfstoff erst ab dem dritten Lebensjahr geeignet, da Polysaccharidimpfstoffe im unreifen Immunsystem der Kleinkinder eine reine IgM-Antikörperproduktion und keine IgG-Produktion (sowie keine Gedächtniszellen) stimulieren. Die Schutzwirkung bei Erwachsenen ist vorwiegend für bakteriämisch verlaufende Infektionen bei Erwachsenen belegt, während die Studienlage zur Prävention von ambulant erworbenen Pneumonien bei Erwachsenen durch PSV23 noch differente Interpretationen zulässt, da Pneumokokkenpneumonien nur in 10–15 % durch invasive Stämme hervorgerufen werden [13].

Durch Konjugation der Kapselproteine an Trägerproteine kann eine T-Zell-abhängige und damit bereits im Säuglingsalter wirksame und auch bei Erwachsenen über viele Jahre anhaltende Impfantwort mit Generierung von Gedächtniszellen induziert werden. Dabei ist die Anzahl der verwendbaren Antigene technisch begrenzt, so dass bei der Entwicklung des aktuellen Konjugatimpfstoffes (PCV13) die im Kindesalter häufigsten Serotypen bevorzugt wurden. Seit Einführung der Pneumokokkenimpfung mit 7-valentem Konjugatimpfstoff (PCV7) für Kinder (in Deutschland 2007) kann ein Rückgang lokaler und systemischer Infektionen verzeichnet werden. Da der Impfstoff auch eine Kolonisation mit den entsprechenden Serotypen verringert, kommt es zu einem Herdeneffekt und indirektem Schutz enger Kontaktpersonen. Die von dem bis 2011 verimpften PCV7 abgedeckten Serotypen wurden nach Einführung der Kinderimpfungen auch bei Erwachsenen im Rahmen von Pneumonien nicht mehr nachgewiesen, die anderen invasiven Serotypen dafür aber vermehrt [14]. PCV13 deckt die im Kindesalter wesentlichen Serotypen ab, inwieweit auch für die zusätzlichen Serotypen im Vergleich zu PCV7 ein Herdeneffekt vorliegt, ist noch nicht belegt. Leider entsteht keine Kreuzimmunität zu anderen Serotypen [15].

Unter Berücksichtigung der aktuellen Datenlage inklusive der CAPITA-Studie, die an mehr als 80.000 Personen die Reduktion sowohl für invasive Pneumokokkeninfektionen als auch für nichtinvasive Pneumokokkenpneumonien durch PCV13 nachweisen konnte, wird von der Deutschen Gesellschaft für Pneumologie und Beatmungs-medizin, der Deutschen Gesellschaft für Geriatrie und der Leitlinie zur ambulant erworbenen Pneumonie die Impfung mit PCV13 sowohl als Standardimpfung für Personen über 60 Jahre als auch als Indikationsimpfung für Patienten aus Risikogruppen empfohlen. Wurde eine PSV23 Impfung bereits vorgenommen, so sollte frühestens nach 12 Monaten mit PCV13 revakziniert werden [12],[16],[17].

Die STIKO gibt differenzierte Empfehlungen für verschiedene Risikogruppen. Als Standardimpfung wird aufgrund des höheren Anteils von Serotypen, die invasive Pneumokokkenerkrankungen verursachen, PSV23 genannt, dies gilt auch für Patienten mit COPD. Bei Patienten mit angeborenen oder erworbenen Immundefekten bzw. Immunsupprimierten wird eine sequentielle Impfung mit PCV13, gefolgt von PSV23 nach 6–12 Monaten empfohlen. Ausdrücklich wird auf eine Wiederholungsvakzinie-rung mit PSV23 nach 6 Jahren in Risikogruppen hingewiesen [2],[31].

Aktuelle Überlegungen von Pletz et. al favorisieren eine sequentielle Impfung als Standardimpfung. Durch Anwendung des Konjugatimpfstoffes PCV13, so die Über-legung, wird eine langanhaltende Immunantwort generiert, die durch wiederholte Gabe des Polysaccaridimpfstoffs (alle 3–5 Jahre) ergänzt wird [17].

Eindeutige Daten zur Wirksamkeit der Pneumokokkenimpfung bei Patienten mit COPD fehlen bislang. Für COPD-Patienten < 65 Jahre mit einer FEV_1 < 40 % konn-te nach Impfung mit PSV23 eine Reduktion der Pneumonierate gezeigt werden [18]. Bei über 65-Jährigen ist eine Schutzwirkung vor Pneumokokken-Pneumonien nach Impfung mit PCV13 über vier Jahre belegt [19]. Die Beurteilung des Impferfolges bei Erwachsenen wird durch die Kinderimpfung und die daraus resultierende Herden-protektivität methodisch erschwert. Weitere Studien sowie eine einheitliche Impf-empfehlung sind für die nahe Zukunft wünschenswert.

In noch stärkerem Ausmaß als bei der Impfung gegen Influenza wird die Emp-fehlung zur Pneumokokkenimpfung in Deutschland nicht umgesetzt, bei einer re-präsentativen Erhebung im Jahr 2002–2003 unter Patienten einer Spezialambulanz für chronische Lungenerkrankungen betrug die Impfquote für Pneumokokken nur 14,6 % [20].

4.3.3 Pertussis

Pertussis (Keuchhusten) tritt global auf. Der Erreger ist ein gramnegatives Stäbchen-bakterium (Bordetella pertussis). Die Erkrankung verläuft in drei Stadien: dem 1–2 Wochen anhaltenden Prodromalstadium mit unspezifischen Infektzeichen und ho-her Kontagiosität, dem typischen Stadium convulsivum mit krampfartigen Hustenan-fällen und ziehender Atmung (bei Säuglingen mit schweren Apnoen einhergehend), das über Wochen bis Monate anhalten kann und einem Stadium decrementi, in dem der Husten allmählich abklingt. Ursache für die quälenden Hustenanfälle ist die Schädigung des Mukosaepithels durch bakterielle Toxine. Makrolide eignen sich gut zur Chemoprophylaxe und zur Therapie im Anfangsstadium der Erkrankung, können nach Beginn der zweiten Krankheitsphase den Verlauf aber nicht mehr wesentlich beeinflussen.

Historisch wurde ein inaktivierter Ganzkeimimpfstoff entwickelt, der wegen seiner schlechten Verträglichkeit in Europa nicht mehr verwendet wird und durch einen azellulären Impfstoff (aP), der lediglich Erregerkomponenten erhält, ersetzt wurde. Dieser erzielt bei Einsatz in Mehrkomponentenimpfstoffen eine Schutzrate von 85–97 %, je nach Studiendesign [21]. Studien, welche die Wirksamkeit einer Pertussisimpfung bei COPD nachweisen, existieren nicht, allerdings wurde gezeigt, dass Pertussiserkrankungen bei COPD-Patienten Exazerbationen auslösen können. Ein protektiver Effekt der Impfung kann daher angenommen werden [22].

Es gibt eine generelle Empfehlung, alle Erwachsenen bei der nächsten anstehenden Tetanus-/Diphtherieimpfung auch gegen Pertussis zu impfen. Da dies auch chronisch Kranke umfasst, entfällt eine gesonderte Impfempfehlung.

Aufgrund des erhöhten Letalitätsrisikos durch COPD- Exazerbationen kommt der Pertussisimpfung bei COPD-Patienten eine besondere Bedeutung zu, auch wenn die Häufigkeit von Pertussiserkrankungen nicht vergleichbar ist mit der durch Pneumokokken oder Influenza verursachten COPD-Exazerbationen.

4.3.4 Varizella Zoster-Virus

Das Varizella zoster-Virus ist Auslöser der Windpocken und persistiert nach Erkrankung (und Impfung) lebenslang. Der Erreger spielt keine Rolle bei Exazerbationen einer COPD. Unter Immunsuppression, im Alter oder auch spontan kann es zur Reaktivierung und zum Auftreten der Gürtelrose (Herpes zoster) kommen. Diese manifestiert sich als meist einseitige auf ein oder mehrere Dermatome begrenzte Neuritis mit Schmerzen und gruppiert auftretenden Bläschen. Es können eine postherpetische Neuralgie oder Komplikationen bei Befall des N. oticus bzw. ophthalmicus auftreten [23].

Die Lebendimpfung gegen Varizellen ist in Deutschland seit 2004 Bestandteil der Standardimpfungen im Kindesalter. Ein interessantes mathematisches Modell lässt für die nächsten Jahrzehnte einen Anstieg der Herpes zoster-Inzidenz erwarten. Der Berechnung liegt die Hypothese zugrunde, dass den Erwachsenen durch die fehlende Varizellenerkrankung der (eigenen) Kinder die „natürliche Boosterung" fehlt [24]. Dem stehen gute Ergebnisse der einmaligen Impfung mit attenuiertem Lebendimpfstoff ab dem 50. Lebensjahr gegenüber [25].

In Österreich und dem Freistaat Sachsen wird die einmalige Varizellenimpfung daher für alle Erwachsenen ab 50 Jahren empfohlen, die STIKO folgt dieser Empfehlung nicht.

Einzelne Autoren halten die VZV-Impfung für Erwachsene mit chronischen Erkrankungen und insbesondere COPD wegen der begleitenden, durch Erkrankung und Therapie hervorgerufenen Immundefizienz für sinnvoll und überlegenswert [26].

4.3.5 Ausblick (Hämophilus influenzae, RSV, atyp. Erreger)

Für Hämophilus influenzae ist ein gut wirksamer Impfstoff für Kinder verfügbar. Dieser ist auf invasive, durch bekapselte Hämophilus-Stämme hervorgerufene Infektionen ausgerichtet, die bei COPD jedoch nur eine untergeordnete Rolle spielen. Hilfreich wäre ein Impfstoff, der eine Immunität gegenüber den nichtinvasiven, in der Rachenflora residenten Stämmen hervorrufen könnte. Ein solcher ist derzeit jedoch nicht verfügbar. Ähnlich sinnvoll wären Impfstoffe unter anderem gegenüber dem *Respiratory-Syncytial-Virus* oder Rhinoviren und atypischen Erregern wie Chlamydophila pneumoniae, Mycoplasma pneumoniae und Legionellen. Entsprechende Verfügbarkeiten und Beweise der Effektivität bleiben abzuwarten [26],[27],[28],[30].

4.3.6 Zusammenfassung

Trotz differenter Impfempfehlungen und noch unzureichender Datenlage ist es bei Patienten mit COPD sinnvoll, die vorhandenen Impfoptionen voll auszuschöpfen. Den behandelnden Ärzten obliegt die Aufgabe, die Patienten aufzuklären und die Impfungen entsprechend der aktuellen Impfempfehlungen auch durchzuführen. Insbesondere den betreuenden Spezialpraxen/-ambulanzen kommt hier eine Schlüsselrolle zu.

In diesem Zusammenhang besonders interessant ist, dass in einer Kohorte von fast 70.000 Individuen die auf ein Jahr bezogene Mortalität bei Personen über 65 Jahren durch die Kombination von Grippe- und Pneumokokkenimpfung um 27 % gesenkt werden konnte. Die Grippeimpfung allein führte lediglich zu einer Reduktion der Ein-Jahres-Mortalität von 17 % und die alleinige Pneumokokkenimpfung zeigte keinen Effekt auf die Mortalität [29]. Eine kleinere Studie wies nach, dass bei Patienten mit COPD die Kombination der beiden Impfungen im ersten Jahr zu einer signifikanten Reduktion von Exazerbationen führte [28].

Ein zusätzlicher protektiver Effekt ist zu erwarten, wenn Risikopopulationen wie Mitarbeiter im Gesundheitswesen und Familienangehörige der Risikopatienten konsequent nach den Empfehlungen geimpft werden und alle Möglichkeiten, z. B. die Grippeimpfung bei Angehörigen ausgeschöpft werden.

Für die Zukunft sind weitere Studien zum Nachweis des Impferfolges bei chronisch Kranken wie den COPD-Patienten notwendig, die dann Eingang in die nationalen Impfprogramme finden können.

Literatur

[1] Wichmann O. Leitlinien für Schutzimpfungen. In: Spiess H, Heininger U, Jilg W. Impfkompendium. Stuttgart, BRD, Georg Thieme Verlag, 2012.

[2] Robert Koch-Institut. Aktuelles aus der KV-Impfsurveillance: Impfquoten der Masern-, HPV- und Influenza-Impfung in Deutschland. Epi Bull. 2016;1:1-7.

[3] Heininger U, Jilg W. Influenza (Grippe). In: Spiess H, Heininger U, Jilg W. Impfkompendium. Stuttgart, BRD, Georg Thieme Verlag, 2012.

[4] Zwaans WAR, Mallia P, van Winden MEC, Rhode GGU. The relevance of respiratory viral infections in the exacerbations of chronic obstructive pulmonary disease – A systematic review. J Clin Virol. 2014;61:181-188.

[5] von Baum H, Schweiger B, Welte T, et al. How deadly is seasonal influenza-associated pneumonia? The German Competence Network for Community-Acquired Pneumonia European Respiratory Journal. 2011;37:1151-1157.

[6] Robert Koch-Institut. Empfehlungen der Ständigen Impfkommission (STIKO) am Robert Koch-Institut – 2016/2017. Epi Bull. 2016;34:301-338.

[7] Bödeker B, Remschmidt C, Schmich P, Wichmann O. Why are older adults and individuals with underlying chronic diseases in Germany not vaccinated against flu? A population-based study. BMC Public Health. 2015;15:618.

[8] From the Global Strategy for the Diagnosis, Management and Prevention of COPD, Global Initiative for Chronic Obstructive Lung Disease (GOLD) 2017. verfügbar unter: http://goldcopd.org.

[9] Michiels B, Govaerts F, Remmen R, Vermeire E, Coenen S. A systematic review of the evidence on the effectiveness and risks of inactivated influenza vaccines in different target groups. Vaccine. 2011;29:9159-70.

[10] Poole PJ, Chacko E, Wood-Baker RW, Cates CJ. Influenza vaccine for patients with chronic obstructive pulmonary disease. Cochrane Database Syst Rev. 2006.

[11] Huang CL, Nguyen PA, Kuo PL, et al. Influenza vaccination and reduction in risk of ischemic heart disease among chronic obstructive pulmonary elderly. Comput Methods Programs Biomed. 2013;111:507-11.

[12] Ewig S, Höffken G, Kern WV, et al. Behandlung von erwachsenen Patienten mit ambulant erworbener Pneumonie und Prävention – Update 2016 Pneumologie. 2016;70:151-200.

[13] Pletz MW, von Baum H, van der Linden M, et al. The burden of pneumococcal pneumonia: experience of the German competence network CAPNETZ. Pneumologie. 2012;66:470–475.

[14] Pletz MW, Ewig S, Rohde G. Impact of pneumococcal vaccination in children on serotype distribution in adult community-acquired pneumonia using the serotype-specific multiplex urinary antigen detection assay. Vaccine. 2016;34:2342-8.

[15] Heininger U, van der Linden M. Pneumokokken. In: Spiess H, Heininger U, Jilg W. Impfkompendium. Stuttgart, BRD, Georg Thieme Verlag, 2012.

[16] Pletz MW, Ewig S, Heppner HJ, Welte T. Stellungnahme zur Empfehlung der Pneumokokken-Impfung für Erwachsene. Pneumologie. 2015;69:633-637.

[17] Pletz MW, Kamradt T, Welte T. Time to follow up when comparing studies of pneumococcal vaccines. The Lancet Infectious Diseases. 2017;17(3):244-246.

[18] Alfageme I, Vazquez R, Reyes N, et.al. Clinical efficacy of anti-pneumococcal vaccination in patients with COPD. Thorax. 2006;61:189-95.

[19] Bonten MJ, Huijts SM, Bolkenbaas M, et al. Polysaccharide conjugate vaccine against pneumococcal pneumonia in adults. N Engl J Med. 2015;372:1114-25.

[20] Schoefer Y, Schaberg T, Raspe H, Schäfer T. Determinants of influenza and pneumococcal vaccination in patients with chronic lung diseases. Journal of Infection. 2007;55:347-352.

[21] Heininger U. Pertussis. In: Spiess H, Heininger U, Jilg W. Impfkompendium. Stuttgart, BRD, Georg Thieme Verlag, 2012.

[22] Bonhoeffer J, Bär G, Riffelmann M, Solèr M, Heininger U. The role of Bordetella infections in patients with acute exacerbation of chronic bronchitis. Infection. 2005;33:13-77.

[23] Liese JG, Kreth HW. Varizellen. In: Spiess H, Heininger U, Jilg W. Impfkompendium. Stuttgart, BRD, Georg Thieme Verlag, 2012.

[24] Horn J, Karch A, Damm O, et al. Current and future effects of varicella and herpes zoster vaccination in Germany – Insights from a mathematical model in a country with universal varicella vaccination. Hum Vaccin Immunother. 2016;12:1766-76.

[25] Schmader KE, Levin MJ, Gnann JW, et al. Efficacy, Safety, and Tolerability of Herpes Zoster Vaccine in Persons Aged 50–59 Years. Clinical Infectious Diseases: An Official Publication of the Infectious Diseases Society of America. 2012;54:922-928.

[26] Pesek R, Lockey R. Vaccination of adults with asthma and COPD. Allergy. 2011;66:25-31.

[27] Cimen P, Unlu M, Kirakli C. Should Patients With COPD Be Vaccinated? Resp Care. 2015;60:239-243.

[28] Furumoto A, Ohkusa Y, Chen M, et al. Additive effect of pneumococcal vaccine on acute exacerbations in patients with chronic lung disease. Vaccine. 2008;26:4284-4289.

[29] Mahamat A, Daurès J-P, de Wazières B. Additive preventive effect of influenza and pneumococcal vaccination in the elderly. Human vaccines & immunotherapeutics. 2013;9:128-135.

[30] Moreno D, Barros J, Garcia A. Vaccines for patients with COPD. Recent Pat Inflamm Allergy Drug Discov. 2015;9:23-30.

[31] Robert Koch-Institut. Wissenschaftliche Begründung für die Aktualisierung der Empfehlungen zur Indikationsimpfung gegen Pneumokokken für Risikogruppen. Epi Bull. 2016;37:385-406

4.4 Langzeit-Sauerstoff-Therapie bei COPD

Anne Kirsten

4.4.1 Definition

Die deutsche Leitlinie für den Umgang mit Sauerstoff bei Patienten mit COPD bezeichnet jede Sauerstoffgabe, die 16 Stunden oder länger pro Tag durchgeführt wird, als Langzeit-Sauerstofftherapie [1] (*long term oxygen therapy*, LTOT).

4.4.2 Bisherige Datenlage und physiologische Effekte der Sauerstofftherapie

Das respiratorische System besteht aus der Lunge und der Atempumpe. Erkrankungen der Lunge – wie die chronisch-obstruktive Lungenkrankheit (COPD) – können zu einer pulmonalen Insuffizienz führen. Dies ist durch eine Blutgasanalyse messbar und bei Nachweis einer respiratorischen Insuffizienz ist der Sauerstoffpartialdruck im Blut erniedrigt. Die respiratorische Insuffizienz ist durch Sauerstoffgabe korrigierbar. Im Gegensatz dazu können Erkrankungen der Atempumpe – welche zur ventilatorischen Insuffizienz führen – nicht durch eine Sauerstoffgabe behoben werden, sondern bedürfen einer künstlichen Beatmungstherapie [2].

Bei Patienten mit COPD ist eine Verbesserung der Lebenserwartung durch eine LTOT durch zwei Studien gut belegt. Die eine Studie des *British Medical Research Council* (MRC) aus dem Jahr 1981 [3] untersuchte 87 Patienten mit COPD und schwergradiger Hypoxämie in Ruhe. 42 Patienten wurden mit einer Sauerstofftherapie über mindestens 15 h pro Tag behandelt, 45 Patienten wurden ohne Sauerstofftherapie behandelt. Diese Untersuchung konnte eine signifikante Reduktion der Mortalität nachweisen, wobei Frauen deutlich mehr als Männer profitierten (Abb. 4.5 und Abb. 4.6). Eine weitere wegweisende Untersuchung aus dem Jahr 1980, der *Nocturnal Oxygen Therapy Trial* (NOTT) [4], verglich kontinuierliche Sauerstoffgabe (durchschnittlich 19 h/d) mit einer Sauerstoffgabe von lediglich 12 h/d. Sie zeigte eine weitere Reduktion der Mortalität unter kontinuierlicher Sauerstoffgabe verglichen mit der Gabe von lediglich 12 Stunden pro Tag.

Einschränkend muss man sagen, dass im Gegensatz zu den Untersuchungen in den 80er Jahren (NOTT und MRC) Studien von Gorecka et al. [5] und Chaouat et al. [6] aus den 90er Jahren keinen Überlebensvorteil zeigen konnten. Diese beiden Studien aus den 90er Jahren hatten allerdings zum einen weniger Patienten als auch Patienten mit eher mild bis moderater Hypoxämie (d. h. paO_2 56–65 bzw. 56–69 mmHg) eingeschlossen, so dass die Vergleichbarkeit zu der MRC und NOTT Studie eingeschränkt ist und unverändert von einem Überlebensvorteil durch LTOT bei Patienten nur mit schwergradiger Hypoxämie ausgegangen wird [7].

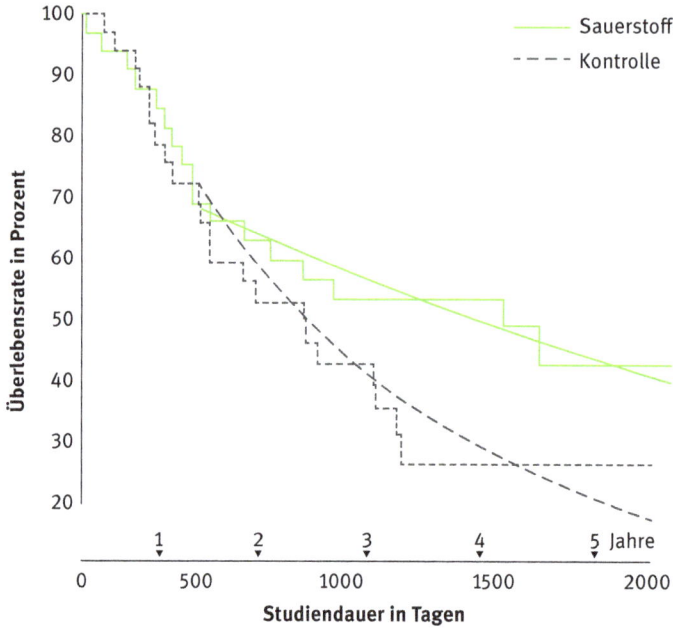

Abb. 4.5: Mortalität männlicher Patienten der Gruppe mit Sauerstoff (durchgezogene Linie) und der Patienten der Gruppe ohne Sauerstoff (gestrichelte Linie) aus dem NOTT trial [3].

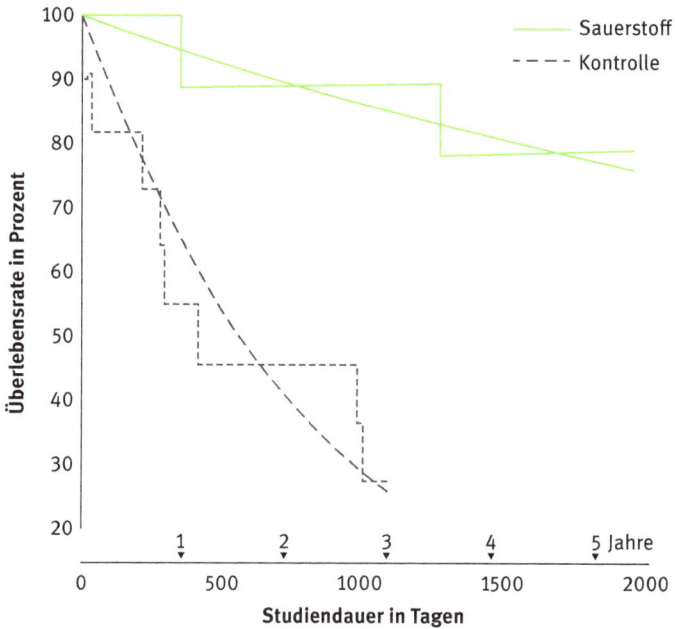

Abb. 4.6: Mortalität weiblicher Patienten der Gruppe mit Sauerstoff (durchgezogene Linie) und der Patienten der Gruppe ohne Sauerstoff (gestrichelte Linie) aus dem NOTT trial [3].

Primärer Endpunkt (Tod oder 1. Hospitalisierung) oder 1. Hospitalisierung

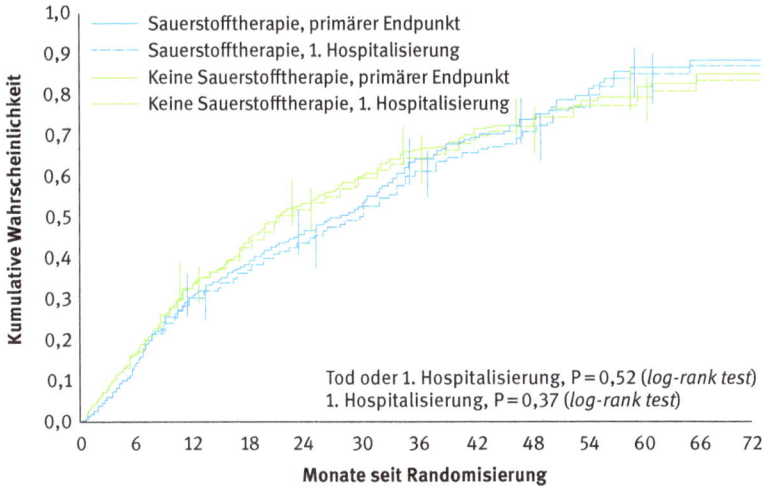

Abb. 4.7: Wahrscheinlichkeit von Tod oder erste Hospitalisation bzw. erste Hospitalisation mit (durchgezogene Linien) und ohne (gestrichelte Linien) Sauerstofftherapie [14].

Die klinischen Effekte der LTOT bei Patienten mit schwerer Hypoxämie auf patientenorientierte Endpunkte wie Lebensqualität oder Reduktion der Symptome ist bisher nicht untersucht.

Die physiologischen Effekte als Grundlage der verbesserten Prognose von Patienten mit schwerer Hypoxämie sind bisher nicht hinreichend geklärt, dennoch scheint die Verbesserung der pulmonalen Hämodynamik hier eine Rolle zu spielen [8],[9],[10],[11]. Darüber hinaus ist die kontinuierliche Sauerstoffgabe in der Lage, eine sekundäre Polyglobulie sowie die Herzfunktion in Ruhe und unter Belastung zu verbessern [12],[13].

Aktuelle Daten aus dem Jahr 2016 [14] zeigten in einer bisher größten Kohorte an 738 COPD Patienten mit einer moderaten Hypoxämie (SaO_2 89–93 % in Ruhe bzw. SaO_2 80–89 % unter Belastung im 6 min Gehtest) keinen Einfluss der Langzeitsauerstofftherapie auf die Mortalität, den Zeitpunkt der ersten Hospitalisation (Abb. 4.7), COPD-Exazerbationen oder der Lebensqualität.

So ist die allgemein akzeptierte Meinung, dass die Langzeitsauerstofftherapie das Überleben bei COPD Patienten mit *schwerer* Hypoxämie verbessert, während die Langzeitsauerstofftherapie keinen Einfluss auf das Überleben von Patienten mit *milder bis moderater* Hypoxämie hat [7].

Die deutsche Leitlinie bezeichnet auch die Sauerstoffgabe nur bei körperlicher Belastung als Langzeitsauerstofftherapie.

4.4.3 Wer sollte eine Langzeitsauerstofftherapie bekommen?

Eine Langzeitsauerstofftherapie ist indiziert bei Patienten im stabilen Krankheitsstadium unter optimierter medikamentöser Therapie der COPD und Behandlung
sämtlicher Komorbiditäten sowie einem paO_2 in Ruhe ≤ 55 mmHg oder paO_2 in Ruhe
55–60 mmHg und zusätzlich vorliegendem *Cor pulmonale* oder einer Polyglobulie
oder paO_2 unter Belastung ≤ 55 mmHg oder Hypoxämie im Schlaf [1],[15] (Abb. 4.8).

Sauerstofftherapie während des Schlafes

Bei Patienten mit COPD können nächtliche Hypoxämien durch Hypoventilations-
phasen auftreten. Viele Patienten mit Langzeitsauerstofftherapie zeigen unter dem
gleichen Sauerstofffluss den sie tagsüber nutzen nächtliche Entsättigungen [16],[17].
Wenn diese Patienten keine zusätzlichen schlafbezogenen Atemwegserkrankungen
haben kann eine Erhöhung des Sauerstoffflusses hier zur Korrektur der nächtlichen
Hypoxämie führen. Praktischerweise sollte die nächtliche Sauerstoffgabe um 1 L/min
bezogen auf den Ruhesauerstoffbedarf am Tage erhöht werden oder es sollte eine
nächtliche Pulsoximetrie erfolgen, um den nächtlichen Sauerstoffbedarf zu ermitteln.

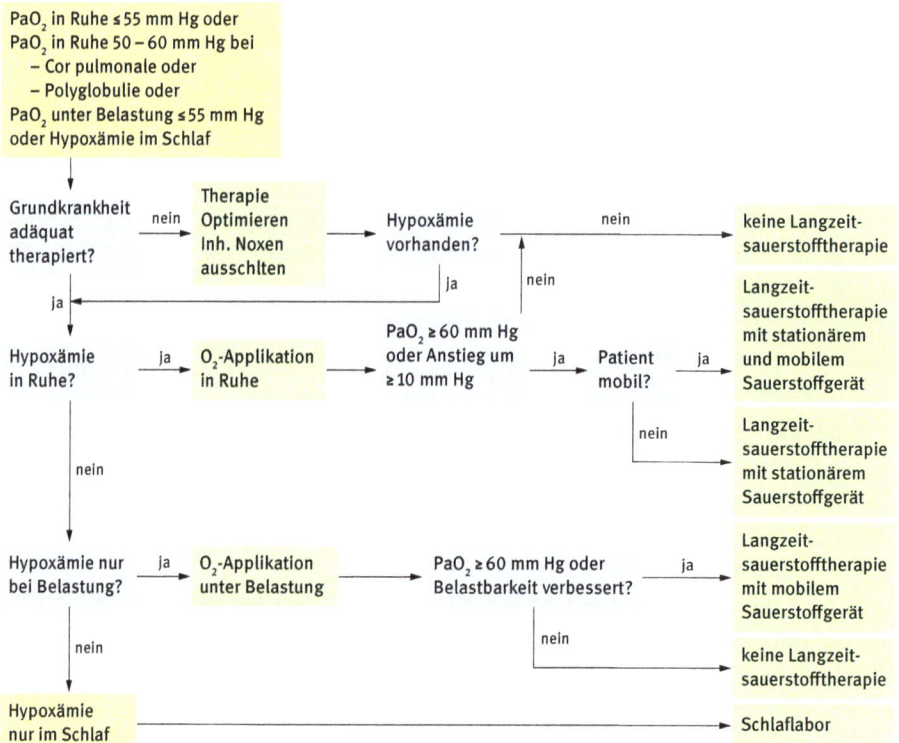

Abb. 4.8: Algorithmus zur Langzeit-Sauerstofftherapie der deutschen Leitlinie [1].

Patienten mit isolierter nächtlicher Hypoxämie die nicht die Kriterien nach den deutschen Leitlinien erfüllen: Eine Untersuchung an 51 COPD Patienten die lediglich während der Nacht Entsättigungen aufweisen, zeigte unter nächtlicher Sauerstoffgabe (3 L/min) eine Reduktion des pulmonal-arteriellen Mitteldruckes um −3,7 mmHg im Vergleich zu Patienten die lediglich Raumluft über 36 Monate erhielten [17]. Dies ist möglicherweise vor dem Hintergrund, dass dieses Patientenkollektiv eine erhöhte Mortalität aufweisen könnte, von Bedeutung [18]. Dennoch konnte eine kontrollierte Studie bei Patienten mit isolierter nächtlicher Hypoxie keinen positiven Effekt auf die Mortalität oder den klinischen Verlauf der Erkrankung nachweisen [19]. Die deutschen Leitlinien empfehlen deshalb bei isolierter nächtlicher Hypoxie die weitere Diagnostik im Schlaflabor (Abb. 4.5) [1] um andere Gründe wie beispielsweise ein Obesitas-Hypoventilationssyndrom oder ein obstruktives Schlafapnoesyndrom zu evaluieren.

Sauerstofftherapie während Belastung

Die kontinuierliche Sauerstoffgabe während der Belastung kann das Dyspnoeempfinden vermindern und möglicherweise auch die Belastungsfähigkeit bei Patienten mit COPD und *Cor pulmonale* verbessern [20],[21],[22]. Pathophysiologisch wird dies durch eine Reduktion des Atemminutenvolumens, der dynamischen Lungenüberblähung und des verbesserten Atemmusters erreicht [23],[24]. Regelmäßige körperliche Aktivität und ggf. Lungensport sind weitere wichtige Bausteine der COPD-Therapie [25]. Viele Patienten mit COPD, die in Ruhe bereits eine Hypoxämie aufweisen, erleiden unter Belastung eine Zunahme der Hypoxämie. Andere COPD-Patienten entwickeln lediglich eine Hypoxämie unter Belastung. Neuere Daten zeigen zudem nach einer Metaanalyse aus dem Jahr 2015 [21], dass es Hinweise für eine Verbesserung der körperlichen Leistungsfähigkeit durch LTOT bei Patienten, die nur eine leichtgradige Hypoxämie aufweisen gibt und dass Patienten mit COPD und Hypoxämie in Ruhe bzw. Hypoxämie unter Belastung eine deutliche Steigerung der Belastbarkeit im 6 min Gehtest aufzeigen konnten [22]. Es gibt derzeit keine standardisierten Untersuchungsverfahren um den Sauerstoffbedarf unter Belastung festzulegen. Der Sauerstoffbedarf sollte bei einem Belastungstest untersucht werden, typischerweise ein Gehtest (z. B. 6 min Gehtest, *shuttle Walk-test*) oder einer ergometrischen Belastung (z. B. Blutgasanalyse unter Belastung). Ziel sollte das Erreichen einer Sauerstoffsättigung von > 90 % bei einer submaximalen Belastung sein. Das alleinige Vorliegen einer belastungsinduzierten Hypoxämie ohne zunehmende Dyspnoe, bei PaO_2-Werten > 55 mmHg (7,3 kPa) in Ruhe, erfordert keine Langzeit-Sauerstofftherapie [1],[15].

4.4.4 Untersuchungsmethoden

Es gibt verschiedene Möglichkeiten die Oxygenierung des Blutes zu untersuchen.

Blutgasanalyse

Elemente des Gasaustausches (paO_2, $paCO_2$, arterielle Sauerstoffsättigung) und des Säure-Basen-Status (pH, Bicarbonat) lassen sich über eine Blutgasanalyse bestimmen. Der Analysator misst paO_2, $paCO_2$ und den pH-Wert, während Bicarbonat und die arterielle Sauerstoffsättigung aus Algorithmen berechnete Werte darstellen. Ambulant wird größtenteils die Methode der kapillären Blutgasanalyse aus dem hyperämisierten Ohrläppchen verwendet. Auf Intensivstationen wird die arterielle Blutgasanalyse bevorzugt. Fehlerhafte Messungen entstehen durch nicht gut hyperämisierte Ohrläppchen, erhöhte weiße Blutkörperchen (vermindern den PaO_2), Schock oder schlechte Durchblutung bzw. fehlerhafte Kalibrierungen der Geräte.

Pulsoximetrie

Bei der Pulsoximetrie wird die Transmission zweier Wellenlängen von Licht durch einen Finger oder ein Ohrläppchen gemessen. Bei dieser Technik wird oxygeniertes Blut und desoxygeniertes Blut verglichen und die Sättigung errechnet.

Fehlerhafte Werte können durch hohe Werte von Methämoglobin, Carboxyhämoglobin, Bilirubin oder stark pigmentierte Haut entstehen [26]. Darüber hinaus sind Nagellack bzw. künstliche Fingernägel problematisch, wenn die Pulsoximetrie am Finger gemessen wird und sollten daher vermieden werden.

4.4.5 Sauerstoffsysteme

Sauerstoffkonzentratoren

Ein Sauerstoffkonzentrator ist ein stationäres oder tragbares Gerät, welches elektrisch angetrieben Sauerstoff aus der Umgebungsluft anreichert, indem es die Raumluft filtert und Stickstoff entfernt und so den Sauerstoffgehalt auf 85–95 % anreichert.

Sauerstoffdruckgasbehälter

Die Sauerstoffflaschen enthalten komprimiertes Gas unter hohem Druck. Ein Druckminderer mit Anzeige des Inhaltes und der Nutzungsdauer gehören dazu.

Flüssigsauerstoff

Flüssigsauerstoff erlaubt die Lagerung größerer Mengen im Vergleich zum gasförmigen Sauerstoff. Dies geschieht bei sehr hohen Minustemperaturen. Der flüssige Sauerstoff wird mit Hilfe eines Verdampfers wieder in die Gasform gebracht und auf

Zimmertemperatur erwärmt und ist so in kleinen transportablen Systemen durch den Patienten selbst abfüllbar.

Spar-/Demandsysteme

Sauerstoffsparsysteme können den Sauerstoffzufluss zur frühen Inspiration triggern. Diese Systeme erhöhen dem Komfort, da die Sauerstoffflussrate reduziert und damit das Gewicht der portablen Systeme reduziert werden kann bzw. ein transportables System für längere Gebrauchszeit vorrätig ist [27]. Nachteile durch z. B. erhöhte Gefahr von Mucus plugs und aufwendige, spezielle Schulungen sowie Fehleranfälligkeit sind vorhanden. Die Vor- und Nachteile der verschiedenen Systeme sind komplex und müssen ggf. vor der Verordnung individuell getestet werden.

Risiken der Sauerstoffgabe

Es gibt keine Hinweise dafür, dass eine LTOT bei Patienten die die Kriterien für eine LTOT nach den Empfehlungen erfüllen [1],[15] mit schweren unerwünschten Nebenwirkungen verbunden ist. Im Allgemeinen ist die Sauerstoffgabe sicher.

Sauerstoff kann jedoch unerwünschte Effekte haben wie z. B. Reduktion der hypoxisch-pulmonalen Vasokonstriktion welches durch erhöhte Shunt Perfusion zu einem verschlechterten Ventilations-Perfusionsverhältnis führen kann. Bei sehr ausgeprägten Gasaustauschstörungen mit schweren Störungen des Ventilations-Perfusionsverhältnisses reicht unter Umständen die alleinige Sauerstoffgabe dann nicht mehr aus und eine zusätzliche Beatmung kann erforderlich werden [28].

Es sollten regelmäßige Verlaufskontrollen durchgeführt werden um mögliche unerwünschte Wirkungen zu erfassen.

Es gibt aber auch Gefahren im Zusammenhang mit der Handhabung des Sauerstoffes, welche nicht außer Acht gelassen werden sollten, wie beispielsweise im Folgenden näher beschrieben.

Sauerstofftoxizität

Die Gefahren durch die Toxizität von Sauerstoff sind bei der Sauerstofflangzeittherapie in aller Regel zu vernachlässigen, da lediglich höhere inspiratorische Sauerstoffkonzentrationen hier zu Problemen führen können.

Kohlendioxidretention/Haldane Effekt

Die Behandlung mit Sauerstoff kann in seltenen Fällen zur Kohlendioxidretention (Hyperkapnie) führen. Hier führt die Gabe von Sauerstoff zu einem verminderten Atemantrieb und zur respiratorischen Azidose.

Darüber hinaus muss auch pathophysiologisch der Haldane Effekt – die Fähigkeit des Hämoglobins bei einer Sauerstoffabgabe Protonen und Kohlendioxid aufzunehmen – berücksichtigt werden. Das Kohlendioxidtransportvermögen des Blutes ist daher abhängig vom Sauerstoffpartialdruck, was bei Sauerstoffgabe mitberücksichtigt werden sollte.

Wiederholte Blutgasanalysen unter verschiedenen Sauerstoffflussraten sind zur Diagnosestellung hilfreich.

Physikalische Gefahren im Umgang mit Sauerstoff

Die größten Gefahren der Sauerstofftherapie sind Feuer und Explosionen, meist verursacht durch die Patienten selbst im Umgang mit Zigaretten und Feuer oder durch deren Angehörige.

Patienten und Angehörige sollten hier über die Gefahren aufgeklärt werden und darüber hinaus eine professionelle Tabakentwöhnung angeboten werden [29] .

Patienten, die Sauerstoff in Druckgasbehältern zu Hause lagern, müssen diese sicher lagern. Eine Diskonnektion der Druckgasflasche vom Druckminderer kann zu gefährlichen Explosionen führen.

Patienten die Flüssigsauerstoffsysteme zu Hause verwenden, sollten über die sorgsame Handhabung geschult sein, insbesondere die Gefahren beim Umfüllen der Systeme und der möglichen Gefrierbrandentstehung.

Eine gute Schulung und Einweisung der Patienten sowie das Unterrichten über mögliche Restgefahren die eine häuslichen Sauerstofftherapie mit sich bringt, ist zwingend notwendig und hilft Unfälle zu vermeiden.

4.4.6 Ziel der Sauerstofftherapie / Kontrollen

Die Ziele der LTOT bei Patienten mit COPD sind eine Verbesserung der Lebensqualität und Leistungsfähigkeit sowie eine Reduktion der Morbidität und Mortalität [1].

Ziele der Langzeitsauerstoff-Therapie [1]:
- $paO_2 \geq 60$ mmHg oder Anstieg um 10 mmHg
- $paO_2 \geq 60$ mmHg oder Belastbarkeit verbessert

Kontrolluntersuchungen sind nach den deutschen Leitlinien alle 3 Monate zu empfehlen, bei instabilem Krankheitsverlauf sind jedoch häufigere Kontrollen sinnvoll [1].

Literatur

[1]   Magnussen H, Kirsten AM, Köhler D, et al. Leitlinie Langzeit-Sauerstofftherapie. Pneumologie. 2008;62:748-56.
[2]   Windisch W. Respiratorische Insuffizienz. O2-Gabe oder Beatmung? Deutsches Ärzteblatt. 2015;2:28-30.

[3] Report oft he Medical Research Council Working Party. Long-term domiciliary oxygen therapy in chronic hypoxic Cor pulmonale complicating chronic bronchitis and emphysema. Lancet. 1981;1:681-685.

[4] Nocturnal Oxygen Therapy Trial Group. Continuous or nocturnal oxygen therapy in hypoxemic chronic obstructive lung disease. Ann Intern Med. 1980;93:391-398.

[5] Gorecka D, Gorzelak K, Sliwinski P, Tobiasz M, Zielinski J. Effect of long-term oxygen therapy on survival in patients with chronic obstructive pulmonary disease with moderate hypoxemia. Thorax. 1997;42(8): 674.

[6] Chaouat A, Weizenblum E, Kessler R, et al. A randomized trial of nocturnal oxygen therapy in chronic obstructive pulmonary disease patients. Eur Respir J. 1999;14:997-999.

[7] Ekström M. Clinical Usefulness of long-term oxygen therapy in adults. NEJM. 2016;375:1683-1684.

[8] Weitzenblum E, Sautegeau A, Ehrhart M, Mammosser M, Pelletier A. Long-term oxygen therapy can reverse the progression of pulmonary hypertension in patients with chronic obstructive pulmonary disease. Am Rev Respir Dis. 1985;131:493-498.

[9] Oswald-Mammosser M, Weitzenblum E, Quoix E, et al. Prognostic factors in COPD patients receiving long-term oxygen therapy: importance of pulmonary artery pressure. Chest. 1995;107:1193-1198.

[10] Zielinski J, Tobiasz M, Hawrylkiewicz I, Sliwinksi P, Palasiewicz G. Effects of long-term oxygen therapy on pulmonary hemodynamics in COPD patients: a 6 –year prospective study. Chest. 1998;113:65-70.

[11] MacNee W, Wathen CG, Flenley DC, Muir AD. The effects of controlled oxygen therapy on ventricular function in patients with stable and decompensated Cor pulmonale . Am Rev Respir Dis. 1988;137:1289-1295.

[12] Balter MS, Daniak N, Chapman KR, Sorba SA, Rebuck AS. Erythropoietin response to acute hypoxemia in patients with chronic pulmonary disease. Chest. 1992;102:482-485.

[13] Zielinski J. Effects of long-term oxygen therapy in patients with chronic obstructive pulmonary disease. Curr Opin Pulm Med. 1999;5: 81-87.

[14] A randomized trial of long-term oxygen for COPD with moderate desaturation. NEngl J Med. 2016;375:1617-27.

[15] Magnussen H, Hauck RW, Worth H, FJF Herth. Position zur Langzeit-Sauerstoff-Therapie. Pneumologie. 2014;68: 591-593.

[16] Plywaczewski R, Sliwinski P, Nowinski A, Kaminksi D, Zielinski J. Incidence of nocturnal desaturation while breathing oxygen in COPD patients undergoing long-term oxygen therapy. Chest. 2000;117: 679-683.

[17] Fletcher EC, Luckett RA, Goodnight-White S, et al. A double-blind trial of nocturnal supplemental oxygen for sleep desaturation in patients with chronic obstructive pulmonary disease and a daytime PaO2 above 60 mmHg. Am Rev Respir Dis. 1992;145:1070-1076.

[18] Kimura H, Suda A, Sakuma T, et al. Nocturnal oxyhemoglobin desaturation and prognosis in chronic obstructive pulmonary disease and late sequelae of pulmonary tuberculosis. Intern Med. 1998;37:354-359.

[19] Chaouat A, Weizenblum E, Kessler R, et al. A randomized trial of nocturnal oxygen therapy in chronic obstructive pulmonary disease patients. Eur Respir J. 1999;14(5):1002.

[20] Liker ES, Karnick A, Lerner L. Portable oxygen in chronic obstructive lung disease with hypoxemia and Cor pulmonale . Chest. 1975; 68:236.

[21] Uronis HE, Ekström MP, Currow DC, et al. Oxygen for relief of dyspnoe in people with chronic obstructive pulmonary disease who would not qualify for home oxygen: a systematic review and meta-analysis. Thorax. 2015;70:492-4.

[22] Jarosch, I, Gloeckl R, Damm E, et al. Short term effects of supplemental oxygen on 6-minute walk test outcomes in COPD patients – a randomized, placebo-controlled, single-blind, cross-over trial. Chest. 2017;151(4):795-803, doi:10.1016/j.chest.2016.11.044.

[23] Somfay A, Porszasz J, Lee SM, Casburi R. Dose-response effect of oxygen on hypertension and exercise endurance in nonhypoxaemic COPD patients. Eur Respir J. 2001;18:77-84.

[24] Rooyackers JM, Dekhuijzen PN, Van Herwaarden CL, Folgering HAT. Training with supplemental oxygen in patients with COPD and hypoxaemia at peak exercise. Eur Respir J. 1997;10:1278-1284.

[25] Watz H, Pitta F, Rochester CL, et al. An official European respiratory society statement on physical activity in COPD. Eur Respir J. 2014;44:1521-1537.

[26] Webb RK, Ralston C, Runiciman WB. Potential errors in puls oximetry. Part II. Effects of changes in saturation and signal quality. Anesthesia. 1991;46:207-2012.

[27] Hoffmann LA. Novel strategies for delivering oxygen: reservoir connula, demand flow and transtracheal oxygen administration. Respir Care. 1994;39:363-376.

[28] Intensivmedizin. Herausgeber: Van Aken HK, Reinhart K, Welte T, Weigand M. Georg Thieme Verlag, Stuttgart 2014.

[29] Andreas S, Batra A, Behr J, et al. Tabakentwöhnung bei COPD S 3-Leitlinie der Deutschen Gesellschaft für Pneumologie und Beatmungsmedizin e. V.. Pneumologie. 2014;68:225-292.

4.5 Nichtinvasive Beatmung bei COPD

Friederike Magnet, Wolfram Windisch

4.5.1 Einleitung

Die nichtinvasive Beatmung (NIV = *Noninvasive Ventilation*) bezeichnet die artifizielle Ventilation der Lungen mit Zuhilfenahme externer Ventilatoren (Beatmungsgeräte). Der Term „nichtinvasiv" weist darauf hin, dass der Beatmungszugang, also die Verbindung zwischen den natürlichen Atemwegen des Patienten einerseits und den künstlichen Atemwegen des Respirators andererseits, außerhalb des Körpers gelegen ist. Entsprechend wird bei invasiver Beatmung die Lunge über endotracheal einliegende Tuben (orotrachealer Tubus, nasotrachealer Tubus, Tracheostoma) ventiliert [1],[2].

Historisch gesehen sind die frühen Formen der Beatmung über sogenannte eiserne Lungen als nichtinvasive Beatmung zu betrachten, da auch hier die Beatmung ohne die Zuhilfenahme endotrachealer Atemwege auskommt [3]. Allerdings handelt es sich bei der Beatmung mittels eiserner Lunge um eine sogenannte Negativdruckbeatmung, welche heute nur noch historische Bedeutung hat [1],[2],[3]. Entsprechend wird heute eine Positivdruckbeatmung durchgeführt, bei welcher im Falle der NIV die Beatmung in der Regel über Gesichtsmasken erfolgt [4],[5]. Die NIV wird heute sowohl bei akuter als auch bei chronischer respiratorischer Insuffizienz eingesetzt, insbesondere wenn die Atempumpe in ihrer Leistungsfähigkeit eingeschränkt ist [1],[2],[6]. Entsprechend kann sowohl eine Akutbeatmung auf der Intensivstation als auch eine Langzeitbeatmung im häuslichen Umfeld erfolgen.

Eine COPD führt im fortgeschrittenen Stadium zu einer respiratorischen Insuffizienz [7]. Die Frage, welche Behandlungsoption für COPD-Patienten im fortgeschrittenen Stadium in Betracht kommt, hängt davon ab, welcher Teil des respiratorischen Systems, die Lunge und/oder die Atempumpe, in seiner Funktion eingeschränkt ist [7]. Heute stehen sowohl für die Sauerstofflangzeittherapie (LTOT = *long-term oxygen therapy*) [8] als auch für die NIV Leitlinien der Deutschen Gesellschaft für Pneumologie und Beatmungsmedizin e. V. (DGP) zur Verfügung, wobei die NIV-Leitlinien explizit sowohl für die Akutanwendung [6], als auch für die außerklinische Beatmung zur Verfügung stehen [1],[2].

4.5.2 Die respiratorische Insuffizienz bei COPD

Eine respiratorische Insuffizienz kann grundsätzlich beide Anteile des respiratorischen Systems betreffen:
- Pulmonale Insuffizienz (Einschränkungen des Gasaustausches, respiratorische Insuffizienz Typ I)
- Ventilatorische Insuffizienz (Einschränkungen der Atempumpe, respiratorische Insuffizienz Typ II).

Wesentliches Diagnostikum zur Unterscheidung einer pulmonalen und einer ventilatorischen Insuffizienz stellt die Blutgasanalyse dar. So zeichnet sich eine pulmonale Insuffizienz blutgasanalytisch durch den Befund der Hypoxämie ohne Hyperkapnie aus, während eine ventilatorische Insuffizienz immer mit Hyperkapnie einher geht [7]. Eine pulmonale Insuffizienz ist in der Regel einer Sauerstofftherapie gut zugänglich. Bei ventilatorischem Versagen steht therapeutisch die artifizielle Augmentierung der alveolären Ventilation und damit die Beatmung im Vordergrund. Hier kann eine alleinige Sauerstofftherapie aufgrund einer Reduktion des Atemantriebs sogar die Hyperkapnie verschlechtern [9].

Grundsätzlich kann eine COPD sowohl mit pulmonaler Insuffizienz als auch mit ventilatorischer Insuffizienz einhergehen. Nicht selten liegen auch beide Entitäten gemeinsam vor. Die Heterogenität im Auftreten einer pulmonalen und/oder ventilatorischen Insuffizienz liegt an der unterschiedlichen Phänotypologie sowie an den unterschiedlich auftretenden Komorbiditäten der Erkrankung, welche eine respiratorische Insuffizienz verschlechtern können. Hier ist insbesondere eine Adipositas oder eine Herzinsuffizienz zu nennen. Zudem ist die Pathophysiologie hinsichtlich der Entwicklung einer ventilatorischen Insuffizienz komplex, vielschichtig und individuell unterschiedlich [4],[10],[11],[12]. Übergeordnet betrachtet kommt es zu einer erhöhten atemmuskulären Last sowie zu einer erniedrigten atemmuskulären Kapazität (Kraftentwicklung), woraus sich eine erhöhte atemmuskuläre Beanspruchung und schließlich die atemmuskuläre Insuffizienz ergeben [7]. Bei Patienten mit COPD sind in der Regel sowohl die Last erhöht als auch die Kapazität erniedrigt (Abb. 4.9) [7],[13].

· Verkürzung der Inspirationszeit
  · mehr Zeit für die flusslimitierte Exspiration
· Atemwegsobstruktion
· Dynamische Überblähung
  · Intrinsischer PEEP
· Thorakale Vordehnung
· erhöhter ventilatorischer
Bedarf
  · Gasaustauschstörung (Emphysem)
  · Anämie
  · Herzinsuffizienz
	· Zwerchfell-Abflachung
	· Hyperinflation
	· Muskuläre Vordehnung
	· System-Muskel-Atrophie
	  · Oxidativer Stress / Sarkomer-Verletzung
	  · Systemische Kortikosteroide
	· Ventilator-induzierter Zwerchfellschaden
	· Ko-Morbiditäten
	  · Herzinsuffizienz
	  · Pulmonale Hypertonie
	  · Diabetes mellitus

Last   Kapazität

Inspirationsmuskulatur

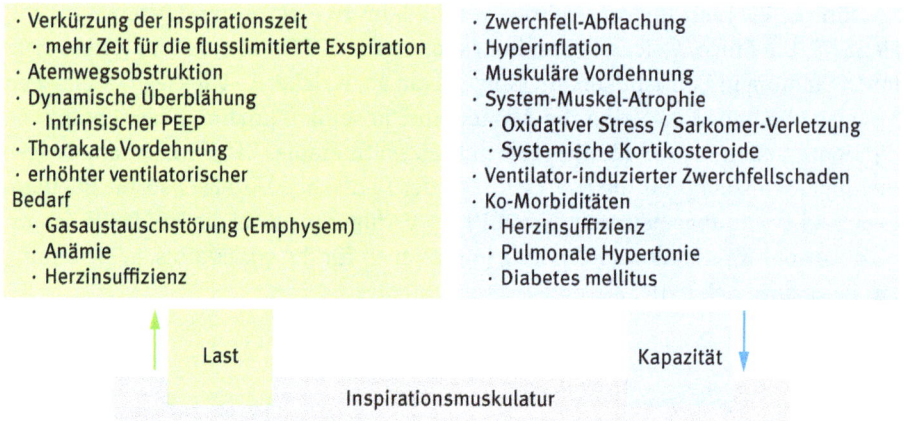

Abb. 4.9: Multifaktorielle Bedingungen für eine Last-Kapazität-Imbalance bei COPD Patienten. Modifiziert nach [7], mit freundlicher Genehmigung der Taylor and Francis Group.

Zur weiteren Einschätzung einer atemmuskulären Insuffizienz existieren heute grundsätzlich weiterführende Methoden einer atemmuskulären Funktionsdiagnostik, wie sie in den Empfehlungen der Deutschen Atemwegsliga formuliert sind [13]. Hier stehen sowohl mitarbeitsabhängige als auch mitarbeitsunabhängige Testverfahren zur Verfügung, welche im Wesentlichen die Erfassung atemmuskulärer Drücke sowie die Zwerchfellsonographie umfassen [13],[14]. Eine solche Funktionsdiagnostik ist technisch aufwendig, steht flächendeckend nicht zur Verfügung und ist gerade bei mitarbeitsabhängigen Methoden hinsichtlich der Interpretierbarkeit erschwert. Zudem orientieren sich Normwerte aufgrund einer ausgeprägten interindividuellen Heterogenität der Messwerte lediglich an Grenzwerten, während eine mitarbeitsunabhängige Quantifizierung der Zwerchfellkraft sehr aufwendig und wissenschaftlich tätigen Zentren vorbehalten ist [12],[13],[15]. Eine atemmuskuläre Funktionsdiagnostik ist somit zur Indikationsstellung einer weiterführenden Therapiemaßnahme nicht etabliert.

Eine respiratorische Insuffizienz kann chronisch entstehen und sowohl die Lunge als auch die Atempumpe betreffen. Zudem kann sich nicht nur eine pulmonale, sondern auch eine ventilatorische Insuffizienz akut verschlechtern, in der Regel auf dem Boden einer akuten Exazerbation oder im Rahmen von Komorbiditäten (zum Beispiel Myokardischämie, Lungenembolie und anderen). Hier ist die Blutgasanalyse hilfreich in der Differenzierung akuter und chronischer ventilatorischer Störungen (Tab. 4.7).

Tab. 4.7: Blutgasanalytische Befunde bei ventilatorischer Insuffizienz in Abhängigkeit vom Zeitverlauf.

Wert	akut	akut auf chronisch	chronisch
pH	erniedrigt	erniedrigt	normal
$PaCO_2$	erhöht	(stark) erhöht	erhöht
HCO_3	normal	erhöht	erhöht

HCO_3 = Bikarbonat; $PaCO_2$ = arterieller Kohlendioxidpartialdruck;
PaO_2 = arterieller Sauerstoffpartialdruck.

4.5.3 Symptome und klinische Präsentationen

Die Symptome einer chronischen ventilatorischen Insuffizienz sind unspezifisch und vielfältig. Zunächst stehen die Symptome der COPD mit chronischem Husten und Auswurf sowie diejenigen Symptome der Komorbiditäten im Vordergrund. Häufig bestehen aber auch Luftnot auf niedriger Belastungsstufe sowie Tachypnoe [7]. Dabei reflektiert eine schnelle, aber flache Atmung (RSB = *rapid shallow breathing*) eine Schonatmung mit dem Ziel, eine komplette atemmuskuläre Dekompensation zu vermeiden für den Preis einer „kontrollierten" (sinnvoll begrenzten) Hypoventilation. Dabei kann die Entstehung einer respiratorischen Azidose in Folge einer Hyperkapnie durch renale Bikarbonatretention metabolisch ausgeglichen werden [1],[2]. Hier darf die Hypoventilation mit Hyperkapnie nicht als Ausdruck eines reduzierten Atemantriebs verstanden werden. Der Atemantrieb ist vielmehr gesteigert, wird aber aufgrund einer atemmechanisch bedingten Übertragungsstörung nicht suffizient in Ventilation übertragen [16]. Der Atemantrieb ist somit physiologisch sinnvoll so eingestellt, dass er ein Mindestmaß an Ventilation gewährt, aber nicht durch maximale Steigerung die Atemmuskulatur zur Dekompensation bringt. Aus diesem Grund sind atemantriebssteigernde Maßnahmen in der Therapie der COPD bei Vorliegen einer chronischen ventilatorischen Insuffizienz fehl am Platz.

In der körperlichen Untersuchung kann bei ausgeprägtem Lungenemphysem die eingeschränkte Zwerchfellaktivität detektiert werden [14]. Zudem ist die gesteigerte Aktivität der Atemhilfsmuskulatur sowohl der Inspektion als auch der Palpation zugänglich. Hier wird zwischen der Atemhilfsmuskulatur unterschieden, welche einerseits von der oberen Extremität zum Thorax zieht und durch Verschiebung von Punctum fixum und Punctum mobile dann inspiratorisch wirksam sein kann, wenn die obere Extremität fixiert ist. Andererseits ist die Atemhilfsmuskulatur zu nennen, welche vom Kopf-Hals-Bereich zum oberen Thorax zieht und bei fixiertem Kopf sowohl vorne (Musculus sternocleidomastoideus) als auch in der Mitte (Musculi scaleni) und auch hinten (Musculus trapezius) inspiratorisch wirksam sein kann.

Weitere Symptome betreffen die eingeschränkte körperliche Belastbarkeit und insbesondere auch den nicht erholsamen Schlaf, nächtliche Luftnot, Alpträume sowie Einschlafneigung am Tage [1],[2]. Insbesondere eine nächtliche Hyperkapnie wirkt hier als starker Arousalreiz, In der Folge können zudem psychische Veränderungen auftreten. Grundsätzlich werden noch Polyglobulie, Tachykardie und ein *Cor pulmonale* erwähnt. Nicht selten sind COPD-Patienten aufgrund einer Systemmanifestation (Inflammation) aber eher anämisch [7]. Zudem muss eine pulmonal-arterielle Hypertonie als eigene Entität bei COPD verstanden werden (siehe Kap. 3.6) und tritt nicht selten auch kombiniert im Rahmen einer globalen Herzinsuffizienz auf. Dabei ist das Auftreten einer isolierten pulmonalen Hypertonie nicht immer abhängig vom Schweregrad der lungenfunktionellen Einschränkung, sodass auch bei fortgeschrittenster COPD erhöhte pulmonal-arterielle Drücke nicht regelhaft bestehen.

Einen entscheidenden Faktor stellen aber auch Ödeme dar, welche nicht nur im Rahmen von Komorbiditäten (Herzinsuffizienz), sondern auch primär Hyperkapnie-assoziiert sind (Abb. 4.10). So ist bekannt, dass Kohlendioxid (CO_2) einer der stärksten Vasodilatatoren ist und durch Extravasationen mit konsekutiver Aktivierung des Renin-Angiotensin-Aldosteron-Systems wesentlich zur Entstehung und Aufrechterhaltung von Ödemen beitragen kann [7],[17]. Hier dürfen periphere Ödeme nicht vorschnell ausschließlich einer kardialen Ursache zugeschrieben werden, sondern müssen immer differenzialdiagnostisch auch an das Vorliegen einer Hyperkapnie denken lassen. Nicht selten kann in einer solchen Situation die Gabe von Schleifendiuretika mit weiterer renaler Bikarbonatretention und metabolisch-alkalotischer Komponente zu einer Aggravierung der Hypoventilation mit konsekutiv weiterem

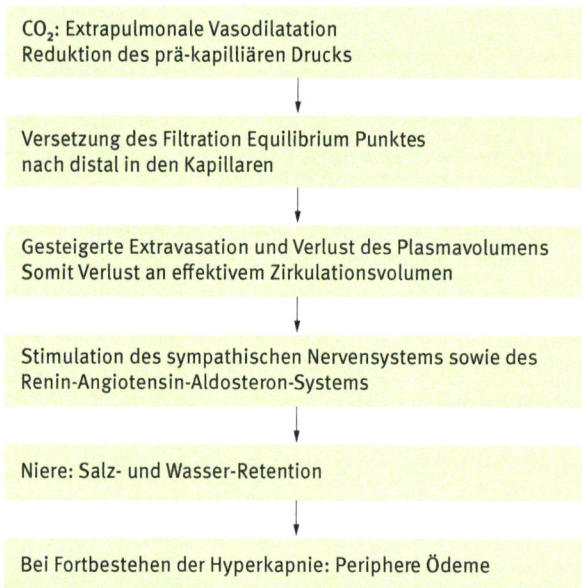

CO$_2$: Extrapulmonale Vasodilatation
Reduktion des prä-kapilliären Drucks

↓

Versetzung des Filtration Equilibrium Punktes
nach distal in den Kapillaren

↓

Gesteigerte Extravasation und Verlust des Plasmavolumens
Somit Verlust an effektivem Zirkulationsvolumen

↓

Stimulation des sympathischen Nervensystems sowie des
Renin-Angiotensin-Aldosteron-Systems

↓

Niere: Salz- und Wasser-Retention

↓

Bei Fortbestehen der Hyperkapnie: Periphere Ödeme

Abb. 4.10:
Primär Hyperkapnie-assoziierte Ödeme als entscheidender Faktor der Vasodilatation.

$PaCO_2$-Anstieg und der Aufrechterhaltung von Ödemen führen. So muss im Falle von Ödemen insbesondere ein unzureichendes Therapieansprechen auf Schleifendiuretika bei normaler Nierenfunktion hinsichtlich einer möglichen Hyperkapnie kritisch hinterfragt werden.

Eine CO_2-assoziierte Vasodilatation ist aber auch verantwortlich für Kopfschmerzen, welche vorzugsweise morgens ausgeprägt sind, da die Hyperkapnie nachts in der Regel am Stärksten ausgeprägt ist. Zudem können gelegentlich auch Gefäßdilatationen am Auge beobachtet werden [7].

4.5.4 Außerklinische Beatmung bei COPD

Eine Beatmungstherapie zielt physiologisch auf die Augmentierung des alveolären Volumens mit konsekutiver $PaCO_2$-Abnahme sowie auf eine atemmuskuläre Erholung ab [18]. Dies führt im beatmungsfreien Intervall zu einer gesteigerten atemmuskulären Funktionsreserve [19],[20]. Primärer Beatmungszugang für eine außerklinische Beatmung ist die Gesichtsmaske und damit die NIV [1],[2]. Heute stehen unterschiedliche und zahlreiche nichtinvasive Beatmungszugänge zur Verfügung, vorzugsweise Nasen- und Nasen-Mundmasken. Die Auswahl des Beatmungszugangs, aber auch des Beatmungsgerätes, erfolgt individuell nach Kriterien der Beatmungseffektivität und -akzeptanz. Eine primäre invasive Langzeitbeatmung über ein Tracheostoma ist elektiv abzulehnen und kommt nur nach erfolglosem Weaning in Betracht (s. unten).

Eine Langzeit-NIV wird typischerweise im intermittierenden Modus durchgeführt, in der Regel zwischen 6 und 8 Stunden täglich, individuell aber auch länger. Voraussetzung hierfür ist, dass der Patient die Beatmungsmaske selber an- und ablegen kann und auch das Beatmungsgerät selbstständig ein- und ausschalten kann (Abb. 4.11). Die NIV-Einleitung erfolgt in einem erfahrenen Beatmungszentrum unter stationären Bedingungen mit der zwingenden Notwendigkeit einer nächtlichen

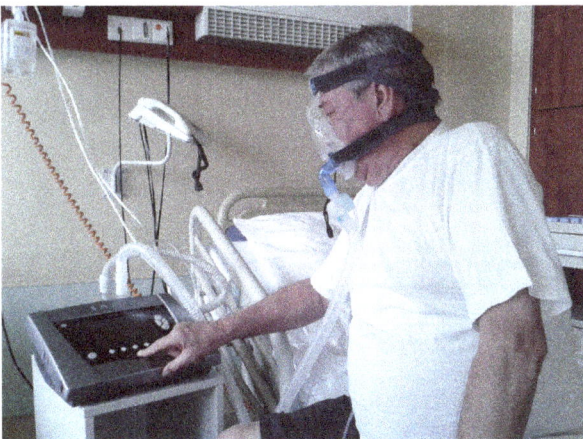

Abb. 4.11: Patient mit selbstständiger Bedienung der NIV.

Überprüfung der Beatmungsqualität [1],[2]. Entsprechend erfolgt die Fortsetzung der Langzeit-NIV im außerklinischen Bereich mit entsprechenden Verlaufskontrollen im Beatmungszentrum zur Routinekontrolle und/oder Behandlungen im Rahmen von akuten Problemen oder Exazerbationen.

Indikation zur außerklinischen NIV

Eine Langzeit-NIV ist dann indiziert, wenn entsprechende Symptome der chronischen ventilatorischen Insuffizienz bestehen (siehe oben) und eines der folgenden Indikationskriterien erfüllt ist (Abb. 4.12) [1],[2].

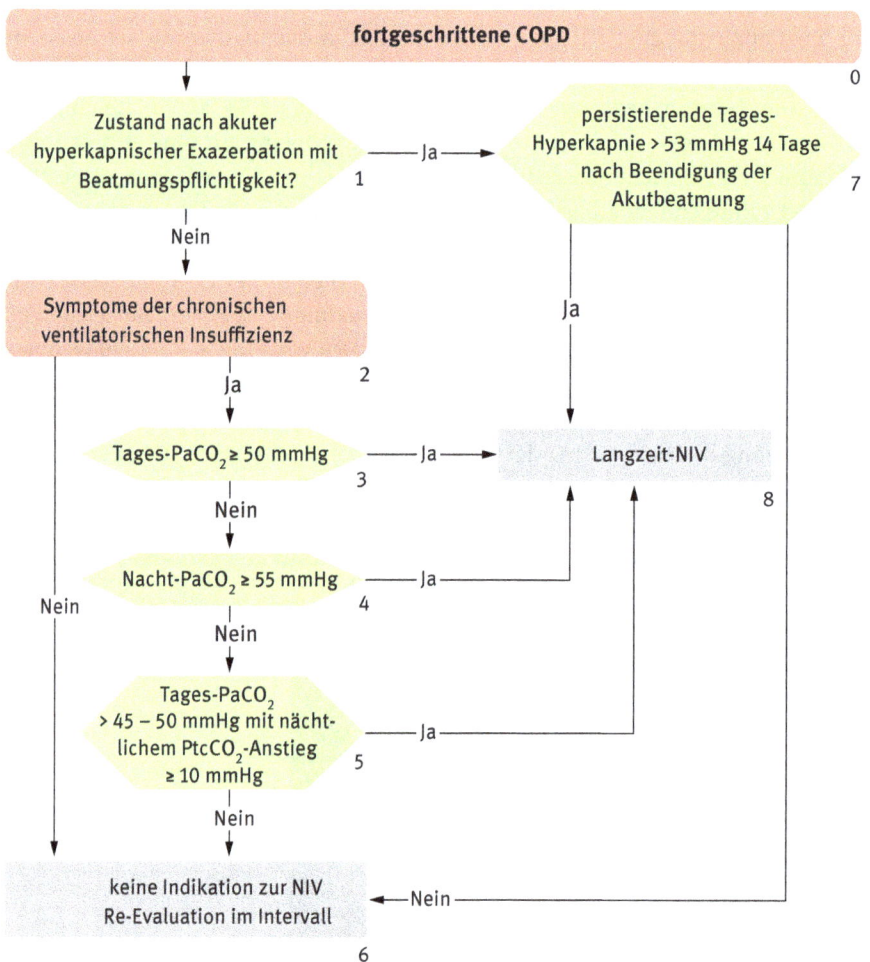

fortgeschrittene COPD

0

Zustand nach akuter hyperkapnischer Exazerbation mit Beatmungspflichtigkeit? 1 ——Ja——> persistierende Tages-Hyperkapnie > 53 mmHg 14 Tage nach Beendigung der Akutbeatmung 7

Nein

Symptome der chronischen ventilatorischen Insuffizienz 2

Ja

Tages-PaCO$_2$ ≥ 50 mmHg 3 ——Ja——> Langzeit-NIV 8

Nein

Nacht-PaCO$_2$ ≥ 55 mmHg 4 ——Ja——

Nein

Tages-PaCO$_2$ > 45 – 50 mmHg mit nächtlichem PtcCO$_2$-Anstieg ≥ 10 mmHg 5 ——Ja——

Nein

Nein

keine Indikation zur NIV Re-Evaluation im Intervall 6 <——Nein——

Abb. 4.12: Algorithmus zur NIV-Therapie bei COPD nach [2], (mit freundlicher Genehmigung des Georg Thieme Verlag KG, 2017).

High-Intensity-NIV

Die Frage nach den für den Patienten besten Respiratoreinstellungen war mit kontroversen Ansichten in der internationalen Literatur über mindestens 20 Jahre vergesellschaftet. So liegen die Beatmungseinstellungen im assistierten Beatmungsmodus mit niedrigen Inspirationsdrücken bis ca. 16 cm H_2O vergleichsweise niedrig, wenn im Zuge der Schlafhypothese das Ziel besteht, nächtliche Deoxygenierungen zu vermeiden und eine Einschränkung der Schlafarchitektur zu korrigieren [11]. Im Gegensatz dazu proklamiert die Muskelhypothese das Ziel eines signifikanten Abfalls des $PaCO_2$-Wertes sowohl unter nächtlicher Ventilation als auch unter konsekutiver Spontanatmung als Ausdruck einer Augmentierung der alveolären Ventilation und einer positiven Beeinflussung der Atemmuskulatur. So hat die Muskelhypothese auch zur Beschreibung der High-Intensity-NIV geführt, welche im assistiert-kontrollierten Beatmungsmodus und mit hohen Inspirationsdrücken (20–30 cm H_2O) das Ziel der Normalisierung erhöhter $PaCO_2$-Werte verfolgt [7],[19],[21]. Ein High-Intensity-NIV ist nach Studienlage einer weniger aggressiven Beatmungsform (*Low-Intensity*-NIV) überlegen hinsichtlich der $PaCO_2$ Absenkung sowie der Verbesserung der gesundheitsbezogenen Lebensqualität und der Symptomatik des Patienten [19],[21].

Aktuelle Studienlage zur Langzeit-NIV bei COPD

In mehreren frühen randomisiert-kontrollierten Studien bestand kein Überlebensvorteil infolge NIV [22],[23]. Alle diese Studien waren allerdings dadurch gekennzeichnet, dass eine wenig effektive *Low-Intensity*-NIV (s. o.) zum Einsatz gekommen ist. Dies hat international häufig dazu geführt, keine grundsätzliche Empfehlung für eine Langzeit-NIV auszusprechen [22],[23]. Auch heute wird diese Diskrepanz noch darin deutlich, dass auch das aktuelle Update des GOLD-Reports von Dezember 2016 widersprüchliche Daten zum Outcome zitiert und damit keine regelhafte Indikation zur Langzeit-NIV bei chronisch hyperkapnischer COPD vorsieht [24]. Allerdings unterscheidet auch der aktuelle GOLD-Report leider nicht zwischen unterschiedlichen Formen und Techniken im Einsatz einer Langzeit-NIV und widmet sich diesen Therapiemöglichkeiten lediglich in kurzer Weise [24]. Auch der aktualisierte GOLD-Report bleibt damit inkonklusiv.

So konnte eine große Multicenterstudie im deutschsprachigen Raum von 2014 sehr wohl erstmalig dokumentieren, dass durch die Anwendung einer Langzeit-NIV eine fundamentale Überlebensverlängerung erzielt werden kann, wenn tatsächlich durch aggressivere NIV eine signifikante $PaCO_2$-Reduktion erzielt werden kann [25]. Zudem zeigten sich in dieser Studie auch deutliche Verbesserungen der gesundheitsbezogenen Lebensqualität, was unter einer $PaCO_2$-reduktiven NIV bereits aus früheren Studien bekannt gewesen ist [19],[20],[21],[26].

Aus diesem Grund kann heute klar konkludiert werden, dass der Erfolg einer Langzeit-NIV von den Beatmungseinstellungen abhängig ist. Insbesondere Inspirationsdrücke von über 18 cm H_2O (in der Regel deutlich über 20 cm H_2O), hohe Ausgangs-$PaCO_2$-Werte sowie eine angemessene Therapie-Compliance sind nachweislich mit einer signifikanten $PaCO_2$-Reduktion verbunden [22],[23]. Zudem ergibt sich nach Studienlage, dass auch die günstigen Effekte hinsichtlich des Outcomes primär bei $PaCO_2$-Reduktionen infolge der NIV zu beobachten sind [19],[21],[25],[27]. Entsprechend empfehlen auch die aktuellen Deutschen Leitlinien eine Langzeit-NIV mit dem physiologischen Ziel der $PaCO_2$-Reduktion bei symptomatischer hyperkapnischer COPD [1],[2].

Eine weitere Frage bestand darin, ob eine Langzeit-NIV die Prognose und die Rehospitalisationsrate von Patienten verbessern kann, welche im Rahmen einer Akut-Exazerbation beatmungspflichtig werden. Hier konnte eine holländische Studie zeigen, dass die NIV dann keinen Vorteil bringt, wenn sie unselektiv im direkten Anschluss an eine Akut-Exazerbation zum Einsatz kommt [28]. Eine sehr aktuelle britische Studie konnte jedoch darlegen, dass die Prognose und die Rehospitalisationsrate bei COPD-Patienten dann verbessert bzw. gesenkt werden können, wenn eine chronische Hyperkapnie ($PaCO_2 \geq 50$ mmHg) mindestens 2 Wochen nach Beendigung der Akutbeatmung fortbesteht [29]. Dies macht den Ruf nach einem differenzierten Vorgehen mit engerem Zusammenrücken zwischen stationären und ambulanten Behandlungssektoren laut, wonach Patienten mit Zustand nach Akutbeatmung engmaschig nachbeobachtet werden müssen und je nach Verlauf zügig auf eine Langzeit-NIV eingeleitet werden, ohne dass unkritische NIV-Einleitungen erfolgen.

Außerklinische Beatmung nach prolongiertem Weaning

Nicht selten kommt es im Rahmen einer Akut-Exazerbation zur Notwendigkeit einer Intubation mit konsekutiver invasiver Beatmung [30]. Da hier trotz der erfolgreichen Behandlung der Akutauslöser eine chronische Atempumpinsuffizienz fortbestehend sein kann, ist die Entwöhnung vom Respirator mitunter schwierig. Viele dieser Patienten werden in der Folge tracheotomiert und unterlaufen langwierige Entwöhnungsprozesse (prolongiertes Weaning, Tab. 4.8). Mitunter gelingt ein prolongiertes Weaning, wenn überhaupt, nur durch die Umstellung von invasiver Beatmung auf eine NIV, entweder intermittierend bis zur Entlassung oder mit konsekutiver Langzeit-NIV im außerklinischen Setting (Tab. 4.8).

Eine invasive außerklinische Beatmung nach erfolglosem Weaning über ein Tracheostoma ist immer eine aufwendige, kostspielige und in das Leben des Patienten und seiner Angehörigen eingreifende Therapiemaßnahme. Sie ist zudem mit vielen Komplikationen und eingeschränkter Prognose verbunden [5]. Es muss daher immer das vordringliche Ziel bestehen, bei langfristiger Beatmungsabhängigkeit von invasiver Beatmung auf NIV umzustellen. Aus diesem Grund sollte vor Entlassung eines Patienten in die invasive außerklinische Beatmung das Weaningpotential in einem ausgewiesenen Weaningzentrum überprüft werden [30]. Nicht selten gelingt durch Anbindung des Patienten an ein solches Beatmungszentrum auch im Verlauf der außerklinischen Beatmung doch noch die Entwöhnung oder Umstellung auf eine Langzeit-NIV.

Tab. 4.8: Untergruppen innerhalb des prolongierten Weanings, modifiziert nach [30].

Gruppe	Kategorie	Definition
3a	prolongiertes Weaning ohne NIV	Erfolgreiches Weaning mit Extubation / Dekanülierung erst nach mindestens 3 erfolglosen SBT oder Beatmung länger als 7 Tage nach dem ersten erfolglosen SBT ohne Zuhilfenahme der NIV
3b	prolongiertes Weaning mit NIV	Erfolgreiches Weaning mit Extubation / Dekanülierung erst nach mindestens 3 erfolglosen SBT oder Beatmung länger als 7 Tage nach dem ersten erfolglosen SBT und nur mittels Einsatz der NIV, ggf. mit Fortsetzung der NIV als außerklinische Beatmung
3c	erfolgloses Weaning	Tod oder Entlassung mit invasiver Beatmung via Tracheostoma

4.5.5 NIV bei akuter Exazerbation

Seit der Erstbeschreibung der erfolgreichen NIV-Behandlung im Rahmen einer COPD-Exazerbation im Jahre 1989 hat die Akut-NIV bei COPD rasch Einzug in die klinische Routine erfahren [31]. In der berühmten Studie von Brochard von 1995 konnte eindrucksvoll belegt werden, dass die NIV zusätzlich zur Standardtherapie die Komplikationsrate, die Intubationsrate und auch die Krankenhausaufenthaltsdauer senken kann, was mit einer erheblichen Prognoseverbesserung vergesellschaftet gewesen ist [32]. Viele Studien in der Folge konnten diese günstigen Effekte belegen [6]. Aus diesem Grund empfiehlt auch die DGP-Leitlinie zur Therapie der akuten respiratorischen Insuffizienz den Einsatz der NIV zusätzlich zur Standardtherapie im Rahmen der exazerbierten COPD [6]. Die Indikation zur Akut-NIV ergibt sich aus der respiratorischen Azidose. Die günstigsten Effekte liegen für einen pH-Bereich zwischen 7,25 und 7,35 vor, gleichwohl auch Patienten mit schwergradiger respiratorischer Azidose in erfahrenen Zentren erfolgreich mittels NIV behandelt werden können [6]. Daraus ergibt sich, dass eine NIV frühzeitig zusätzlich zur Standardtherapie einzusetzen ist und nicht nur als Alternative zur Intubation verstanden werden will. NIV und invasive Beatmung im Akut-Setting sind daher nicht kompetitive, sondern komplementär und zum Teil auch alternierend einzusetzende Therapiestrategien. Ein engmaschiges Monitoring ist entscheidend, um den Zeitpunkt nicht zu verpassen und um bei mangelndem Therapieansprechen auf eine sichere Intubation mit nachgeschalteter invasiver Beatmung umzustellen.

Die NIV im Akut-Setting ist aufwendig und personalintensiv. In der Regel werden Patienten gar nicht oder falls nötig nur wenig sediert, damit die Maske toleriert wird. Die immer wieder bestehende Notwendigkeit zum Wechsel der Beatmungsparameter, die Lagerung des wachen Patienten und die Adaption bzw. gegebenenfalls der Wechsel des Beatmungszugangs sind gerade in der Erstphase der Akut-NIV an erfahrenes Personal gebunden. Kontraindikationen der NIV-Therapie ergeben sich im Wesentlichen bei Atemstillstand, Kreislaufinstabilität und Blutungen (pulmonal, gastrointestinal, HNO). Gegebenenfalls können Schwierigkeiten bei der Maskenanpassung oder Sekretretentionen wie auch Klaustrophobie und andere patientenindividuelle Faktoren eine erfolgreiche NIV-Anwendung erschweren [6]. In der praktischen Anwendung besteht die Schwierigkeit, eine ausreichende Ventilation einerseits sicherzustellen, auf der anderen Seite aber keine dynamische Überblähung zu induzieren oder zu aggravieren. Entsprechend wird im Akut-Setting wesentlich weniger aggressiv ventiliert als bei Langzeitanwendung. Zudem spielt die Wahl des extrinsischen PEEP am Respirator sowie die Wahl einer ausreichend langen Exspirationszeit gerade im Hinblick auf eine dynamische Überblähung (intrinsischer PEEP) eine entscheidende Rolle.

NIV-Versagen bei akuter respiratorischer Insuffizienz

Trotz einer extrem positiven Studienlage besteht im klinischen Alltag immer wieder das Problem eines möglichen Versagens einer NIV. Das frühe NIV-Versagen tritt dabei innerhalb der ersten Stunden auf, während ein prognostisch ungünstiges, spätes NIV-Versagen auch Tage nach initial erfolgreicher NIV-Einleitung auftreten kann [6],[32],[33],[34]. Aus diesem Grund sei auf die Notwendigkeit eines engmaschigen Monitorings hinsichtlich der Herz-Kreislauf-Funktion und der Respiration hingewiesen, damit der Zeitpunkt einer Intubation nicht unnötig hinausgezögert wird.

Hinsichtlich des Beatmungsmodus wird eine Akut-NIV in der Regel im Pressure-Support-Modus durchgeführt. In erfahrenen Zentren kann bei schwieriger Beatmungssituation eine dezidierte Respiratoreinstellung mittels NAVA (= *Neurally Adjusted Ventilatory Assist*) erfolgen. Im Wesentlichen wird hier die Triggerung des Respirators nicht pneumatisch, sondern in Abhängigkeit vom Atemantrieb des Patienten vorgenommen. Dieser wird anhand von Zwerchfell-EMGs über enteral eingebrachte Sonden abgeschätzt, sodass der Patient proportional zu seinem Atemantrieb ventilatorisch unterstützt wird. Die Probleme einer Desynchronisation (*Triggerdelay*, fehlende Triggerung) können somit reduziert werden [6],[35],[36],[37],[38].

Eine weitere neue und viel versprechende Entwicklung bei drohendem NIV-Versagen oder auch bei stattgehabter Intubation mit dem Ziel einer Verkürzung invasiver Beatmungszeiten liegt in der Anwendung einer extrakorporalen CO_2-Elimination [39] . Grundsätzlich stehen hier arterio-venöse Verfahren, die den körpereigenen Blutdruckgradienten zwischen arteriellem und venösem System nutzen sowie pumpengetriebene veno-venöse Verfahren zur Verfügung. Erste Studien zeigen hier durchaus Vorteile für diese extrakorporalen Verfahren bei drohendem NIV-Versagen auch außerhalb der klassischen ECMO-Anwendung im Rahmen des akuten Lungenversagens (ARDS) [40],[41]. Allerdings ist das Verfahren nur entsprechend erfahrenen Zentren vorbehalten, logistisch aufwendig und durchaus mit Komplikationen verbunden, die sowohl geräteseitig (insbesondere *Clotting*) als auch patientenseitig (Blutungen) auftreten können. Auch wenn mittlerweile verschiedene Systeme mit unterschiedlichen technischen Voraussetzungen am Markt angeboten werden, fehlen aktuell weiterführende physiologische Daten zur Verifizierung, welche Systeme am besten zur Behandlung einer schweren respiratorischen Azidose bei exazerbierter COPD geeignet sind. Wichtige, bislang noch nicht beantwortete Fragen stellen sich in Bezug auf den optimalen Blutfluss, den Sweep-Gas-Fluss, die optimale Kanülengröße, die Oberflächengröße des Oxygenators sowie die notwendige Antikoagulation. Zudem müssen randomisierte Studien für diese Verfahren eine Evidenz klar nachweisen, bevor sie in der klinischen Routine zu empfehlen sind.

4.5.6 Ausblick

Die steigende Anzahl von Langzeitbeatmungspatienten, der Kostendruck im Gesundheitssystem sowie die Einschränkungen, die sich aus wiederholten Krankenhausaufenthalten für den Patienten ergeben, werden zukünftig ein Umdenken notwendig machen. Dabei erscheint es grundsätzlich wünschenswert, dass der stationäre und der ambulante Sektor in Bezug auf die Versorgung dieser schwerkranken Patienten enger zusammenwachsen und sowohl in der Akutbehandlung als auch im Langzeit-follow-up Hand in Hand gehen. Zu berücksichtigen ist weiterhin, dass sich Patienten mit nichtinvasiver Langzeitbeatmung in einem weit fortgeschrittenen Krankheitsstadium befinden. Aus diesem Grund müssen zukünftig auch palliativmedizinische Aspekte in der Versorgung dieser Patienten mehr Berücksichtigung finden.

Auch der Einsatz extrakorporaler CO_2-Eliminationsverfahren sollte zukünftig immer in Abwägung der Gesamtsituation und der Prognose des Patienten geschehen. Entsprechend müssen auch in der Akutmedizin End-of-Life-Entscheidungen individuell im Therapiekonzept Berücksichtigung finden. Bereits heute ist bekannt, dass eine invasive Langzeitbeatmung über ein Tracheostoma nach erfolglosem Weaning in der Folge einer Akutbeatmung mit schlechter Lebensqualität und schweren Einschränkungen für den Patienten vergesellschaftet sein kann, was unbedingt vermieden werden sollte [42],[43].

Zusammenfassend stellt die NIV somit eine etablierte Therapieform sowohl in der Akutmedizin als auch in der Langzeitbehandlung für fortgeschrittene COPD-Patienten dar, die für viele Patienten Segen bringen kann, aber in ihrem Einsatz individuelle Voraussetzungen und Wünsche des Patienten berücksichtigen muss.

Literatur

[1]   Windisch W, Brambring J, Budweiser S, et al. Nichtinvasive und invasive Beatmung als Therapie der chronischen respiratorischen Insuffizienz. S 2-Leitlinie herausgegeben von der Deutschen Gesellschaft für Pneumologie und Beatmungsmedizin e. V. Pneumologie. 2010;64:207-240.

[2]   Windisch W, Dreher M, Geiseler J, et al. Nichtinvasive und invasive Beatmung als Therapie der chronischen respiratorischen Insuffizienz. Revidierte S 2k-Leitlinie herausgegeben von der Deutschen Gesellschaft für Pneumologie und Beatmungsmedizin e. V. 2017;71:722-795.

[3]   Windisch W. Chronische respiratorische Insuffizienz: Rolle der außerklinischen Beatmung. Pneumologie. 2010;64:600-603.

[4]   Mehta S, Hill NS. Noninvasive ventilation. Am J Respir Crit Care Med. 2001;163:540-577.

[5]   Schonhofer B, Sortor-Leger S. Equipment needs for noninvasive mechanical ventilation. Eur Respir J. 2002;20:1029-1036.

[6]   Westhoff M, Schönhofer B, Neumann P, et al. Nicht-invasive Beatmung als Therapie der akuten respiratorischen Insuffizienz. Pneumologie. 2015;69:719-756.

[7]   Windisch W, Storre JH, Kohnlein T. Nocturnal non-invasive positive pressure ventilation for COPD. Expert Rev Respir Med. 2015;9:295-308.

[8]   Magnussen HK, Kirsten AM, Köhler D, et al. Leitlinien zur Langzeit-Sauerstofftherapie. Pneumologie. 2008;62:748-756.

[9]   Fleetham JA, Bradley CA, Kryger MH, Anthonisen NR. The effect of low flow oxygen therapy on the chemical control of ventilation in patients with hypoxemic COPD. Am Rev Respir Dis. 1980;122:833-840.

[10] Windisch W. Home mechanical ventilation. In: Tobin MJ, editor. Principles & Practice of Mechanical Ventilation. 3 rd edition. Mc Graw Hill; 2012. p. 683-97

[11] Clinical indications for noninvasive positive pressure ventilation in chronic respiratory failure due to restrictive lung disease, COPD, and nocturnal hypoventilation--a consensus conference report. Chest. 1999;116:521-534.

[12] American Thoracic Society/European Respiratory S: ATS/ERS Statement on respiratory muscle testing. Am J Respir Crit Care Med. 2002;166:518-624.

[13] Kabitz HJ, Walterspacher S, Mellies U, Criee CP, Windisch W. Empfehlungen der Deutschen Atemwegsliga zur Messung der Atemmuskelfunktion. Pneumologie. 2014;68:307-314.

[14] Windisch W, Schönhofer B, Magnet FS, Stoelben E, Kabitz HJ. Diagnostik und Therapie der gestörten Zwerchfellfunktion. Pneumologie. 2016;70:454-461.

[15] Polkey MI, Green M, Moxham J. Measurement of respiratory muscle strength. Thorax. 1995;50:1131-1135.

[16] Windisch W. Pathophysiologie der Atemmuskelschwäche. Pneumologie. 2008;62(Suppl 1):18-22.

[17] de Leeuw PW, Dees A. Fluid homeostasis in chronic obstructive lung disease. Eur Respir J Suppl. 2003;46:33s-40 s.

[18] Tuggey JM, Elliott MW. Titration of non-invasive positive pressure ventilation in chronic respiratory failure. Respir Med. 2006;100:1262-1269.

[19] Dreher M, Storre JH, Schmoor C, Windisch W. High-intensity versus low-intensity non-invasive ventilation in patients with stable hypercapnic COPD: a randomised crossover trial. Thorax. 2010;65:303-308.

[20] Windisch W, Vogel M, Sorichter S, et al. Normocapnia during nIPPV in chronic hypercapnic COPD reduces subsequent spontaneous PaCO2. Respir Med. 2002;96:572-579.

[21] Windisch W, Haenel M, Storre JH, Dreher M. High-intensity non-invasive positive pressure ventilation for stable hypercapnic COPD. Int J Med. Sci 2009;6:72-76.

[22] Struik FM, Lacasse Y, Goldstein R, Kerstjens HM, Wijkstra PJ. Nocturnal non-invasive positive pressure ventilation for stable chronic obstructive pulmonary disease. Cochrane Database Syst Rev. 2013:CD002878.

[23] Struik FM, Lacasse Y, Goldstein RS, Kerstjens HA, Wijkstra PJ. Nocturnal noninvasive positive pressure ventilation in stable COPD: a systematic review and individual patient data meta-analysis. Respir Med. 2014;108:329-337.

[24] From the Global Strategy for the Diagnosis, Management and Prevention of COPD, Global Initiative for Chronic Obstructive Lung Disease (GOLD) 2016. Available from: http://goldcopd.org/.

[25] Kohnlein T, Windisch W, Kohler D, et al. Non-invasive positive pressure ventilation for the treatment of severe stable chronic obstructive pulmonary disease: a prospective, multicentre, randomised, controlled clinical trial. Lancet Respir Med. 2014;2:698-705.

[26] Windisch W, Kostic S, Dreher M, Virchow JC, Jr., Sorichter S: Outcome of patients with stable COPD receiving controlled noninvasive positive pressure ventilation aimed at a maximal reduction of Pa(CO2). Chest. 2005;128:657-662.

[27] Windisch W. Quality of life in home mechanical ventilation study g: Impact of home mechanical ventilation on health-related quality of life. Eur Respir J. 2008;32:1328-1336.

[28] Struik FM, Sprooten RT, Kerstjens HA, et al. Nocturnal non-invasive ventilation in COPD patients with prolonged hypercapnia after ventilatory support for acute respiratory failure: a randomised, controlled, parallel-group study. Thorax. 2014;69:826-834.

[29] Murphy PB, Rehal S, Arbane G et al. Effect of Home Noninvasive Ventilation With Oxygen Therapy vs Oxygen Therapy Alone on Hospital Readmission or Death After an Acute COPD Exacerbation. JAMA. doi:10.1001/jama.2017.4451

[30] Schönhofer B, Geiseler J, Dellweg D, et al. S 2k-Guideline „Prolonged Weaning". Pneumologie. 2015;69:595-607.

[31] Meduri GU, Conoscenti CC, Menashe P, Nair S. Noninvasive face mask ventilation in patients with acute respiratory failure. Chest. 1989;95:865-870.

[32] Brochard L, Mancebo J, Wysocki M, et al. Noninvasive ventilation for acute exacerbations of chronic obstructive pulmonary disease. N Engl J Med. 1995;333:817-822.

[33] Carratu P, Bonfitto P, Dragonieri S, et al. Early and late failure of noninvasive ventilation in chronic obstructive pulmonary disease with acute exacerbation. Eur J Clin Invest. 2005;35:404-409.

[34] Moretti M, Cilione C, Tampieri A, et al. Incidence and causes of non-invasive mechanical ventilation failure after initial success. Thorax. 2000;55:819-825.

[35] Piquilloud L, Tassaux D, Bialais E, et al. Neurally adjusted ventilatory assist (NAVA) improves patient-ventilator interaction during non-invasive ventilation delivered by face mask. Intensive Care Med. 2012;38:1624-1631.

[36] Bertrand PM, Futier E, Coisel Y, et al. Neurally adjusted ventilatory assist vs pressure support ventilation for noninvasive ventilation during acute respiratory failure: a crossover physiologic study. Chest. 2013;143:30-36.

[37] Schmidt M, Dres M, Raux M, et al. Neurally adjusted ventilatory assist improves patient-ventilator interaction during postextubation prophylactic noninvasive ventilation. Crit Care Med. 2012;40:1738-1744.

[38] de la Oliva P, Schuffelmann C, Gomez-Zamora A, Villar J, Kacmarek RM. Asynchrony, neural drive, ventilatory variability and COMFORT: NAVA versus pressure support in pediatric patients. A non-randomized cross-over trial. Intensive Care Med. 2012;38:838-846.

[39] Karagiannidis C, Philipp A, Strassmann S, et al. Extrakorporale CO2-Elimination (ECCO2R): von der Pathophysiologie zur klinischen Anwendung beim hyperkapnischen respiratorischen Versagen. Pneumologie. 2017;71(4):215-220.

[40] Braune S, Sieweke A, Brettner F, et al The feasibility and safety of extracorporeal carbon dioxide removal to avoid intubation in patients with COPD unresponsive to noninvasive ventilation for acute hypercapnic respiratory failure (ECLAIR study): multicentre case-control study. Intensive Care Med. 2016;42:1437-1444.

[41] Del Sorbo L, Pisani L, Filippini C, et al. Extracorporeal Co2 removal in hypercapnic patients at risk of noninvasive ventilation failure: a matched cohort study with historical control. Crit Care Med. 2015;43:120-127.

[42] Huttmann SE, Windisch W, Storre JH. Invasive home mechanical ventilation: living conditions and health-related quality of life. Respiration. 2015;89:312-321.

[43] Quality of life and life satisfaction are severely impaired in patients with long-term invasive ventilation following ICU treatment and unsuccessful weaning Huttmann SE, Magnet FS, Karagiannidis C, Storre JH, Windisch W. Ann. Intensive Care. 2018;8:38.

4.6 Lungenvolumenreduktion

Ralf Eberhardt

4.6.1 Einleitung

Bei Patienten mit einem fortgeschrittenen Lungenemphysem auf dem Boden einer chronisch obstruktiven Lungenerkrankung (COPD) führt der emphysematöse Umbau nicht nur zu einer Reduktion der Gasaustauschfläche, sondern über die Atemwegsobstruktion und den Kollaps der kleinen Atemwege zu einer zunehmenden Lungenüberblähung. Eine Erhöhung des Residualvolumens (RV) zeigt sich in der Lungenfunktion als Ausdruck der statischen Lungenüberblähung. Unter Belastung mit Steigerung der Ventilation kommt es zudem zu einer dynamischen Lungenüberblähung mit einer überproportionalen Erhöhung des endexspiratorischen Lungenvolumens (EELV) [1]. Da die totale Lungenkapazität (TLC) unverändert bleibt, während das EELV steigt, können die Patienten nicht ihr Atemzugvolumen, sondern nur die Atemfrequenz steigern. Dies hat zusammen mit der bereits eingeschränkten Atemmechanik aufgrund der statischen Lungenüberblähung bei den Patienten eine unzureichende Steigerungsmöglichkeit ihrer Ventilation zur Folge und führt somit zu einer zunehmenden Atemnot unter Belastung.

Trotz optimaler medikamentöser Therapie und pulmonaler Rehabilitation ist die Belastungsfähigkeit und Lebensqualität bei Patienten mit COPD und fortgeschrittenem Lungenemphysem daher stark eingeschränkt. Zusätzliche therapeutische Interventionen müssen folglich die statische und dynamische Lungenüberblähung adressieren, um eine Verbesserung der Lungenfunktion, der Atemnot, der Belastbarkeit und somit der Lebensqualität bei Patienten mit schwergradigem Lungenemphysem zu erreichen [2].

Bei einer chirurgischen und/oder endoskopischen Lungenvolumenreduktion wird ein Teil der Lunge entfernt oder blockiert, um über eine Verringerung des realen Lungenvolumens eine Verbesserung der Atemmechanik und somit der Symptome bei den Patienten mit fortgeschrittener COPD zu erreichen.

4.6.2 Chirurgische Lungenvolumenreduktion

Das älteste, erstmals von Brantigan et al. 1954 beschriebene Verfahren zur Lungenvolumenreduktion stellt die Lungenvolumenreduktionschirurgie (LVRS) dar [3]. Das Ziel ist es, durch eine chirurgische Entfernung von Lungengewebe das Gesamtvolumen

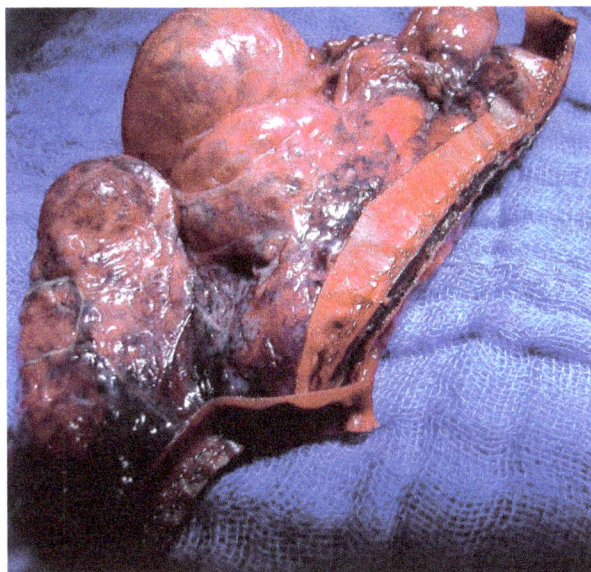

der Lunge zu reduzieren. Zur Volumenreduktion werden zumeist bilateral mehrere aty-
pische Resektionen in den Arealen durchgeführt, in denen die Lunge am stärksten von
den emphysematösen Veränderungen betroffen ist. Typischerweise werden zwischen
20 % und 35 % eines jeden Lungenflügels reseziert (Abb. 4.13). Das Ziel stellt dabei
die operative Entfernung von besonders zerstörten bzw. überblähten Abschnitten bei
gleichzeitigem Erhalt einer größtmöglichen Menge an „intakter" Lunge dar [4].

Aufgrund der erhöhten perioperativen Mortalität fand diese chirurgische Therapie
jedoch zunächst keine weitere Beachtung und wurde erst in den 1990ern wieder eingeführt [5]. Die bis dato größte publizierte Studie zur LVRS stellt der 2003 veröffentlichte
National Emphysema Treatment Trial (NETT) dar [4]. In dieser randomisiert-kontrollierten Studie wurde die LVRS in Kombination mit einer optimalen medikamentösen
Behandlung mit der medikamentösen Behandlung allein bei 1.218 Patienten mit
schwergradigem Lungenemphysem verglichen. Die LVRS führte dabei zu einer signifikanten Besserung der Lungenfunktion, der Belastbarkeit und der Lebensqualität bei
Patienten mit oberlappenbetontem Emphysem und bei Patienten mit einer gleichzeitig
geringen präoperativen Belastbarkeit sogar zu einem Überlebensvorteil.

Den positiven Ergebnissen standen jedoch eine erhöhte perioperative Morbidität und eine postoperative Sterblichkeit nach 90 Tagen von 7,9 % gegenüber. Zudem
führte die LVRS bei Patienten mit schwerem Emphysem und einer FEV_1 von ≥ 20 %
vom Soll und einem homogenen Emphysem bzw. einer geringen Diffusionskapazität
(TLCO < 20 % vom Soll) auch zu einer signifikanten Übersterblichkeit, so dass diese
Patienten heutzutage als Hochrisikopatienten für eine LVRS angesehen werden und
ein chirurgisches Vorgehen bei diesen schwerstkranken Patienten im Allgemeinen als
nicht indiziert angesehen wird.

Seitdem NETT sind mehr als 15 Jahre vergangen. In dieser Zeit haben sich die chirurgischen und intensivmedizinischen Techniken weiterentwickelt. Während im NETT die Mehrzahl der Patienten über eine mediane Sternotomie operiert wurden, wird heutzutage ein weniger invasiver Zugang mittels videoassistierte Thorakoskopie (VATS) favorisiert. Des Weiteren wurden die Klammergeräte und die Nahttechniken verbessert, so dass die Häufigkeit von verlängerten postoperativen Parenchymfisteln heutzutage sicherlich geringer sein dürfte.

Heutzutage stellt die LVRS daher ein etabliertes Verfahren zur Lungenvolumenreduktion dar und kommt bei gut selektionierten Patienten wieder zunehmend zum Einsatz [6].

4.6.3 Endoskopische Lungenvolumenreduktion

Aufgrund der Invasivität und der perioperativen Morbidität und Mortalität wurden minimalinvasive, endoskopische Verfahren zur Lungenvolumenreduktion entwickelt. Heutzutage unterscheidet man das okkludierende Verfahren der Ventilimplantation von nichtverschließenden Techniken. Zu diesen zählen die endoskopische Coilimplantation (LVRC) sowie die über eine inflammatorische Reaktion mit nachfolgender Narbenbildung wirkende bronchoskopische Thermoablation (BTVA) sowie die polymerische Lungenvolumenreduktion (PLVR).

Endoskopische Ventiltherapie

Die endo- bzw. intrabronchiale Ventiltherapie stellt die derzeit am häufigsten angewendete und am besten evaluierte Technik der endoskopischen Lungenvolumenreduktion (ELVR) dar. Bei der endoskopischen Ventilimplantation werden kleine Einwegventile zur Ausschaltung des am meisten emphysematös zerstörten Lungenlappen in die zuführenden Bronchien platziert. Durch die Ventile wird der Lufteinstrom während der Inspiration verhindert, jedoch erlaubt der Ventilmechanismus das Entweichen von Luft und Sekret aus den nachgeschalteten Lungenarealen. Dadurch soll eine Abnahme des Lungenvolumens und im Idealfall eine komplette Atelektase des behandelten Lungenlappens erreicht werden – gefolgt von einer Verbesserung der Atemmechanik und konsekutiv der Dyspnoe und Belastbarkeit. Derzeit sind zwei verschiedene Ventiltypen erhältlich: die endobronchialen Ventile (EBV, Zephyr®, Pulmonx, Inc., Neuchatel, Schweiz) und die intrabronchialen Ventile (IBV, Spiration®, Olympus Medical Co., Tokyo, Japan). Diese Ventile unterscheiden sich jedoch nur in ihrer Form und nicht in ihrer Funktion als Einwegventile (Abb. 4.14).

In der ersten randomisiert-kontrollierten Studie, dem *Endobronchial Valves for Emphysema Palliation Trial* (VENT), wurden 220 Patienten mit heterogenem Lungenemphysem mit 101 Patienten in einer Kontrollgruppe verglichen [7]. Bei den mittels unilateraler Okklusion eines Ober- oder Unterlappens behandelten Patienten konn-

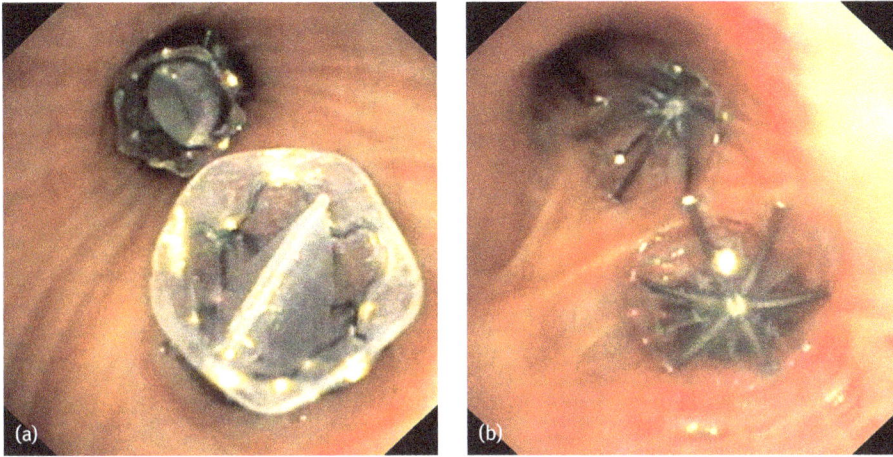

Abb. 4.14: (a) Bronchoskopische Sicht nach Implantation von endobronchialen Ventilen (EBV) im Oberlappen links; (b) intrabronchiale Ventile (IBV) im Unterlappen links.

te durch die EBV-Implantation eine signifikante, wenn auch klinisch nicht relevante Verbesserung der Lungenfunktion (Δ FEV_1 = 34,5 ml), der Gehstrecke im 6-Minuten-Gehtest (Δ6-MWD = 9,3 m) sowie der Lebensqualität gemessen mit dem *St. Georges Respiratory Questionaire* (SGRQ) erzielt werden.

Hingegen wurden in zwei randomisierten Studien IBV bilateral mit einem inkompletten Lappenverschluss implantiert, um das Risiko eines postinterventionellen Pneumothorax zu minimieren [8],[9]. In beiden Studien konnte jedoch keine Verbesserung durch die Ventilimplantation gesehen werden. In einer prospektiven Vergleichsstudie konnte gezeigt werden, dass eine effektive Lungenvolumenreduktion nur durch einen vollständigen Verschluss aller Bronchien eines Lungenlappens erreicht werden kann, so dass heutzutage eine unilaterale Behandlung mit kompletter Okklusion des am meisten emphysematös zerstörten Lungenlappens akzeptiert ist [10]. Letztendlich kann nur durch eine signifikante Lungenvolumenreduktion des behandelten Lungenlappens (TLVR), im Idealfall eine komplette Atelektase, auch eine klinisch relevante Verbesserung der Lungenfunktion und Belastbarkeit erreicht werden [11] (Abb. 4.15).

Dabei ist das Ansprechen der Patienten bzw. eine auch klinisch relevante TLVR nach einer endoskopischen Ventiltherapie sehr variabel. Um das Outcome der Patienten nach einer endoskopischen Ventiltherapie zu verbessern, wurde daher nach Prädiktoren für eine erfolgreiche Ventiltherapie gesucht. Mittlerweile ist akzeptiert, dass eine endoskopische Ventiltherapie nur bei einer fehlenden Kollateralventilation (CV) erfolgreich ist, wobei eine computertomographisch nachgewiesene Fissurenintegrität ein Surrogat für eine fehlende interlobäre Ventilation zu sein scheint [12]. Eine CV führt über Parenchymbrücken zu einer Rebelüftung des endoskopisch verschlossen Lungenlappens und hebt somit den Effekt der Ventiltherapie auf. Diese

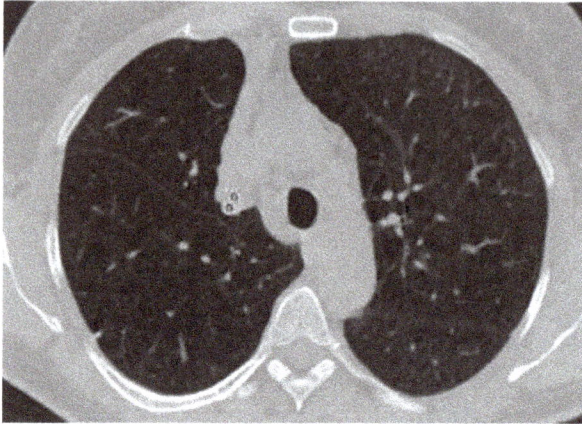

Abb. 4.15:
Maximale Volumenreduktion mit Ausbildung einer vollständigen Atelektase im Oberlappen rechts nach bronchoskopischer Implantation von 2 Ventilen (EBV) (mit freundlicher Genehmigung von Prof. CP Heussel, Heidelberg).

kann auch endoskopisch mittels eines katheterbasierten Ballonsystems nachgewiesen werden (Chartis-System, Pulmonx, Inc., Neuchatel, Schweiz) [13]. Nach Blockung des zu behandelnden Lungenlappens wird der retrograde Luftfluss aus diesem gemessen. Versiegt der Luftstrom, ist von einer fehlenden CV auszugehen, während bei anhaltendem Fluss eine Wiederbelüftung über einen benachbarten Lungenlappen anzunehmen ist. Eine negative Chartis-Messung korreliert dabei mit dem Erfolg der ELVR mittels Ventilimplantation [14],[15].

Mittlerweile liegen mehrere randomisiert-kontrollierte Studien zur EBV-Therapie unter Berücksichtigung der CV in der Patientenselektion vor. So war in der BELIEVER-HIFi-Studie eine Fissurenintegrität > 90 % in der Computertomographie ein Kriterium für einen Studieneinschluss [16]. Entsprechend konnte eine signifikante und klinisch relevante Verbesserung der Lungenfunktion, Belastbarkeit und Lebensqualität für die mittels Ventilen behandelte Patientengruppe gezeigt werden. Jedoch war die Variabilität im Outcome bei den behandelten Patienten sehr groß. Im STELVIO-Trial wurden daher nur Patienten eingeschlossen, bei denen neben einer computertomographisch nachgewiesenen, kompletten Fissur eine CV auch endoskopisch ausgeschlossen worden war [17]. Entsprechend zeigte sich eine höhere Anzahl von Patienten, die nach erfolgreicher Ventilimplantation die klinisch minimal relevante Verbesserung in den einzelnen Endpunkten erreichten. Die Differenz zwischen der Behandlungs- und der Kontrollgruppe betrug in der Einsekundenkapazität (FEV_1) dabei 140 ml und in der 6-MWD 74 m, was für Patienten mit schwerer COPD klinisch relevant ist.

Bisher wurden großteils Patienten mit heterogenem Lungenemphysem endoskopisch mittels Ventilen behandelt. Dabei sind sowohl Behandlungen in den Ober- als auch in den Unterlappen in Abhängigkeit von der Emphysemverteilung gleichermaßen möglich [18]. Die Ergebnisse der IMPACT-Studie zeigen zudem, dass eine ELVR mit EBV auch bei Patienten mit homogenem Emphysem ohne Kollateralventilation einen klinisch bedeutsamen Nutzen mit einer verbesserten Lungenfunktion, Belastungsfähigkeit und Lebensqualität erzielen kann [19]. Durch die Ventilimplantation werden somit die derzeit begrenzten therapeutischen Optionen in dieser Population erweitert, auch wenn die funktionellen Verbesserungen etwas geringer zu sein scheinen als bei Patienten mit heterogenem Lungenemphysem.

Durch die insgesamt verbesserte Patientenselektion ist mit einer postinterventionellen Pneumothoraxrate von ca. 20 % nach endoskopischer Ventilimplantation zu rechnen. Durch eine schnelle Schrumpfung des behandelten Lungenlappens muss sich der unbehandelte Lappen ausdehnen und reißt dabei ggf. ein. Die Mehrzahl der Pneumothoraxe tritt dabei unmittelbar nach der Behandlung bzw. in den ersten 72 Stunden auf [20]. Eine entsprechend sorgfältige Überwachung der Patienten ist daher notwendig, um ein entsprechendes Komplikationsmanagement zu gewährleisten. Neben einer Drainageneinlage werden unter Umständen eine Ventilentfernung zur Reexpansion des behandelten Lappens oder auch eine chirurgische Behandlung notwendig. Ein Algorithmus zur Behandlung des postinterventionellen Pneumothorax ist von einem Expertenpanel mittlerweile publiziert [21]. Weitere mögliche Komplikationen sind Ventildislokationen sowie Entzündungen distal der Ventile, die aber insgesamt sehr selten sind.

Endoskopische Coilimplantation

Ein von einer möglichen CV unabhängiges Verfahren der ELVR stellt die Implantation von Coils (LVRC, PneumRx, Inc., Mountain View, USA) dar. Bei dieser nicht-blockierenden Technik werden jeweils zehn bis vierzehn Nitinolspiralen bilateral in zwei emphysematös zerstörte Lungenlappen eingebracht. Durch die Torquierung der Bronchien führt die LVRC-Implantation zu einer Reduktion des Lungenvolumens. Darüber hinaus werden eine Verbesserung der elastischen Rückstellkräfte und der Compliance diskutiert. Die Voraussetzungen für eine erfolgreiche Coilimplantation sind das Vorliegen einer nur geringen bullösen Emphysemdestruktion sowie ein hohes Residualvolumen > 225 % [22].

Die Implantation der Coils erfolgt endoskopisch, indem die Nitinolspiralen in einem gestreckten Zustand in die Atemwege unter radiologischer Kontrolle eingeführt werden. Beim Rückzug des Implantationskatheters wird der Coil freigesetzt, der dann seine ursprüngliche spiralförmige Gestalt annimmt (Abb. 4.16).

In drei randomisiert-kontrollierten Studien konnte dabei die Wirksamkeit der Methode nachgewiesen werden [23],[24],[25]. Durch eine bilaterale LVRC-Implantation lassen sich signifikante Verbesserungen der Lungenfunktion, der Belastbarkeit und der Lebensqualität erreichen. Insgesamt sind die Verbesserungen in den Studien jedoch eher moderat und nur zum Teil klinisch relevant für die Patienten. So konnten in der RENEW-Studie eine Differenz zwischen Behandlungs- und Kontrollgruppe in der 6-MWD als primären Endpunkt von 14,6 m, in der FEV_1 von 7,0 % und im SQRG von −8,9 Punkten erzielt werden [25]. Zur Verbesserung der Ergebnisse ist daher neben einem besseren Verständnis des genauen Wirkmechanismus auch die Definition

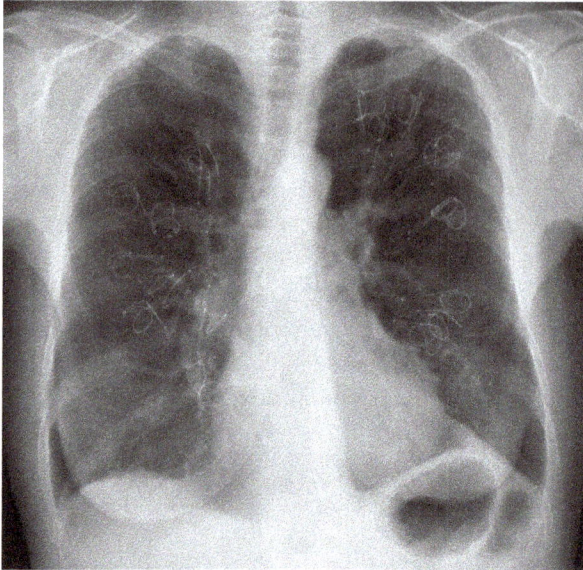

Abb. 4.16:
Röntgenthoraxaufnahme bei einem Patienten mit Zustand nach bilateraler Coil-Implantation (LVRC) in die Oberlappen (mit freundlicher Genehmigung von Prof. CP Heussel, Heidelberg).

einer Subgruppe von Emphysempatienten notwendig, die besonders von einem Einsatz von LVRC profitieren.

An Komplikationen ist insbesondere mit milden Hämoptysen nach der Intervention sowie selten mit einem Pneumothorax zu rechnen. Zudem sind Exazerbation und pulmonale Infekte beschrieben. In einer retrospektiven Analyse wurde nach 114 Prozeduren eine 90-Tagesmortalität von 3,5 % beschrieben, wobei alle Patienten eine therapierefraktäre Pneumonie in dem behandelten Lungenlappen entwickelten [26]. Trotzdem stellt die LVRC eine mögliche Alternative für Patienten mit schwerem Lungenemphysem dar, die für eine LVRS oder Ventilimplantation nicht in Frage kommen.

Weitere Verfahren der endoskopischen Lungenvolumenreduktion

Bronchoskopische Thermoablation: Eine weitere und irreversible Technik zur ELVR stellt die bronchoskopische Thermoablation (BTVA; Uptake Medical/Broncus, Seattle, USA) dar, bei der mittels heißem Wasserdampf eine parenchymale Entzündungsreaktion hervorgerufen wird. Durch die Applikation der Wärmeenergie (10 cal/g Lungengewebe) über einen flexiblen Ballonkatheter wird eine lokale Entzündungsreaktion des behandelten Lungengewebes induziert, die nach einem Intervall von ca. 8 bis 12 Wochen durch Ausbildung eines fibrotischen Narbengewebes eine Schrumpfung und somit eine Volumenreduktion hervorruft. Dieser parenchymale Ansatz ist somit unabhängig von einer eventuellen Kollateralventilation [27].

Die BTVA wird bisher nur bei oberlappenbetontem Lungenemphysem angewendet und beinhaltete initial die Behandlung eines ganzen Lungenlappens. Dabei zeigte sich, dass höhere Behandlungsvolumina (> 1.700 ml) zu einer stärkeren Entzündungs-reaktion und somit zu einer höheren Effektivität führten [28]. Gleichzeitig stieg aber auch die postinterventionelle Komplikationsrate, ausgelöst durch eine überschießen-de Inflammationsreaktion. In der STEPUP-Studie wurde daher ein sequentielles, zweizeitiges Vorgehen auf segmentaler Ebene in beiden Oberlappen gewählt [29]. Da-durch konnte das Sicherheitsprofil der Methode deutlich verbessert werden. Gleich-zeitig zeigte sich in dieser randomisiert-kontrollierten Studie eine Verbesserung der Lungenfunktion (ΔFEV_1 = +14,7 %) und der Lebensqualität ($\Delta SGRQ$ = −8,9 Punkte) nach 6 Monaten für die Behandlungsgruppe im Vergleich zu der Kontrollgruppe.

Die BTVA stellt somit ein Verfahren zur ELVR bei Patienten mit oberlappenbe-tontem Lungenemphysem und nachgewiesener CV sowie einer hohen intralobären Heterogenität der Emphysemverteilung dar. Eine Behandlung von Patienten mit basal betontem oder homogenem Lungenemphysem wird derzeit in Studien getestet.

Polymerische Lungenvolumenreduktion: Auch die polymerische Lungenvolumen-reduktion wirkt über die Induktion einer lokalen Entzündungsreaktion mit nach-folgender Schrumpfung des Lungenparenchyms. Wurde initial eine Fibrin-Throm-bin-Mischung verwendet, wird die PLVR heutzutage mit einem synthetischen Polymerschaum (AeriSeal Lung Sealant, Pulmonx Internation Sarl, Neuchatel, Schweiz) durchgeführt [30],[31]. Dabei wird das aufgeschäumte Polymer über ein Ballonkatheter in mehrere Lungensegmente in die Oberlappen appliziert (Abb. 4.17). Der Effekt der Therapie setzt wie bei der BTVA verzögert nach Wochen ein und ist ebenfalls unabhängig von einer möglichen CV [32].

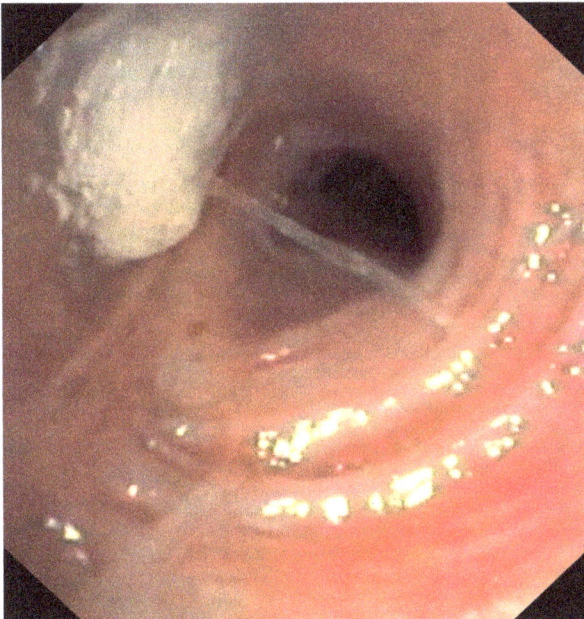

Abb. 4.17:
Bronchoskopisches Bild nach polymerischer Lungenvo-lumenreduktion in die apikalen Oberlappensegmente links (LB1-2).

Nachdem verschiedene nichtkontrollierte Studien einen positiven Effekt auf die Lungenfunktion und die Belastbarkeit bei den behandelten Patienten gezeigt hatten, musste eine randomisiert-kontrollierte Studie vorzeitig abgebrochen werden, nachdem die Sponsoren ihre Unterstützung zurückgezogen hatten [33]. Ursächlich war auch hier eine vermehrte Entzündungsreaktion mit zum Teil schweren postinterventionellen Pneumonien. Derzeit wird das Verfahren in einer klinischen Studie in einem zweizeitigen, bilateralen Ansatz getestet.

4.6.4 Zusammenfassung

Sowohl die chirurgische als auch die endoskopische Lungenvolumenreduktion stellen eine gute Behandlungsoption bei Patienten mit hochgradiger COPD und schwerem Lungenemphysem dar. Eine sorgfältige Patientenselektion mittels Lungenfunktion und eine computergestützte Auswertung der hochauflösenden Computertomographie sind notwendig, um die geeigneten Patienten und das am besten geeignete Verfahren auszuwählen. Eine interdisziplinäre Behandlung an Zentren mit einer Expertise für alle verfügbaren Verfahren ist daher zu fordern. Gleichzeitig bedarf es weiterer Studien, um das Outcome und die Responderrate zu verbessern.

Literatur

[1] O'Donnell DE. Hyperinflation, dyspnea, and exercise intolerance in chronic obstructive pulmonary disease. Proc Am Thorac Soc. 2006;3(2):180-184.

[2] Macklem PT. Therapeutic implications of the pathophysiology of COPD. Eur Respir J. 2010;35(3):676-680.

[3] Brantigan OC. The surgical treatment of pulmonary emphysema. W V Med J. 1954;50(10):283-285.

[4] Fishman A, Martinez F, Naunheim K, et al. A randomized trial comparing lung-volume-reduction surgery with medical therapy for severe emphysema. N Engl J Med. 2003;348(21):2059-2073.

[5] Cooper JD, Patterson GA, Sundaresan RS, et al. Results of 150 consecutive bilateral lung volume reduction procedures in patients with severe emphysema. J Thorac Cardiovasc Surg. 1996;112(5):1319-1329; discussion 1329-1330.

[6] Dreher S HH. Chirurgische Lungenvolumenredktion: Heute noch aktuell? Atemwegs- und Lungenkrankheiten. 2014;40(7):313-318.

[7] Sciurba FC, Ernst A, Herth FJ, et al. A randomized study of endobronchial valves for advanced emphysema. N Engl J Med. 2010;363(13):1233-1244.

[8] Ninane V, Geltner C, Bezzi M, et al. Multicentre European study for the treatment of advanced emphysema with bronchial valves. Eur Respir J. 2012;39(6):1319-1325.

[9] Wood DE, Nader DA, Springmeyer SC, et al. The IBV Valve trial: a multicenter, randomized, double-blind trial of endobronchial therapy for severe emphysema. J Bronchology Interv Pulmonol. 2014;21(4):288-297.

[10] Eberhardt R, Gompelmann D, Schuhmann M, Heussel CP, Herth FJ. Complete unilateral vs partial bilateral endoscopic lung volume reduction in patients with bilateral lung emphysema. Chest. 2012;142(4):900-908.

[11] Valipour A, Herth FJ, Burghuber OC, et al. Target lobe volume reduction and COPD outcome measures after endobronchial valve therapy. Eur Respir J. 2014;43(2):387-396.

[12] Schuhmann M, Raffy P, Yin Y, et al. Computed tomography predictors of response to endo-bronchial valve lung reduction treatment. Comparison with Chartis. Am J Respir Crit Care Med. 2015;191(7):767-774.

[13] Gompelmann D, Eberhardt R, Michaud G, Ernst A, Herth FJ. Predicting atelectasis by assess-ment of collateral ventilation prior to endobronchial lung volume reduction: a feasibility study. Respiration. 2010;80(5):419-425.

[14] Herth FJ, Noppen M, Valipour A, et al. Efficacy predictors of lung volume reduction with Zephyr valves in a European cohort. Eur Respir J. 2012;39(6):1334-1342.

[15] Herth FJ, Eberhardt R, Gompelmann D, et al. Radiological and clinical outcomes of using Chartis to plan endobronchial valve treatment. Eur Respir J. Feb 2013;41(2):302-308.

[16] Davey C, Zoumot Z, Jordan S, et al. Bronchoscopic lung volume reduction with endobronchial valves for patients with heterogeneous emphysema and intact interlobar fissures (the BeLieVeR-HIFi study): a randomised controlled trial. Lancet. 2015;386(9998):1066-1073.

[17] Klooster K, ten Hacken NH, Hartman JE, et al. Endobronchial Valves for Emphysema without Interlobar Collateral Ventilation. N Engl J Med. Dec 10 2015;373(24):2325-2335.

[18] Eberhardt R, Herth FJ, Radhakrishnan S, Gompelmann D. Comparing Clinical Outcomes in Upper versus Lower Lobe Endobronchial Valve Treatment in Severe Emphysema. Respiration. 2015;90(4):314-320.

[19] Valipour A, Slebos DJ, Herth F, et al. Endobronchial Valve Therapy in Patients with Homogeneous Emphysema. Results from the IMPACT Study. Am J Respir Crit Care Med. 2016;194(9):1073-1082.

[20] Gompelmann D, Herth FJ, Slebos DJ, et al. Pneumothorax following endobronchial valve therapy and its impact on clinical outcomes in severe emphysema. Respiration. 2014;87(6):485-491.

[21] Valipour A, Slebos DJ, de Oliveira HG, et al. Expert statement: pneumothorax associated with endoscopic valve therapy for emphysema--potential mechanisms, treatment algorithm, and case examples. Respiration. 2014;87(6):513-521.

[22] Gompelmann D, Eberhardt R, Herth F. Endoscopic volume reduction in COPD- a critical review. Dtsch Arztebl Int. 2014;111(49):827-833.

[23] Shah PL, Zoumot Z, Singh S, et al. Endobronchial coils for the treatment of severe em-physema with hyperinflation (RESET): a randomised controlled trial. Lancet Respir Med. 2013;1(3):233-240.

[24] Deslee G, Mal H, Dutau H, et al. Lung Volume Reduction Coil Treatment vs Usual Care in Patients With Severe Emphysema: The REVOLENS Randomized Clinical Trial. JAMA. 2016;315(2):175-184.

[25] Sciurba FC, Criner GJ, Strange C, et al. Effect of Endobronchial Coils vs Usual Care on Exer-cise Tolerance in Patients With Severe Emphysema: The RENEW Randomized Clinical Trial. JAMA. 2016;315(20):2178-2189.

[26] Kontogianni K, Gerovasili V, Gompelmann D, et al. Coil therapy for patients with severe emphysema and bilateral incomplete fissures – effectiveness and complications after 1-year follow-up: a single-center experience. Int J Chron Obstruct Pulmon Dis. 2017;12:383-394.

[27] Gompelmann D, Heussel CP, Eberhardt R, et al. Efficacy of bronchoscopic thermal vapor abla-tion and lobar fissure completeness in patients with heterogeneous emphysema. Respiration. 2012;83(5):400-406.

[28] Gompelmann D, Eberhardt R, Ernst A, et al. The localized inflammatory response to bronchoscopic thermal vapor ablation. Respiration. 2013;86(4):324-331.

[29] Herth FJ, Valipour A, Shah PL, et al. Segmental volume reduction using thermal vapour ablation in patients with severe emphysema: 6-month results of the multicentre, parallel-group, open-label, randomised controlled STEP-UP trial. Lancet Respir Med. 2016;4(3):185-193.

[30] Refaely Y, Dransfield M, Kramer MR, et al. Biologic lung volume reduction therapy for advanced homogeneous emphysema. Eur Respir J. 2010;36(1):20-27.

[31] Kramer MR, Refaely Y, Maimon N, Rosengarten D, Fruchter O. Bilateral endoscopic sealant lung volume reduction therapy for advanced emphysema. Chest. 2012;142(5):1111-1117.

[32] Magnussen H, Kramer MR, Kirsten AM, et al. Effect of fissure integrity on lung volume reduction using a polymer sealant in advanced emphysema. Thorax. 2012;67(4):302-308.

[33] Come CE, Kramer MR, Dransfield MT, et al. A randomised trial of lung sealant versus medical therapy for advanced emphysema. Eur Respir J. 2015;46(3):651-662.

4.7 Rehabilitation und Ernährung

Inga Jarosch, Rainer Glöckl, Tessa Schneeberger, Klaus Kenn

4.7.1 Einleitung

Im aktuellen Report der *Global Initiative for Chronic Obstructive Lunge Disease* (GOLD) wird pneumologische Rehabilitation (PR) als die effektivste therapeutische Maßnahme aufgeführt, um Dyspnoe zu reduzieren sowie körperliche Leistungsfähigkeit und die Lebensqualität zu verbessern. Zudem ist PR eine der kostengünstigsten Behandlungsmaßnahmen bei COPD [1].

2013 definierten die *American Thoracic Society* (ATS) und *European Respiratory Society* (ERS) PR als „evidenzbasierte, multidisziplinäre und umfassende Behandlung für Patienten mit chronischen Erkrankungen der Atmungsorgane, die Symptome aufweisen und in ihren Alltagstätigkeiten eingeschränkt sind" [2]. Zudem handelt es sich um eine von einem multiprofessionellen Rehabilitationsteam betreute Maßnahme, bei der nach einer umfassenden Diagnostik für jeden Patienten ein individuelles Therapieprogramm erstellt wird. Dieses besteht obligatorisch aber nicht ausschließlich aus körperlichem Training, Patientenschulung und Verhaltenstraining, welches darauf abzielt, den physischen und psychischen Zustand von Menschen mit chronischen Erkrankungen der Atmungsorgane zu verbessern und eine anhaltend gesundheitsförderliche Verhaltensweise zu bewirken [2].

4.7.2 Evidenz der PR

Die Effektivität der PR bei COPD ist auf höchstem Evidenzgrad A belegt. Patienten aller Schweregrade profitieren, auch wenn die Evidenz für Patienten mit moderater bis schwerer COPD am stärksten ist [3]. Die PR erreicht bzw. übertrifft dabei teils die nachgewiesene Wirksamkeit von medikamentösen Maßnahmen bzw. kann in Kombination mit diesen zu einer erheblichen Effizienzsteigerung führen [4].

Eine aktualisierte Cochrane-Metaanalyse [5] zeigt, dass durch eine PR direkt nach COPD-Exazerbation eine körperliche und psychische Abwärtsspirale verhindert werden kann und PR in dieser Krankheitsphase besonders effektiv die körperliche Leistungsfähigkeit und Lebensqualität verbessern kann. Diese führte nicht nur zur Reduktion von Rehospitalisierungen [6], sondern sogar tendenziell zu einer Abnahme der Mortalität – ein Effekt, der bislang für keine medikamentöse Therapie der COPD nachgewiesen wurde. Eine Subgruppenanalyse zeigte erwartungsgemäß, dass PR-Effekte in Abhängigkeit zur PR-Qualität stehen, d. h. höhere Qualität zu besseren Ergebnissen führt [7].

4.7.3 Verordnungspraxis

Prinzipiell können PR-Maßnahmen zu Lasten der Rentenversicherung, der Gesetzlichen Krankenkassen sowie in Deutschland der Berufsgenossenschaften beantragt werden. Private Krankenversicherungen stehen inzwischen offenbar qualitativ hochwertigen PR-Angeboten weniger ablehnend gegenüber.

Angebote sind in Deutschland und Österreich aktuell faktisch nicht existent, obwohl seit 2010 ein DIMDI Gutachten [8] zur ambulanten PR vorliegt. Dieses wurde vom Institut für Qualität und Wirtschaftlichkeit im Gesundheitswesen (IQWIG) geprüft und der ambulanten PR eine eindeutige Sinnhaftigkeit zugeordnet. Es gehört zweifellos zu den Aufgaben der Zukunft, in den Gesundheitssystemen gute, qualitativ ausreichende ambulante PR zu etablieren, um dem großen Therapiebedarf gerecht zu werden.

Laut nationalen und internationalen Therapieleitlinien gehört eine PR bereits ab dem Stadium II bzw. B nach GOLD [1] (internationales Graduierungssystem Grad I–IV bzw. A–D zur Beschreibung der Krankheitsschwere) zur Behandlung der COPD [2]. Dies ist zumindest in Deutschland aus Kapazitätsgründen z. Zt. nicht denkbar, da PR beinahe ausschließlich im limitierten, stationären Rahmen stattfindet.

2016 wurden 5 Positivempfehlungen der *choosing wisely* Initiative in der Pneumologie veröffentlicht, unter denen sich die Aufforderung findet, jeden COPD-Patienten, der wegen einer Exazerbation der COPD ins Akutkrankenhaus eingewiesen wird, anschließend einer PR zuzuführen [9].

Wenngleich die PR eine beinahe verpflichtende Evidenz aufweist, ist die tatsächliche Inanspruchnahme weltweit bei gegebener Indikation mit allenfalls 4–9 % völlig unzureichend. Ursachen dafür können patientenseitig die fehlende Erfolgsphantasie, kostenträgerseitig unzureichendes Effizienzverständnis sowie arztseitig therapeutischer Nihilismus sein, der teils durch eine außerordentlich inhomogene PR-Qualität und -Expertise gespeist wird. In der Schweiz hat ein Zertifizierungsprozess für PR-Institutionen begonnen, der beispielhaft dafür sein könnte, dass hinter der Ankündigung „Pneumologische Rehabilitation" tatsächlich effektive PR steckt.

Hierzu sollte primär ein konsistentes, qualitätsbasiertes und Outcome-orientiertes System etabliert werden, das z. B. in den Niederlanden [10] überzeugende

Daten liefert. Dies sollte unter sinnvoller Nutzung zukunftsweisender Medien wie verhaltensmodifizierenden Softwareprogrammen auf mobilen Datenträgern und/oder durch sektorübergreifende Datenvernetzung sowie Nutzung telemedizinischer Optionen erfolgen. Nur so kann sich die PR zu einem unverzichtbaren Teil des gesamten Behandlungsprozesses einer COPD entwickeln.

4.7.4 Komponenten der PR

Um den aktuellen Status eines Patienten sowie die Veränderungen nach einer PR zu objektivieren, sollten valide Assessment Methoden aus verschiedenen Bereichen zum Einsatz kommen (Tab. 4.9).

Tab. 4.9: Assessment Methoden der pneumologischen Rehabilitation.

	Test (Outcome)
Körperliche Leistungs-fähigkeit	– 6-Minuten-Gehtest (m) – *Shuttle Walk Tests* (m) – *Constant work rate cycling test* (Zeit) – Fahrrad-Rampen / Stufentest (max. Watt) – Spiroergometrie (VO$_2$max) – *Sit-to-stand Tests* (Anzahl Wiederholungen oder Zeit) – Isometrische/isokinetische Maximalkraftmessung
Lungenfunktion	– Bodyplethysmographie – Blutgasanalyse
Atemnot	– Borg Skala – Visuelle Analogskala (VAS)
Lebensqualität	– Chronic Respiratory Disease Questionnaire – St. George´s Respiratory Questionnaire (SGRQ) – COPD Assessment Test (CAT) – Short-Form 36 (SF-36) – Hospital Anxiety and Depression Scale (HADS)

Medizinische Betreuung

Die Komplexität dessen, was heute unter PR verstanden werden kann, hat sich erheblich vergrößert, so dass i. R. einer differenzierten PR der ärztlichen Betreuung eine immer größere Bedeutung zukommt. Hierdurch kann die noch klaffende Versorgungslücke zwischen akutmedizinischer Versorgung und klassischer PR deutlich verkleinert werden.

Dabei wird auch die ärztlich indizierte Diagnostik zur Erfassung des medizinischen Status quo, der Leistungsfähigkeit sowie vorhandener Komorbiditäten zunehmend wichtiger [11]. Auf Grund des erheblichen Ausmaßes koinzidenter Komorbiditäten bei COPD Patienten gilt es, diese gezielt zu erfassen und einer angemessenen Therapie zuzuführen. Dabei spielt die psychische Komorbidität in Form von Depression, Angst und Panik für die PR die vielleicht größte Rolle. Zudem muss eine Überprüfung der medikamentösen Therapie und auch der Inhalationstechniken erfolgen.

Falls indiziert, gilt es eine leitlinienkonforme Langzeitsauerstofftherapie sicherzustellen [12]. Gerade i. R. einer PR ist es möglich und sinnvoll, die notwendigen Flussraten in Ruhe, bei Belastung und nachts subtil auszutitrieren. Bei weit fortgeschrittener Erkrankung kann auch die nichtinvasive Beatmung (NIV) in einem differenzierten PR-Setting eine große Rolle spielen [13]. Dies setzt aber die dazu notwendige fachliche Expertise voraus, die zur individualisierten NIV-Optimierung während des PR-Prozesses genutzt werden kann. In Einzelfällen ist es sogar möglich, Patienten unter laufender NIV auf dem Fahrradergometer oder Laufband zu trainieren und diesen dadurch zu einem höheren Belastungslevel und damit höheren Trainingsstimulus zu verhelfen.

Trainingstherapie

Ausdauertraining ist als klassische Trainingsform für die oberen und unteren Extremitäten weit verbreitet. Die meisten Ausdauertrainingsprogramme beruhen auf der Dauermethode, bei der über einen längeren Zeitraum ohne Unterbrechung und meist bei gleichbleibender Intensität trainiert wird. Neuere Daten weisen darauf hin, dass insbesondere bei fortgeschrittener COPD die stark eingeschränkten Patienten von einem Intervalltraining profitieren können [14]. Im Vergleich zur Dauermethode verursacht ein intensives Intervalltraining eine signifikant geringere dynamische Lungenüberblähung und führt u. a. dadurch zu einer deutlich länger tolerierten Trainingsdauer bei gleichzeitig geringerer subjektiver Belastungsdyspnoe [15].

Auch ein gezieltes Krafttraining auf individuell angepasstem Niveau hat sich als unverzichtbare Zusatzkomponente fest etabliert. Hier sollten vor allem große Hauptmuskelgruppen mit 2 bis 4 Durchgängen à 6 bis 12 Wiederholungen trainiert werden. Entscheidendes Kriterium für eine Zunahme der Kraft und Muskelmasse ist eine ausreichend hohe Intensität, d. h. im Rahmen eines Trainingssatzes sollte es zu einer muskulären Ausbelastung der zu trainierenden Muskulatur kommen.

Zudem haben sich in den letzten Jahren auch noch weitere Trainingsformen entwickelt. Beim Atemmuskeltraining beispielsweise wird über kleine, handliche Geräte gegen einen definierten Widerstand eingeatmet, um die Atemmuskulatur zu kräftigen. Trainingsformen wie die neuromuskuläre Elektrostimulation [16] oder Vibrationstraining [17] setzen darauf, die Muskulatur v. a. der unteren Extremitäten gezielt durch externe Reize zu trainieren.

Patientenschulung

Ein wesentliches Ziel der Patientenschulung in der PR ist die Steigerung der Eigen-kompetenz der Patienten. Das Schulungsangebot hat sich schrittweise von einem rein didaktischen Mittel hin zu einer Promotion von adaptiven und lebenslangen Verhaltens- und Bewusstseinsveränderungen inklusive des Selbstmanagements der Patienten entwickelt [18]. Positive Beispiele der Verhaltensänderungen zeigen eine verbesserte Adhärenz bezüglich der Medikation, eine Weiterführung des Trainings und der Ernährungsumstellung, gesteigerte körperliche Aktivität und das Einsetzen von energiesparenden Strategien während Aktivitäten des täglichen Lebens.

Neben der Wissensvermittlung steht daher vor allem das Einüben praktischer Fertigkeiten (z. B. Erlernen der korrekten Inhalationstechnik) und eine aktive Form der Krankheitsbewältigung im Vordergrund.

Das frühzeitige Erkennen von Exazerbationen und Notfallsituationen und in der Folge die Umsetzung individualisierter Notfallpläne stellen weitere essenzielle Komponenten einer erfolgversprechenden Patientenschulung dar. All diese Ansätze sollen zu einer nachhaltigen und dauerhaft im Alltagsleben beibehaltenen Bewusst-seins- und Verhaltensänderung des Patienten führen. Sie sollen realisieren, dass ein größtmögliches Maß an körperlicher Aktivität die Voraussetzungen für den bestmög-lichen Verlauf ihrer Erkrankung schaffen kann.

Atemphysiotherapie

Im Vergleich zur gesicherten Evidenz für die Trainingstherapie ist die Datenlage für die Atemphysiotherapie weniger belastbar. Dennoch wird das Lernen von Atemstra-tegien, die vor allem bei akuter Dyspnoe eine sofortige Hilfestellung bieten können, empfohlen [18]. Ein Großteil der Patienten entwickelt bereits im frühen COPD-Stadi-um eine dynamische Lungenüberblähung während Alltagsaktivitäten, die mit einer subjektiv stärker empfundenen Atemnot einhergeht [19]. Daher erscheint die Vermitt-lung exspiratorischer Stenose-Techniken zur Verlängerung der Ausatmung und „Ent-blähung" der Lunge sinnvoll. Zusätzlich können diese Techniken dem exspiratori-schen Kollaps der Atemwege durch eine „innere Schienung" entgegenwirken. Mittels Lippenbremse oder einfach anzuwendender Atemhilfsgeräte (Strohhalm, BA-Tube etc.), die den Ausatemwiderstand erhöhen, kann dieser atemwegsstabilisierende Ef-fekt erreicht werden. Ein von einem erfahrenen Atemphysiotherapeuten supervidier-tes Geh- und Treppensteig-Training unter Berücksichtigung des Einsatzes hilfreicher Atemstrategien ist gerade bei schwerkranken Patienten äußerst effizient und kann zum Erhalt der Selbständigkeit beitragen.

Husten und erschwerte Sekretelimination prägen oft das klinische Bild der COPD. Bei häufig vorliegender Atemwegsinstabilität ist die Besserung der meist als quälend erlebten Verschleimung oft schwierig. Hier können spezielle Hustentechniken (z. B. *Huffing*, autogene Drainage) in Kombination mit apparativen Hilfen (Cornet®, Flutter®, etc.) hilfreich sein. Das Erlernen von Hustenvermeidungsstrategien ist wichtig, um v. a. bei unproduktivem Husten die Atemmuskulatur nicht unnötig zu be- bzw. überlasten.

Sozialmedizinische Begutachtung, Berufs- bzw. Sozialberatung

Eine weitere Kernaufgabe der PR stellt die sozialmedizinische Begutachtung und Sozial- bzw. Berufsberatung dar, was spezielle sozialmedizinische Kenntnisse voraussetzt. Hierzu zählt u. a. die individuell angepasste Einleitung von Leistungen zur Teilhabe am Arbeitsleben wie innerbetriebliche Umsetzungen oder Umschulungen. Für ältere Patienten spielt v. a. die allgemeine Sozialberatung wie z. B. Anträge auf Pflegebedürftigkeit, Schwerbehinderung, Hilfsmittelversorgung, Beratung über soziale Dienste und Einrichtungen eine wichtige Rolle.

4.7.5 Rehabilitationsnachsorge – *Use it or lose it*

Rehabilitationserfolge müssen durch einen Transfer von mehr körperlicher Aktivität und Eigenkompetenz im Lebensalltag der Patienten aufrechterhalten werden. Leider findet keine automatische Translation zu einem gesteigerten Aktivitätsverhalten durch die innerhalb der PR erzielten Verbesserungen der muskulären Dysfunktion und körperlichen Leistungsfähigkeit statt [20]. Dies unterstreicht nochmals den Stellenwert der Patientenschulung. Durch eine zusätzliche Aufklärung über körperliche Aktivität können COPD-Patienten ein höheres Aktivitätslevel erreichen [21].

Prinzipiell steigt die Wirksamkeit der PR mit der Dauer und Nachsorgeprogramme können deren Effekte konsolidieren. Soweit vorhanden, ist somit eine Vernetzung ambulanter und stationärer PR-Programme mit langfristigen ambulanten Maßnahmen, wie z. B. dem ambulanten Lungensport anzustreben. Eine mögliche Wirkung neuere Technologien, wie z. B. Aktivitätstracker in Form von Fitnessarmbändern, Apps oder Telemonitoring auf die langfristige Beeinflussung von körperlicher Aktivität bei pneumologischen Patienten bleibt noch abzuwarten [22]. Solche Devices könnten die körperliche Aktivität objektiv abbilden und durch direktes Feedback eine Motivationshilfe für COPD-Patienten darstellen.

4.7.6 Ernährung

Studien mit COPD-Patienten haben übereinstimmend gezeigt, dass die krankheitsbezogene Mortalitätsrate bei unter- und normalgewichtigen Patienten höher ist als bei Patienten mit Übergewicht oder Adipositas [23]. Dieser Zusammenhang weicht von den Ergebnissen herkömmlicher Überlebensstudien ab, die für Normalgewichtige das geringste Mortalitätsrisiko berechnen [24]. Es wird vermutet, dass der BMI bei COPD-Patienten weniger Aussagekraft hinsichtlich der Mortalität besitzt als bei anderen Populationen und dass der Muskelschwund, gemessen am Verlust von fettfreier Masse (FFM), den entscheidenden Faktor darstellt [25]. Etwa ein Drittel der Patienten mit mittel- bis schwergradiger COPD zeigt eine Reduktion der FFM. Dies muss sich nicht zwangsläufig in einem reduzierten BMI widerspiegeln, so dass auch normalgewichtige Patienten unter einer pathologisch reduzierten FFM leiden können. Als Ursachen dieser degenerativen Veränderung werden Hypoxie, oxydativer Stress, Inflammationsprozesse, orale Corticosteroide, Mangelernährung und körperliche Inaktivität angenommen. Neben einer prognostisch relevanten Aussagekraft geht ein Verlust von FFM mit Muskelschwäche, eingeschränkter Belastbarkeit und verminderter Lebensqualität einher, so dass eine klinische Relevanz für die Diagnostik dieses Mangelzustandes besteht [26]. Für eine sichere, schnelle und nichtinvasive Messung der FFM kann die bioelektrische Impedanzanalyse herangezogen werden, die umfangreich an Patienten mit COPD evaluiert wurde.

Ernährungstherapie

Eine grundlegende Frage besteht darin, ob eine gezielte Ernährungstherapie im Sinne einer kalorischen Nahrungsergänzung den Muskelschwund reduzieren und damit die negativen Auswirkungen reduzieren kann. In einer Machbarkeitsstudie bewirkte eine spezielle Nahrungssupplementierung bei den untersuchten mangelernährten COPD-Patienten eine Verbesserung der Atemmuskelkraft und der Handgreifkraft, einhergehend mit weniger Dyspnoe und einer verbesserten körperlichen Leistungsfähigkeit [27]. Im Jahr 2005 ist ein Cochrane-Review zu dieser Fragestellung erschienen, das moderate Evidenz für die Wirkung von Nahrungssupplementation auf das Körpergewicht und die FFM bei v. a. mangelernährten COPD-Patienten zeigte [28]. Weiter fanden sich nach mindestens 2-wöchiger Ernährungstherapie Verbesserungen der 6-Minuten-Gehstrecke, der Hautfaltendicke als Maß für den Körperfettgehalt, der Lebensqualität und der Atemmuskelkraft. Nicht-mangelernährte Patienten sprachen im Vergleich dazu nicht in gleichem Ausmaß auf die Nahrungsergänzung an. Sogar die Lungenfunktion zeigt ein ernährungsabhängiges Potential zur Verbesserung: Nach einer speziellen fettreichen und kohlehydratarmen Ernährung konnte im Vergleich zu kohlehydratreicher Ernährung eine signifikante Verbesserung der Lungenfunktion demonstriert werden [29].

Während bei Nahrungsergänzungsstudien initial der Fokus auf hochkalorischer Ernährung zum Ausgleich der metabolischen Anforderungen des Organismus lag, betonen aktuellere Machbarkeitsstudien die Wichtigkeit einer optimalen Proteinzufuhr [30]. Im Vergleich zu kohlenhydratangereicherter Zusatznahrung wird eine Kalorienaufnahme durch hohe Fettgehalte der Nahrung als vorteilhaft dargestellt, die eine hohe Kaloriendichte aber wenig Volumen besitzen. Da Fette bei der Energiegewinnung pro Molekül Sauerstoff weniger CO_2 produzieren, führte diese Art der Ernährungstherapie zu einem geringeren PCO_2-Anstieg und ist daher vor allem bei COPD-Patienten mit Hyperkapnie von Interesse [29]. Können Patienten aufgrund ihrer Dyspnoe keine ausreichenden Nahrungsmengen aufnehmen, werden kleine, häufige Mahlzeiten empfohlen. Der Zusatz von Vitaminen oder Mineralstoffen wird bei ausgewogener Ernährung als nicht erforderlich eingestuft [31].

Nahrungsergänzung und körperliches Training

Eine Nahrungssupplementierung scheint insbesondere in Kombination mit körperlichem Training wirkungsvoll zu sein, das einen zusätzlichen anabolen Stimulus auf die Muskulatur bedeutet und damit einen größeren Zugewinn an Körpergewicht bewirkt [28]. Es gibt hierzu nur wenige qualitativ hochwertige Studien. Die verfügbaren Daten weisen darauf hin, dass ein 3-monatiges Trainingsprogramm kombiniert mit der Gabe von Molke (bestehend aus 20 % Proteinen, 25 % Fetten, 53,2 % Zucker und 1,8 % Ballaststoffen) zu einem signifikant höheren Anstieg der körperlichen Leistungsfähigkeit und der Lebensqualität führt als in der Kontrollgruppe mit Training und normaler Ernährung [32]. Interessanterweise zeigte sich zudem ein antiinflammatorischer Effekt für die Interventionsgruppe, der eine relevante Rolle im Management der COPD spielen könnte.

Zusammenfassend scheint die Ernährungstherapie vor allem bei fehlernährten Patienten und in Kombination mit körperlichem Training ein wirkungsvoller und bislang unterschätzter Baustein im Management der COPD zu sein.

Literatur

[1] GOLD-Report, Global Strategy of the diagnosis, management, and prevention of chronic obstructive pulmonary disease. 2017. available at www.goldcopd.org.

[2] Spruit MA, et al., An official American Thoracic Society/European Respiratory Society statement: key concepts and advances in pulmonary rehabilitation. Am J Respir Crit Care Med. 2013;188(8):e13-64.

[3] Kenn K, et al. Predictors of success for pulmonary rehabilitation in patients awaiting lung transplantation. Transplantation. 2015;99(5):1072-7.

[4] Vogiatzis I, et al. Increasing implementation and delivery of pulmonary rehabilitation: key messages from the new ATS/ERS policy statement. Eur Respir J. 2016;47(5):1336-41.

[5] Puhan MA, et al. Pulmonary rehabilitation following exacerbations of chronic obstructive pulmonary disease. The Cochrane database of systematic reviews. 2016;12:CD005305.

[6] van Ranst D, et al. Reduction of exacerbation frequency in patients with COPD after participation in a comprehensive pulmonary rehabilitation program. Int J Chron Obstruct Pulmon Dis. 2014;9:1059-67.

[7] Puhan MA, et al. Pulmonary rehabilitation following exacerbations of chronic obstructive pulmonary disease. Cochrane Database Syst Rev. 2016;12:CD005305.

[8] Korczak D, et al., Versorgungssituation und Wirksamkeit der ambulanten im Vergleich mit der stationären pneumologischen Rehabilitation, D.I.f.M.D.u.I. (DIMDI), Editor 2010, Schriftenreihe Health Technology Assessment: Köln.

[9] Jany B. Klug entscheiden in der Pneumologie. Dtsch Arztebl. 2016;113(19):A-930/B-788/C-772.

[10] Spruit MA, et al. Differential response to pulmonary rehabilitation in COPD: multidimensional profiling. The European respiratory journal. 2015;46(6):1625-35.

[11] Vanfleteren LE, et al. Clusters of comorbidities based on validated objective measurements and systemic inflammation in patients with chronic obstructive pulmonary disease. Am J Respir Crit Care Med. 2013;187(7):728-35.

[12] Magnussen H, et al. [Guidelines for long-term oxygen therapy. German Society for Pneumology and Respiratory Medicine]. Pneumologie. 2008;62(12):748-56.

[13] Koehnlein T, et al. Noninvasive ventilation in pulmonary rehabilitation of COPD patients. Respir Med. 2009;103(9):1329-36.

[14] Gloeckl R, Halle M, Kenn K. Interval versus continuous training in lung transplant candidates: A randomized trial. J Heart Lung Transplant. 2012;31(9):934-41.

[15] Vogiatzis I, et al. Dynamic hyperinflation and tolerance to interval exercise in patients with advanced COPD. Eur Respir J. 2004;24(3):385-90.

[16] Chen RC, et al. Effectiveness of neuromuscular electrical stimulation for the rehabilitation of moderate-to-severe COPD: a meta-analysis. International journal of chronic obstructive pulmonary disease. 2016;11:2965-2975.

[17] Gloeckl R, Heinzelmann I, Kenn K. Whole body vibration training in patients with COPD: A systematic review. Chronic respiratory disease. 2015;12(3):212-21.

[18] Spruit MA, et al. An official American Thoracic Society/European Respiratory Society statement: key concepts and advances in pulmonary rehabilitation. Am J Respir Crit Care Med. 2013;188(8):e13-64.

[19] van Helvoort HA, et al. Respiratory constraints during activities in daily life and the impact on health status in patients with early-stage COPD: a cross-sectional study. NPJ Prim Care Respir Med. 2016;26:16054.

[20] Cindy Ng LW, Mackney J, Jenkins S, Hill K. Does exercise training change physical activity in people with COPD? A systematic review and meta-analysis. Chron Respir Dis. 2012;9(1):17-26.

[21] Lahham A, McDonald CF, Holland AE. Exercise training alone or with the addition of activity counseling improves physical activity levels in COPD: a systematic review and meta-analysis of randomized controlled trials. Int J Chron Obstruct Pulmon Dis. 2016;11:3121-3136.

[22] Spruit MA, et al. COPD and exercise: does it make a difference? Breathe (Sheff). 2016;12(2):e38-49.

[23] Landbo C, et al. Prognostic value of nutritional status in chronic obstructive pulmonary disease. American journal of respiratory and critical care medicine. 1999;160(6):1856-61.

[24] Bray GA. Overweight is risking fate. Definition, classification, prevalence, and risks. Annals of the New York Academy of Sciences. 1987;499:14-28.

[25] Schols AM, et al. Body composition and mortality in chronic obstructive pulmonary disease. Am J Clin Nutr. 2005;82(1):53-9.

[26] Lukaski HC, et al. Assessment of fat-free mass using bioelectrical impedance measurements of the human body. The American journal of clinical nutrition. 1985;41(4):810-7.

[27] Efthimiou J, et al. The effect of supplementary oral nutrition in poorly nourished patients with chronic obstructive pulmonary disease. The American review of respiratory disease. 1988;137(5):1075-82.

[28] Ferreira IM, et al. Nutritional supplementation for stable chronic obstructive pulmonary disease. The Cochrane database of systematic reviews. 2005(2):CD000998.

[29] Cai B, et al. Effect of supplementing a high-fat, low-carbohydrate enteral formula in COPD patients. Nutrition. 2003;19(3):229-32.

[30] Engelen MP, et al. Enhanced anabolic response to milk protein sip feeding in elderly subjects with COPD is associated with a reduced splanchnic extraction of multiple amino acids. Clinical nutrition. 2012;31(5):616-24.

[31] Abholz H, et al. [Nationale Versorgungsleitlinie COPD], B.K.B.A.d.W.M. Fachgesellschaften, Editor 2012.

[32] Sugawara K, et al. Effect of anti-inflammatory supplementation with whey peptide and exercise therapy in patients with COPD. Respiratory Medicine. 2012;106(11):1526-34.

4.8 Lungentransplantation beim Lungenemphysem

Nora Drick, Jens Gottlieb

4.8.1 Lungentransplantation

Die Lungentransplantation (LTx) ist für Patienten mit Lungenerkrankungen im Endstadium nach Ausschöpfung anderer Therapiemaßnahmen ein etabliertes Therapiekonzept. Aufgrund einer weiterhin bestehenden hohen Rate an Komplikationen sowie dem eingeschränkten Organangebot ist eine sorgfältige Kandidatenselektion unter Berücksichtigung von Kontraindikationen unerlässlich. Die Ausschöpfung aller konservativen Therapieoptionen muss vor einer Evaluation zur Transplantation immer erfolgen. Weltweit beträgt die Zahl an Lungentransplantationen ca. 3.500/Jahr, in Deutschland wurden im Jahr 2017 309 Transplantationen durchgeführt [1]. Neben der am häufigsten durchgeführten bilateralen Lungentransplantation stehen prinzipiell auch die Verfahren der unilateralen Lungentransplantation und kombinierte Verfahren zur Verfügung.

4.8.2 Lungentransplantation bei COPD

Das Lungenemphysem stellt die häufigste klinische Indikation für eine Lungentransplantation dar und liegt historisch mit einem Anteil von 38 % aller Lungentransplantationen weltweit vor anderen Krankheitsbildern wie der Lungenfibrose (24 %) oder der zystischen Fibrose (16 %) [2]. Mit der Einführung des *Lung Allocation Scores* (LAS) zur Verteilung der Spenderorgane kam es ab 2005 in den USA und ab 2011 in Deutschland zu einem Rückgang der Patienten mit einer obstruktiven Lungenerkrankung auf der Warteliste, da Spenderlungen durch den LAS vermehrt an kritisch kranke Patienten und Patienten mit Lungenfibrosen vermittelt werden.

Allgemeine Kriterien für potentielle Organempfänger

Ziel der Lungentransplantation ist die Verbesserung der Lebensqualität und des langfristigen Überlebens. Um die Prognose eines Patienten zu verbessern und einen realistischen Überlebensvorteil erzielen zu können, sollte die prognostizierte 5-Jahres-Überlebensrate ohne eine Transplantation niedriger als 50 % sein [3]. Liegt die prognostizierte Überlebenswahrscheinlichkeit der Grunderkrankung ohne LTx deutlich höher, ist die Evaluation zur Lungentransplantation nicht sinnvoll. Bei ausgeprägtem Leidensdruck und damit verbundenem starkem Transplantationswunsch des Patienten kann die Vorstellung in einem Transplantationszentrum dennoch erwogen werden.

Eine hohe Motivation und Therapieadhärenz sind aufgrund der komplexen Nachsorge Grundvorraussetzungen für eine Transplantationsevaluation und ein wesentliches Kriterium für den Langzeiterfolg des Verfahrens. Das Alter des Empfängers ist ein mitentscheidender Faktor. In vielen Transplantationszentren gilt aktuell eine Altersobergrenze von 65 Jahren. Diese ergibt sich aus Langzeitdaten, welche deutlich schlechtere Ergebnisse in Bezug auf das postoperative Überleben von über 65-jährigen Patienten zeigen [4],[5]. Dies erscheint auch in Anbetracht des bestehenden Organmangels sinnvoll.

Indikationen und Kontraindikationen zur Aufnahme auf die Warteliste

Entscheidend in Bezug auf eine Transplantationsevaluation bei der COPD sind spezielle Auswahlkriterien sowie der Ausschluss relevanter Komorbiditäten. 2015 sind die internationalen Konsensus-Empfehlungen zur Kandidatenselektion aktualisiert worden [6]. Als Kriterien gelten eine eingeschränkte FEV_1 (< 20 % des Solls), rezidivierende schwere Exazerbationen und das Vorhandensein einer pulmonalen Hypertonie (Tab. 4.10).

Tab. 4.10: Krankheitsspezifische Selektionskriterien zur Lungentransplantation beim Lungenemphysem.

- FEV_1 < 20 % Soll
- rezidivierende schwere Exazerbationen (≥ 3 Exazerbationen in den letzten 12 Monaten mit hyperkapnischem Atmungsversagen)
- pulmonale Hypertonie (mittlerer PAP ≤ 25 mm Hg)

FEV_1 forciertes exspiratorisches Volumen, PAP pulmonal-arterieller Druck

Im Transplantationszentrum vorgestellt werden sollten Emphysempatienten mit respiratorischer Insuffizienz und ausgeschöpfter Therapie (inkl. Prüfung von Rehabilitationsmaßnahmen sowie operativer oder endoskopischer Verfahren zur Lungenvolumenreduktion). Zudem sollten absolute Kontraindikationen ausgeschlossen und relative Kontraindikationen überprüft worden sein (Tab. 4.11).

Eine koronare Mehrgefäßerkrankung, welche einer Revaskularisation nicht zugänglich ist, eine signifikant reduzierte linksventrikuläre Pumpfunktion sowie aktive Tumorerkrankungen ohne ausreichende Rezidivfreiheit (d.h. mindestens zweijährige) stellen eine absolute Kontraindikation zur Transplantation dar. Auch das Vorliegen mehrerer relativer Kontraindikationen kann zum Ausschluss vom Verfahren führen. Adipositas beeinflusst das operative Risiko negativ und muss vor LTx korrigiert werden (Ziel BMI < 30 kg/m²). Latente Infektionsherde wie eine Divertikulose oder infizierte Zahnherde können unter der erforderlichen Immunsuppression zu schweren septischen Komplikationen führen und sollten saniert werden. Wichtig ist auch die Kenntnis und richtige Einschätzung von psychiatrischen Erkrankungen, wie zum Beispiel einer Depression oder Schizophrenie. Rezidive einer psychischen Erkrankung unter Immunsuppression oder bedingt durch postoperative Komplikationen können fatale Konsequenzen nach sich ziehen, so dass eine langjährige nach-

Tab. 4.11: Relative und absolute Kontraindikationen zur Lungentransplantation [6].

Relative Kontraindikationen	Absolute Kontraindikationen
Schwere muskuläre Dekonditionierung	Suchtkrankheit, aktiver Raucher
Alter über 65 Jahre	Schwere psychiatrische Erkrankungen (Depression, Schizophrenie)
Kolonisation mit resistenten oder sehr pathogenen Keimen	
	Mangelnde Therapieadhärenz
Schwere Mangelernährung, Kachexie	Mangelhaftes soziales Umfeld
Mechanische Ventilation oder extrakorporale Membranoxygenierung (ECMO)	Unkontrollierte systemische Infektion (einschließlich Mykobakterium tuberculosis)
Übergewicht BMI 30–34,9 kg/m^2	Aktive Tumorerkrankung
Signifikante Komorbiditäten	Morbide Adipositas (BMI > 35 kg/m^2)
Hepatitis B/C mit oder ohne Leberzirrhose	schwere Arteriosklerose mit Minderperfusion von Organen

BMI: Body mass index, ECMO: extrakorporale Membranoxygenierung

gewiesene Stabilität der Erkrankung unerlässlich ist. Nicht selten ist es die Summe aus Begleiterkrankungen und relativen Kontraindikationen, die zu der Entscheidung führt, dass ein Patient kein geeigneter Transplantationskandidat ist.

In Bezug auf die absoluten Kontraindikationen kommt neben den häufigen Komorbiditäten der Rauchabstinenz eine entscheidende Rolle zu. Eine nachgewiesene Abstinenz über mindestens 6 Monate ist unabdingbar und muss laborchemisch bestätigt werden. Auch andere aktive Abhängigkeitssyndrome, der Gebrauch schädlicher Substanzen sowie eine fehlende Therapieadhärenz stellen Kontraindikationen dar (siehe Richtlinien zur Organtransplantation der Bundesärztekammer nach § 16 Transplantationsgesetz).

Diagnostik und Vorbereitung für die Vorstellung im Transplantationszentrum

Einer möglichen Listung zur Lungentransplantation gehen umfangreiche diagnostische Voruntersuchungen voraus. Zur Erstvorstellung im Transplantationszentrum sollte die erforderliche nichtinvasive Basisdiagnostik (Tab. 4.12) bereits vorgelegt werden, damit sichergestellt werden kann, dass die allgemeine Gesundheitsvorsorge aktualisiert ist und wichtige relevante Komorbiditäten erfasst werden. Da 90 % aller an COPD erkrankten Patienten geraucht haben und somit ein wesentlicher kardiovaskulärer Risikofaktor vorliegt, kommt der kardiovaskulären Diagnostik in Form einer Koronarangiographie und Gefäßdiagnostik eine entscheidende Rolle zu. Die CT-Thorax-Untersuchung darf nicht älter als 6 Monate sein und sollte auch nach Listung jährlich aktualisiert werden, um ein Bronchialkarzinom nicht zu übersehen.

Tab. 4.12: Basisdiagnostik für die Vorstellung im Transplantationszentrum.

– Basis-Laboruntersuchung (Blutbild, Gerinnung, glomeruläre Filtrationsrate, Transaminasen)
– Echokardiographie
– Abdomen-Sonographie
– CT-Thorax (nicht älter als 6 Monate)
– Zahnärztliche Untersuchung
– Gynäkologische Vorsorgeuntersuchung / PSA

CT: Computertomographie, PSA: Prostata-spezifisches Antigen

Muskulär schwer dekonditionierte Patienten, die über Wochen und Monate bettlägerig oder allzeit auf einen Rollstuhl angewiesen sind, kommen in der Regel nicht für eine Transplantation in Frage, da eine minimale muskuläre Reserve vorliegen muss, um einen realistischen Erfolg der Transplantation zu gewährleisten. Da Patienten mit einer fortgeschrittenen COPD häufig unter einer ausgeprägten muskulären Dekonditionierung leiden, empfiehlt sich im Hinblick auf eine mögliche Transplantation eine gezielte vorbereitende Rehabilitationsmaßnahme zur Verbesserung des muskulären Status [7]. Neben dem im Zentrum stehenden körperlichen Training, ist auch die Wissensvermittlung rund um das Thema Lungentransplantation Teil einer gezielten pulmonalen Rehabilitation vor Transplantation. Zudem muss die Korrektur eines bestehenden Über- oder Untergewichts unbedingt erfolgen.

Unter der nach einer Transplantation erforderlichen Immunsuppression verlaufen Infektionen häufig schwerwiegend und nicht selten letal. Um das Risiko schwerer Infektionen zu minimieren, muss vor einer Listung zur Lungentransplantation der Impfstatus gemäß den Empfehlungen der Ständigen Impfkommission (STIKO) aktualisiert werden [8]. Empfohlen werden vor Transplantation folgende Impfungen: Polio/Diphterie/Tetanus/Pertussis/, Influenza (inkl. Personen, die im selben Haushalt leben), Pneumokokken (Konjugat- und Polysaccharid-Impfstoff), Meningokokken, Hepatitis A/B. Da unter Immunsuppression mit einer eingeschränkten Immunantwort zu rechnen ist, muss der Impfstatus vor Transplantation aktualisiert werden.

Ablauf nach Vorstellung im Transplantationszentrum

Nach Abschluss der erforderlichen Untersuchungen entscheidet eine Transplantationskonferenz, bestehend aus Pneumologen, Thoraxchirurgen, Psychologen und unabhängigen Mitgliedern unter Berücksichtigung aller erhobenen Befunde, klinischen Symptome, Motivation des Patienten und Abwägung zwischen natürlichem Verlauf der Erkrankung und Nutzen der Transplantation über die Aufnahme auf die Warteliste. Die Organverteilung erfolgt über die Vermittlungsstelle Eurotransplant, welche zunächst eine Verteilung der Spenderorgane nach Wartezeit, Körpergröße und Blutgruppenkompatibilität vorsieht. Seit 2011 wird in Deutschland das in den USA bereits seit 2005 angewandte Verfahren der Verteilung nach dem *Lung Allocation Score*

Tab. 4.13: Parameter zur Berechnung des Lung Allocation Score.

– Geburtsdatum – Größe (cm) – Gewicht (kg)
– Diagnose der Lungenerkrankung
– Funktioneller Status (ohne Unterstützung, leichte Unterstützung, volle Unterstützung)
– Diabetes (unbekannt, insulinabhängig, kein Diabetes, nicht insulinabhängig)
– Beatmung (keine, CPAP, BiPAP, kontinuierlich invasiv, intermittierend invasiv)
– Sauerstoffbehandlung Sauerstoffbedarf (kein, in Ruhe, nur nächtlich, nur bei Belastung) – Sauerstoffbedarf in Ruhe (l/min oder %)
– Forcierte Vitalkapazität (% des Sollwertes)
– Systolischer pulmonal-arterieller Druck (mmHg) – Mittlerer pulmonal-arterieller Druck (mmHg) – Mittlerer pulmonal- kapillärer Verschlussdruck (mmHg)
– Aktueller Kohlendioxid-Partialdruck (mmHg) – maximaler Maximaler Kohlendioxid-Partialdruck (mmHg) – minimaler Minimaler Kohlendioxid-Partialdruck (mmHg) – Kohlendioxid-Partialdruck, Anstieg (%)
– 6-Minuten-Gehtest (m)

CPAP: Continuous Positive Airway Pressure, BiPAP: Biphasic Positive Airway Pressure

(LAS) eingesetzt [9]. Mit dem LAS kann aus verschiedenen Parametern die Sterblichkeit auf der Warteliste und das 1-Jahres-Überleben nach Transplantation abgeschätzt werden (Tab. 4.13). Patienten mit einer schlechten Prognose oder vorausgesagtem höherem Überlebensvorteil haben somit Priorität. Ist eine Organallokation nach dem Standardverfahren nicht möglich oder droht aus anderen Gründen der Verlust eines Spenderorgans, so kann auf ein beschleunigtes Vermittlungsverfahren (*rescue allocation*) zurückgegriffen werden. Um eine zeitnahe Vermittlung zu gewährleisten und die Ischämiezeit des Organs möglichst kurz zu halten, wird bei diesem Verfahren das Organangebot direkt an Transplantationszentren, mit der Möglichkeit einen geeigneten Empfänger auszuwählen, vermittelt.

Nach Einführung des LAS in Deutschland ist der Anteil von Patienten mit obstruktiven Lungenerkrankungen auf der Warteliste von 40 % auf 33 % gesunken, die Wartelistensterblichkeit hat sich aber auch in der Gruppe der obstruktiven Atemwegserkrankungen reduziert. Ca. 50 % der über das beschleunigte Vermittlungsverfahren verteilten Spenderlungen werden an COPD-Patienten vermittelt [10].

Transplantation

Im Falle einer Lungentransplantation stehen für COPD-Patienten grundsätzlich die Verfahren der Einzel- und Doppellungentransplantation zur Verfügung. Die einseitige Lungentransplantation ist technisch einfacher und hat daher eine geringere Letalität im Vergleich zum beidseitigen Verfahren. Aufgrund des bestehenden Organmangels ermöglicht es das einseitige Verfahren, dass mehr Patienten Lungentransplantationen erhalten. Problematisch sind nach Transplantation allerdings Komplikationen, welche die native Lunge betreffen, wie die Entwicklung von Infektionen, Malignomen, die Überblähung, oder einem Pneumothorax. Insgesamt ist das Langzeitüberleben nach Doppellungentransplantation dem der Einzellungentransplantation überlegen, so dass dieses Verfahren auch bei COPD-Patienten das Verfahren der Wahl darstellt [11],[12]. Mittlerweile werden bereits weltweit mehr als $2/3$ der Lungentransplantationen bei Emphysempatienten als Doppellungentransplantation durchgeführt [12]. Um dem Mangel an Spenderorganen dennoch Rechnung zu tragen, wurden die Kriterien für Spender ausgeweitet. In diesem Zusammenhang konnte gezeigt werden, dass auch Spenderlungen von Rauchern oder älteren Patienten erfolgreich transplantiert werden können [13].

Prognose nach Transplantation und Komplikationen

Das frühpostoperative Überleben nach LTx ist für Patienten mit einer COPD besser als für Patienten mit anderen Lungenerkrankungen [2]. Die mittlere Überlebenszeit für COPD-Patienten nach Lungentransplantation beträgt ca. 5 Jahre. Das Langzeit-Überleben bleibt allerdings hinter dem von lungentransplantierten Patienten mit anderen Grunderkrankungen zurück, was sich insbesondere durch das fortgeschrittene Alter und die erhöhte Zahl an Komorbiditäten erklären lässt. Stehen in den ersten 12 Monaten nach Transplantation insbesondere Komplikationen wie Infektionen, das akute Transplantatversagen oder organische Komplikation wie Bronchusstenosen im Vordergrund, so werden diese nach dem ersten Jahr zunehmend durch das chronische Transplantatversagen (Bronchiolitis Obliterans Syndrom – BOS) abgelöst. Nach dem ersten Jahr stellt das chronische Transplantatversagen auch die häufigste Todesursache dar, ca. 40–50 % aller lungentransplantierten Patienten leiden nach 5 Jahren daran [14]. Die Therapieadhärenz spielt bei lungentransplantierten COPD-Patienten im Langzeitverlauf eine erhebliche Rolle. So ist das wiederaufgenommene Rauchen nach Lungentransplantation mit einem Anteil von 12 % bedauerlicherweise nicht selten [15]. Sollte bei einem transplantierten Patienten der Verdacht auf einen Tabakkonsum bestehen, muss dieser sofort thematisiert und die Möglichkeiten einer multimodalen Rauchentwöhnung konstruktiv besprochen werden, da Rauchen nach LTx schwerwiegende Folgen hat. Hier ist insbesondere das mehrfach potenzierte Tumorrisiko zu nennen. Neben dem chronischen Transplantatversagen und schwerwiegenden Infektionen stellen Malignome unter Immunsuppression eine der Hauptodesursachen nach LTx dar. Ebenfalls bedingt durch die dauerhafte Immunsuppression sind im Langzeitverlauf Niereninsuffizienz, Diabetes mellitus und arterieller Hypertonus sehr häufige Komorbiditäten von LTx-Empfängern.

4.8.3 Zusammenfassung

Die Lungentransplantation ist für Patienten mit einer Lungenerkrankung im Endstadium nach Ausschöpfung aller Therapiemöglichkeiten ein gut etabliertes Verfahren. Aufgrund des meist weit fortgeschrittenen Alters und der zahlreichen Komorbiditäten ist die Indikation für dieses Verfahren bei Patienten mit einer COPD/Lungenemphysem kritisch zu sehen, der sorgfältigen Kandidatenselektion kommt hier eine übergeordnete Rolle zu. Ob die Transplantation bei der COPD neben der unzweifelhaften Verbesserung der Lebensqualität auch einen Überlebensvorteil bringt, wird seit Jahren diskutiert und trifft nicht für alle Empfänger zu. Einige Studien weisen jedoch darauf hin, dass bei sorgfältiger Kandidatenselektion ein Überlebensvorteil erzielt werden kann [16],[17]. Optimale Kandidaten für eine Lungentransplantation sind lungenfunktionell stark eingeschränkt (FEV$_1$ < 20 % vom Soll), respiratorisch insuffizient und erleiden häufige, schwere Exazerbationen. Relevante Komorbiditäten müssen ausgeschlossen werden.

Literatur

[1] Deutsche Stiftung Organtransplantation (DSO): Tätigkeitsbericht 2015. http://www.dso.de/fileadmin/templates/media/Uploads/PDFs/Taetigkeitsberichte_2015/Grafiken_2015_Lunge.pdf.

[2] Yusen RD, Edwards LB, Kucheryavaya AY, et al. The registry of the International Society for Heart and Lung Transplantation: thirty-first adult lung and heart-lung transplant report--2014; focus theme: retransplantation. J Heart Lung Transplant. 2014 ;33:1009-24.

[3] Gottlieb J. Update on lung transplantation. Ther Adv Respir Dis. 2008;2:237-47.

[4] Wigfield CH, Buie V, Onsager D. "Age" in lung transplantation: factors related to outcomes and other considerations. Curr Pulmonol Rep. 2016;5:152-158.

[5] Awori Hayanga JW, Aboagye JK, Shigemura N, et al. Airway complications after lung transplantation: Contemporary survival and outcomes. J Heart Lung Transplant. 2016;35:1206-1211.

[6] Weill D, Benden C, Corris PA, et al. A consensus document for the selection of lung transplant candidates: 2014 – an update from the Pulmonary Transplantation Council of the International Society for Heart and Lung Transplantation. J Heart Lung Transplant. 2015;34:1-15.

[7] Kenn K, Gloeckl R, Soennichsen A, et al. Predictors of success for pulmonary rehabilitation in patients awaiting lung transplantation. Transplantation. 2015;99:1072-7.

[8] Robert Koch Institut (Hg.). Epidemiologisches Bulletin. Mitteilung der Ständigen Impfkommission (STIKO) am Robert Koch-Institut: Hinweise zu Impfungen für Patienten mit Immundefizienz. Sonderdruck 11/2015,1-12.

[9] Gottlieb J, Greer M, Sommerwerck U, et al. Introduction of the lung allocation score in Germany. Am J Transplant. 2014;14:1318-27.

[10] Gottlieb J, Smits J, Schramm R, et al. Lungentransplantation in Deutschland nach Einführung des Lung Allocation Score – eine retrospektive Analyse. Dtsch Ärztebl. 2017;114(11):179-85.

[11] Thabut G, Christie JD, Ravaud P, et al. Survival after bilateral versus single lung transplantation for patients with chronic obstructive pulmonary disease. A retrospective analysis of registry data. Lancet. 2008;371:744-51.

[12] Schaffer JM, Singh SK, Reitz BA, Zamanian RT, Mallidi HR. Single- vs double-lung transplantation in patients with chronic obstructive pulmonary disease and idiopathic pulmonary fibrosis since the implementation of lung allocation based on medical need. JAMA. 2015;313:936-48.

[13] Sommer W, Ius F, Salman J, et al. Survival and spirometry outcomes after lung transplantation from donors aged 70 years and older. J Heart Lung Transplant. 2015;34:1325-33.

[14] Cascalho M. Prevention of bronchiolitis obliterans - the realization of a hope? J Heart Lung Transplant. 2016;16:30282-0.

[15] Ruttens D, Verleden SE, Goeminne PC, et al. Smoking resumption after lung transplantation: standardised screening and importance for long-term outcome. Eur Respir J. 2014;43:300-3.

[16] Lahzami S, Bridevaux PO, Soccal PM, et al. Survival impact of lung transplantation for COPD. Eur Respir J. 2010;36:74-80.

[17] Zeriouh M, Mohite PN, Sabashnikov A, et al. Lung transplantation in chronic obstructive pulmonary disease: long-term survival, freedom from bronchiolitis obliterans syndrome, and factors influencing outcome. Clin Transplant. 2015;29:383-92.

4.9 Körperliche Aktivität bei COPD

Henrik Watz

4.9.1 Bedeutung der körperlichen Aktivität in der Allgemeinbevölkerung

Körperliche Inaktivität ist ein bedeutsamer Risikofaktor für das Entstehen und Fortschreiten chronischer Erkrankungen in der Allgemeinbevölkerung [1]. Weltweit sterben genauso viele Menschen durch körperliche Inaktivität wie durch den inhalativen Tabakkonsum [2]. Körperliche Inaktivität steht insbesondere im Zusammenhang mit dem erhöhten Risiko für kardiovaskuläre Erkrankungen. So sind in einer epidemiologischen Untersuchung schon 15 min schnelleres Gehen am Tag mit einer Reduktion der kardiovaskulären Mortalität um 20 % assoziiert [3]. In einer anderen Untersuchung waren bereits 5–10 min Joggen pro Tag mit einer Reduktion der kardiovaskulären Mortalität um 60 % vergesellschaftet [4]. Diese Zahlen verdeutlichen, dass sich bereits wenig körperliche Aktivität entscheidend auf die Prognose auswirken kann. Es sind jedoch nicht nur die kardiovaskulären Erkrankungen, die im Zusammenhang mit körperlicher Inaktivität stehen. So spricht man inzwischen von dem „*Diseasome*" der körperlichen Inaktivität, zu dem neben dem Diabetes mellitus zum Beispiel auch die Demenz und eine Reihe von Krebserkrankungen gehören [5]. Die biologischen Hintergründe für den Zusammenhang von Inaktivität und höherem Risiko für chronische, bzw. maligne Erkrankungen sind noch nicht hinreichend verstanden. Jedoch schüttet regelmäßig aktive Muskulatur verschiedene antiinflammatorisch wirkende Zytokine (so genannte „Myokine") aus, was derzeit als eine mögliche Erklärung gesehen wird [5]. Sicherlich ist vor diesem Hintergrund auch die körperliche Inaktivität als

Bindeglied zwischen COPD und insbesondere den kardiovaskulären Komorbiditäten zu diskutieren [6]. So wird der Zusammenhang zwischen COPD, Inaktivität und Entwicklung, bzw. Fortschreiten von Komorbiditäten gegenwärtig in der COSYCONET-Registerstudie in Deutschland geprüft [7].

4.9.2 Bedeutung der körperlichen Aktivität für die Inzidenz der COPD

Im Gegensatz zu der Fülle an epidemiologischen Daten zu Inzidenz und Progress der kardiovaskulären Erkrankungen in Abhängigkeit des körperlichen Aktivitätsniveaus, gibt es lediglich eine valide epidemiologische Studie über den Zusammenhang der körperlichen Aktivität und die Inzidenz der COPD. So konnten Garcia-Aymerich und Kollegen anhand der Daten der „*Copenhagen City Heart Study*" zeigen, dass das Risiko von Rauchern im mittleren Alter eine COPD im höheren Altern zu entwickeln um 23 % geringer ist, wenn sie im mittleren Alter körperlich aktiv sind [8]. Hieraus kann man folgern, dass sich in Analogie zu den kardiovaskulären Erkrankungen körperliche Aktivität protektiv auf die Entwicklung einer COPD auswirken könnte.

4.9.3 Einflussfaktoren der körperlichen Aktivität bei COPD

Patienten mit COPD sind aufgrund ihrer Lungenüberblähung mit Belastungsluftnot im Alltag bezüglich ihrer körperlichen Aktivität eingeschränkt [1]. Die körperliche Aktivität ist gegenüber Kontrollkollektiven bereits ab den leicht- bis mittelgradigen Stadien signifikant eingeschränkt (Abb. 4.18) [9].

Körperliche Aktivität Schritte pro Tag

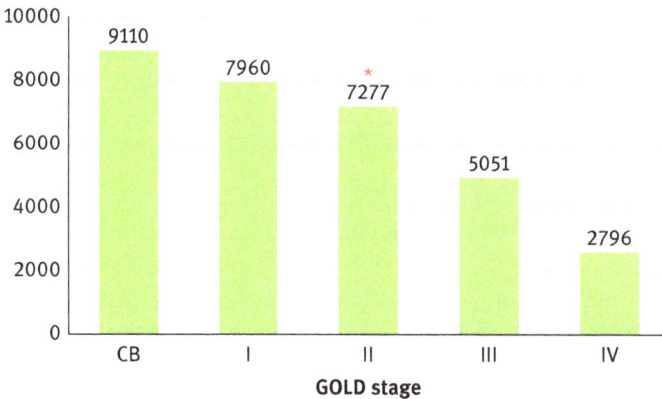

Abb. 4.18: Abnahme der körperlichen Aktivität anhand des Schweregrades [9].

* P < 0,05 verglichen mit Kontrollen (Patienten mit chronischer Bronchitis ohne lungenfunktionelle Einschränkungen)

Scatterplot: FEV1%pred vs. 1Schrittanzahl
1Schrittanzahl=1669,8+74,793* FEV1%pred
Korrelation: r=0,45163

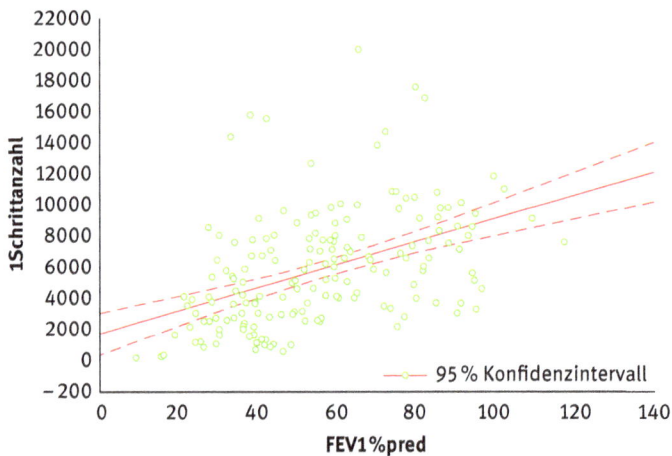

95% Konfidenzintervall

Abb. 4.19:
Korrelation Schrittzahl
und Atemwegsob-
struktion (FEV$_1$), Daten
aus [9].

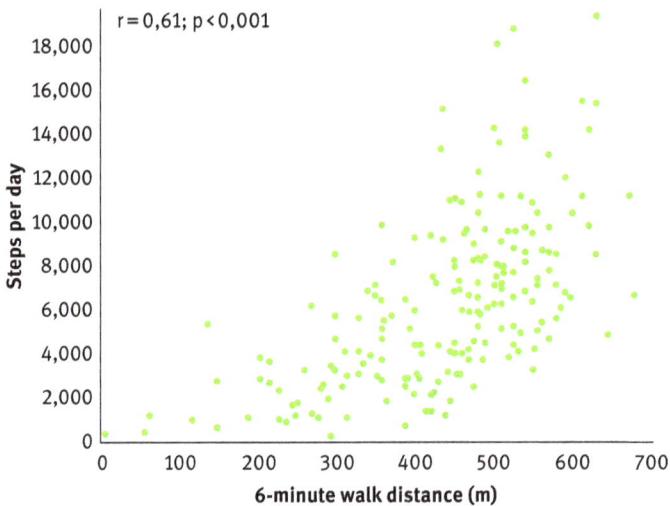

r=0,61; p<0,001

Abb. 4.20:
Korrelation Schritt-
zahl und 6-Minuten-
Gehtest, Daten
aus [9].

Entsprechend korrelieren Lungenfunktion (FEV$_1$) und 6-Minuten-Gehstrecke in größeren Untersuchungskollektiven moderat mit der mittels Accelerometer gemessenen körperlichen Aktivität im häuslichen Umfeld [9]. Jedoch ist eine große individuelle Streuung zu erkennen (Abb. 4.19 und Abb. 4.20). Daher ist die Lungenfunktion als klinischer Prädiktor der körperlichen Aktivität nicht ausreichend valide [9]. Letztlich hat körperliche Aktivität auch sehr viel mit Verhalten und den persönlichen Lebensumständen der Patienten zu tun. So gibt es viele sozioökonomische Einflussfaktoren der körperlichen Aktivität jenseits der physiologischen Limitierungen, wie zum Beispiel die Tatsache, ob die COPD-Patienten Hundehalter sind oder sich aktiv um die Enkelkinder kümmern [10].

4.9.4 Bedeutung der körperlichen Aktivität für Prognose und Verlauf der COPD

Drei longitudinale Studien konnten unabhängig voneinander zeigen, dass die mittels Accelerometer über eine Woche objektiv gemessene körperliche Aktivität in engem Zusammenhang mit Krankenhauseinweisungen und Mortalität von Patienten mit COPD steht [11],[12],[13]. Dabei ist die Vorhersagekraft der körperlichen Aktivität als Prädiktor der Mortalität deutlich besser als die lungenfunktionellen Einschränkungen oder andere etablierte Risikofaktoren der Mortalität wie 6-Minuten-Gehtest oder BODE-Index (Abb. 4.21) [11]. Interessanterweise muss die regelmäßige körperliche Aktivität im Sinne von absolvierten Schritten pro Tag nicht notwendigerweise bei hohem Energieverbrauch erfolgen, um Krankenhauseinweisungen aufgrund einer Exazerbation vorzubeugen [13].

Bezüglich des Progresses der Erkrankung konnten Waschki und Mitarbeiter zeigen, dass die körperliche Aktivität pro Jahr über alle Schweregrade hinweg deutlich abnimmt (Verlust von 400 Schritten am Tag pro Jahr) [14]. Zudem führt die anhaltende körperliche Inaktivität über drei Jahre zu einem Verlust an Muskelmasse (1 kg Muskelmasse pro Jahr) und Leistungsfähigkeit (Verlust von 40 m Gehstrecke pro Jahr im 6-Minuten-Gehtest) [14]. Damit ist die körperliche Inaktivität zentrales Element in der Abwärtsspirale der Erkrankung und hat eine klinisch sehr bedeutsame Rolle für die Prognose und den Verlauf der Erkrankung.

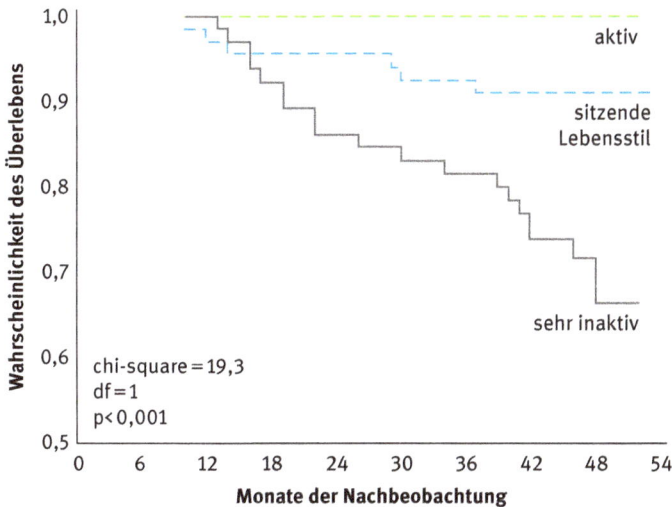

Abb. 4.21: Zusammenhang körperliche Aktivität und Prognose bei COPD.

4.9.5 Messung der körperlichen Aktivität bei COPD

Definition der körperlichen Aktivität und Gesundheitsempfehlungen

Körperliche Aktivität ist definiert als jeglicher Energieverbrauch, der durch Muskeltätigkeit hervorgerufen wird [15]. Da die exakte Messung des Energieverbrauchs im Alltag nicht einfach umzusetzen ist und letztlich Bewegung bzw. das Gehen selbst eine essentielle Komponente des Alltags ist, haben sich die Schrittzahl und die Zeitdauer für eine bestimmte Aktivität zunehmend als objektive Kriterien der körperlichen Aktivität etabliert und werden für verschiedene Gesundheitsempfehlungen benutzt [1]. So soll jeder Mensch 10.000 Schritte pro Tag machen und/oder 5 × Woche je 30 min eine bestimmte Tätigkeit mit mindestens moderatem Energieverbrauch vollbringen (z. B. Joggen, Nordic Walking, etc.) [16],[17]. Diese Gesundheitsempfehlungen richten sich insbesondere auch an Gesunde zur Verhinderung von chronischen Erkrankungen wie Diabetes mellitus und kardiovaskulären Erkrankungen, gelten aber strenggenommen auch für Erkrankte zur Verhinderung einer Verschlechterung des Krankheitsverlaufs. Sicherlich sind hier COPD-spezifische, schweregradadaptierte Empfehlungen in Zukunft nötig.

Messung mittels „doubly-labelled-water"

Die genaueste Bestimmung des Energieumsatzes eines Menschen kann mithilfe der sogenannten *doubly-labelled-water*-Methode erfolgen. Hier werden zunächst Deuterium (^2H_2O) und radioaktiv markiertes Wasser ($H_2^{18}O$) aufgenommen. Über das Auswaschen der Substanzen über den Urin lässt sich die CO_2-Produktion eines Menschen bestimmen. Diese Methode ist jedoch sehr aufwendig, teuer und kann nur in spezialisierten Zentren für bestimmte Fragestellungen an wenigen Probanden durchgeführt werden [1].

Aktivitätsfragebögen

In größeren Studienkollektiven insbesondere bei Fragestellungen in der Epidemiologie werden gerne Fragebögen zur Erfassung der körperlichen Aktivität an die Studienteilnehmer genommen [1]. Viele dieser Fragebögen sind bei Patienten mit COPD mit der objektiv mittels Accelerometer gemessenen Aktivität verglichen worden und haben sich auf individueller Ebene als wenig valide erwiesen [18],[19]. Auch haben Fragebögen zur Erfassung des Gesundheitsstatus wie zum Beispiel der *St George Respiratory Questionnaire* meist eine Komponente der Aktivität abgebildet. Aber auch diese Fragebögen sind ungeeignet, da sie nur ungenügend mit der objektivierten körperlichen Aktivität korrelieren [1]. Die mMRC-Dyspnoe-Skala zur Erfassung der Symptomlast und Schweregradeinteilung nach GOLD bietet eine einfache Möglichkeit, die Aktivität eines Patienten mit COPD zu schätzen. Ab dem Schweregrad 2 (Angabe des Patienten: „langsameres Gehen als Gleichaltrige aufgrund von Dyspnoe") ist die Wahrscheinlichkeit eines Patienten mit COPD, körperlich inaktiver zu sein, deutlich größer als bei Patienten, die weniger Belastungsluftnot angeben [9]. Damit sind die Patienten im GOLD Stadium B und D häufiger von Inaktivität betroffen als die Patienten in den Schweregraden A und C.

Aufgrund der nicht zufriedenstellenden Situation von Fragebögen zur Erfassung der körperlichen Aktivität bei COPD hat ein europäisches Konsortium einen COPD-spezifischen Fragebogen (DDPAC) entwickelt und validiert, der unter anderem Fragen zu den täglichen Schwierigkeiten und dem Ausmaß der Luftnot während der Aktivitäten des täglichen Lebens stellt (z. B. „wie anstrengend war es ‚sich anzuziehen" oder „wie oft musste man seine Tätigkeiten unterbrechen", etc.). Dieser Fragebogen wird zukünftig in allen europäischen Sprachen online zur Verfügung stehen [20].

Aktivitätsmonitore: Pedometer und Accelerometer

Schrittzähler (Pedometer) und Bewegungssensoren (Accelerometer) erfassen die Schritte bzw. Bewegungen. Sie stellen damit eine objektive Möglichkeit dar, körperliche Aktivität von Patienten mit COPD zu quantifizieren [1]. Kontinuierliche technische Weiterentwicklungen haben dazu geführt, dass auch Bewegungsmuster erkannt werden und zum Beispiel Bewegungen ohne körperliche Aktivität (Autofahren, Rolltreppe, Aufzug) herausgefiltert werden können. Anders als beispielsweise bei der Messung der Lungenfunktion sind unterschiedliche Geräte jedoch nicht ohne weiteres untereinander vergleichbar. Verschiedene Geräte wurden in den letzten Jahren bzgl. ihrer Validität bei COPD-Patienten getestet [21]. Als problematisch hat sich dabei herausgestellt, dass eine Reihe von Geräten die langsameren und kleineren Schritte bei COPD nicht gut erkennen. Ein allgemeines Problem sind Aktivitätsmonitore, die am Handgelenk, bzw. am Arm getragen werden können. Sie sind ungeeignet mit Patienten mit schwerer COPD, die einen Rollator benutzen, da hier die Bewegungsmuster nicht erkannt werden können, wenn der Patient sich beim Gehen auf den Rollator stützt. Die technologischen Weiterentwicklungen auch der Aktivitätsapplikationen in Smartphones werden sicherlich in Zukunft bei COPD-Patienten eine größere Rolle spielen.

4.9.6 Steigerung der körperlichen Aktivität bei COPD – ist dies möglich?

Aufgrund der klinischen Bedeutung ist die körperliche Aktivität in verschiedenen Interventionsstudien untersucht worden. Insbesondere Studien im Rehabilitationsbereich haben sich damit befasst. Die Studienlage ist hier sehr gemischt. Alle Studien konnten eine Verbesserung der Leistungsfähigkeit, Belastbarkeit und auch der gesundheitsbezogenen Lebensqualität erzielen, welches etablierte Outcome-Parameter in der Rehabilitationsmedizin sind. Hingegen konnten nur 50 % der Studien auch eine Steigerung der körperlichen Aktivität im häuslichen Umfeld aufzeigen [22]. Die Studien, die hier erfolgreich waren, hatten eine kontinuierliche Motivation und Schulung der Patienten zur Grundlage und waren in einem Umfeld erfolgreich, welches in etwa dem Lungensport in Deutschland ähnelt, also kontinuierliche Treffen mit Mitpatienten, etwas Sport und Erinnerung durch die Trainer, auch im Alltag körperlich aktiv zu sein [23]. Der Motivationsaspekt scheint hierbei von großer Bedeutung. Motivation zu mehr körperlicher Aktivität wurde kürzlich auch durch ein automatisches Smartphone basiertes Telecoaching bei Patienten mit COPD erzielt, was neue, weniger personalintensive Möglichkeiten bieten könnte, um in Zukunft die Patienten für dieses Thema zu sensibilisieren und zur körperlichen Aktivität zu mobilisieren [24].

Erst wenige randomisierte Placebo-kontrollierte Studien haben den Einfluss der symptomatischen Therapie mit Bronchodilatatoren auf die körperliche Aktivität untersucht [25],[26],[27],[28]. Hier konnten zum Teil Verbesserung um ca. 10 % gegenüber dem Ausgangsniveau erreicht werden [27], zum Teil waren die Effekte aber auch weniger durch den Zugewinn unter Bronchodilatation als durch den Verlust der Aktivität in den Placebo-Studienarmen signifikant unterschiedlich [28]. Insgesamt muss noch an den Konzepten zur langfristigen Steigerung der körperlichen Aktivität für die klinische Routine gearbeitet werden. Eine effektive, symptomatische Therapie mit Lungenentblähung zur Verringerung der Belastungsluftnot ist hier allerdings die Voraussetzung für eine Steigerung der körperlichen Aktivität, wie jüngst in einer Studie gezeigt werden konnte [27].

4.9.7 Verbesserung der körperlichen Aktivität bei COPD – was ist klinisch relevant?

Prospektive interventionelle Studien zur Steigerung der körperlichen Aktivität mit einer ausreichend langen Studiendauer, die klinisch relevante Endpunkte untersuchen könnten, sind bisher nicht im ausreichenden Maße durchgeführt worden. Eine Studie aus Belgien konnte aufzeigen, dass Patienten, die sich nach schwerer Exazerbation durch pneumologische Rehabilitation um mindestens 600 Schritte pro Tag verbessert hatten, signifikant weniger rehospitalisiert wurden, als Patienten, die keine Verbesserung um mindestens 600 Schritte im häuslichen Umfeld aufwiesen [29]. Weitere Studien sind hier notwendig, um diese Zahlen zu bestätigen. Abgeleitet von den Studien in der Allgemeinbevölkerung kann man jedoch spekulieren, dass moderate Verbesserungen wie zum Beispiel mindestens 15 min Gehen am Tag sich positiv auf Morbidität und Mortalität auswirken könnten, was in etwa 900 bis 1.000 Schritten mehr pro Tag entsprechen würde [3].

Literatur

[1] Watz H, Pitta F, Rochester CL, et al. An official European Respiratory Society statement on physical activity in COPD. Eur.Respir.J. 2014;44(6):1521-37.

[2] Wen CP, Wu X. Stressing harms of physical inactivity to promote exercise. Lancet. 2012;380(9838):192-3.

[3] Wen CP, Wai JP, Tsai MK, et al. Minimum amount of physical activity for reduced mortality and extended life expectancy: a prospective cohort study. Lancet. 2011;378(9798):1244-53.

[4] Lee DC, Pate RR, Lavie CJ, et al. Leisure-time running reduces all-cause and cardiovascular mortality risk. J.Am.Coll.Cardiol. 2014;64(5):472-81.

[5] Pedersen BK. The diseasome of physical inactivity--and the role of myokines in muscle--fat cross talk. J.Physiol. 2009;587(Pt 23):5559-68.

[6] Rabe KF, Watz H. Chronic obstructive pulmonary disease. Lancet. 2017;389(10082):1931-40.

[7] Karch A, Vogelmeier C, Welte T, et al. The German COPD cohort COSYCONET: Aims, methods and descriptive analysis of the study population at baseline. Respir.Med. 2016;114:27-37.

[8] Garcia-Aymerich J, Lange P, Benet M, Schnohr P, Anto JM. Regular physical activity modifies smoking-related lung function decline and reduces risk of chronic obstructive pulmonary disease: a population-based cohort study. Am.J.Respir.Crit Care Med. 2007;175(5):458-63.

[9] Watz H, Waschki B, Meyer T, Magnussen H. Physical activity in patients with COPD. Eur.Respir.J. 2009;33(2):262-72.

[10] Arbillaga-Etxarri A, Gimeno-Santos E, Barberan-Garcia A, et al. Socio-environmental correlates of physical activity in patients with chronic obstructive pulmonary disease (COPD). Thorax. 2017;72(9):796-802.

[11] Waschki B, Kirsten A, Holz O, et al. Physical activity is the strongest predictor of all-cause mortality in patients with COPD: a prospective cohort study. Chest. 2011;140(2):331-42.

[12] Garcia-Rio F, Rojo B, Casitas R, et al. Prognostic value of the objective measurement of daily physical activity in patients with COPD. Chest. 2012;142(2):338-46.

[13] Donaire-Gonzalez D, Gimeno-Santos E, Balcells E, et al. Benefits of physical activity on COPD hospitalisation depend on intensity. Eur.Respir.J. 2015;46(5):1281-9.

[14] Waschki B, Kirsten AM, Holz O, et al. Disease Progression and Changes in Physical Activity in Patients with Chronic Obstructive Pulmonary Disease. Am.J.Respir.Crit Care Med. 2015;192(3):295-306.

[15] Caspersen CJ, Powell KE, Christenson GM. Physical activity, exercise, and physical fitness: definitions and distinctions for health-related research. Public Health Rep. 1985;100(2):126-31.

[16] Haskell WL, Lee IM, Pate RR, et al. Physical activity and public health: updated recommendation for adults from the American College of Sports Medicine and the American Heart Association. Circulation. 2007;116(9):1081-93.

[17] Tudor-Locke C, Bassett DR Jr. How many steps/day are enough? Preliminary pedometer indices for public health. Sports Med. 2004;34(1):1-8.

[18] Donaire-Gonzalez D, Gimeno-Santos E, Serra I, et al. [Validation of the Yale Physical Activity Survey in chronic obstructive pulmonary disease patients]. Arch.Bronconeumol. 2011;47(11):552-60.

[19] Gimeno-Santos E, Frei A, Dobbels F, et al. J. Validity of instruments to measure physical activity may be questionable due to a lack of conceptual frameworks: a systematic review. Health Qual. Life Outcomes. 2011;9:86.

[20] Gimeno-Santos E, Raste Y, Demeyer H, et al. The PROactive instruments to measure physical activity in patients with chronic obstructive pulmonary disease. Eur.Respir.J. 2015;46(4):988-1000.

[21] Rabinovich RA, Louvaris Z, Raste Y, et al. Validity of physical activity monitors during daily life in patients with COPD. Eur.Respir.J. 2013;42(5):1205-15.

[22] Spruit MA, Pitta F, McAuley E, ZuWallack RL, Nici L. Pulmonary Rehabilitation and Physical Activity in Patients with COPD. Am.J.Respir.Crit Care Med. 2015;192(8):924-33.

[23] Pitta F, Troosters T, Probst VS, et al. Are patients with COPD more active after pulmonary rehabilitation? Chest 2008;134(2):273-80.

[24] Demeyer H, Louvaris Z, Frei A, et al. Physical activity is increased by a 12-week semiautomated telecoaching programme in patients with COPD: a multicentre randomised controlled trial. Thorax. 2017;72(5):415-23.

[25] Beeh KM, Watz H, Puente-Maestu L, et al. Aclidinium improves exercise endurance, dyspnea, lung hyperinflation, and physical activity in patients with COPD: a randomized, placebo-controlled, crossover trial. BMC.Pulm.Med. 2014;14:209.

[26] Watz H, Krippner F, Kirsten A, Magnussen H, Vogelmeier C. Indacaterol improves lung hyperinflation and physical activity in patients with moderate chronic obstructive pulmonary disease--a randomized, multicenter, double-blind, placebo-controlled study. BMC.Pulm.Med. 2014;14:158.

[27] Watz H, Troosters T, Beeh KM, et al. ACTIVATE: the effect of aclidinium/formoterol on hyperinflation, exercise capacity, and physical activity in patients with COPD. Int.J.Chron.Obstruct.Pulmon.Dis. 2017;12:2545-58.

[28] Watz H, Mailander C, Baier M, Kirsten A. Effects of indacaterol/glycopyrronium (QVA149) on lung hyperinflation and physical activity in patients with moderate to severe COPD: a randomised, placebo-controlled, crossover study (The MOVE Study). BMC.Pulm.Med. 2016;16(1):95.

[29] Demeyer H, Burtin C, Hornikx M, et al. The Minimal Important Difference in Physical Activity in Patients with COPD. PLoS.One. 2016;11(4):e0154587.

5 Exazerbation

5.1 Akute Exazerbation der COPD (AECOPD) – Diagnostik

Sebastian R. Ott, Thomas Geiser

5.1.1 Einleitung

Akute Exazerbationen sind kritische Ereignisse im Krankheitsverlauf von Patienten mit COPD und können mannigfaltige und weitreichende Konsequenzen haben. Die Zunahme der bestehenden Symptome und das Auftreten von neuen Beschwerden führen zusammen mit einer akuten Verschlechterung der Lungenfunktion zu einer Beeinträchtigung des Befindens und somit zu einer Abnahme der Lebensqualität. Dieser Einfluss ist auch langfristig spürbar. Während sich bei einigen Patienten eine Erholung rasch einstellt, ist dies bei andern nur verzögert der Fall und ein weiterer Teil der Patienten erreicht trotz Abklingen der Exazerbation nie wieder das Leistungsniveau vor dem Ereignis [1],[2],[3],[4]. Zusätzlich können akute Exazerbationen zu einem beschleunigten Verlust an Lungenfunktion führen und sie tragen somit zur Krankheitsprogression bei [5],[6],[7]. Insgesamt gehen Exazerbationen mit einer signifikanten Mortalität einher. So finden sich bei hospitalisierten Patienten Mortalitätsraten zwischen 3 % und 9 % [8],[9],[10],[11]. Aber auch nach der Entlassung aus dem Krankenhaus besteht bei bestimmten Patientengruppen ein erhöhtes Mortalitätsrisiko. Innerhalb der ersten drei Monate nach Entlassung versterben rund 14 % aller Patienten. Hier spielen insbesondere das Alter, der Schweregrad der zugrundeliegenden COPD, die Notwendigkeit einer Sauerstofflangzeittherapie nach Entlassung sowie bestehende Komorbiditäten und der Nachweis von Pseudomonas aeruginosa im Sputum eine entscheidende Rolle [12],[13],[14],[15],[16],[17]. Die Einjahressterblichkeit nach einer schweren Exazerbation, die stationär behandelt werden musste, liegt zwischen 28 % und 43 %. Risikofaktoren sind hier neben einem höheren Alter vor allem das Vorliegen einer ventilatorischen Insuffizienz mit Hyperkapnie sowie vorhergehende Hospitalisationen wegen exazerbierter COPD und der Nachweis von Pseudomonas aeruginosa im Sputum [14],[15],[16].

Nicht zu unterschätzen sind auch die sozioökonomischen Belastungen, die durch akute COPD-Exazerbationen verursacht werden, zumal die Behandlung von akuten Exazerbationen den größten Teil der COPD-assoziierten Gesundheitskosten verursachen [18]. Deshalb haben COPD Exazerbationen nicht nur für die Betroffenen signifikante Auswirkungen, sondern auch für die Gesellschaft. Somit kommt der Prävention von Exazerbationen beim Management und der Behandlung von COPD-Patienten eine Schlüsselrolle zu.

Im klinischen Alltag ist allerdings zu beachten, dass Exazerbationen heterogene Ereignisse sind und sich das klinische Erscheinungsbild von Patient zu Patient unter-

https://doi.org/10.1515/9783110494341-005

scheiden kann, je nach zugrunde liegenden COPD Phänotypen wie z. B. Überwiegen der Zeichen einer chronischen Bronchitis oder eher eines Emphysems [19].

Definition/Klinik

Klinisch ist eine Exazerbation durch eine akute Zunahme der Dyspnoe, des Hustens und/oder des Auswurfs bei COPD definiert, welche die üblichen Tagesschwankungen übersteigt und eine Intensivierung der medikamentösen Therapie bedingt [20],[21]. Meist liegt der zunehmenden pulmonalen Symptomatik eine zunehmende bronchiale Entzündung zugrunde, welche eine erhöhte Schleimproduktion, vermehrte Bronchialobstruktion und damit eine Zunahme der Überblähung zur Folge hat [22]. Die dynamische Hyperinflation, welche bei erhöhtem Atemwegswiderstand bereits im stabilen Zustand bei COPD vorkommen kann, nimmt bei Exazerbation weiter zu und führt zu einer Zunahme des end-exspiratorischen Lungenvolumens und erhöhter Atemmittellage, was sich für den Patienten durch verstärkte Dyspnoe vor allem bei Anstrengung äußert. Da in der Exazerbation in der Regel keine verlässlichen spirometrischen Untersuchungen durchgeführt werden können, beruht die Definition der Exazerbation weitgehend auf klinischen Kriterien wie vermehrte Atemnot, Husten und/oder Auswurf und Sputumpurulenz.

Gemäß den kürzlich publizierten GOLD Empfehlungen werden COPD Exazerbationen je nach Schweregrad in 3 Gruppen unterteilt [20]. Milde Exazerbationen können mit kurzwirksamen Betaagonisten behandelt werden, während mittelgradige Exazerbationen mit kurzwirksamen Betaagonisten, systemischen Kortikosteroiden und/oder Antibiotika behandelt werden sollten. Schwere Exazerbationen bedingen eine Notfallkonsultation und in der Regel eine Hospitalisierung, da sie zusätzlich mit einer Ateminsuffizienz einhergehen und mit Sauerstoff und/oder nichtinvasiver Therapie behandelt werden müssen.

Ätiologie

Bei einer COPD Exazerbation spielen ätiologisch oft mehrere Faktoren eine Rolle, wobei Viren, Bakterien und Luftverschmutzung die hauptsächlichen Ursachen darstellen und oft in komplexer Interaktion zu erhöhter bronchialer Inflammation und damit Exazerbation führen. In mehreren Studien konnte gezeigt werden, dass bei einer COPD Exazerbation in 50–60 % der Fälle mittels Sputumuntersuchungen und PCR Viren nachgewiesen werden konnten, vor allem Rhinoviren, Influenza und Parainfluenza, Adenoviren sowie RSV (*respiratoy syncytial virus*) [22]. In der stabilen Phase konnten hingegen deutlich weniger Viren im Sputum nachgewiesen werden, so dass davon auszugehen ist, dass Viren eine zentrale ursächliche Rolle bei einer COPD Exazerbation spielen. Im Falle einer bakteriellen Ätiologie stehen *Streptococcus pneumoniae*, *Haemophilus influenza* und *Moraxella catarrhalis* weit im Vordergrund, gefolgt von *Pseudomonas aeruginosa* [21]. Neueste Erkenntnisse weisen darauf hin, dass das Mikrobiom in der Lunge bei Exazerbationen eine wichtige Rolle spielen dürfte

[23],[24]. In einer kürzlich publizierten Studie wurde das Mikrobiom von 87 COPD-Patienten in der stabilen Phase während der Exazerbation, sowie zwei und sechs Wochen nach Exazerbation untersucht und dabei festgestellt, dass sich das Mikrobiom während diesen Phasen dynamisch ändert und die Entzündungsantwort (zum Beispiel Interleukin-8 Konzentrationen im Sputum) beeinflusst [25]. Weitere Untersuchungen über das Lungen Mikrobiom werden nicht nur ätiologische Hinweise zur COPD-Exazerbation liefern, sondern hoffentlich auch neue Biomarker oder gar neue Therapieansätze aufzeigen.

Neben Viren und Bakterien scheinen auch Luftschadstoffe bei der Entstehung einer Exazerbation eine Rolle zu spielen [26],[27]. So konnte beispielsweise gezeigt werden, dass bei erhöhten Schadstoffwerten in der Luft die Exazerbationsfrequenz zunimmt. In ca. einem Drittel der Fälle bleibt die genaue Ursache der COPD-Exazerbation trotz Abklärungen allerdings unklar.

5.1.2 Risikofaktoren für akute Exazerbationen

Aus Observationsstudien ist bekannt, dass das Risiko für eine akute Exazerbation mit zunehmender Einschränkung des Atemflusses steigt. Allerdings reicht eine Beschränkung auf den Schweregrad der COPD zur Risikoeinschätzung alleine nicht aus, da weitere Faktoren eine wichtige Rolle spielen. Hierzu zählen neben dem Alter des Patienten (höheres Exazerbationsrisiko mit zunehmenden Lebensalter) vor allem die bisherige Krankheitsdauer der COPD (mit längere Krankheitsdauer nimmt das Risiko für Exazerbationen zu), produktiver Husten mit mukopurulenter Hypersekretion, bestehende Komorbiditäten sowie vorhergehende antibiotische Behandlungen und Exazerbationen in der Vorgeschichte. Insbesondere vorhergehenden Exazerbationen kommt eine besondere Bedeutung zu, da sie ein wichtiger Prädiktor für nachfolgende Exazerbationen sind. In der prospektiven ECLIPSE-Studie konnte klar gezeigt werden, dass der beste Prädiktor für eine Exazerbation eine Anamnese mit vorangegangenen Exazerbationen ist, unabhängig vom Schweregrad der COPD [28]. Im dreijährigen Beobachtungszeitraum zeigte sich klar, dass es sich bei Patienten mit ≥ 2 Exazerbationen/Jahr um einen stabilen Phänotyp handelt (*frequent exacerbator*) und dass Patienten ohne vorangegangene Exazerbationen auch in den Folgejahren ein signifikant niedrigeres Exazerbationsrisiko aufweisen. Dies hat dazu geführt, dass neben der Schwere der Lungenfunktionseinschränkung auch Symptomlast und Exazerbationshäufigkeit in die Risikobewertung nach den aktuellen Empfehlungen der „*Global Initiative for Chronic Obstructive Lung Disease*" (GOLD; www.goldcopd.org) aufgenommen wurden [20]. Als weiterer Risikofaktor für COPD-Exazerbationen wurde ein gastro-ösophagealer Reflux identifiziert [29],[30]. So konnten Terada et al. bei 80 Patienten mit COPD zeigen, dass bei Vorliegen von Symptomen eines gastro-ösophagealen Refluxes das Risiko für eine Exazerbation signifikant erhöht ist (RR 6,55; 95 % CI 1,86–23,11) [29]. Diese Assoziation hatte sich auch in der ECLIPSE-Studie gezeigt, in der eine Anamnese von Reflux oder Sodbrennen klar mit dem Auftreten von 2 Exazerbationen pro Jahr assoziiert war [28]. Interessanterweise führte in einer Observationsstudie mit über 600 stabilen COPD-Patienten eine Behandlung mit Protonenpumpeninhibitoren jedoch nicht zu einer Reduktion des Exazerbationsrisikos [31]. Somit kann noch nicht abschließend beurteilt werden, welche Bedeutung ein gastro-ösophagealer Reflux als Risikofaktor für akute Exazerbationen hat.

5.1.3 Diagnostik

Das Ziel der initialen Evaluation eines Patienten mit Verdacht auf eine COPD-Exazerbation ist die Bestätigung der Diagnose, die Identifizierung der Ursache, falls möglich, sowie die Beurteilung der Schwere der Exazerbation. Darüber hinaus sollte auch abgeschätzt werden, ob Begleiterkrankung beziehungsweise deren Dekompensation zur akuten Verschlechterung der Symptome beigetragen haben.

Anamnese

Große Bedeutung kommt hier sicherlich der Erhebung der Anamnese zu. Neben dem reinen Erfassen der akuten Symptome sollte insbesondere auch der zeitliche Verlauf ihres Auftretens, ihre Ausprägung im Vergleich zur stabilen Krankheitsphase und die Schwere der respiratorischen Symptome (z. B. besteht Dyspnoe bereits in Ruhe? Oder nur bei Belastung?) erfasst werden. Auch das Auftreten von Sputum sollte immer gezielt erfragt werden mit einem Augenmerk auf Menge, Farbe (Purulenz?) und Beimengungen von Blut. Aus der weiteren Anamnese können sich bereits erste Hinweise für eine andere Diagnose bzw. Begleiterkrankungen ergeben. So können Begleitsymptome wie hohes Fieber, Schüttelfrost oder Nachtschweiß auf eine Pneumonie oder eine andere pulmonale Infektion (z. B. Tuberkulose) hindeuten. Thorakale Schmerzen oder Engegefühl und periphere Ödeme können Hinweise auf eine kardiale Genese der Beschwerden oder eine gleichzeitige Dekompensation einer kardialen Begleiterkrankung liefern. Es sollten auch gezielt Risikofaktoren für ein thromboembolisches Geschehen und eine koronare Herzkrankheit erfragt werden. Wenn gleichzeitig Symptome einer oberen Atemwegsinfektion vorliegen, könnte dies möglicherweise auf eine virale Genese der Exazerbation hindeuten.

Die Häufigkeit von vorangegangenen Exazerbationen sollte erfasst werden, genauso wie eventuelle Vorbehandlungen mit systemischen Glukokortikoiden und Antibiotika sowie frühere Hospitalisationen und invasive und nichtinvasive Beatmungen.

Körperliche Untersuchung

Bei der körperlichen Untersuchung findet sich im Rahmen einer akuten COPD-Exazerbation bei der Auskultation oftmals ein exspiratorisches Giemen mit verlängertem Exspirium. Darüber hinaus ist auf Zeichen einer respiratorischen Beeinträchtigung zu achten wie Tachypnoe, Ruhe- oder Sprechdyspnoe, der Einsatz der Atemhilfsmuskulatur und paradoxe Atembewegungen. Eine Beeinträchtigung des Bewusstseins kann ein Hinweis für eine Hyperkapnie oder eine Hypoxie sein. Es sollte auch auf Zeichen und Symptome für Differenzialdiagnosen und Begleiterkrankungen geachtet werden. Beidseitige basale feinblasige RG's, gestaute Halsvenen und periphere Ödeme sind mögliche Hinweise für eine kardiale Dekompensation, während ein lokalisierter Auskultationsbefund mit feinblasigen RG's und Fieber auf eine Pneumonie hindeuten können.

Weiterführende Diagnostik

Die Wahl von weiteren Untersuchungen hängt maßgeblich von der Schwere der Exazerbation ab. Bei Patienten mit bekannter COPD und nur leichter Exazerbation (keine Ruhedyspnoe oder respiratorische Beeinträchtigung, erhaltene Fähigkeit zur Durchführung normaler täglicher Aktivitäten) ohne Hinweise auf relevante Differenzialdiagnose oder dekompensierte Begleiterkrankung, die keine Behandlung in einer Notaufnahme bedürfen, kann sich die Evaluation auf eine sorgfältige Anamnese, eine körperliche Untersuchung sowie pulsoxymetrische Messung der Sauerstoffsättigung beschränken. Bei diesen Patienten sollte keine mikrobiologische Diagnostik erfolgen.

Bei schwerer erkrankte Patienten, die einer Behandlung auf einer Notaufnahme oder einer stationären Aufnahme bedürfen oder bei entsprechendem klinischen Verdacht auf eine andere Diagnose bzw. Hinweise für dekompensierte Begleiterkrankungen, sollte in der Regel eine intensivere diagnostische Abklärung erfolgen. In der Regel zählen hierzu:

–   *Erfassung der Oxygenierung:* Minimal pulsoxymetrische Messung der Sauerstoffsättigung, besser wäre, falls verfügbar, eine kapilläre oder arterielle Blutgasanalyse. Bei Hinweisen für eine akute oder akut-auf-chronische respiratorische Azidose oder wenn sich klinisch die Indikation zur Beatmung ergibt, sollte immer eine arterielle Blutgasanalyse erfolgen. Der Verdacht auf eine akut-auf-chronische Hyperkapnie ergibt sich vor allem bei Patienten mit einem hyperkapnischen respiratorischen Versagen in der Vorgeschichte, bei einem erhöhten Bikarbonat als Zeichen einer chronischen kompensierten respiratorischen Azidose und bei Patienten mit einer sehr schweren Atemflusseinschränkung (COPD 3 und 4 nach GOLD).
–   *Röntgenthorax:* ist selten diagnostisch und dient in den meisten Fällen dem Ausschluss von Differenzialdiagnosen, z. B. Frage nach Infiltraten, Pneumothorax, Lungenödem, Pleuraerguss. Bei Auffälligkeiten kann zur genaueren Differenzierung der gefundenen Veränderungen oder zum Ausschluss einer Lungenembolie ein (Angio-) CT-Thorax in Betracht gezogen werden.
–   *Laboruntersuchungen:* Blutbild mit Differenzialblutbild, Serumelektrolyte, Glukose, C-reaktives Protein(CRP), ggf. Procalcitonin.

Je nach den Befunden bei der klinischen Untersuchung und der Anamnese können weitere Untersuchungen zum Ausschluss von Differenzialdiagnosen und dekompensierten Begleiterkrankungen in Betracht gezogen werden. Bei Hinweisen für eine kardiale Beteiligung oder Differenzialdiagnose sollten ein EKG und die Bestimmung von Troponin T/I im Serum zur Dokumentation einer Rhythmusstörung oder Hinweisen für eine myokardiale Ischämie erfolgen. Die Bestimmung des *brain natriuretic peptide* (BNP) dient der Beurteilung einer kardialen Dekompensation.

In den seltensten Fällen ist bei stationären Patienten eine mikrobiologische Erregerdiagnostik zwingend erforderlich. Ausnahmen bilden hier Patienten mit hochgradigem Verdacht auf eine bakterielle Genese, die nicht adäquat auf eine kalkulierte antibiotische Behandlung ansprechen sowie sehr schwer erkrankte Patienten, die intensivmedizinisch betreut oder mechanisch ventiliert werden müssen, und Patienten mit hochgradigem Verdacht auf einen Infekt durch Pseudomonas. Während der Influenzasaison kann bei hoher Virusaktivität in der Bevölkerung eine entsprechende Erregerdiagnostik hilfreich sein. Wichtig ist allerdings, dass hier dann molekulargenetische Verfahren wie die PCR zum Einsatz kommen, da die Ergebnisse von Schnelltest nicht valide genug sind.

Die Bestimmung von Inflammationsparametern wie C-reaktives Protein (CRP) und Procalcitonin (PCT) wird im Rahmen einer COPD-Exazerbation oft durchführt, obwohl die Ergebnisse von Studien zur Wertigkeit dieser Untersuchungen bei der Entscheidung für oder gegen eine antibiotische Behandlung zu uneinheitlichen Resultaten kommen. Während eine Studie zeigen konnte, dass CRP gut mit der Sputumpurulenz korreliert, fand sich für Procalcitonin nur eine schwache Korrelation [32]. Procalcitonin wird normalerweise von parenchymalen Zellen als eine Antwort auf bakterielle Toxine vermehrt synthetisiert und führt somit zu erhöhten PCT Serumspiegeln bei Patienten mit bakteriellen Infektionen. Während sich bei systemischen bakteriellen Infektionen in der Regel erhöhte Serumspiegel finden, muss dies bei lokal begrenzten Infektionen nicht zwingend der Fall sein. Interessanterweise ist PCT bei viralen Infekten herabreguliert. Somit hat eine PCT-Bestimmung das Potential zwischen bakteriellen und viralen Infektionen zu differenzieren. In einer Metaanalyse von 2012 in die alle bis zu diesem Zeitpunkt zu dieser Fragestellung verfügbaren Studien eingeflossen sind, zeigte sich, dass eine PCT-basierte Steuerung der Antibiotikaverordnung bei tiefen Atemwegsinfektionen, einschließlich COPD-Exazerbation, sowohl im ambulanten Bereich als auch bei stationären Patienten zu einer signifikanten Reduktion des Antibiotikaverbrauchs führt, ohne das Risiko für Mortalität oder Therapieversagen zu erhöhen [33].

Differenzialdiagnosen

Bei Patienten mit bekannter COPD, die sich in der Praxis oder der Notaufnahme wegen einer akuten Verschlechterung ihrer Dyspnoe vorstellen, sollte immer an potenzielle alternative Diagnosen gedacht werden. Hierzu gehören insbesondere dekompensierte Herzinsuffizienz, pulmonale Thromboembolie, Pneumonie und Pneumothorax. Die Bedeutung dieser Differenzialdiagnosen wurde eindrücklich in einer Studie an 43 Patienten mit COPD gezeigt, die innerhalb der ersten 24 Stunden nach stationärer Aufnahme verstorben waren. Nur bei 14 % wurde post mortem die COPD als Todesursache identifiziert. Demgegenüber war bei 37 % ein kardiales Versagen, bei 28 % eine Pneumonie und bei 21 % eine Lungenembolie die primäre Todesursache [34]. Dies verdeutlicht den Nutzen einer radiologischen Bildgebung beim Work-Up einer COPD-Exazerbation, da z. B. ein Röntgenthorax Hinweise auf eine Pneumonie, eine dekompensierte Herzinsuffizienz oder einen Pneumothorax liefern kann. Eine unauffällige Röntgenthoraxaufnahme könnte auf ein embolisches oder koronares Geschehen hindeuten, insbesondere wenn Dyspnoe, Hypoxämie und thorakale Schmerzen bzw. Druckgefühl im Vordergrund der Beschwerden stehen und weniger Husten und vermehrte Sputumproduktion.

Literatur

[1] Seemungal TA, Donaldson GC, Paul EA, et al. Effect of exacerbation on quality of life in patients with chronic obstructive pulmonary disease. American journal of respiratory and critical care medicine. 1998;157(5 Pt 1):1418-22.

[2] Doll H, Miravitlles M. Health-related QOL in acute exacerbations of chronic bronchitis and chronic obstructive pulmonary disease: a review of the literature. PharmacoEconomics. 2005;23(4):345-63.

[3] Seemungal TA, Donaldson GC, Bhowmik A, Jeffries DJ, Wedzicha JA. Time course and recovery of exacerbations in patients with chronic obstructive pulmonary disease. American journal of respiratory and critical care medicine. 2000;161(5):1608-13.

[4] Cote CG, Dordelly LJ, Celli BR. Impact of COPD exacerbations on patient-centered outcomes. Chest. 2007;131(3):696-704.

[5] Donaldson GC, Seemungal TA, Bhowmik A, Wedzicha JA. Relationship between exacerbation frequency and lung function decline in chronic obstructive pulmonary disease. Thorax. 2002;57(10):847-52.

[6] Kanner RE, Anthonisen NR, Connett JE. Lower respiratory illnesses promote FEV(1) decline in current smokers but not ex-smokers with mild chronic obstructive pulmonary disease: results from the lung health study. American journal of respiratory and critical care medicine. 2001;164(3):358-64.

[7] Qureshi H, Sharafkhaneh A, Hanania NA. Chronic obstructive pulmonary disease exacerbations: latest evidence and clinical implications. Therapeutic advances in chronic disease. 2014;5(5):212-27.

[8] Soler-Cataluna JJ, Martinez-Garcia MA, Roman Sanchez P, et al. Severe acute exacerbations and mortality in patients with chronic obstructive pulmonary disease. Thorax. 2005;60(11):925-31.

[9] Matkovic Z, Huerta A, Soler N, et al. Predictors of adverse outcome in patients hospitalised for exacerbation of chronic obstructive pulmonary disease. Respiration; international review of thoracic diseases. 2012;84(1):17-26.

[10] Gunen H, Hacievliyagil SS, Kosar F, et al. Factors affecting survival of hospitalised patients with COPD. The European respiratory journal. 2005;26(2):234-41.

[11] Singanayagam A, Schembri S, Chalmers JD. Predictors of mortality in hospitalized adults with acute exacerbation of chronic obstructive pulmonary disease. Annals of the American Thoracic Society. 2013;10(2):81-9.

[12] Roberts CM, Lowe D, Bucknall CE, Ryland I, Kelly Y, Pearson MG. Clinical audit indicators of outcome following admission to hospital with acute exacerbation of chronic obstructive pulmonary disease. Thorax. 2002;57(2):137-41.

[13] Donaldson GC, Wedzicha JA. COPD exacerbations .1: Epidemiology. Thorax. 2006;61(2):164-8.

[14] Connors AF Jr., Dawson NV, Thomas C, et al. Outcomes following acute exacerbation of severe chronic obstructive lung disease. The SUPPORT investigators (Study to Understand Prognoses and Preferences for Outcomes and Risks of Treatments). American journal of respiratory and critical care medicine. 1996;154(4 Pt 1):959-67.

[15] Slenter RH, Sprooten RT, Kotz D, et al. Predictors of 1-year mortality at hospital admission for acute exacerbations of chronic obstructive pulmonary disease. Respiration; international review of thoracic diseases. 2013;85(1):15-26.

[16] Almagro P, Salvado M, Garcia-Vidal C, et al. Pseudomonas aeruginosa and mortality after hospital admission for chronic obstructive pulmonary disease. Respiration; international review of thoracic diseases. 2012;84(1):36-43.

[17] Piquet J, Chavaillon JM, David P, et al. High-risk patients following hospitalisation for an acute exacerbation of COPD. The European respiratory journal. 2013;42(4):946-55.

[18] Miravitlles M, Murio C, Guerrero T, Gisbert R. Pharmacoeconomic evaluation of acute exacerbations of chronic bronchitis and COPD. Chest. 2002;121(5):1449-55.

[19] Bafadhel M, McKenna S, Terry S, et al. Acute exacerbations of chronic obstructive pulmonary disease: identification of biologic clusters and their biomarkers. American journal of respiratory and critical care medicine. 2011;184(6):662-71.

[20] Vogelmeier CF, Criner GJ, Martinez FJ, et al. Global Strategy for the Diagnosis, Management, and Prevention of Chronic Obstructive Lung Disease 2017 Report: GOLD Executive Summary. The European respiratory journal. 2017;49(3).

[21] Wedzicha JAEC-C, Miravitlles M, Hurst JR, et al. Management of COPD exacerbations: a European Respiratory Society/American Thoracic Society guideline. The European respiratory journal. 2017;49(3).

[22] Wedzicha JA, Seemungal TA. COPD exacerbations: defining their cause and prevention. Lancet (London, England). 2007;370(9589):786-96.

[23] Sze MA, Dimitriu PA, Hayashi S, et al. The lung tissue microbiome in chronic obstructive pulmonary disease. American journal of respiratory and critical care medicine. 2012;185(10):1073-80.

[24] Huang YJ, Sethi S, Murphy T, et al. Airway microbiome dynamics in exacerbations of chronic obstructive pulmonary disease. Journal of clinical microbiology. 2014;52(8):2813-23.

[25] Wang Z, Bafadhel M, Haldar K, et al. Lung microbiome dynamics in COPD exacerbations. The European respiratory journal. 2016;47(4):1082-92.

[26] Li J, Sun S, Tang R, et al. Major air pollutants and risk of COPD exacerbations: a systematic review and meta-analysis. International journal of chronic obstructive pulmonary disease. 2016;11:3079-91.

[27] Peacock JL, Anderson HR, Bremner SA, et al. Outdoor air pollution and respiratory health in patients with COPD. Thorax. 2011;66(7):591-6.

[28] Hurst JR, Vestbo J, Anzueto A, et al. Susceptibility to exacerbation in chronic obstructive pulmonary disease. The New England journal of medicine. 2010;363(12):1128-38.

[29] Terada K, Muro S, Sato S, et al. Impact of gastro-oesophageal reflux disease symptoms on COPD exacerbation. Thorax. 2008;63(11):951-5.

[30] Kim J, Lee JH, Kim Y, et al. Association between chronic obstructive pulmonary disease and gastroesophageal reflux disease: a national cross-sectional cohort study. BMC pulmonary medicine. 2013;13:51.

[31] Baumeler L, Papakonstantinou E, Milenkovic B, et al. Therapy with proton-pump inhibitors for gastroesophageal reflux disease does not reduce the risk for severe exacerbations in COPD. Respirology (Carlton, Vic). 2016;21(5):883-90.
[32] Soler N, Esperatti M, Ewig S, et al. Sputum purulence-guided antibiotic use in hospitalised patients with exacerbations of COPD. The European respiratory journal. 2012;40(6):1344-53.
[33] Schuetz P, Muller B, Christ-Crain M, et al. Procalcitonin to initiate or discontinue antibiotics in acute respiratory tract infections. The Cochrane database of systematic reviews. 2012(9):Cd007498.
[34] Zvezdin B, Milutinov S, Kojicic M, et al. A postmortem analysis of major causes of early death in patients hospitalized with COPD exacerbation. Chest. 2009;136(2):376-80.

5.2 Akute Exazerbation der COPD (AECOPD) – Therapie

Gernot Rohde

5.2.1 Einleitung

Wir haben im vorigen Kapitel gesehen, dass COPD-Exazerbationen komplexe Ereignisse sind, welche mit einer Zunahme der Atemwegsentzündung, der Sputumproduktion und der Überblähung einhergehen [1]. Diese Veränderungen tragen zum Hauptsymptom Dyspnoe bei. Weitere wesentliche Symptome sind eine Zunahme von Husten, meist durch die vermehrte Sputummenge, vermehrte Sputumpurulenz sowie Giemen [1]. Da Begleiterkrankungen häufig bei COPD Patienten vorhanden sind, müssen COPD-Exazerbationen differentialdiagnostisch zumindest vom akuten Koronarsyndrom, akuter Herzinsuffizienz, Lungenembolie und Pneumonie [1],[2] sowie von Pneumothorax, Pleuraergüssen, Arrhythmien und Thoraxtrauma [2] abgegrenzt werden.

Die Therapieziele umfassen bei der COPD-Exazerbation sowohl die Verbesserung des aktuell kompromittierten Gesundheitszustandes als auch die Prävention erneuter Exazerbationen [3]. Abhängig vom Schweregrad kann die Therapie ambulant oder stationär durchgeführt werden, wobei mehr als 80 % der Fälle ambulant behandelt werden [4].

5.2.2 Behandlungssetting

Die erste entscheidende Frage bei der Therapie der COPD-Exazerbation ist das Behandlungssetting, also die Frage, ob die Exazerbation ambulant behandelt werden kann, oder ob eine Krankenhausaufnahme notwendig ist mit eventuell intensivmedizinischer Behandlung [2]. Hierzu sind seit längerem Kriterien erarbeitet worden, die unlängst in der letzten Aktualisierung des GOLD Reports bestätigt wurden [1]. Diese sind in Tab. 5.1 zusammengefasst.

Tab. 5.1: Indikationen für Krankenhausaufnahme (nach GOLD [1]).

- Schwere Symptome wie plötzliche Zunahme von Ruheluftnot, hohe Atemfrequenz, verminderte Sauerstoffsättigung, Verwirrtheit, Benommenheit
- Akutes respiratorisches Versagen
- Einsetzen neuer (schwergradiger) Symptome wie Zyanose oder peripherer Ödeme
- Versagen der initialen medikamentösen Therapie
- Schwere Begleiterkrankungen wie Herzinsuffizienz, neu aufgetretene Arrhythmien, etc.
- Unzureichende häusliche Unterstützung

Bei Patienten mit einer Krankenhausindikation sollte der Schweregrad der Exazerbation auf Basis der klinischen Symptomatik eingeschätzt werden, wobei aktuell die folgende Einteilung angeraten wird [1]:

- **AE-COPD ohne respiratorisches Versagen:** Atemfrequenz 20–30/Minute, kein Gebrauch der Atemhilfsmuskulatur, unveränderter mentaler Status, Verbesserung der O_2-Sättigung nach O_2-Gabe (Venturi-Maske) mit 25–30 % FiO_2, keine Zunahme des $PaCO_2$.
- **AE-COPD mit nicht-lebensbedrohlichem respiratorischen Versagen:** Atemfrequenz > 30/Minute, Gebrauch der Atemhilfsmuskulatur, unveränderter mentaler Status, Verbesserung der O_2-Sättigung nach O_2-Gabe (Venturi-Maske) mit 25–30 % FiO_2, Hyperkapnie, z. B. akute Zunahme des $PaCO_2$ verglichen mit vorbestehender stabiler Situation oder $PaCO_2$ > 50–60 mmHg.
- **AE-COPD mit lebensbedrohlichem respiratorischen Versagen:** Atemfrequenz > 30/Minute, Gebrauch der Atemhilfsmuskulatur, verschlechterter mentaler Status, Ausbleiben einer Verbesserung der O_2-Sättigung nach O_2-Gabe (Venturi-Maske) oder FiO_2 > 40 %, Hyperkapnie, z. B. akute Zunahme des $PaCO_2$ verglichen mit vorbestehender stabiler Situation oder $PaCO_2$ > 60 mmHg oder respiratorische Azidose (pH ≥ 7,25).

5.2.3 Oxygenierung

Bei allen Patienten sollte also zunächst eine Verbesserung der Oxygenierung angestrebt werden durch O_2-Gabe mittels Venturi-Maske mit einem FiO_2 von 25–30 %. Dies entspricht in der täglichen Praxis ungefähr einem Flow von 1–2,5 l/min mit der Nasenbrille. Aufgrund der exakteren Dosierbarkeit sollte jedoch der Venturi-Maske der Vorzug gegeben werden. Die Sättigung sollte 88–92 % erreichen [5]. Es ist die Durchführung einer Blutgaskontrolle unter O_2-Gabe zu empfehlen, sowohl um den Effekt auf den O_2-Partialdruck, als auch auf die O_2-Sättigung zu dokumentieren, vor allem aber um einen möglichen Anstieg des CO_2-Partialdruckes zu erkennen. Hier kann entweder eine arterielle oder eine kapilläre Blutgasanalyse, gegebenenfalls in Kombination mit pulsoximetrischer Kontrolle durchgeführt werden. Die arterielle

Blutgasanalyse erlaubt die exakte Beurteilung aller relevanten Parameter, des O_2 Partialdruckes, der O_2-Sättigung, des CO_2-Partialdruckes und des pH.

5.2.4 Pharmakologische Therapie

Bronchodilatation

Der nächste therapeutische Schritt ist die Therapie der bronchialen Obstruktion mittels kurzwirksamer Bronchodilatatoren. Es stehen β-2-Sympathomimetika alleine oder in Kombination mit Anticholinergika zur Verfügung. Diese können entweder als Dosieraerosol oder mittels Vernebler appliziert werden. In der Regel ist die Applikation als Dosieraerosol, ggf. mit Hilfe einer Inhalierhilfe (Spacer) ausreichend. Bei Patienten mit unsicherer Handhabung und/oder neurologischer Problematik kann die Applikation mittels Vernebler vorteilhaft sein. Wissenschaftliche Studien konnten keine signifikanten Unterschiede in der Effektivität von Aerosolen oder Verneblern finden [6]. Es wird empfohlen, die vorbestehende Therapie mit langwirksamen Bronchodilatatoren fortzuführen.

In Deutschland wird als β-2-Sympathomimetikum am häufigsten Salbutamol eingesetzt. Im Rahmen der Exazerbation sollten 100–200 µg als Dosieraerosol mit Inhalierhilfe oder 0,25 – 0,5 mg als Inhalationslösung akut appliziert werden [2]. Die Wirkung tritt nach ca. 5 Minuten ein und hält 2–4 Stunden an [7]. Danach kann die Gabe wiederholt werden. Als Anticholinergikum wird vor allem Ipratropiumbromid eingesetzt, welches als Dosieraerosol mit Inhalierhilfe mit 40 µg oder als Inhalationslösung mit 250–500 µg dosiert wird [2]. Im Vergleich zu Salbutamol tritt die Wirkung etwas langsamer ein, hält aber etwas länger an [7].

Glukokortikoide

Der folgende pharmako-therapeutische Behandlungsansatz beinhaltet die entzündungshemmende Therapie, welche effektiv mit oralen Glukokortikoiden durchgeführt werden kann. In mehreren hochwertigen Interventionsstudien wurde gezeigt, daß Glukokortikoide die Rekonvaleszenz beschleunigen und die Lungenfunktion und Oxygenierung verbessern, frühes Therapieversagen und die stationäre Behandlungsdauer vermindern und das Risiko für Rezidive reduzieren [8],[9],[10].

Aktuell wird eine Therapie mit 40 mg Prednison p. o. über 5 Tage empfohlen [1],[11]. Es hat sich gezeigt, dass die orale Gabe der früher weit verbreiteten intravenösen Gabe nicht unterlegen ist [12].

Trotz der vielen positiven Studien wird immer wieder der Einsatz von Glukokortikoiden diskutiert, da die Entzündungsreaktion bei den meisten Patienten durch Neutrophile dominiert wird und im Hinblick auf die häufig beobachteten Nebenwirkungen der Glukokortikoide, wobei akut vor allem die negativen Einflüsse auf den Blutzuckerspiegel genannt werden müssen. Aktuell wird erörtert, in wieweit die Zahl der Eosinophilen im peripheren Blut (> 2 %) die Wirksamkeit von Glukokortikoiden vorhersagen kann [13] und die Untergruppe der COPD Patienten identifizieren kann, bei der Glukokortikoide eingesetzt werden sollten.

Antibiotika

Der Stellenwert einer antibiotischen Behandlung im Rahmen der Therapie der AE-COPD wird weiterhin stark diskutiert. Es ist gesichert, dass ein Großteil der Exazerbationen mit Virusinfektionen assoziiert ist [14],[15]. Auch Bakterien werden häufig nachgewiesen, hierbei muss man aber in einem erheblichen Maße berücksichtigen, dass die Atemwege vieler COPD Patienten (ca. 25 % der Fälle) mit unterschiedlichen Bakterien kolonisiert sind, sodass die kausale Rolle der Bakterien als Auslöser einer Exazerbation zweifelhaft ist. Nichtsdestotrotz werden Antibiotika vor allem in der Klinik sehr häufig eingesetzt. Eine Untersuchung, an der 360 Krankenhäuser in den USA teilnahmen, bestätigte, dass 85 % der fast 70.000 aufgenommenen Patienten mit Antibiotika behandelt wurden [16]. Kürzlich wurden diese Zahlen bestätigt und ergänzend berichtet, dass nur 25 % der Patienten tatsächlich Hinweise auf eine bakterielle Infektion hatten [17]. Diese Zahlen sind beunruhigend, da der unsachgemäße Einsatz von Antibiotika das Risiko für Komplikationen wie *Clostridium difficile* Infektionen erhöht und zu der Zunahme an Antibiotikaresistenzen beiträgt [18].

Zu den am häufigsten nachgewiesenen Bakterien gehören Haemophilus influenzae, Streptococcus pneumoniae, Moraxella catharralis. Seltener werden Staphylococcus aureus, Pseudomonas aeruginosa und Enterobakterien gefunden [19]. Es wurde gezeigt, dass der Nachweis neuer Stämme der Bakterien Exazerbationen vorausgeht [20]. Allerdings sind die Nachweisraten im Rahmen von Exazerbationen gering (25–50 %) [19],[20].

Betrachtet man die Studienlage zum Thema, so gibt es erstaunlich wenig Studien, wobei die meisten deutliche methodische Schwächen aufweisen. Die größte Schwäche ist hierbei das Fehlen einer standardisierten Basistherapie, so wie sie weiter oben beschrieben wurde, also Sicherstellung der Oxygenierung, Bronchodilatation und Entzündungshemmung. Dadurch kann der zusätzliche Effekt von Antibiotika nicht sicher beurteilt werden. Dies führte dann auch zu widersprüchlichen Resultaten der wenigen Studien, so dass es keine gesicherte Evidenz für den Einsatz von Antibiotika bei leichten und moderaten Exazerbationen gibt [21]. Was die Patienten mit sehr schweren Exazerbationen, welche auf der Intensivstation behandelt werden müssen, angeht, so gibt es nur eine Studie hierzu aus Tunesien. Das Design und die Durchführung der Studie entspricht nicht den heutigen Standards (z. B. kein Patient erhielt Glukokortikoide, keine Möglichkeit der nichtinvasiven Beatmung), so dass auch hier eine Empfehlung sehr schwierig ist.

Vor dem Hintergrund dieser schlechten Evidenzlage sind naturgemäß Empfehlungen schwierig und aktuell laufen prospektive Studien, deren Ergebnisse frühestens in einigen Jahren zur Verfügung stehen werden [22].

International und auch national wird empfohlen, Antibiotika den Patienten zu verabreichen, welche sowohl eine Zunahme der Dyspnoe, als auch des Sputumvolumens und der Sputumpurulenz aufweisen oder denen, welche 2 dieser Symptome haben, wobei mindestens eines Sputumpurulenz ist [1],[2]. Auch Patienten mit der Indikation zur Beatmung (sowohl nichtinvasiv, als auch invasiv) werden Antibiotika empfohlen [1],[2]. Die Therapiedauer sollte aktuell 5–7 Tage betragen [1].

Die Wahl des Antibiotikums sollte sich am oben beschriebenen Bakterienspektrum und den lokalen Resistenzraten orientieren. Als kalkulierte Therapie bei leicht- bis mittelgradigen Exazerbationen werden Aminopenicilline (ggf. in Kombination mit β-Laktamasehemmern abhängig von der lokalen Rate an β-Laktamasebildnern bei *H. influenzae*) empfohlen. Makrolide und Tetracycline sind eine Alternative, wobei eine verminderte Wirksamkeit von Makroliden gegenüber *H. influenzae* zu beachten ist [2]. Bei schweren Exazerbationen werden Aminopenicilline in Kombination mit β-Laktamasehemmern oder Fluorchinolone der III. oder IV. Generation (Levofloxacin oder Moxifloxacin) empfohlen [2].

5.2.5 Nicht-pharmakologische Therapie

Beatmung

Abhängig von der Schwere der Exazerbation und insbesondere der Gasaustauschstörung und der Kapazität der Atempumpe kann eine Beatmungstherapie notwendig sein oder werden. Hierzu stehen nichtinvasive Verfahren mittels Nasen- oder Gesichtsmasken oder invasive Verfahren mittels endotrachealer Intubation oder Tracheostoma zur Verfügung. Die nichtinvasive Beatmung kann auf einer *intermediate care* Station, die invasive Beatmung muss auf der Intensivstation eingeleitet werden [23].

Die Indikationen für eine Aufnahme auf die Intensivstation sind in Tab. 5.2 zusammengefasst.

Tab. 5.2: Indikationen für Intensivaufnahme (nach GOLD [1]).

- Schwere Dyspnoe mit inadäquater Besserung nach initialer Notfalltherapie
- Verschlechterung des mentalen Status (Lethargie, Koma)
- Anhaltende oder zunehmende Hypoxämie (PaO2 < 40 mmHg) und/oder schwere oder zunehmende respiratorische Azidose (pH < 7,25) trotz O2-Gabe und NIV
- Notwendigkeit der invasiven Beatmung
- Hämodynamische Instabilität – Notwendigkeit von Vasopressoren

Eine Indikation für eine nichtinvasive Beatmung (NIV) besteht bei Patienten mit respiratorischer Azidose ($PaCO_2$ ≥ 45 mmHg und pH ≤ 7,35), schwerer Dyspnoe und klinischen Zeichen der Erschöpfung der Atempumpe oder persistierender Hypoxämie trotz zusätzlicher O_2-Gabe [1]. Der nichtinvasiven wird vor der invasiven Beatmung aus vielerlei Gründen der Vorzug gegeben [23] (siehe auch Kapitel 4.5). Patienten jedoch, welche eine NIV nicht tolerieren können, mit vermindertem Bewusstsein, medikamentös nicht zu beherrschender psychomotorischer Agitation, massiver Aspiration oder persistierendem Erbrechen, unzureichender Bronchialsekret-Clearance, schwerer hämodynamischer Instabilität trotz Volumengabe und Vasopressoren, schweren Herzrhythmusstörungen (ventrikuläre oder supraventrikuläre Arrhythmien) oder lebensbedrohlicher Hypoxämie, haben eine Indikation für eine invasive Beatmung [1]. Patienten, die wegen eines Versagens der nichtinvasiven Beatmung letztendlich doch invasiv beatmet werden müssen, zeigen eine höhere Morbidität, längere Krankenhausaufenthaltsdauer und eine erhöhte Mortalität [24].

Physiotherapie und Ernährung

Im Rahmen von COPD Exazerbationen kommt es zu einer Verschlechterung der extrapulmonalen, häufig auch als „systemisch" bezeichneten, Konsequenzen der Erkrankung [25]. Skelettmuskeldysfunktion, verminderte Belastungstoleranz, depressive Symptome und allgemeine Erschöpfung sind beschrieben [25]. Dies kann eine weitere Vermeidung von körperlichen Aktivitäten nach der Exazerbation nach sich ziehen, was wiederum das Risiko erneuter Exazerbationen erhöht [26]. Es gibt noch wenig Evidenz für die Wirksamkeit physiotherapeutischer Maßnahmen während der Exazerbation, obwohl sowohl Krafttraining [27] als auch neuromuskuläre elektrische Stimulation [28] effektiv zu einer Muskelzunahme beitragen können.

Zum Thema Ernährung gibt es eine Cochrane Analyse aus dem Jahre 2012 zur Nahrungsergänzung bei stabiler COPD, welche bei moderater Evidenz eine signifikante Gewichtszunahme, eine Verbesserung der Körperzusammensetzung und Belastungsfähigkeit bei untergewichtigen Patienten zeigen konnte [29]. Leider gibt es noch keine ausreichende Evidenz zur Nahrungsergänzung während der Exazerbation, trotz sehr interessanter theoretischer Ansätze [30].

Literatur

[1]   Vogelmeier CF, Criner GJ, Martinez FJ, et al. Global Strategy for the Diagnosis, Management, and Prevention of Chronic Obstructive Lung Disease 2017 Report. Respirology (Carlton, Vic). 2017.
[2]   Vogelmeier C, Buhl R, Criee CP, et al. [Guidelines for the diagnosis and therapy of COPD issued by Deutsche Atemwegsliga and Deutsche Gesellschaft fur Pneumologie und Beatmungsmedizin]. Pneumologie. 2007;61(5):e1-40.
[3]   Martinez FJ, Han MK, Flaherty K, Curtis J. Role of infection and antimicrobial therapy in acute exacerbations of chronic obstructive pulmonary disease. Expert Rev Anti Infect Ther. 2006;4(1):101-24.
[4]   Celli BR, Barnes PJ. Exacerbations of chronic obstructive pulmonary disease. The European respiratory journal. 2007;29(6):1224-38.
[5]   Pilcher J, Weatherall M, Perrin K, Beasley R. Oxygen therapy in acute exacerbations of chronic obstructive pulmonary disease. Expert review of respiratory medicine. 2015;9(3):287-93.

[6]   Dolovich MB, Ahrens RC, Hess DR, et al. Device selection and outcomes of aerosol therapy: Evidence-based guidelines: American College of Chest Physicians/American College of Asthma, Allergy, and Immunology. Chest. 2005;127(1):335-71.

[7]   Rennard SI. Treatment of stable chronic obstructive pulmonary disease. Lancet. 2004;364(9436):791-802.

[8]   Niewoehner DE, Erbland ML, Deupree RH, et al. Effect of systemic glucocorticoids on exacerbations of chronic obstructive pulmonary disease. Department of Veterans Affairs Cooperative Study Group. The New England journal of medicine. 1999;340(25):1941-7.

[9]   Thompson WH, Nielson CP, Carvalho P, Charan NB, Crowley JJ. Controlled trial of oral prednisone in outpatients with acute COPD exacerbation. American journal of respiratory and critical care medicine. 1996;154(2 Pt 1):407-12.

[10] Davies L, Angus RM, Calverley PM. Oral corticosteroids in patients admitted to hospital with exacerbations of chronic obstructive pulmonary disease: a prospective randomised controlled trial. Lancet. 1999;354(9177):456-60.

[11] Leuppi JD, Schuetz P, Bingisser R., et al. Short-term vs conventional glucocorticoid therapy in acute exacerbations of chronic obstructive pulmonary disease: The reduce randomized clinical trial. Jama. 2013;309(21):2223-31.

[12] de Jong YP, Uil SM, Grotjohan HP, et al. Oral or IV prednisolone in the treatment of COPD exacerbations: a randomized, controlled, double-blind study. Chest. 2007;132(6):1741-7.

[13] Bafadhel M, McKenna S, Terry S, et al. Blood eosinophils to direct corticosteroid treatment of exacerbations of chronic obstructive pulmonary disease: a randomized placebo-controlled trial. American journal of respiratory and critical care medicine. 2012;186(1):48-55.

[14] Seemungal T, Harper-Owen R, Bhowmik A, et al. Respiratory Viruses, Symptoms, and Inflammatory Markers in Acute Exacerbations and Stable Chronic Obstructive Pulmonary Disease. American journal of respiratory and critical care medicine. 2001;164:1618-23.

[15] Rohde G, Wiethege A, Borg I, et al. Respiratory viruses in exacerbations of chronic obstructive pulmonary disease requiring hospitalization – a case-control study. Thorax. 2003;58(1):37-42.

[16] Lindenauer PK, Pekow P, Gao S, et al. Quality of care for patients hospitalized for acute exacerbations of chronic obstructive pulmonary disease. Ann Intern Med. 2006;144(12):894-903.

[17] Clark TW, Medina MJ, Batham S, et al. Adults hospitalised with acute respiratory illness rarely have detectable bacteria in the absence of COPD or pneumonia; viral infection predominates in a large prospective UK sample. Journal of Infection. 2014;69(5):507-15.

[18] Laxminarayan R, Duse A, Wattal, et al. Antibiotic resistance—the need for global solutions. The Lancet Infectious Diseases. 2013;13(12):1057-98.

[19] Monso E, Ruiz J, Rosell A, et al. Bacterial infection in chronic obstructive pulmonary disease. A study of stable and exacerbated outpatients using the protected specimen brush. American journal of respiratory and critical care medicine. 1995;152(4):1316-20.

[20] Sethi S, Evans N, Grant B, et al. New Strains of Bacteria and Exacerbations of Chronic Obstructive Pulmonary Disease. The New England journal of medicine. 2002;347(7):465-71.

[21] Vollenweider DJ, Jarrett H, Steurer-Stey CA, Garcia-Aymerich J, Puhan MA. Antibiotics for exacerbations of chronic obstructive pulmonary disease. The Cochrane database of systematic reviews. 2012;12:CD010257.

[22] Rohde GG, Koch A, Welte T. Randomized double blind placebo-controlled study to demonstrate that antibiotics are not needed in moderate acute exacerbations of COPD – The ABACOPD Study. BMC pulmonary medicine. 2015;15(1):5.

[23] Windisch W, Brambring J, Budweiser S, et al. [Non-invasive and invasive mechanical ventilation for treatment of chronic respiratory failure. S 2-Guidelines published by the German Medical Association of Pneumology and Ventilatory Support]. Pneumologie. 2010;64(4):207-40.

[24] Chandra D, Stamm JA, Taylor B, et al. Outcomes of noninvasive ventilation for acute exacerbations of chronic obstructive pulmonary disease in the United States, 1998-2008. American
journal of respiratory and critical care medicine. 2012;185(2):152-9.

[25] Burtin C, Decramer M, Gosselink R, Janssens W, Troosters T. Rehabilitation and acute exacerbations. The European respiratory journal. 2011;38(3):702-12.

[26] Pitta F, Troosters T, Probst VS, et al. Physical activity and hospitalization for exacerbation of
COPD. Chest. 2006;129(3):536-44.

[27] Troosters T, Probst VS, Crul T, et al. Resistance training prevents deterioration in quadriceps
muscle function during acute exacerbations of chronic obstructive pulmonary disease. American journal of respiratory and critical care medicine. 2010;181(10):1072-7.

[28] Sillen MJ, Speksnijder CM, Eterman RM, et al. Effects of neuromuscular electrical stimulation
of muscles of ambulation in patients with chronic heart failure or COPD: a systematic review of
the English-language literature. Chest. 2009;136(1):44-61.

[29] Ferreira IM, Brooks D, White J, Goldstein R. Nutritional supplementation for stable
chronic obstructive pulmonary disease. The Cochrane database of systematic reviews.
2012;12:Cd000998.

[30] Sanders KJ, Kneppers AE, van de Bool C, Langen RC, Schols AM. Cachexia in chronic obstructive
pulmonary disease: new insights and therapeutic perspective. Journal of cachexia, sarcopenia
and muscle. 2016;7(1):5-22.

6 Exkurse

6.1 Herausforderung COPD: Translation im Deutschen Zentrum für Lungenforschung

Jörn Bullwinkel, Klaus F. Rabe

Seit 2011 widmet sich das Deutsche Zentrum für Lungenforschung (DZL) der Erforschung von acht pneumologischen Krankheitsgebieten [1]. Gegründet wurde es – wie die anderen fünf Deutschen Zentren der Gesundheitsforschung – mit der Intention, Volkskrankheiten wie die COPD durch einen translationalen Forschungsansatz besser diagnostizierbar und eventuell heilbar zu machen. Im DZL arbeiten hierfür 28 Partnerinstitutionen in fünf Standortverbünden kooperativ zusammen. Dabei vernetzt das DZL die spezifischen Expertisen von Universitäten und ihren Kliniken, einem Helmholtz-Zentrum, einem Leibniz-Zentrum, einem Max-Planck-Institut, einem Fraunhofer-Institut sowie einer freien pneumologischen Fachklinik. Im Bereich der COPD-Forschung ist COSYCONET, das *German COPD and Systemic Consequences – Comorbidities Network*, seit 2016 zusätzlich assoziierter Partner des DZL und dient als wichtige Plattform, auf deren Basis eine Reihe klinischer Studien durchgeführt wird. Das DZL finanziert sich durch Mittel des Bundesministeriums für Bildung und Forschung sowie Mittel der Bundesländer.

Die COPD-Forschung im DZL lässt sich in drei Gebiete unterteilen:

1. Auf dem Gebiet der Modellbildung werden an Zellkultur- und Tiermodellen Aspekte der Krankheitsentstehung und mögliche regenerative Maßnahmen untersucht. Hierbei liegt ein Schwerpunkt auf mechanistischen Übereinstimmungen mit anderen Erkrankungen und Komorbiditäten. Dadurch besteht auch die Möglichkeit, bereits zugelassene Medikamente bei COPD zu testen (*repurposing*).
2. Im Bereich der Patientenkohorten – wie dem oben erwähnten COSYCONET – geht es darum, über *Deep-Phenotyping*-Ansätze neue Biomarker und Targets für die COPD zu finden, welche wiederum für neuartige Behandlungsmethoden weiterentwickelt werden können. Ansatzpunkte umfassen Komponenten der Ausatemluft, MRI-Muster oder Inflammationsmarker. Auch die körperliche Aktivität und Komorbiditäten der COPD werden im DZL studiert.
3. Der dritte Bereich umfasst die gesundheitsökonomische Begleitung der COPD sowie klinische Beobachtungs- und Interventionsstudien. Hierzu finden sich die DZL-Partner in unterschiedlichen Konstellationen zusammen, um vor allem Phase-IIa-Studien durchzuführen. Diese bearbeitet das DZL teilweise mit Partnern aus der Industrie.

Das DZL ist erst sechs Jahre alt, hat aber bereits beachtenswerte Erfolge erzielt. Dabei haben der gemeinsame Geist und der Kampf für die Sache Grenzen der Konkurrenz

https://doi.org/10.1515/9783110494341-006

überwunden. Das DZL als Struktur scheint geeignet zu sein, die hohen Ansprüche translationaler Forschung erfüllen zu können.

Literatur

[1]   Seeger W, Welte T, Eickelberg O, et al. Das Deutsche Zentrum für Lungenforschung – Translationale Forschung für Prävention, Diagnose und Therapie von Atemwegserkrankungen. Pneumologie. 2012;66:464-9.

6.2 Auswirkungen der Luftbelastung auf die Entstehung und den Verlauf von COPD – ein politischer Exkurs

Wolfgang Straff

Belastete Luft spielt eine wichtige Rolle bei der Entstehung und der Therapie von COPD. In verschiedenen Studien konnten gesundheitlich negative Effekte von Luftverunreinigungen bei bestehenden COPD Erkrankungen gezeigt werden [1],[2],[3],[4]. Gute Luftqualität ist deshalb für die Prävention von COPD unbedingt erforderlich. Seit der Industrialisierung stellt gerade die Stadtluft ein Problem für die Gesundheit dar [5],[6].

Spätestens seit 1952, dem Jahr der Smog-Katastrophe von London [7],[8] wurde das Problem der Luftbelastung mit Schwebstäuben, Reizgasen wie Stickstoffdioxid, Schwefeldioxid und Ozon sowie anderen Schadstoffen wissenschaftlich immer stärker erforscht. In der Folge wurde die Luftqualität zum Gegenstand staatlicher Kontrolle und Regulierung.

Die Außenluft als Grundlage der besten verfügbaren Luftqualität bleibt gerade in Großstädten in nahezu allen Lebensbereichen der Bürgerinnen und Bürger in vieler Hinsicht eine politische Herausforderung. In den letzten Jahrzehnten konnte in vielen Staaten Europas allerdings viel erreicht werden: So wurden, bedingt durch wirtschaftliche Entwicklungen wie auch regulatorische Maßnahmen, die Emissionen vieler Luftschadstoffe deutlich reduziert. Zusätzlich ging in den vergangenen Jahren auch die Belastung mit Feinstaub der Partikelgrößenklasse PM 10 deutlich zurück [9]. Die Feinstaubfraktionen PM 10 und PM 2,5 genauso wie Stickstoffdioxid sind aber gerade in Städten weiterhin Problemschadstoffe, die auch heutzutage noch des Häufigeren die EU Grenzwerte überschreiten, zumeist verursacht durch den Straßenverkehr.

Was die Entwicklung der Luftbelastung angeht und auch hinsichtlich der Bedeutung für die Entstehung und den Verlauf einer COPD kommt es wesentlich auf die gesellschaftliche Sichtweise und auf den Umweltschutz an. Denn die Verbesserung der Luftqualität bedeutet in der Regel auch die gesellschaftliche Akzeptanz entsprechender Maßnahmen und oft auch politische Entscheidungen. Dabei gelten sicherlich nicht alle Maßnahmen als populär, zum Beispiel, weil für die Verbraucher aufgrund der höheren technischen Ansprüche an Motorentechnologien und Heizsystemen sowie Industrieanlagen höhere Kosten die Folge sein könnten. Letztlich ist die Frage, was oder wieviel eine saubere Atemluft seitens der Gesellschaft kosten darf.

Auch andere Atemwegserkrankungen werden durch Feinstaub und andere Luftverunreinigungen mitverursacht aber besonders Herz-Kreislauf-Erkrankungen stehen seit geraumer Zeit im Fokus der Untersuchungen [10]. In den letzten Jahren gibt es zudem verstärkt Hinweise darauf, dass auch neurologische Erkrankungen [11] und solche des Stoffwechsels wie Diabetes [12],[13] durch Luftverunreinigungen verursacht oder zumindest mitbeeinflusst werden. Die Europäische Umweltagentur (EEA) schreibt der Belastung mit Luftschadstoffen eine Zahl von etwa einer halben Million Todesfällen jährlich in Europa zu [14], wobei ca. 90 % aller Menschen in Europa einer Atemluft ausgesetzt sind, deren Schadstoffkonzentrationen oberhalb der Richtwerte der WHO Air Quality Guidelines liegen [15]. Für Deutschland gab die EEA für das Jahr 2012 knapp 60.000 Feinstaub-attributierte Todesfälle an sowie weitere 12.500 für Ozon und Stickstoffdioxid [14].

Hohe Konzentrationen von Schadstoffen stellen ein Risiko für die Gesundheit bei akuten und chronischen Erkrankungen der Atemwege wie COPD dar [16].

Ärztinnen und Ärzte sollten daher in Betracht ziehen, Menschen mit COPD von Aufenthalten in Regionen mit extremer Luftbelastung (zum Beispiel manchen Metropolenregionen mit sehr hohen Feinstaub und Stickstoffdioxid Belastungen) abzuraten.

Literatur

[1]   DeVries R, Kriebel D, Sama S. Low level air pollution and exacerbation of existing COPD: A case crossover analysis. Environmental Health: A Global Access Science Source. 2016;15(1).
[2]   Tsai SS, Chiu HF, Liou SH, Yang CY. Short-term effects of fine particulate air pollution on hospital admissions for respiratory diseases: A case-crossover study in a tropical city. Journal of Toxicology and Environmental Health - Part A: Current Issues. 2014;77(18):1091-101.
[3]   Yorifuji T, Suzuki E, Kashima S. Hourly differences in air pollution and risk of respiratory disease in the elderly: A time-stratified case-crossover study. Environmental Health: A Global Access Science Source. 2014;13(1).
[4]   Tam WWS, Wong TW, Wong AHS, Hui DSC. Effect of dust storm events on daily emergency admissions for respiratory diseases. Respirology (Carlton, Vic). 2012;17(1):143-8.
[5]   Rubner M. Städteanlagen. Leipzig und Wien: K. und K. Hofbuchdruckerei Karl Prochaska 1903.
[6]   Nieuwenhuijsen MJ. Urban and transport planning, environmental exposures and health-new concepts, methods and tools to improve health in cities. Environmental Health: A Global Access Science Source. 2016;15.
[7]   Jallad KN. Effects of air pollution on the human respiratory system. Respiratory Diseases: Causes, Treatment and Prevention. 2012:69-82.

[8]   Longhurst JWS, Barnes JH, Chatterton TJ, Hayes ET, Williams WB. Progress with air quality
      management in the 60 years since the UK clean air act, 1956. Lessons, failures, challenges
      and opportunities. International Journal of Sustainable Development and Planning.
      2016;11(4):491-9.

[9]   Strich, U. Fischer, A. Hoffmann, et al. Genug getan für Mensch und Umwelt? Wirkungsforschung
      unter der Genfer Luftreinhaltekonvention. In: Umweltbundesamt, editor. https://wwwumwelt-
      bundesamtde/publikationen/genug-getan-fuer-mensch-umwelt. Dessau: Umweltbundesamt;
      2014:59.

[10] Kampa M, Castanas E. Human health effects of air pollution. Environmental Pollution.
      2008;151(2):362-7.

[11] Loane C, Pilinis C, Lekkas TD, Politis M. Ambient particulate matter and its potential neurolo-
      gical consequences. Reviews in the Neurosciences. 2013;24(3):323-35.

[12] Thiering E, Heinrich J. Epidemiology of air pollution and diabetes. Trends in Endocrinology
      and Metabolism. 2015;26(7):384-94.

[13] Rao X, Patel P, Puett R, Rajagopalan S. Air pollution as a risk factor for type 2 diabetes. Toxicolo-
      gical Sciences. 2015;143(2):231-41.

[14] European Environment Agency. Premature deaths attributable to air pollution:
      EEA; 2016 [cited 2017 21.03.2017]. Available from: http://www.eea.europa.eu/
      media/newsreleases/many-europeans-still-exposed-to-air-pollution-2015/
      premature-deaths-attributable-to-air-pollution.

[15] WHO. Ambient air pollution: A global assessment of exposure and burden of disease. http://
      www.who.int/phe/publications/air-pollution-global-assessment/en/: WHO, 2016.

[16] Schikowski T, Mills IC, Anderson HR, Cohen A, Hansell A, Kauffmann F, et al. Ambient air
      pollution: A cause of COPD. European Respiratory Journal. 2014;43(1):250-63.

6.3 Tabakkontrollpolitik

Ute Mons, Katrin Schaller

Deutschland verpflichtete sich im Jahr 2004 mit der Unterzeichnung und Ratifikation des Rahmenübereinkommens der WHO zur Eindämmung des Tabakgebrauchs (WHO *Framework Convention on Tobacco Control*, FCTC) zur Umsetzung des in FCTC festgehaltenen Bündels effektiver und kosteneffizienter Maßnahmen zur Reduzierung des Tabakkonsums. Diese Umsetzung geht in Deutschland nur schleppend voran – dies zeigt ein Blick auf zentrale Maßnahmen, die die WHO im Jahr 2008 im MPOWER-Paket zusammengestellt hat, um weltweit die Implementierung der FCTC zu fördern:

- **Tabaksteuererhöhungen** sind die wirksamste und kosteneffektivste Maßnahme der Tabakprävention. Die letzten deutlichen Tabaksteuererhöhungen, die eine Wirkung auf den Tabakkonsum zeigten, gab es in Deutschland zwischen 2002 und 2005; sämtliche nachfolgenden Tabaksteuererhöhungen waren geringfügig und somit wirkungslos.
- **Tabakwerbeverbote** tragen zu einem Rückgang des Rauchens in der Bevölkerung bei. Deutschland hat sich mit der Ratifizierung der FCTC verpflichtet, bis 2010 ein umfassendes Tabakwerbeverbot umzusetzen – dies ist bis heute nicht

geschehen: Noch immer ist für Tabakprodukte Außenwerbung sowie Werbung am Verkaufsort und im Kino erlaubt.

–   **Warnhinweise auf Tabakverpackungen** können junge Menschen vom Einstieg abhalten, Raucher zum Rauchstopp motivieren und bei ehemaligen Rauchern Rückfälle vorbeugen. In Deutschland bestehen Warnhinweise seit der Umsetzung der europäischen Tabakproduktrichtlinie im Mai 2016 aus einer Kombination aus Text und Bild.
–   **Tabakentwöhnung** wird in Deutschland weder systematisch angeboten, noch werden deren Kosten grundsätzlich erstattet. Ausstiegswillige Raucher können sich kostenfrei beim Rauchertelefon der Bundeszentrale für gesundheitliche Aufklärung beraten lassen, und einige Krankenkassen erstatten auf freiwilliger Basis die Gebühren für Entwöhnungskurse.
–   **Rauchverbote** schützen Nichtraucher vor den Gesundheitsgefahren des Passivrauchens. Die Nichtraucherschutzgesetze aus den Jahren 2007/2008 erzielten diesbezüglich zwar deutliche Verbesserungen, in der Gastronomie sind die Rauchverbote aufgrund von Ausnahmeregelungen allerdings lückenhaft. Nur in Bayern, Nordrhein-Westfalen und dem Saarland besteht ein Nichtraucherschutz ohne Ausnahmen.

Im internationalen Vergleich der Tabakkontrollaktivitäten landet Deutschland regelmäßig auf den hintersten Plätzen – dies belegt den großen Handlungsbedarf. Zwar führten zahlreiche Jugendschutzmaßnahmen in den vergangenen zwei Jahrzehnten zu einem deutlichen Rückgang des Rauchens unter Jugendlichen, unter Erwachsenen sinkt der Raucheranteil aber nur langsam, sodass insbesondere für die mittelalte und ältere Bevölkerung weiterhin großes Präventionspotential besteht. Eine wirksame Tabakkontrollpolitik könnte viele der jährlich mehr als 120.000 durch das Rauchen bedingten Todesfälle verhindern.

6.4 Medizinische Lehre im Wandel

Tobias Raupach

Mit dem Aufbau des Postgraduierten-Studiengangs „*Master of Medical Education*" und der Einrichtung mehrerer Professuren für Didaktik in der Medizin wurde die Professionalisierung der universitären Lehre in der Medizin in den vergangenen Jahren stark vorangetrieben. Entscheidungen über die einzusetzenden Lehrformen basieren mittlerweile vielerorts nicht mehr nur auf Traditionen, sondern auch auf empirischen Daten oder sogar auf Ergebnissen medizindidaktischer Studien.

Analog zu klinischen Reviews stehen mit den BEME („*Best Evidence in Medical Education*") und den AMEE-Guides *der Association for Medical Education in Europe* informative Übersichtsarbeiten zur Effektivität unterschiedlicher didaktischer Ansätze zur Verfügung. Das Spektrum der betrachteten Themen reicht von fallbasiertem Lernen über Lehrinterventionen zur Händedesinfektion sowie TED-Systemen [1] für Vorlesungen bis hin zu Lernspielen und kompletten digitalen Simulationen klinischer Arbeitswelten.

Von zentraler Bedeutung für die Gestaltung der universitären Lehre ist nach wie vor das seit den 1970er-Jahren bekannte und intensiv beforschte Axiom „*assessment drives learning*", nach dem das studentische Lernverhalten in erster Linie durch den Inhalt und die Art der Prüfungen bestimmt wird [2]. Entsprechend werden an vielen Fakultäten Anstrengungen unternommen, Lehrsituationen stärker am späteren Berufsalltag auszurichten (z. B. in Skills Labs und Lehrkliniken) und dem Ausbildungsziel angemessenere Prüfungsformen zu implementieren (z. B. *objective structured clinical examination*, *Key Feature*-Prüfungen).

Einen wichtigen Beitrag zur Weiterentwicklung des Medizinstudiums leistet der im Juni 2015 durch den Medizinischen Fakultätentag verabschiedete Nationale Kompetenzbasierte Lernzielkatalog Medizin (NKLM) [3]. Unter Mitarbeit zahlreicher Fachgesellschaften wurden hier über 2.000 konkrete Lernziele formuliert, die während des Studiums der Humanmedizin erreicht werden sollen. Im Kapitel zu häufigen medizinischen Beratungsanlässen ist die akute Atemnot genauso aufgeführt wie die Zyanose. Aus Sicht der pneumologischen Lehre ist einerseits zu begrüßen, dass im NKLM wesentliche Inhalte wie die Tabakentwöhnung genannt werden und damit einem flächendeckenden Defizit in der Ärzteausbildung begegnet wird [4]. Zugleich bedeutet die vorklinisch-klinische Verzahnung vieler Inhalte auch eine Verschiebung von der traditionellen, fächerzentrierten Lehre hin zu einer integrierten, fächerübergreifenden Lehre.

Literatur

[1] Nelson C, Hartling L, Campbell S, Oswald AE. The effects of audience response systems on learning outcomes in health professions education. A BEME systematic review: BEME Guide No. 21. Med Teach. 2012;34:e386-405

[2] Raupach T, Brown J, Anders S, Hasenfuss G, Harendza S. Summative assessments are more powerful drivers of student learning than resource intensive teaching formats. BMC Med. 2013;11:61

[3] Nationaler Kompetenzbasierter Lernzielkatalog Medizin. MFT Medizinischer Fakultätentag der Bundesrepublik Deutschland e. V., 2015 (abrufbar unter www.nklm.de)

[4] Strobel L, Schneider NK, Krampe H, et al. German medical students lack knowledge of how to treat smoking and problem drinking. Addiction. 2012;107:1878-1882.

Stichwortverzeichnis

www.ingramcontent.com/pod-product-compliance
Lightning Source LLC
Chambersburg PA
CBHW081510190326
41458CB00015B/5337